ZIVILISATIONS-KRANKHEITEN

Krankheitsketten vermeiden – Präventionskompetenzen entwickeln

HERAUSGEBER
Prof. Dr. Bernhard Allmann
Prof. Dr. Jörg Loth
Prof. Dr. Arne Morsch

Klimaneutral
Druckprodukt
ClimatePartner.com/11266-2002-1001

Klimaneutral

Zum Ausgleich für die entstandene CO_2-Emission bei der Produktion dieses Buches unterstützen wir nationale und internationale Klimaschutzprojekte sowie die Aufforstung und den Umbau deutscher Wälder. Für jede kompensierte Tonne CO_2 pflanzen wir gemeinsam mit unserem Partner ClimatePartner einen Baum in deutschen Wäldern. Somit produzieren wir völlig klimaneutral und handeln im Zeichen des Umweltschutzes und der Nachhaltigkeit.

ClimatePartner ID 11266-2002-1001

Impressum

Herausgeber
Prof. Dr. Bernhard Allmann, Prof. Dr. Jörg Loth, Prof. Dr. Arne Morsch

Lektorat
Andrea Paulus

Veröffentlichung
Deutsche Hochschule für Prävention und Gesundheitsmanagement
Hermann-Neuberger-Sportschule 3 | 66123 Saarbrücken

fitness MANAGEMENT – eine Marke der PIPG GmbH
Privates Institut für Prävention und Gesundheitsmanagement GmbH
Beutnerring 9 | 21077 Hamburg

Layout und Gestaltung
Lars Marschalek, Lara-Chantal Müller, Stefanie Reifschneider

1. Auflage: 2500 Stück

Druck und Bindung
Prospektus Druckerei

ISBN: 978-3-00-070151-1

Besuchen Sie uns im Internet: www.fitnessmanagement.de
Ihre Meinung zu diesem Buch interessiert uns.
Zuschriften bitte an: info@fitnessmanagement.de
Den Newsletter des Verlages können Sie anfordern unter www.fitnessmanagement.de/newsletter.

INHALT

Vorwort & Geleitwort

Teil 1 Grundlagen und Problemstellung

Teil 2 Strategien und Methoden

Teil 3 Qualitätsentwicklung von Interventionen

Teil 4 Best Practice

Vorwort der Herausgeber

Herausgeberwerk Zivilisationskrankheiten
Krankheitsketten vermeiden – Präventionskompetenzen entwickeln
Auswirkungen auf Betroffene, Gesellschaft und Ökonomie
(Hrsg. Prof. Dr. Bernhard Allmann, Prof. Dr. Jörg Loth, Prof. Dr. Arne Morsch)

Zivilisationserkrankungen stellen in unserer Gesellschaft nach wie vor die Haupttodesursache dar. Die Zahl der Erkrankten mit Adipositas, Bluthochdruck, Fettstoffwechselstörungen und Diabetes mellitus Typ 2 steigt seit Jahren in Deutschland deutlich an – und dies mit zum Teil gravierenden Folgen für die Betroffenen und letztlich auch für das Gesundheitssystem. Allein über 1600 Diabetes-Neuerkrankungen täglich sprechen dabei eine sehr deutliche Sprache.

Mit diesem Werk, insbesondere mit den Artikeln der renommierten Expertinnen und Experten, wollen wir einen Beitrag leisten, aktiv zu werden und in Sachen Gesundheit zu handeln. Hierzu ist der Auf- und Ausbau von Gesundheitskompetenzen bei den Betroffenen und in der Gesellschaft zwingend notwendig – wir hoffen, dazu wertvolle Impulse einbringen zu können.

Die Verantwortlichkeit für Gesundheit liegt bei jeder und jedem Einzelnen und somit auch bei uns als Gesellschaft. Zivilisationserkrankungen sind beeinflussbar und können durch unser Handeln und Zutun reduziert oder gar vermieden werden. Der Prävention, also der Vorbeugung von Krankheit, kommt dabei eine zentrale Rolle zu. Jede und jeder Einzelne von uns kann aktiv werden und als Solidargemeinschaft können wir Rahmenbedingungen schaffen, um Gesundheit und Prävention mit einem gesunden Lebensstil als gut realisierbare Lebensaufgabe zu gestalten.

In diesem Herausgeberwerk werden daher zunächst die Grundlagen für ein zielgerichtetes Handeln in der Verhaltens- und Verhältnisprävention erläutert sowie die Ursachen des Übels von Zivilisationserkrankungen dargestellt. Das „tödliche Quartett" aus abdomineller Adipositas, Bluthochdruck, Fettstoffwechselstörungen und Diabetes mellitus Typ 2 stellt die Basis des präventiven Handelns dar. Determinanten und Rahmenbedingungen für die Gestaltung sowie deren Einfluss auf Gesundheit und Krankheit sind zunächst zu verstehen. Hierzu gehören beispielsweise sowohl der Einfluss von Politik, Gesellschaft und Wirtschaft als auch die Wirkung des Klimawandels auf die Gesundheit der Menschen. Außer Acht lassen dürfen wir dabei weder die gewichtigen ökonomischen Folgen von Krankheit noch die Erkenntnis über teils deutliche Einschränkungen der Lebensqualität für die Betroffenen.

Im zweiten Schwerpunkt des Herausgeberwerkes geht es um den Auf- und Ausbau von Gesundheitskompetenzen. Es werden Konzepte und Strategien der individualisierten und gemeinschaftlichen Gesundheitsförderung präsentiert. Um einen Überblick zu erhalten, wer sich wie mit Prävention und Gesundheitsförderung in Deutschland beschäftigt, werden öffentliche Gesundheitsdienste vorgestellt und deren Beitrag zum Empowerment sowie zum Aufbau von Präventionsketten erörtert. Dem zweiten Gesundheitsmarkt kommt dabei eine große Bedeutung als Anbieter von Präventions- und Gesundheitsdienstleistungen zu.

Gewohnheiten und Automatismen erschweren es vielen von uns, sich gesundheitsförderlich zu verhalten. Es werden Strategien und Lösungsmöglichkeiten vorgestellt, wie jede und jeder aktiv werden und aus wissenschaftlicher Sicht persönliches Glück finden kann. In einem weiteren Beitrag wird anhand von neuesten Erkenntnissen der individualisierten Prävention aufgezeigt, welche Gesundheitseffekte sich durch eine Lebensstiländerung erzielen lassen.

Der dritte Abschnitt beschäftigt sich mit der Qualitätsentwicklung von Interventionen. Im Vordergrund steht zunächst, wie ein Gesundheitsbedarf erfasst wird sowie daraus ableitend gesundheitsförderliche Maßnahmen geplant und vor allem evaluiert werden können. Hierbei nehmen Planungsmodelle wie zum Beispiel der Public Health Action Cycle eine unverzichtbare Rolle ein. Und schließlich schwingt bei allem präventiven Handeln stets auch die berechtigte Frage nach der gesundheitlichen Wirksamkeit sowie der ökonomischen Effizienz mit.

Erkenntnisse aus Maßnahmen und Projekten sind Grundlage einer ständigen Weiterentwicklung der Qualität von Prävention und Gesundheitsförderung. Daher werden in einem finalen Abschnitt erfolgreiche BestPractice-Aktivitäten in verschiedenen Settings vorgestellt.

Das Herausgeberwerk richtet sich sowohl an Präventionsexpert*innen in den jeweiligen Settings als auch an interessierte Bürger*innen, die die Chancen eines gesundheitsförderlichen und präventiven Verhaltens verstehen, erkennen und schließlich umsetzen möchten. Gleichermaßen werden politische Entscheidungsträger*innen sowie das Fachpublikum in Forschungs- und Bildungseinrichtungen angesprochen.

Bei den nachfolgenden Institutionen und Personen möchten wir uns besonders bedanken, denn sie haben es uns ermöglicht, dieses Buch zu veröffentlichen: Unser herzlicher Dank gilt zuallererst den Autorinnen und Autoren, der Deutschen Hochschule für Prävention und Gesundheitsmanagement, der IKK Südwest, dem Team des Verlages fitness MANAGEMENT (fM) um Geschäftsführer Janosch Marx sowie unserer Lektorin Andrea Paulus.

Werden Sie aktiv in der Prävention und bleiben Sie dran!

Saarbrücken/Hamburg, im Januar 2022

Prof. Dr. Bernhard Allmann, Prof. Dr. Jörg Loth, Prof. Dr. Arne Morsch

Geleitwort

– Prof. Dr. Martin Dietrich –

Gesundheit zu erhalten, gehört zu den zentralen Herausforderungen, denen sich Gesundheitssysteme zu stellen haben. Die Ursache ist vor allem in der Zunahme verhaltens- und verhältniskorrelierter Krankheitsbilder und der damit verbundenen Krankheitslast und ihrer immensen Kosten zu sehen, die die sozialen Sicherungssysteme bereits jetzt schon zu tragen haben. Diese Zivilisationskrankheiten sind Folge des modernen Lebenswandels und ihre Behandlung stellt unsere Versorgungssysteme vor immer größere Belastungsproben. Eine zentrale Schlüsselrolle kommt damit der Aufgabe zu, Krankheiten, wo immer möglich, gar nicht erst entstehen zu lassen – Gesundheitsförderung und Prävention sind dafür weiter zu stärken.

Zwei Gesichtspunkte sind dabei besonders hervorzuheben. Erstens, die aus fachlicher Sicht notwendige Etablierung und Einbindung eines eigenen Bereichs der Gesundheitsförderung und Prävention in die Gesundheitssysteme. Der Erhalt der Gesundheit durch Gesundheitsförderung und Prävention und damit die Vermeidung von Zivilisationskrankheiten ist mit der medizinischen Heilkunst zwar verbunden, keinesfalls aber mit ihr gleichzusetzen. Die von der medizinischen Versorgung geprägten Gesundheitssysteme und die Krankheitsperspektive auf das gesunde Leben benötigen eine Ergänzung um solche Elemente, die spezifisch auf Gesundheitsförderung und Prävention zugeschnitten sind. Deren Ansatzpunkt ist fraglos das Wissen über die Entstehung und das Vermeiden von Krankheiten sowie die Umsetzung dieses Wissens, sprich: Gesundheitskompetenz. Wie und mit welchen Interventionen aber gesundes Verhalten und gesunde Verhältnisse nachhaltig und wirksam vermittelt und gestaltet werden können, sind Fragen, an deren Antworten in vielen Gesundheitssystemen intensiv gearbeitet wird. Es gibt vielversprechende Ansätze der strukturellen Gestaltung von Gesundheitsförderung und Prävention in Gesundheitssystemen, in Deutschland insbesondere geschaffen durch das Präventionsgesetz. Zugleich steht die fachliche Entwicklung, hier insbesondere die Evidenzbasierung und die Wirksamkeitsforschung, noch vergleichsweise am Anfang ihrer Entwicklung. Einiges ist bereits gelungen, anderes muss aufgrund aktueller Erfahrungen aber auch neu gedacht und weiterentwickelt werden.

Zweitens ist hervorzuheben, dass die Weiterentwicklung des Gebiets der Gesundheitsförderung und Prävention vor allem durch Innovationen gezielt vorangetrieben werden muss. Gesundheitsförderung und Prävention als Aufgaben vieler verschiedener gesellschaftlicher Akteur*innen haben eine Vielzahl von unterschiedlichen Lösungsansätzen hervorgebracht. Es bedarf einer weiteren strukturellen Gestaltung, um diese zielorientiert und evidenzbasiert zu einer tragfähigen und nachhaltigen Systemlösung weiterzuentwickeln. Eine solche Weiterentwicklung der Gesundheitsförderung und Prävention hängt davon ab, welche Innovationsbedingungen für die Anbieter*innen von Gesundheitsförderungs- und Präventionsmaßnahmen, für die Finanzierung und für die Inanspruchnahme geschaffen werden. Um die Entwicklungsgeschwindigkeit zu erhöhen, ist mehr Innovation, Forschung und Entwicklung auf dem Gebiet der Gesundheitsförderung und Prävention sowie eine konsequente Bedarfs- und Nutzenorientierung notwendig. Werden zu wenig Anreize für entsprechende Innovationen und Weiterentwicklungen gesetzt, können künftige Belastungen in der medizinischen Versorgung nicht durch Möglichkeiten einer weiterentwickelten, wirkungsorientierten Gesundheitsförderung und Prävention kompensiert werden; dringend erforderliche und spürbare Entlastungseffekte werden ausbleiben. Dabei versprechen die Möglichkeiten der Digitalisierung bedarfs- und nutzenorientierte Innovationen voranzutreiben und innovative Verfahren der Evaluation auf eine nächste Stufe von belastbaren Wirksamkeitsnachweisen zu heben.

All das braucht einen fachlichen und gesundheitspolitischen Hintergrund, zu dem der vorliegende Band beiträgt. Neben den Grundlagen, in denen bedeutende Zivilisationskrankheiten und Gesundheitsfaktoren sowie deren Rahmenbedingungen und gesellschaftlichen Folgen beschrieben werden, behandelt der Band Strategien und Methoden, unter anderem individualisierte Prävention und Möglichkeiten der Digitalisierung. Neben Aspekten der Qualitätsentwicklung, wie die Feststellung von Gesundheitsbedarfen und Evaluation, wird auch Augenmerk auf Praxisbeispiele gelegt. Damit tragen die Autorinnen und Autoren zu einer lebendigen Diskussion auf dem Gebiet der Gesundheitsförderung und Prävention bei und setzen wertvolle Impulse für dessen Weiterentwicklung in Deutschland.

Köln, im Januar 2022

Prof. Dr. Martin Dietrich

TEIL 1

GRUNDLAG
PROBLEMS

EN UND TELLUNG

KAPITEL 1
SPIEL MIT DER GESUNDHEIT – DAS TÖDLICHE QUARTETT

THOMAS WESSINGHAGE

Das tödliche Quartett, die Kombination aus Übergewicht, Bluthochdruck, Fettstoffwechselstörungen und Diabetes mellitus Typ 2, auch als Metabolisches Syndrom bezeichnet, betrifft in Deutschland über ein Fünftel der Gesamtbevölkerung und zählt aus medizinischer wie volkswirtschaftlicher Sicht zu den wichtigsten Krankheiten überhaupt. Betrachtet man die Epidemiologie der einzelnen Komponenten separat, wird die Datenlage noch bedrückender. Trotz der Erfolge der modernen Medizin in der Behandlung der einzelnen Krankheitsbilder, ist es bislang nicht gelungen, die ständige Zunahme an Betroffenen zu verhindern. In der Prävention sind größte Anstrengungen erforderlich, um das weitere Fortschreiten des Metabolischen Syndroms und seiner Einzelkomponenten einzudämmen bzw. den Anstieg der Zahl der Erkrankten zumindest zu verlangsamen.

1.1 Gesundheitsproblem „Metabolisches Syndrom"

Definition und epidemiologische Datenlage

Das „tödliche Quartett" ist kein besonders aufregendes Kartenspiel, sondern eines der drängendsten Gesundheitsprobleme unserer Tage. Denn hier, und darin besteht die Parallele zum Quartett im Kartenspiel, reihen sich vier einzelne Gesundheitsprobleme aneinander und bilden eine neue Einheit: das Metabolische Syndrom. Die vier einzelnen Bestandteile dieses Syndroms sind Übergewicht bzw. Fettleibigkeit, Bluthochdruck, Fettstoffwechselstörungen und Diabetes mellitus Typ 2.

Für das Metabolische Syndrom existieren verschiedene Definitionen und je nach angewandter Definition schwankt auch die Schätzung der Zahl der Betroffenen. Für Deutschland wird die Prävalenz des Metabolischen Syndroms zwischen knapp einem Fünftel bis hin zu einem Viertel der Bevölkerung angegeben (Schipf, Markus & Dörr, 2021, S. 844–846). Weltweit wird die Zahl der Personen mit Metabolischem Syndrom auf über eine Milliarde geschätzt und, als wäre dies nicht schon bedenklich genug, steigt diese Zahl stetig an (Saklayen, 2018).

Der gemeinsamen Definition von International Diabetes Federation (IDF), National Heart, Lung, and Blood Institute (NHLBI), American Heart Association (AHA), World Heart Federation (WHF),

International Atherosclerosis Society (IAS) und International Association for the Study of Obesity (IASO) zufolge müssen zur Diagnose eines Metabolischen Syndroms mindestens drei der folgenden fünf Risikofaktoren vorliegen (Alberti et al., 2009; Schipf et al., 2021, S. 845):

1. ein erhöhter Taillenumfang (hier gibt es geografische/ethnische Spezifikationen),
2. ein erniedrigter HDL-Cholesterinspiegel (♀: < 50 mg/dl; ♂: < 40 mg/dl),
3. ein erhöhter Triglyceridspiegel ≥ 150 mg/dl oder die spezifische Therapie,
4. ein erhöhter Nüchternglukosespiegel (≥ 100 mg/dl) oder die Behandlung eines diagnostizierten Diabetes mellitus Typ 2,
5. ein erhöhter Ruheblutdruck (systolisch ≥ 130 mmHg bzw. diastolisch ≥ 85 mmHg) oder die Behandlung eines diagnostizierten Bluthochdrucks.

Gesundheitsrisiken und Krankheitsfolgen

Die Bezeichnung „Tödliches Quartett", die in der Literatur öfter zu finden ist (z. B. Hien, Claudi-Böhm, Krämer, Kohlhas & Böhm, 2013, S. 46), passt insofern, da mit dem Metabolischen Syndrom eine deutliche Erhöhung des Sterberisikos einhergeht (dies betrifft sowohl die allgemeine als auch die kardiovaskuläre Mortalität). Aber nicht nur das Sterberisiko ist erhöht, sondern auch verschiedene Erkrankungsrisiken. Denn Personen mit Metabolischem Syndrom haben beispielsweise ein rund doppelt so hohes Risiko, binnen zehn Jahren kardiovaskulär zu erkranken oder ein fünffach erhöhtes Risiko, einen Diabetes mellitus Typ 2 zu entwickeln. Ein weiterer wichtiger Befund ist die Tatsache, dass das Metabolische Syndrom mit einem erhöhten Risiko für kardiovaskuläre Ereignisse einhergeht, welches das Risiko der einzelnen Bestandteile des Metabolischen Syndroms für kardiovaskuläre Ereignisse deutlich übertrifft (Gami et al., 2007; Samson & Garber, 2014).

Ursachen und Risikofaktoren

Wie im Folgenden gezeigt wird, kulminieren rund um das Metabolische Syndrom Verhaltensweisen, die insbesondere den Lebensstil in den westlichen, „hoch entwickelten" Gesellschaften prägen (obwohl das „tödliche Quartett" nicht auf die westlichen Nationen beschränkt ist). Insbesondere Übergewicht und Adipositas (die ihrerseits wieder stark durch Ernährungs- und Bewegungsfaktoren hervorgerufen werden) sind entscheidende Promotoren des Metabolischen Syndroms. Ebenso ist eine Häufung der Komponenten des Metabolischen Syndroms bei Personen mit Glukoseintoleranz und Diabetes mellitus Typ 2, die ebenfalls stark verhaltensbedingt sind, zu finden (Schipf et al., 2021, S. 846). Aufgrund dieser engen Verkettung verschiedener Verhaltensfaktoren, die sich gegenseitig beeinflussen, stehen Lebensstilmodifikationen im Zentrum der Empfehlungen der verschiedenen Leitlinien zu den Komponenten des Metabolischen Syndroms. Beispiele für die Leitlinien sind die Nationalen VersorgungsLeitlinien (NVL) zu Diabetes mellitus Typ 2 (Bundesärztekammer [BÄK], Kassenärztliche Bundesvereinigung [KBV] & Arbeitsgemeinschaft der Wissenschaftlichen Medizinischen Fachgesellschaften [AWMF], 2014) oder zur Prävention und Therapie der Adipositas (Deutsche Adipositas-Gesellschaft [DAG], Deutsche Diabetes Gesellschaft [DDG], Deutsche Gesellschaft für Ernährung [DGE] & Deutsche Gesellschaft für Ernährungsmedizin [DGEM], 2014).

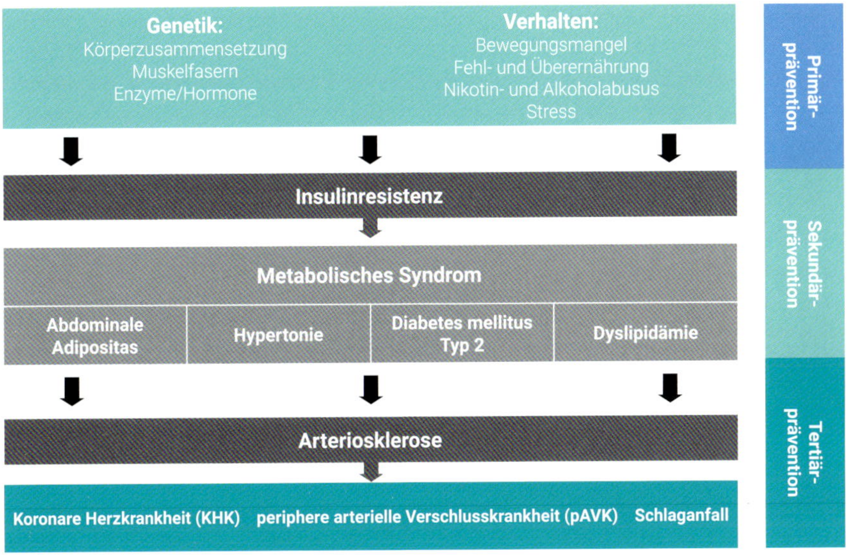

Abb. 1.1: Ursachen und Folgeerkrankungen des Metabolischen Syndroms (modifiziert nach Wirth, 2003, S. 22)

1.2 Abdominale Adipositas und Metabolisches Syndrom

Definition

Übergewicht wird definiert als ein Body-Mass-Index (BMI) von mehr als 25 kg/m^2.

Der BMI berechnet sich über die Formel: Aktuelles Körpergewicht geteilt durch die Körpergröße im Quadrat.

Formel – BMI

$$\text{BMI} = \frac{\text{Körpergewicht (in kg)}}{\text{Körpergröße x Körpergröße (in m)}}$$

Abb. 1.2: Berechnung des BMI (© DHfPG/BSA)

Ab einem BMI von 30 kg/m^2 spricht man von Fettleibigkeit oder Adipositas (Grad I), ab 35 kg/m^2 von Adipositas Grad II und ab 40 kg/m^2 von pathologischem Übergewicht (morbide Adipositas, Adipositas Grad III). Für die Beurteilung des metabolischen und kardiovaskulären Gesamtrisikos ist es neben der Einstufung von Übergewicht über den BMI von Bedeutung, die Körperfettverteilung zu bestimmen. Dies ist wichtig, da das Fett im Bauchraum (viszerales Fett) stark mit kardiovaskulären Risikofaktoren und Komplikationen korreliert. Gleiches gilt auch für die Insulinresistenz. Die Adipositas-Leitlinie schlägt die Messung des Taillenumfangs als einfachste Messmethode für die Abschätzung der viszeralen Fettdepots vor. Bei einem Taillenumfang von mehr als 88 Zentimetern bei Frauen bzw. 102 Zentimetern bei Männern liegt demnach eine abdominale Adipositas vor (DAG et al., 2014).

Prävalenz

Die Ausbreitung von Übergewicht und Adipositas hat sich in den vergangenen Jahren massiv beschleunigt und ist in den letzten Dekaden zu einer bedeutenden Public-Health-Herausforderung geworden. Beim Rückblick auf die Menschheitsgeschichte fällt auf, dass der Kampf gegen Hunger das zentrale Problem der Menschheit war. Von daher galt Übergewicht lange als Ausdruck von Wohlstand (hierzu z. B. Stolberg, 2012) und selbst im Rückblick auf das vergangene Jahrhundert fällt auf, dass Übergewicht noch ein seltenes Phänomen war. Vor und während des Ersten Weltkriegs war Übergewicht sehr selten. Auch in der Zeit der Weimarer Republik und der großen Weltwirtschaftskrise, während des Zweiten Weltkriegs und in den 1950er Jahren gab es nur sehr wenige Fälle.

Dies änderte sich mit der sogenannten elektronischen Revolution, der Erfolgsgeschichte von Computern und Smartphones und einem damit verbundenen, extrem bewegungsarmen Lebensstil (Guthold, Stevens, Riley & Bull, 2019). So zeigen Daten aus dem US-amerikanischen National Health and Nutrition Examination Survey (NHANES) eine sprunghafte Zunahme für den Zeitraum zwischen der NHANES II-Studie (1976–1980) und der NHANES III-Studie (1988–1994). In diesem Zeitraum stieg die Adipositasprävalenz bei Frauen von 17 Prozent auf 25,9 Prozent und bei Männern von 12,7 Prozent auf 20,6 Prozent. Für den Zeitraum zwischen 1960 und 2002 zeigen die US-Daten eine Verdopplung des Anteils adipöser Personen (Prugger & Keil, 2007). Die Daten für Deutschland reichen nicht ganz so weit zurück wie in den USA, eine Auswertung von sieben Kohortenstudien ab den frühen 1990er-Jahren durch Haftenberger et al. (2016) bestätigt jedoch den Trend einer Zunahme des Körpergewichts und einer Zunahme des Anteils adipöser Personen. Insbesondere wird der steigende Anteil übergewichtiger und adipöser Personen unter jüngeren Erwachsenen als „alarmierend" beschrieben (Haftenberger et al., 2016, S. 304). Mittlerweile sind mehr Menschen auf der Welt übergewichtig als unterernährt (Bahnsen, 2020).

Die Entwicklung von Übergewicht kann schon sehr frühzeitig im Lebenszyklus einsetzen. Problematisch hierbei ist, dass das Gesundheitsproblem persistiert und dass aus adipösen Kindern mit sehr großer Wahrscheinlichkeit auch adipöse Erwachsene werden (Wiegand & Kühnen, 2020).

Die folgende Abbildung (Abb. 1.3) zeigt deutlich die gesamte Tragweite der Zunahme der Adipositasprävalenz, denn die Adipositas begünstigt auch die anderen Komponenten des Metabolischen

Syndroms. Sowohl das Risiko für Diabetes mellitus als auch für verschiedene Fettstoffwechselstörungen ist mehr als dreifach erhöht, das Risiko für weitere Fettstoffwechselstörungen und die Hypertonie zwei- bis dreifach (DAG et al., 2014; World Health Organization [WHO], 2000).

Risiko > 3-fach erhöht	**Risiko 2- bis 3-fach erhöht**	**Risiko 1- bis 2-fach erhöht**
• Diabetes mellitus • Cholezystolithiasis • Dyslipidämie • Insulinresistenz • Fettleber • Schlaf-Apnoe-Syndrom	• Koronare Herzkrankheit • Hypertonie • Dyslipidämie • Gonarthrose • Gicht • Refluxösophagitis	• Karzinome • Polyzystisches Ovar-Syndrom • Koxarthrose • Rückenschmerzen • Infertilität • Fetopathie

Abb. 1.3: Risiko für Morbidität bei Adipositas (DAG et al., 2014, S. 20)

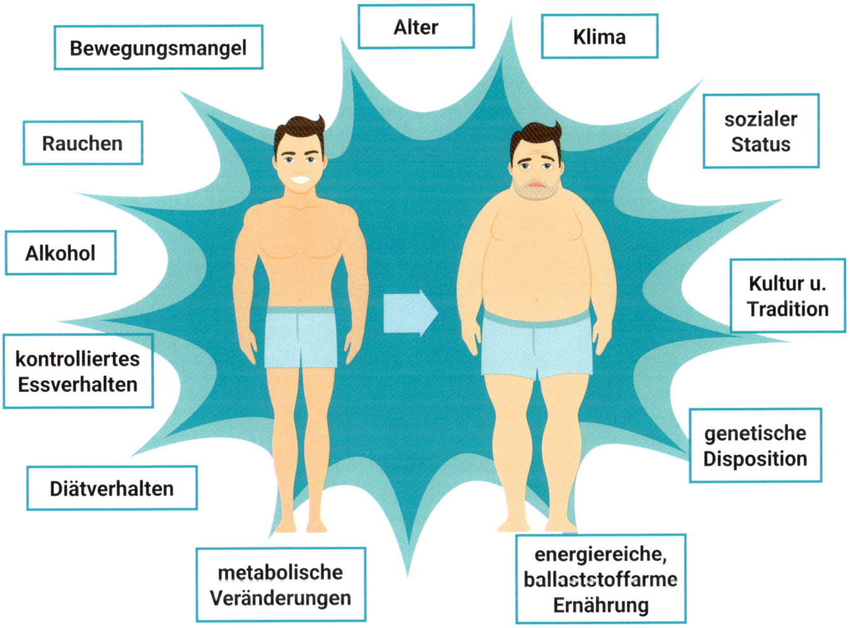

Abb. 1.4: Ursachen und Risikofaktoren für die Entwicklung von Übergewicht und Adipositas (© DHfPG/BSA)

Risikofaktoren und Ursachen

Die Entstehung von Übergewicht ist im Grunde in den meisten Fällen einfach zu verstehen. Wird mehr Energie aufgenommen als verbraucht, nimmt der Mensch zu. Zentral bei der Entstehung von Übergewicht und Adipositas sind also die Lebensstilfaktoren Ernährung und Bewegung. Weitere Risikofaktoren sind ein niedriger Sozialstatus sowie (in Deutschland) ein Migrationshintergrund der Betroffenen. Ebenso nimmt die Prävalenz von Übergewicht und Adipositas mit dem Alter zu. Auch psychische Faktoren spielen bei der Entwicklung von Adipositas eine nicht zu unterschätzende Rolle. Hier kann beispielsweise das Belohnungsverhalten von Eltern für Kinder mittels Süßigkeiten genannt werden. Im Erwachsenenalter wird sich dann bei Erfolg ein gutes Essen gegönnt. Stress und kurze Schlafzeiten können weitere Faktoren sein, die die Entstehung von Adipositas begünstigen. Genetische Ursachen wirken ebenfalls bei der Entstehung von Adipositas mit, bei Kindern jedoch stärker als bei Erwachsenen (DAG et al., 2014; Wiegand & Kühnen, 2020).

Betrachtet man die Entwicklung des Energieverbrauchs der Menschen, so zeigt sich in Schätzungen gegenüber der Jäger- und Sammler-Gesellschaft der Altsteinzeit ein Rückgang des täglichen Energieverbrauchs von rund 49 Kilokalorien pro Tag und Kilogramm Körpergewicht auf nur noch 32 Kilokalorien pro Tag und Kilogramm Körpergewicht. Die geradezu sprunghafte Reduktion körperlicher Aktivität durch technische Arbeitshilfen in der zweiten Hälfte des 20. Jahrhunderts wird durch Zahlen des englischen Ernährungsministeriums deutlich: Der Energieumsatz oberhalb des Ruheenergieverbrauchs sank um 65 Prozent im Zeitraum 1956 bis 1990 (Booth, Chakravarthy & Spangenburg, 2002; Ministry of Agricul- ture, Fisheries and Foods, 1995). Dieser Reduktion körperlicher Aktivität stand aber keine adäquate Reduktion der aufgenommenen Kalorien gegenüber. Die bis zum Beginn des 18. Jahrhunderts für Frankreich verfügbaren Zahlen zeigen seit diesem Zeitpunkt einen Anstieg der Kalorienaufnahme von rund 1650 Kilokalorien pro Tag pro Kopf (dem Niveau von Ruanda in 1965) auf rund 3500 Kilokalorien pro Tag pro Kopf im 21. Jahrhundert (Fogel, 2012; Roser & Ritchie, 2013). Neben der sich so ergebenden Dysbalance zwischen Energieverbrauch und Energiezufuhr haben sich auch die in den Industrieländern verzehrten Lebensmittel stark verändert. „Processed food", also industriell hergestellte Lebensmittelprodukte, machen heute einen sehr wesentlichen Teil des Nahrungsangebotes aus. Diese Produkte zeichnen sich oft durch eine hohe Energiedichte sowie einen hohen Zucker- und Kochsalzanteil aus. Beispielsweise enthielt die oben schon angesprochene Diät der Menschen in der Spätsteinzeit mutmaßlich fünf- bis zehnmal mehr Ballaststoffe als die „moderne" Ernährung (Eaton, Eaton & Konner, 1997; Hall et al., 2019; Organization for Economic Cooperation and Development [OECD], 2019).

Risikoerfassung

Die Adipositas-Leitlinie rät zu einer umfassenden Untersuchung bei übergewichtigen beziehungsweise adipösen Personen, um das Risiko von Folge- und Begleiterkrankungen abzuschätzen. Neben der schon genannten Bestimmung von BMI und Taillenumfang sieht die „Leitlinie Prävention und Therapie der Adipositas" eine umfassende Basisuntersuchung vor, die auch eine Sozialanamnese und verschiedene Laboruntersuchungen beinhaltet (DAG et al., 2014).

Handlungsempfehlungen zur Prävention

Die Bedeutung des Verhaltens für die Entwicklung der Adipositas wird auch durch die Leitlinie zur Adipositasprävention bestätigt. Zentrales Ziel der Primärprävention ist der Erhalt eines normalen Körpergewichtes (BMI: 18,5 kg/m^2–24,9 kg/m^2) über die Lebensspanne hinweg. Des Weiteren wird zur Vermeidung von Übergewicht empfohlen, sich bedarfsgerecht zu ernähren, regelmäßig körperlich aktiv zu sein und das Gewicht regelmäßig zu kontrollieren. Hinsichtlich der Ernährung wird angeraten, Lebensmittel mit hoher Energiedichte nur reduziert zu verzehren, wohingegen Lebensmittel mit geringer Energiedichte vermehrt aufgenommen werden sollen. Im Detail sehen die Empfehlungen zur Primärprävention folgendermaßen aus (DAG et al., 2014; Hauner, 2016):

- Es *soll* empfohlen werden, sich bedarfsgerecht zu ernähren, sich regelmäßig körperlich zu bewegen und das Gewicht regelmäßig zu kontrollieren.
- Es *kann* empfohlen werden, den Verzehr von Lebensmitteln mit hoher Energiedichte zu reduzieren und den von Lebensmitteln mit geringer Energiedichte zu erhöhen.
- Es *sollte* empfohlen werden,
  - den Verzehr von „Fast Food" zu reduzieren.
  - den Konsum von Alkohol zu reduzieren.
  - den Verzehr von zuckerhaltigen Softdrinks zu reduzieren.
  - sich regelmäßig körperlich zu bewegen und sitzende Tätigkeiten zu begrenzen. Vor allem ausdauerorientierte Bewegungsformen sollten empfohlen werden.
- Präventionsmaßnahmen, die mehr Bewegung und/oder gesunde Ernährung am Arbeitsplatz fördern, *können* angeboten werden.

1.3 Diabetes mellitus/Insulinresistenz und Metabolisches Syndrom

Definition

Diabetes mellitus ist eine Gruppe von Stoffwechselerkrankungen, die durch zu hohe Blutzuckerwerte (Hyperglykämie) infolge von Störungen der Insulinsekretion und/oder der Insulinwirkung gekennzeichnet ist. Die Störung des Insulinstoffwechsels führt zu überhöhten Blutzuckerkonzentrationen, die langfristig die Blutgefäße und die peripheren Nerven schädigen. Die Folgen sind Einschränkungen der Lebensqualität (beispielsweise wegen der Pflicht zu regelmäßigen Insulin-Injektionen) und langfristige gesundheitliche Schäden wie Erblinden oder die Amputation von Gliedmaßen (v. a. Füße) aufgrund von Gefäßschäden. Zudem erhöht sich das Risiko für Folgeerkrankungen wie Herzinfarkt, Schlaganfall oder Nierenversagen deutlich.

Es werden zwei Hauptarten des Diabetes mellitus unterschieden: Dem Diabetes mellitus Typ 1, der meistens im Kindes- und Jugendalter auftritt, liegt eine autoimmune Zerstörung der insulinproduzierenden Zellen der Bauchspeicheldrüse zugrunde. Diabetes mellitus Typ 2 ist durch Insulinresistenz in Verbindung mit eher relativem als absolutem Insulinmangel gekennzeichnet und tritt meist im Erwachsenenalter auf (BÄK et al., 2014; Petersmann et al., 2019).

Prävalenz

Die neuesten Daten des Robert Koch-Instituts (RKI) zur Diabetesprävalenz liefert die Studie „Gesundheit in Deutschland aktuell" (GEDA 2014/2015-EHIS) (Heidemann, Kuhnert, Born & Scheidt-Nave, 2017). Allerdings wurde hier nur nach der 12-Monats-Prävalenz gefragt. Diese wird in der folgenden Tabelle dargestellt. Insgesamt sind in Deutschland rund 7,5 Millionen Menschen von Diabetes mellitus betroffen. Der Anteil der Typ-2-Diabetiker*innen überwiegt deutlich (> 95 %). Es wird geschätzt, dass die tatsächliche Anzahl der Personen mit Diabetes mellitus Typ 2 noch höher liegt, da man hier eine Dunkelziffer von rund zwei Millionen nicht erkannter Fälle vermutet (Jacobs & Rathmann, 2019). Die hohe Dunkelziffer liegt darin begründet, dass die Pathogenese des Diabetes mellitus Typ 2 mit einer Latenzzeit von rund zehn Jahren schleichend verläuft und durch eher subtile Symptome, die in den meisten Fällen auch anderen Störungen zugerechnet werden können, gekennzeichnet ist. Hier können beispielsweise ein erhöhtes Durstempfinden und damit einhergehend ein vermehrter Harndrang, ein Schwächegefühl oder auch eine leichte Ermüdbarkeit sowie häufig auch eine schlechte Wundheilung genannt werden. Mit zunehmendem Lebensalter steigt die Diabetesprävalenz an. Insbesondere ab dem 60. Lebensjahr ist ein deutlicher Anstieg zu verzeichnen. Legt man die Latenzzeit von rund zehn Jahren zugrunde, so wird die Wichtigkeit geeigneter Früherkennungsuntersuchungen ab dem fünften Lebensjahrzehnt deutlich.

Tab. 1.1: 12-Monats-Prävalenz des bekannten Diabetes nach Geschlecht und Altersgruppe in Deutschland (modifiziert nach Heidemann et al., 2017, S. 50)

	Altersgruppe				
	18–29 Jahre	**30–44 Jahre**	**45–64 Jahre**	**≥ 65 Jahre**	**Gesamt**
Frauen	1,1 %	1,4 %	5,2 %	17,6 %	7,0 %
Männer	0,5 %	2,0 %	9,3 %	21,1 %	8,6 %
Gesamt					7,7 %

Risikofaktoren

Die wesentlichen Risikofaktoren für den Diabetes mellitus Typ 2 sind in Tabelle 1.2 dargestellt. Eine detaillierte Erläuterung der einzelnen Risikofaktoren bietet die evidenzbasierte Leitlinie des IMAGE-Projekts (Deutsche Diabetes Stiftung [DDS], 2011, S. 19–26).

Tab. 1.2: Risikofaktoren für Diabetes mellitus Typ 2 (BÄK et al., 2014, S. 24)

Familiäre Belastung
Höheres Lebensalter
Lebensstilfaktoren Sozialer Status, Bewegungsmangel, ballaststoffarme, fettreiche Kost, Rauchen
Metabolisches Syndrom Hauptmerkmale: abdominale Adipositas (Taillenumfang: ♂ > 94 cm, ♀ > 80 cm), Insulinresistenz, Hyperinsulinämie, gestörte Glukosetoleranz, Dyslipoproteinämie, Albuminurie*, Hypertonie
Medikamente, die den Glukosestoffwechsel verschlechtern
Gestationsdiabetes
Polyzystisches Ovar-Syndrom und andere endokrine Erkrankungen

*nur Bestandteil der WHO-Definition

Risikoerfassung

Zur Bestimmung des Risikos für die Entwicklung eines Diabetes mellitus gibt es mehrere Tools, zum Beispiel den GesundheitsCheck DIABETES (FINDRISK) (Schwarz, 2019) oder den Deutschen Diabetes-Risiko-Test® (Deutsches Institut für Ernährungsforschung Potsdam-Rehbrücke [DIfE], 2019). Diese Fragebögen schätzen das Diabetesrisiko aufgrund von Fragen zu Alter, Lebensgewohnheiten etc. ein. Dies ermöglicht eine erste und relativ einfache Beurteilung der Erkrankungswahrscheinlichkeit einer Person. Sollte sich nach Auswertung der Antworten ein erhöhtes Risiko zeigen, sind weitere diagnostische Schritte und eine Patientenaufklärung einzuleiten. Bei erhöhtem Risiko oder dem Auftreten von spezifischen Symptomen erfolgt die Diagnose eines Prädiabetes oder eines Diabetes mellitus Typ 1 durch labordiagnostische Verfahren. Dazu gehören der orale Glukosetoleranztest (OGTT) und die Bestimmung des Nüchternblutzuckerwertes (BÄK et al., 2014, S. 29–32; DDS, 2011, S. 29–37).

Handlungsempfehlungen zur Prävention

Da die Entstehung eines Diabetes mellitus Typ 2 in hohem Maße durch den individuellen Lebensstil bedingt ist und ein erheblicher Prozentsatz der Bevölkerung von dieser Erkrankung betroffen ist, ergibt sich ein großes Präventionspotenzial. Aufgrund der hohen gesamtgesellschaftlichen Bedeutung wurde im Rahmen des EU-Projektes „IMAGE" (Development and Implementation of a European Guideline and Training Standards for Diabetes Prevention) eine evidenzbasierte Leitlinie zur Diabetesprävention entwickelt (Lindström et al., 2010). Die deutsche Fassung dieser Leitlinie wurde von der DDS im Jahr 2011 veröffentlicht.

Ziel der Primärprävention von Diabetes mellitus Typ 2 ist der Erhalt eines normalen Glukosestoffwechsels über die Lebensspanne. Dieses Ziel kann im Wesentlichen durch eine bedarfsgerechte, energiebilanzierte Ernährung, regelmäßige körperliche Aktivität (> 150 min/Woche) sowie durch die Vermeidung von Übergewicht erreicht werden (DDS, 2011, S. 42–43). Weitere Empfehlungen sind:

- die Steigerung des Ballaststoffverzehrs,
- die Reduktion des Konsums alkoholischer Getränke,
- die Reduktion des Verzehrs von Lebensmitteln mit hohem glykämischem Index (GI).

1.4 Fettstoffwechselstörungen und Metabolisches Syndrom

Definition

Fettstoffwechselstörungen werden als Hyperlipidämien oder Dyslipidämien (Dyslipoproteinämien) bezeichnet. Dies sind Stoffwechselstörungen, die durch Konzentrations- und/oder Kompositionsveränderungen eines oder mehrerer Lipoproteine im Blut gekennzeichnet sind. In der Regel sind der atherogene Index (LDL-/HDL-Cholesterinquotient) und der Triglyceridspiegel beziehungsweise die Konzentration des Lipoprotein (a) im Blut erhöht (Steinmetz, 2007).

Ein erhöhter Blutfettspiegel löst Makrophagenreaktionen in der Gefäßwand aus, die ihrerseits zur Verengung des Gefäßvolumens und damit zu einem erhöhten Herzinfarkt- und Schlaganfallrisiko führen (Pott & Bloch, 2007, S. 51–53).

Prävalenz

Nach den Daten der DEGS1-Studie des RKI sind etwa zwei Drittel der deutschen Bevölkerung von einer Fettstoffwechselstörung betroffen. Die Diagnose wurde bei 65,7 Prozent der Frauen und 64,5 Prozent der Männer (Gesamtcholesterinwert von über 190 mg/dl) gestellt. Mit zunehmendem Lebensalter nimmt auch die Häufigkeit dieser Erkrankung zu. In den verschiedenen Altersstufen zeigen sich folgende Prävalenzen (Scheidt-Nave et al., 2013, S. 665):

- 18 bis 29 Jahre: 30,7 Prozent (♂ 27,3 %, ♀ 34,2 %)
- 30 bis 44 Jahre: 55,7 Prozent (♂ 64,6 %, ♀ 46,6 %)
- 45 bis 64 Jahre: 78,1 Prozent (♂ 75,6 %, ♀ 80,5 %)
- 65 bis 79 Jahre: 86,0 Prozent (♂ 81,4 %, ♀ 90,0 %)

Darüber hinaus ist noch ein weiterer wichtiger Aspekt zu erwähnen: Ähnlich wie bei anderen Komponenten des Metabolischen Syndroms ist auch das Gesundheitsproblem „Fettstoffwechselstörungen" vielen Betroffenen gar nicht bekannt, da es über lange Zeit symptomfrei bleibt. Die Untersuchungen im Rahmen der DEGS1-Studie zeigten, dass mehr als ein Drittel aller Männer und Frauen eine bis dahin unerkannte Dyslipidämie hatten (Scheidt-Nave et al., 2013).

Risikofaktoren

Bei der Hyperlipidämie werden eine primäre und eine sekundäre Form unterschieden. Die primäre Hyperlipidämie wird durch einen Gendefekt verursacht und kann familiär gehäuft auftreten. Aber auch andere Faktoren wie Bewegungsmangel, bestimmte Ernährungsfaktoren (Kalorienaufnahme, Zusammensetzung der Nahrungsfette, Art und Menge zugeführter Kohlenhydrate, Ballaststoff- sowie Vitaminzufuhr) oder Übergewicht beeinflussen die Entstehung der Störung (Steinmetz, 2007, S. 122–125).

Sekundäre Hyperlipidämien treten zum Beispiel als Folge bestimmter Erkrankungen wie des Metabolischen Syndroms oder seiner Komponenten Diabetes mellitus, Übergewicht bzw. Adipositas auf. Auch Medikamente können Fettstoffwechselstörungen auslösen, hier sind Kortikosteroide, Diuretika und Kontrazeptiva zu nennen. In erster Linie sind es aber lebensstilbezogene Faktoren wie Über- oder Fehlernährung, Übergewicht, mangelnde körperliche Aktivität, Stress und andere Lebensstilfaktoren, die das Entstehen einer Fettstoffwechselstörung verursachen (Lasek, Ludwig & Arzneimittelkommission der deutschen Ärzteschaft, 2012).

Risikoerfassung

Fettstoffwechselstörungen müssen im Gesamtkontext der Patient*innen gesehen werden, erhöhte Cholesterinwerte stehen beispielsweise im Zusammenhang mit Nikotinkonsum und erhöhten Blutdruckwerten. Ein weiteres Merkmal ist das Auftreten von Übergewicht bzw. Adipositas. In der Praxis sollte bei Risikopatient*innen (z. B. positive Familienanamnese für Herz-Kreislauf-Erkrankungen, erhöhte Lipidwerte in der Familie) neben dem BMI und dem Taillenumfang ein aus folgenden Parametern bestehendes Lipidprofil erhoben werden: Gesamtcholesterin, LDL-Cholesterin, HDL-Cholesterin, Triglyzeride und Lipoprotein (a) (Charité Universitätsmedizin Berlin, o. J.; Steinmetz, 2007).

Handlungsempfehlungen zur Prävention

Die Guideline zur Diagnostik und Therapie der Dyslipidämien listet eine ganze Serie von Verhaltensempfehlungen zur Verbesserung des Blutfettprofils auf. Hier finden sich hauptsächlich Ernährungsempfehlungen, aber auch der Hinweis zur Steigerung der körperlichen Aktivität; zumeist auch mit hoher Evidenz und Effektstärke (Deutsche Gesellschaft für Kardiologie – Herz- und Kreislaufforschung [DGK], European Society of Cardiology [ESC] & European Atherosclerosis Society [EAS], 2016).

Da Fettstoffwechselstörungen als wesentliche Faktoren bei der Entstehung von Insulinresistenz, Gefäßendothelschäden, Arteriosklerose, Thrombose, Herzinfarkt und Hirnschlag gelten, muss das sogenannte Globalrisiko bestimmt werden. Dieses Globalrisiko berücksichtigt verschiedene Risikogrößen, die als arteriosklerose- und herzinfarktfördernd gelten. Als zentrale Handlungsempfehlungen zur Risikoreduktion durch nichtmedikamentöse Maßnahmen lassen sich ableiten:

- körperliche Aktivität bzw. Training,
- Gewichtsreduktion bzw. Gewichtsstabilisation,
- Förderung des Nichtrauchens,
- Reduktion des Alkoholkonsums.

1.5 Arterielle Hypertonie und Metabolisches Syndrom

Definition

Bluthochdruck (arterielle Hypertonie) liegt vor, wenn der Blutdruckmesswert unter Ruhebedingungen dauerhaft mindestens 140 mmHg systolisch oder 90 mmHg diastolisch beträgt. Die jüngste US-Leitlinie zieht die Grenze sogar schon bei 130/80 mmHg. Tabelle 1.3 zeigt eine differenzierte Klassifikation. Die Hypertonie-Diagnose wird dadurch erschwert, dass Bluthochdruck lange keine Beschwerden oder Einschränkungen verursacht und somit häufig lange unbemerkt bleibt (DGK & Deutsche Hochdruckliga [DHL], 2019; Mahabadi & Rassaf, 2021; Whelton et al., 2018).

Tab. 1.3: Blutdruckklassifikation (DGK & DHL, 2019, S. 10)

	Systolischer Blutdruck (mmHg)		Diastolischer Blutdruck (mmHg)
optimal	< 120	und	< 80
normal	120–129	und/oder	80–84
hoch-normal	130–139	und/oder	85–89
Hypertonie Grad 1	140–159	und/oder	90–99
Hypertonie Grad 2	160–179	und/oder	100–109
Hypertonie Grad 3	≥ 180	und/oder	≥ 110
isolierte systolische Hypertonie	≥ 140	und	< 90

Prävalenz

Das Auftreten und die Verteilung von Bluthochdruck bei Erwachsenen (18–79 Jahre) wurde deutschlandweit in der DEGS1-Studie untersucht (Neuhauser, Thamm & Ellert, 2013). Zur Erfassung der Hypertonieprävalenz wurde der Blutdruck unter standardisierten Bedingungen gemessen. Zudem wurden die DEGS-Proband*innen befragt, ob bei ihnen schon einmal Bluthochdruck ärztlich diagnostiziert wurde und ob sie blutdrucksenkende Medikamente einnehmen. Hypertonie wurde in der DEGS1-Untersuchung wie folgt definiert: hypertoner Messwert oder Einnahme blutdrucksenkender Medikamente in den letzten sieben Tagen bei bekannter Hypertonie. Es zeigte sich, dass fast ein Drittel der Erwachsenen in Deutschland von Bluthochdruck betroffen sind. Die Prävalenz nimmt mit steigendem Alter zu, sodass bei den 70- bis 79-Jährigen (bei beiden Geschlechtern) fast drei Viertel der Menschen betroffen sind. Diese Zahlen schließen auch diejenigen Personen mit ein, bei denen erst im Rahmen der DEGS1-Untersuchung ein erhöhter Blutdruck festgestellt wurde. Diese Gruppe umfasst insgesamt knapp 20 Prozent der Hypertoniefälle. Beachtlich ist gerade der Anteil neu entdeckter Hypertoniefälle in den jüngeren Altersstufen: 76 Prozent der auffälligen Messwerte bei den 18- bis 29-jährigen Männern waren vor der Untersuchung im Rahmen der DEGS1-Studie nicht bekannt (Neuhauser et al., 2013). Dies unterstreicht die Wichtigkeit regelmäßiger Blutdruckkontrollen zur Risikoerfassung.

Risikofaktoren

Die arterielle Hypertonie ist ein multifaktorielles Geschehen, deren Entstehung und genaue Ursachen nicht abschließend geklärt sind. Neben der genetischen Prädisposition gehören die nachfolgend aufgeführten Punkte zu den wichtigsten Risikofaktoren der primären arteriellen Hypertonie (Jordan, Kurschat & Reuter, 2018; Williams et al., 2018):

- männliches Geschlecht
- Alter (♂ ≥ 55 Jahre; ♀ ≥ 65 Jahre)
- Raucherstatus (aktuell oder ehemals)
- Dyslipidämie (Gesamtcholesterin > 190 mg/dl und/oder HDL-Cholesterin ♂ < 40 mg/dl; ♀ < 46 mg/dl) und/oder Blutglukose (nüchtern 102–125 mg/dl))
- Hyperurikämie
- Adipositas (BMI ≥ 30 kg/m² und/oder abdominale Adipositas (erhöhter Taillenumfang))
- kardiovaskuläre Erkrankungen bei Verwandtschaft 1. Grades (♂ < 55 Jahre; ♀ < 65 Jahre)
- Familienanamnese mit früher Manifestation einer arteriellen Hypertonie
- vorzeitige Menopause
- sedentärer Lebensstil
- psychosoziale und sozioökonomische Faktoren
- erhöhte Herzfrequenz (> 80 Schläge/min in Ruhe)

Auch ein hoher Anteil an viszeralem Fett, eine erhöhte Kochsalzzufuhr, der gesteigerte Konsum von Alkohol oder auch eine niedrige Kaliumzufuhr weisen enge Zusammenhänge mit der Entstehung einer arteriellen Hypertonie auf (Jacob, 2007, S. 149–157).

Risikoerfassung

Um die Entstehung eines Bluthochdrucks frühzeitig zu erkennen, sollten regelmäßige Praxisblutdruckmessungen (Ruheblutdruckmessungen in der ärztlichen Praxis) als Standard-Screening-Verfahren durchgeführt werden (Williams et al., 2018). Pott und Bloch (2007, S. 112) empfehlen hierzu mehrfache Messungen an aufeinanderfolgenden Tagen, zudem Selbstmessungen oder auch eine Langzeitblutdruckmessung, um verwertbare Werte zu erhalten. Auch eine ausführliche Anamnese kann bei der Risikoerfassung hilfreich sein. So können beispielsweise Daten zum familiären Hintergrund, aber auch das Körpergewicht und die Körperzusammensetzung Aufschluss über ein erhöhtes Risiko geben (Pott & Bloch, 2007, S. 113). Ein etabliertes Instrument zur Beurteilung des individuellen Hypertonierisikos vergleichbar den verschiedenen Diabetesrisiko-Fragebögen gibt es derzeit aber nicht.

Handlungsempfehlungen zur Prävention

Das Präventionspotenzial bei erhöhtem Blutdruck ist sehr hoch, da lebensstilassoziierte Faktoren wie mangelnde körperliche Aktivität, ungesunde Ernährung, Übergewicht und Stress die Entstehung von erhöhtem Blutdruck wesentlich mitbestimmen. Auch ein bereits erhöhter Blutdruck kann durch Lebensstilveränderungen und eine medikamentöse Behandlung erfolgreich gesenkt werden. So kann eine Lebensstilintervention bei bestehender Hypertonie die Notwendigkeit einer medikamentösen Therapie verzögern oder gar verhindern. In den „ECS-Leitlinien für das Management der arteriellen Hypertonie" sind die evidenzbasierten Empfehlungen zu Lebensstiländerungen bei Bluthochdruck definiert (DGK & DHL, 2019; Neuhauser et al., 2013, S. 795). Es werden die folgenden Empfehlungen (mit hohem Empfehlungs- und Evidenzgrad) gegeben (DGK & DHL, 2019, S. 33):

- Einschränkung der Kochsalzzufuhr,
- Beschränkung des Alkoholkonsums,
- Erhöhung des Verzehrs von Gemüse, frischem Obst, Fisch, Nüssen, ungesättigten Fettsäuren (Olivenöl), Konsum von Milchprodukten mit niedrigem Fettgehalt und geringer Konsum von rotem Fleisch,
- BMI im Normalbereich halten oder Körpergewicht reduzieren, um BMI-Normalbereich zu erreichen,
- regelmäßige aerobe körperliche Aktivität,
- Rauchabstinenz,
- Vermeidung von Rauschtrinken.

1.6 Fazit zur Umsetzung von Präventionsbemühungen

Betrachtet man die Diskrepanz zwischen Verhaltensempfehlungen, wie beispielsweise den Bewegungsempfehlungen (für Deutschland hier zu nennen: Rütten & Pfeifer, 2016) und dem tatsächlichen Verhalten großer Teile der Bevölkerung (z. B. die GEDA/EHIS-Daten in Finger et al., 2019), zeigt sich, dass es noch ein weiter Weg zur Eindämmung des „tödlichen Quartetts" ist.

Um die Präventionsbemühungen zu verstärken, ist jedoch auch ein generelles Umdenken bei der Bevölkerung, den Patient*innen, dem ärztlichen Personal und den Entscheidungsträger*innen hin zu einer stärkeren Präventionsorientierung nötig. Für die Allgemeinbevölkerung beziehungsweise betroffene Personen liegt dieses Umdenken darin, nicht den vermeintlich „bequemen Weg" über die medikamentöse Therapie zu suchen. Dies ist umso wichtiger, da sich bei vielen Indikationen die Lebensstilmodifikation der medikamentösen Therapie überlegen zeigt oder diese zumindest ergänzt (Bachl & Löllgen, 2015). Auch für die Ärzteschaft liegt genau hier die Herausforderung: Sie muss sich von der kurativen Orientierung lösen und viel stärker als bislang primärpräventive Ansätze verfolgen. Ein Indiz, wie sehr hier noch Defizite bestehen, ist die Überarbeitung der Nationalen VersorgungsLeitlinie Typ-2-Diabetes (BÄK, KBV & AWMF, 2021). Hier wurde das Kapitel zur medikamentösen Therapie priorisiert und in einer ersten Veröffentlichung herausgebracht, Inhalte zur Prävention jedoch hintangestellt. Für die Entscheidungsträger*innen im Gesundheitssystem und in der Gesundheitspolitik gilt es, Strukturen zu schaffen, die Präventionsbemühungen fördern und honorieren. Hier wurde mit dem Präventionsgesetz von 2015 lediglich ein erster Schritt gemacht. Die Beurteilung des Gesetzes in gesundheitswissenschaftlichen Kreisen kann man wie folgt zusammenfassen: „Ein erster Schritt, aber nicht weitreichend genug" (so beispielsweise Gerlinger, 2016; Meierjürgen, Becker & Warnke, 2016). Die Bundesregierung sieht in ihrer Stellungnahme zum ersten Präventionsbericht auf allen Feldern der Prävention ebenfalls noch Verbesserungspotenzial (Deutscher Bundestag, 2021).

Auch die konkrete Umsetzung von Präventionsbemühungen wie beispielsweise der Angebote zur individuellen Verhaltensprävention nach § 20 SGB V zeigt Defizite (hier werden in großem Maße gesundheitsaffine Personenkreise erreicht; v. a. ältere Frauen) (Medizinischer Dienst des Spitzenverbandes Bund der Krankenkassen [MDS] & GKV-Spitzenverband, 2020, S. 84–85) und verschiedene Präventionsangebote wie Präventionskurse und Bonusprogramme haben den zweifelhaften Ruf, mehr dem Marketing der Kassen zu dienen (Bundesversicherungsamt [BVA], 2018). Nicht zuletzt ist es aber auch aufgrund der Mehrausgaben der Kassen durch die Coronapandemie fraglich, wie sehr es zu einer Fokussierung und entsprechenden Ausgabensteigerung im Bereich der Prävention kommt (so wird die allgemeine Prävention als versicherungsfremde Leistung gesehen, die man steuerfinanzieren könne; Albrecht & Ochmann, 2021). Neben diesem Blick auf die direkte Gesundheitsversorgung gilt es für politische Entscheider*innen aber auch, die Umgestaltung der Umgebungsverhältnisse anzugehen – spielt sich das „tödliche Quartett" doch in einem „adipogenen" Umfeld ab, das Bewegung und Aktivität erschwert, in dem aber ungesunde Nahrung rund um die Uhr verfügbar ist (Mitchell, Catenacci, Wyatt & Hill, 2011).

Es bleibt festzuhalten, dass die Prävention des „tödlichen Quartetts" eine zentrale Aufgabe der Gesundheitsbemühungen für die kommenden Dekaden ist. Dies gilt umso mehr vor dem Hintergrund alternder Gesellschaften. Viele der Forschungsergebnisse der letzten Jahre zu Risikofaktoren und den Zusammenhängen verschiedener Erkrankungen und Risikofaktoren müssen nun in konkrete Angebote umgesetzt werden, um wirkungsvoll größere Bevölkerungsgruppen anzusprechen und das Diktum „prevention is possible" (Rose, 1981, S. 1851) in großem Stil wahr werden zu lassen.

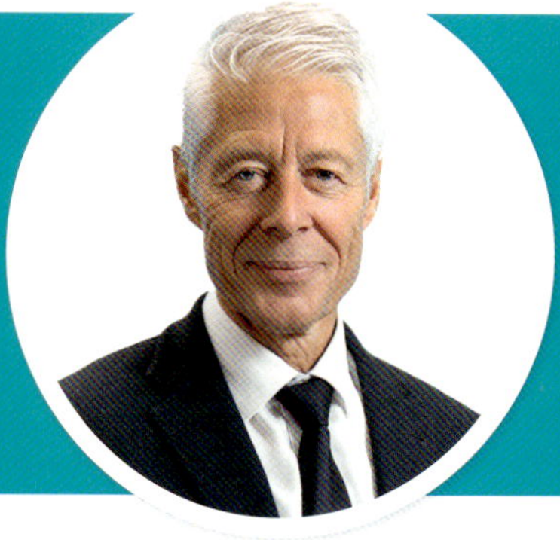

PROF. DR. THOMAS WESSINGHAGE

Prof. Dr. Thomas Wessinghage ist Facharzt für Orthopädie sowie für Physikalische und Rehabilitative Medizin, Zusatzbezeichnung „Sportmedizin". Er ist Prorektor der Deutschen Hochschule für Prävention und Gesundheitsmanagement. 2008 wurde ihm der Professorentitel der Deutschen Hochschule für Prävention und Gesundheitsmanagement im Fachbereich Fitnesstraining, Studiengebiet Medizin/Trainingswissenschaften, verliehen. Bis 2020 war Prof. Dr. Wessinghage Ärztlicher Direktor und Chefarzt der Medical Park Kliniken im Tegernseer Tal.

Literatur

Alberti, K. G. M. M., Eckel, R. H., Grundy, S. M., Zimmet, P. Z., Cleeman, J. I., Donato, K. A. et al. (2009). Harmonizing the metabolic syndrome: a joint interim statement of the International Diabetes Federation Task Force on Epidemiology and Prevention; National Heart, Lung, and Blood Institute; American Heart Association; World Heart Federation; International Atherosclerosis Society; and International Association for the Study of Obesity. Circulation, 120 (16), 1640–1645. Verfügbar unter: https://doi.org/10.1161/CIRCULATIONAHA.109.192644

Albrecht, M. & Ochmann, R. (14.06.2021). Abschätzung des Finanzbedarfs in der GKV bis 2025 unter besonderer Berücksichtigung einer stärkeren Steuerfinanzierung versicherungsfremder Leistungen. Zugriff am 12.07.2021. Verfügbar unter: https://www.dak.de/dak/download/folien-iges-2463382.pdf

Bachl, N. & Löllgen, H. (2015). Ärztliche Vorsorgeuntersuchung im Sport – Sporttauglichkeitsuntersuchung. In N. Mewes, C. D. Reimers & G. Knapp (Hrsg.), Prävention und Therapie durch Sport. Band 1: Grundlagen (Prävention und Therapie durch Sport, 2. Aufl., S. 191–205). München: Urban & Fischer. Verfügbar unter: https://doi.org/10.1016/B978-3-437-24255-7.00005-0

Bahnsen, U. (2020). Darf ich? Zugriff am 31.05.2021. Verfügbar unter: https://www.zeit.de/2020/05/uebergewicht-gene-vererbung-essverhalten-sport/komplettansicht

Booth, F. W., Chakravarthy, M. V. & Spangenburg, E. E. (2002). Exercise and genes expression: physiological regulation of the human genome through physical activity. Journal of Physiology, 534, 399–411.

Bundesärztekammer, Kassenärztliche Bundesvereinigung & Arbeitsgemeinschaft der Wissenschaftlichen Medizinischen Fachgesellschaften (Hrsg.). (2014). Nationale VersorgungsLeitlinie Therapie des Typ-2-Diabetes. Langfassung (1. Auflage, Version 4, zuletzt geändert November 2014). Zugriff am 09.07.2019. Verfügbar unter: https://www.leitlinien.de/themen/diabetes/archiv/pdf/therapie-des-typ-2-diabetes/dm-therapie-1aufl-vers4-lang.pdf

Bundesärztekammer, Kassenärztliche Bundesvereinigung & Arbeitsgemeinschaft der Wissenschaftlichen Medizinischen Fachgesellschaften. (2021). Nationale VersorgungsLeitlinie Typ-2-Diabetes. Teilpublikation der Langfassung (2. Auflage, Version 1, AWMF-Register-Nr. nvl-001). Zugriff am 12.07.2021. Verfügbar unter: https://www.leitlinien.de/themen/diabetes/pdf/diabetes-2aufl-vers1.pdf

Bundesversicherungsamt. (2018). Sonderbericht zum Wettbewerb in der gesetzlichen Krankenversicherung. Köln. Zugriff am 15.04.2019. Verfügbar unter: https://www.bundesversicherungsamt.de/fileadmin/redaktion/Presse/2017/20180403Sonderbericht_web.pdf

Charité Universitätsmedizin Berlin. (o. J.). Mechanismen und Risikofaktoren. Mechanismen der Atherosklerose, Charité Universitätsmedizin Berlin. Zugriff am 13.07.2021. Verfügbar unter: https://lipidambulanz.charite.de/fuer_aerzte/theoretische_grundlagen/mechanismen_risikofaktoren/

Deutsche Adipositas-Gesellschaft; Deutsche Diabetes Gesellschaft; Deutsche Gesellschaft für Ernährung; Deutsche Gesellschaft für Ernährungsmedizin. (2014). Interdisziplinäre Leitlinie der Qualität S3 zur „Prävention und Therapie der Adipositas" (Version 2.0, April 2014). Zugriff am 09.07.2019. Verfügbar unter: http://www.adipositas-gesellschaft.de/fileadmin/PDF/Leitlinien/S3_Adipositas_Praevention_Therapie_2014.pdf

Deutsche Diabetes Stiftung. (2011). Leitfaden Prävention Diabetes. EU-Projekt IMAGE: deutsche Fassung – Prävention des Typ-2-Diabetes mellitus (1. Aufl.). München: Edition Lipp.

Deutsche Gesellschaft für Kardiologie – Herz- und Kreislaufforschung & Deutsche Hochdruckliga (Hrsg.). (2019). ESC/ESH Pocket Guidelines. Management der arteriellen Hypertonie (Version 2018). Grünwald: Bruckmeier.

Deutsche Gesellschaft für Kardiologie – Herz- und Kreislaufforschung, European Society of Cardiology & European Atherosclerosis Society. (2016). ESC/EAS Pocket Guidelines. Diagnostik und Therapie der Dyslipidämien (Version 2016). Zugriff am 12.07.2021. Verfügbar unter: https://leitlinien.dgk.org/files/Dyslip_Netzseite_DGK_neu.pdf

Deutscher Bundestag. (2021). Unterrichtung durch die Bundesregierung mit Stellungnahme der Bundesregierung. Erster Bericht der Nationalen Präventionskonferenz über die Entwicklung der Gesundheitsförderung und Prävention (Erster Präventionsbericht) mit Stellungnahme der Bundesregierung (Bundestagsdrucksache 19/26140). Zugriff am 12.07.2021. Verfügbar unter: https://dserver.bundestag.de/btd/19/261/1926140.pdf

Deutsches Institut für Ernährungsforschung Potsdam-Rehbrücke. (2019). DIfE – Deutscher Diabetes-Risiko-Test®. Diabetologie und Stoffwechsel, 14 (S2), S321–S323.

Eaton, S. B., Eaton, S. B., III & Konner, M. J. (1997). Paleolithic nutrition revisited: A twelve-year retrospective on its nature and implications. European Journal of Clinical Nutrition, 51, 207–216.

Finger, J. D., Hoebel, J., Kuntz, B., Kuhnert, R., Zeiher, J., Mensink, G. B. M. et al. (2019). Bildungsunterschiede in der Prävalenz verhaltensbezogener Risikofaktoren – Wo steht Deutschland in Europa? Journal of Health Monitoring, 4 (4), 31–50. Verfügbar unter: https://doi.org/10.25646/6219

Fogel, R. W. (2012). The Escape from Hunger and Premature Death, 1700–2100. Europe, America, and the Third World (Cambridge studies in population, economy, and society in past time, vol. 38). Cambridge: Cambridge University Press. Verfügbar unter: https://doi.org/10.1017/CBO9780511817649

Gami, A. S., Witt, B. J., Howard, D. E., Erwin, P. J., Gami, L. A., Somers, V. K. et al. (2007). Metabolic syndrome and risk of incident cardiovascular events and death: a systematic review and meta-analysis of longitudinal studies. Journal of the American College of Cardiology, 49 (4), 403–414. Verfügbar unter: https://doi.org/10.1016/j.jacc.2006.09.032

Gerlinger, T. (2016). Chancen und Grenzen des Präventionsgesetzes. Impulse für Gesundheitsförderung (91), 3–4. Zugriff am 09.07.2019. Verfügbar unter: http://www.gesundheit-nds.de/images/pdfs/impulse/LVG-Zeitschrift-Nr91-Web.pdf

Guthold, R., Stevens, G. A., Riley, L. M. & Bull, F. C. (2019). Global trends in insufficient physical activity among adolescents: a pooled analysis of 298 population-based surveys with 1·6 million participants. The Lancet Child & Adolescent Health (published online). Verfügbar unter: https://doi.org/10.1016/S2352-4642(19)30323-2

Haftenberger, M., Mensink, G. B. M., Herzog, B., Kluttig, A., Greiser, K. H., Merz, B. et al. (2016). Changes in body weight and obesity status in German adults: results of seven population-based prospective studies. European Journal of Clinical Nutrition, 70 (3), 300–305. Verfügbar unter: https://doi.org/10.1038/ejcn.2015.179

Hall, K. D., Ayuketah, A., Brychta, R., Cai, H., Cassimatis, T., Chen, K. Y. et al. (2019). Ultra-Processed Diets Cause Excess Calorie Intake and Weight Gain: An Inpatient Randomized Controlled Trial of Ad Libitum Food Intake. Cell metabolism, 30 (1), 67–77, e3. Verfügbar unter: https://doi.org/10.1016/j.cmet.2019.05.008

Hauner, H. (2016). S3-Leitlinie: Prävention und Therapie der Adipositas. Bayerisches Ärzteblatt (7–8), 344–360. Zugriff am 09.07.2019. Verfügbar unter: http://www.bayerisches-aerzteblatt.de/fileadmin/aerzteblatt/ausgaben/2016/07/einzelpdf/BAB_7-8_344_350.pdf

Heidemann, C., Kuhnert, R., Born, S. & Scheidt-Nave, C. (2017). 12-Monats-Prävalenz des bekannten Diabetes mellitus in Deutschland. Journal of Health Monitoring, 2 (1), 48–56. Verfügbar unter: https://doi.org/10.17886/RKI-GBE-2017-008

Hien, P., Claudi-Böhm, S., Krämer, C., Kohlhas, K. & Böhm, B. O. (2013). Diabetes-Handbuch (7., vollständig überarbeitete u. aktualisierte Aufl.). Berlin: Springer. Verfügbar unter: https://doi.org/10.1007/978-3-642-34944-7

Jacob, S. (2007). Hypertonie und Metabolisches Syndrom. In A. Wirth & H. Hauner (Hrsg.), Das Metabolische Syndrom (S. 148–170). München: Urban & Vogel.

Jacobs, E. & Rathmann, W. (2019). Epidemiologie des Diabetes in Deutschland. In Deutsche Diabetes Gesellschaft (DDG) & Deutsche Diabetes-Hilfe (diabetesDE) (Hrsg.), Deutscher Gesundheitsbericht Diabetes 2020. Die Bestandsaufnahme (S. 9–16). Mainz: Kirchheim + Co.

Jordan, J., Kurschat, C. & Reuter, H. (2018). Arterial Hypertension. Deutsches Ärzteblatt international, 115 (33-34), 557–568. Verfügbar unter: https://doi.org/10.3238/arztebl.2018.0557

Lasek, R., Ludwig, W.-D. & Arzneimittelkommission der deutschen Ärzteschaft. (2012). Empfehlungen zur Therapie von Fettstoffwechselstörungen. Sonderheft 1: Therapieempfehlungen (3. Aufl.). Berlin: Arzneimittelkommission der deutschen Ärzteschaft (AkdÄ).

Lindström, J., Neumann, A., Sheppard, K. E., Gilis-Januszewska, A., Greaves, C. J., Handke, U. et al. (2010). Take action to prevent diabetes – the IMAGE toolkit for the prevention of type 2 diabetes in Europe. Hormone and Metabolic Research, 42 (Suppl 1), S37-S55. Verfügbar unter: https://doi.org/10.1055/s-0029-1240975

Mahabadi, A. A. & Rassaf, T. (2021). Bluthochdruck – Prävalenz, Bedeutung und Implikationen für die Prävention und Gesundheitsförderung. In M. Tiemann & M. Mohokum (Hrsg.), Prävention und Gesundheitsförderung (S. 473–481). Berlin: Springer. Verfügbar unter: https://doi.org/10.1007/978-3-662-62426-5_36

Medizinischer Dienst des Spitzenverbandes Bund der Krankenkassen & GKV-Spitzenverband. (2020). Tabellenband zum Präventionsbericht 2020. Leistungen der gesetzlichen Krankenversicherung: Primärprävention und Gesundheitsförderung Leistungen der sozialen Pflegeversicherung: Prävention in stationären Pflegeeinrichtungen. Berichtsjahr 2019. Essen: Medizinischer Dienst des Spitzenverbandes Bund der Krankenkassen (MDS); GKV-Spitzenverband. Zugriff am 26.11.2020.

Meierjürgen, R., Becker, S. & Warnke, A. (2016). Die Entwicklung der Präventionsgesetzgebung in Deutschland. Prävention und Gesundheitsförderung, 11 (4), 206–213. Verfügbar unter: https://doi.org/10.1007/s11553-016-0556-z

Ministry of Agriculture, Fisheries and Foods. (1995). Household Food Consumption and Expenditure, 1990. With a Study of Trends Over the Period 1940–1990. London: Her Majesty's Stationery Office.

Mitchell, N. S., Catenacci, V. A., Wyatt, H. R. & Hill, J. O. (2011). Obesity: overview of an epidemic. The Psychiatric clinics of North America, 34 (4), 717–732. Verfügbar unter: https://doi.org/10.1016/j.psc.2011.08.005

Neuhauser, H., Kuhnert, R. & Born, S. (2017). 12-Monats-Prävalenz von Bluthochdruck in Deutschland. Journal of Health Monitoring, 2 (1), 57–63. Verfügbar unter: https://doi.org/10.17886/RKI-GBE-2017-007

Neuhauser, H. K., Thamm, M. & Ellert, U. (2013). Blutdruck in Deutschland 2008–2011. Bundesgesundheitsblatt – Gesundheitsforschung – Gesundheitsschutz, 56 (5–6), 795–801. Verfügbar unter: https://doi.org/10.1007/s00103-013-1669-6

Organisation for Economic Cooperation and Development. (2019). The Heavy Burden of Obesity. The Economics of Prevention (OECD Health Policy Studies). Paris: OECD Publishing. Verfügbar unter: https://doi.org/10.1787/67450d67-en

Petersmann, A., Müller-Wieland, D., Müller, U. A., Landgraf, R., Nauck, M., Freckmann, G. et al. (2019). Definition, Klassifikation und Diagnostik des Diabetes mellitus. Diabetologie und Stoffwechsel, 14 (S2), S111–S118. Verfügbar unter: https://doi.org/10.1055/a-0898-7266

Pott, G. & Bloch, W. (Hrsg.). (2007). Das metabolische Syndrom. Übergewicht, Bluthochdruck, Diabetes mellitus mit den Folgen Herzinfarkt und Schlaganfall (2. aktualisierte und erw. Aufl.). Stuttgart: Schattauer.

Prugger, C. & Keil, U. (2007). Entwicklung der Adipositas in Deutschland – Grössenordnung, Determinanten und Perspektiven. Deutsche Medizinische Wochenschrift, 132 (16), 892–897. Verfügbar unter: https://doi.org/10.1055/s-2007-973636

Rose, G. (1981). Strategy of prevention: lessons learned from cardiovascular disease. British Medical Journal, 282, 1847–1851.

Roser, M. & Ritchie, H. (2013). Food Supply. Zugriff am 20.07.2021. Verfügbar unter: https://ourworldindata.org/food-supply

Rütten, A. & Pfeifer, K. (Hrsg.). (2016). Nationale Empfehlungen für Bewegung und Bewegungsförderung. Erlangen: Friedrich-Alexander-Universität Erlangen-Nürnberg.

Saklayen, M. G. (2018). The Global Epidemic of the Metabolic Syndrome. Current hypertension reports, 20 (2), 12. Verfügbar unter: https://doi.org/10.1007/s11906-018-0812-z

Samson, S. L. & Garber, A. J. (2014). Metabolic syndrome. Endocrinology and metabolism clinics of North America, 43 (1), 1–23. Verfügbar unter: https://doi.org/10.1016/j.ecl.2013.09.009

Scheidt-Nave, C., Du, Y., Knopf, H., Schienkiewitz, A., Ziese, T., Nowossadeck, E. et al. (2013). Verbreitung von Fettstoffwechselstörungen bei Erwachsenen in Deutschland. Bundesgesundheitsblatt – Gesundheitsforschung – Gesundheitsschutz, 56 (5-6), 661–667. Verfügbar unter: https://doi.org/10.1007/s00103-013-1670-0

Schipf, S., Markus, M. R. P. & Dörr, M. (2021). Diabetes mellitus und Metabolisches Syndrom bei Erwachsenen – Prävalenz, Bedeutung und Implikationen für die Prävention und Gesundheitsförderung. In M. Tiemann & M. Mohokum (Hrsg.), Prävention und Gesundheitsförderung (S. 841–854). Berlin: Springer. Verfügbar unter: https://doi.org/10.1007/978-3-662-62426-5_54

Schwarz, P. (2019). FINDRISK – Test für Diabetesrisiko. Diabetologie und Stoffwechsel, 14 (S2), S319–S320.

Steinmetz, A. (2007). Dyslipidämie und Metabolisches Syndrom. In A. Wirth & H. Hauner (Hrsg.), Das Metabolische Syndrom (S. 122–147). München: Urban & Vogel.

Stolberg, M. (2012). „Abhorreas pinguedinem“: Fat and obesity in early modern medicine (c. 1500–1750). Studies in History and Philosophy of Science Part C: Studies in History and Philosophy of Biological and Biomedical Sciences, 6.

Whelton, P. K., Carey, R. M., Aronow, W. S., Casey, D. E., Collins, K. J., Dennison Himmelfarb, C. et al. (2018). 2017 ACC/AHA/AAPA/ABC/ACPM/AGS/APhA/ASH/ASPC/NMA/PCNA Guideline for the Prevention, Detection, Evaluation, and Management of High Blood Pressure in Adults: A Report of the American College of Cardiology/American Heart Association Task Force on Clinical Practice Guidelines. Hypertension, 71 (6), e13–e115. Verfügbar unter: https://doi.org/10.1161/HYP.0000000000000065

Wiegand, S. & Kühnen, P. (2020). Adipositas ist nur selten heilbar: Individuelle Konzepte und Therapieprogramme für Kinder und Jugendliche. Bundesgesundheitsblatt – Gesundheitsforschung – Gesundheitsschutz, 63 (7), 821–830. Verfügbar unter: https://doi.org/10.1007/s00103-020-03164-1

Williams, B., Mancia, G., Spiering, W., Agabiti Rosei, E., Azizi, M., Burnier, M. et al. (2018). 2018 ESC/ESH Guidelines for the management of arterial hypertension. European heart journal, 39 (33), 3021–3104. Verfügbar unter: https://doi.org/10.1093/eurheartj/ehy339

Wirth, A. (2003). Adipositas und Metabolisches Syndrom. Cardiovasc, 1, 22–30.

World Health Organization. (2000). Obesity: Preventing and Managing the Global Epidemic. Report of a WHO Consultation (WHO Technical Report Series, Bd. 894, Reprint 2004). Geneva: World Health Organization.

KAPITEL 2
DETERMINANTEN VON GESUNDHEIT

MONIKA VOGELGESANG

Im Beitrag werden wesentliche gesundheitssoziologisch sowie sozialpsychologisch bestimmbare Determinanten von Gesundheit und Krankheit dargestellt. Auch wenn es auf den ersten Blick nicht so erscheinen mag, da man die sozial bedingten Charakteristika auf der Individualebene nicht oder nur in sehr geringem Umfang verändern kann, so ist es doch auch für die Entwicklung von Präventionsmaßnahmen überaus bedeutsam, sich explizit darüber im Klaren zu sein, welche Klientel mit dem jeweiligen Programm angesprochen werden soll. Daher werden soziologische Determinanten wie Schichtzugehörigkeit, Bildung/berufliche Stellung, Geschlecht sowie Wohnverhältnisse genauer analysiert. Weiterhin ergeben sich aus der Kenntnis soziologischer Determinanten von Gesundheit und Krankheit Überlegungen, die über den engen Fokus rein gesundheitspolitischen Denkens hinausgehen.

2.1 Einleitung

Zivilisationskrankheiten werden durch ein komplexes Zusammenwirken von angelegten und insbesondere auch verhaltensbezogenen Faktoren verursacht. Hieraus lassen sich Verhaltensempfehlungen im Sinne der primären, sekundären und tertiären Prävention ableiten. Allerdings zeigt die Erfahrung, dass der Erfolg dieser Strategien über individualpsychologische Gegebenheiten hinausgehend auch ganz erheblich von soziologischen und sozialpsychologischen Faktoren abhängt. Auch hier finden sich die verschiedensten, sich gegenseitig verstärkenden Interdependenzen. Dementsprechend sieht z. B. der deutsche Gesellschaftshistoriker Wehler (2008) Gesundheit vor allem auch als ein Ergebnis von sozialen Prozessen und Klassenzugehörigkeit.

Im Folgenden sollen wesentliche gesundheitssoziologisch sowie sozialpsychologisch bestimmbare Determinanten von Gesundheit und Krankheit dargestellt werden. Auch wenn es auf den ersten Blick nicht so erscheinen mag, da man die sozial bedingten Charakteristika auf der Individualebene nicht oder nur in sehr geringem Umfang verändern kann, so ist es doch auch für die Entwicklung von Präventionsmaßnahmen überaus bedeutsam, sich explizit darüber im Klaren zu sein, welche Klientel mit dem jeweiligen Programm angesprochen werden soll. Weiterhin können sich aus der Kenntnis soziologischer Determinanten von Gesundheit und Krankheit Überlegungen ergeben, die weit über den engen Fokus rein gesundheitspolitischen Denkens hinausgehen.

In dem vorgesehenen Rahmen ist es allerdings nur möglich, einen Überblick zu geben. Für eine detaillierte Darstellung der Gesundheitsdeterminanten verschiedener Lebensphasen sowie von Menschen mit Migrationshintergrund muss deshalb auf andere Quellen verwiesen werden.

2.2 Schichtzugehörigkeit

Ein in der medizinischen Soziologie lange bekanntes und robust reproduzierbares Faktum ist, dass die Zugehörigkeit zu einer unteren Gesellschaftsklasse mit einer vermehrten Krankheitslast und einer höheren Mortalität einhergeht. Adipositas, Herz-Kreislauf-Erkrankungen und Diabetes mellitus kommen dort häufiger vor. Sport wird in Deutschland in allen Altersgruppen und bei beiden Geschlechtern desto häufiger getrieben, je höher der soziale Status ist (Mewes, 2015). Trotz eines erheblichen Anstiegs der durchschnittlichen Lebenserwartung weltweit und insbesondere in den westlichen Industrienationen gilt auch heute noch der relativ formulierte Satz aus der Zeit unserer Großeltern: „Weil du arm bist, musst du früher sterben." Das heißt, dass zwar auch die ärmeren Menschen in unserer Zeit eine deutlich längere Lebenserwartung haben als im letzten oder gar vorletzten Jahrhundert, dass sie jedoch, verglichen mit finanziell vermögenderen Personen aus der gleichen Ära, früher sterben (Heinzel-Gutenbrunner, 2001). Diese Beobachtung gilt länderübergreifend sowohl für Staaten mit einem für jedermann frei zugänglichen, sehr guten Gesundheitssystem wie die Bundesrepublik Deutschland als auch für Länder, in denen es keine allgemeine Krankenversicherungspflicht gibt mit der Folge finanzieller Behandlungsbarrieren, wie es zum Beispiel in den USA der Fall ist. Allerdings bedeutet dies nicht, dass ein finanziell für alle zugängliches Gesundheitssystem ohne Auswirkungen auf die Gesundheit der ärmeren Schichten wäre, was sich daran zeigt, dass die Gesundheitsunterschiede zwischen Arm und Reich in Ländern mit einem vermögensabhängigen Zugang zur Krankenbehandlung größer sind (Lampert & Ziese, 2005).

Doch kommen wir zu der Situation in Deutschland zurück. Zu Recht blicken wir nicht ohne Stolz auf eine über hundertjährige Tradition eines gut funktionierenden Sozialversicherungswesens. Jede und jeder, auch die von Grundsicherung Lebenden, haben ein Anrecht auf die bei ihnen erforderliche Krankenbehandlung. Jedoch treten Herz-Kreislauf-Erkrankungen sowie Diabetes mellitus und Adipositas ebenso wie Fettstoffwechselstörungen auch in Deutschland in den unteren Schichten häufiger auf als in den oberen. Das Gleiche gilt für weitere Gesundheitsrisiken wie z. B. Tabakrauchen und Alkoholkonsum (Lampert & Ziese, 2005). Wie kann man sich diese erheblichen Schichtunterschiede hinsichtlich Morbidität und Mortalität in einem Land mit einem frei zugänglichen Gesundheitssystem erklären? Voraussetzung einer tiefergehenden Diskussion dieser Frage ist eine Analyse der Faktoren, die eine Schichtzugehörigkeit bestimmen: Nicht nur das Einkommen (und Vermögen), sondern auch die berufliche Stellung und das Bildungsniveau definieren die Schichtzugehörigkeit. Mit diesen bereits interdependenten Basisfaktoren stehen weitere schichtrelevante Gegebenheiten, die ihrerseits wieder Auswirkungen auf das Gesundheitsverhalten haben, in vielfältigen Zusammenhängen.

Die folgende Darstellung beleuchtet schlaglichtartig wesentliche Auswirkungen einzelner Faktoren, ohne dabei auf die komplexen Interdependenzen vollumfänglich eingehen zu können.

Armut und Gesundheit in Deutschland

Für die EU-Staaten gilt nach Lampert & Ziese (2005) folgende Definition: Von einem Armutsrisiko betroffen sind Haushalte, deren verfügbares Netto-Äquivalenzeinkommen unter 60 Prozent des gesamtgesellschaftlichen Durchschnitts (Median) liegt. Haushalte, deren Äquivalenzeinkommen zwischen 60 und 80 Prozent liegt, geraten bei Arbeitslosigkeit oder Überschuldung ebenfalls in die Nähe des Armutsbereichs (Hübinger, 1996). Die höchste Einkommensschicht beginnt bei einem Einkommen von 150 Prozent des Gesamtdurchschnitts.

Nach dem Datenreport 2018 der Bundeszentrale für politische Bildung lag die Lebenserwartung der in Deutschland zwischen 1995 und 2005 Geborenen in der Armutsgruppe im Durchschnitt zehn Jahre unter der Schicht mit dem höchsten Einkommen. Die Übersterblichkeit der Armen ist teilweise auf höhere psychische und physische Belastungen zurückführen bei geringeren materiellen, kulturellen und sozialen Ressourcen.

Direkt mit der Armut einher geht eine beständige Sorge der Betroffenen, sich Notwendiges nicht leisten zu können. Was, wenn man die nächste Autoreparatur nicht bezahlen kann, obwohl man den Wagen braucht, um damit zur Arbeit zu fahren? Was, wenn die Miete erhöht wird, sodass man sich die Wohnung nicht mehr leisten kann? Wovon soll der Laptop bezahlt werden, den das Kind für den Unterricht braucht, wovon die Sportkleidung für die Kinder, wovon deren Fahrt ins Schullandheim? Die beständige Sorge, den Erfordernissen des alltäglichen Lebens nicht mehr nachkommen zu können und auch weiter an gesellschaftlichem Status zu verlieren, kann zu einer Dauerstressbelastung führen mit verschiedensten pathophysiologischen Auswirkungen, wie z. B. einer Veränderung der Cortisolausschüttung mit konsekutiver diabetogener Stoffwechsellage.

Arme Menschen haben weniger Ressourcen für gesunde Ernährung, adäquate Kleidung, gute Wohnverhältnisse und sportliche Aktivitäten. Auch dies macht sie anfälliger für Krankheiten. Prekär Mehrfachbeschäftigte haben überdies weniger Zeit für Sport und Erholung. Nun könnte man entgegnen, dass Zeitmangel mindestens genauso häufig bei besser bezahlten Berufen vorkommt. Allerdings macht es hinsichtlich des Krankheitsrisikos durchaus einen Unterschied, ob ein gut bezahlter Manager oder ein Mensch in prekären Beschäftigungsverhältnissen in Zeitnot ist. Stress, der mit einer hohen sozialen Anerkennung einhergeht, wirkt sich weniger gesundheitsschädigend aus als Stress in niedrigeren Anerkennungsverhältnissen. Siegrist (2015) beschreibt, dass die Kombination einer hohen beruflichen Verausgabung (mit Zeitdruck und einem übersteigerten Arbeitseinsatz) und niedriger beruflicher Belohnung mit einem deutlich erhöhten Herzinfarktrisiko einhergeht.

Nahrungsmittel mit dem Gaumenkitzel eines hohen Anteils von Zucker und Fetten sind, im Gegensatz zu teuren Anschaffungen, in Deutschland für alle erschwinglich.

„Wenn wir darauf verzichten, bleibt uns ja gar nichts", diesen Satz bekommt man von Angehörigen ärmerer Gesellschaftsschichten nicht selten zu hören, wenn man sie zu einer gesünderen Ernährung motivieren möchte. Die Überzeugung, außer den ungesunden Angewohnheiten nichts Genussvolles im Leben zu haben, stellt ein ernst zu nehmendes Hindernis für ein adäquates Gesundheitsverhalten der prekären Schichten dar.

Bildung/berufliche Stellung und Gesundheit

Menschen mit einfachem beruflichem Qualifikationsniveau schätzen ihre Gesundheit nur halb so oft als sehr gut ein wie Hochqualifizierte. Sie sind doppelt so häufig von Adipositas und Tabakabhängigkeit betroffen (Lampert & Ziese, 2005). Herzinfarkt und Angina pectoris treten bei Männern mit der niedrigsten im Vergleich zur höchsten Bildungsgruppe verstärkt auf: Bei Frauen ist darüber hinausgehend ein Bildungseffekt hinsichtlich Hypertonie und Diabetes mellitus Typ 2 deutlich erkennbar (Lampert & Ziese, 2005).

Wie oben dargestellt, bestimmen auch das Niveau der Bildung und die berufliche Stellung die soziale Schichtzugehörigkeit. Zwischen dem Grad der Bildung und dem Einkommen gibt es zwar eine direkte Proportionalität, dennoch lässt sich die Korrelation von geringer Bildung und reduzierter Gesundheit nicht einzig über die oben beschriebenen Armutseffekte erklaren (Lampert & Ziese, 2005). Während in Deutschland der Zugang zu einer adäquaten medizinischen Behandlung nicht durch direkte finanzielle Barrieren verstellt ist, gibt es dennoch erhebliche Hindernisse für Angehörige niedrigerer sozialer Schichten, die direkt mit einer individuell geringeren Bildung sowie mit damit vielfältig in Verbindung stehenden, differierenden Verhaltensnormen zusammenhängen.

In den unteren Bevölkerungsschichten liegen weniger Kenntnisse über Krankheitskonzepte sowie über adäquates Gesundheitsverhalten vor. Dies beinhaltet konkret einen Mangel an Wissen über schädliche bzw. gesunde Ernährung, Gesundheitssport und Vorsorgeuntersuchungen sowie ganz allgemein eine mangelnde Vertrautheit mit dem Konzept einer adäquaten Lebenshygiene.

Dieses aus der Antike stammende Konzept des achtsamen und verantwortungsvollen Umgangs mit dem eigenen Körper (Schipperges, 2003) floss indirekt in die Ordensregeln der mittelalterlichen Klöster ein und beeinflusste als religiös fundiertes Ideal der Mäßigkeit und Ausgewogenheit in dieser Zeit auch breitere Schichten der Allgemeinbevölkerung.

Allerdings ist dazu anzumerken, dass freiwilliges Maßhalten und damit auch der Verzicht auf die als Sünde gegeißelte „Völlerei" nur dann sinnvoll ist, wenn die Existenz befriedigend gesichert ist. Wer nicht weiß, ob er morgen genug zu essen hat, wird heute so viel zu sich nehmen wie nur irgend möglich. Vor diesem Hintergrund trat in der Not das Ideal der Mäßigung hinter die Maxime einer größtmöglichen Kalorienaufnahme zurück. Hinzu kommt, dass mit dem Schwinden religiöser Wertvorstellungen das Mäßigkeitsideal zunehmend weniger religiös als wissenschaftlich begründet wurde, wodurch es an Verbindlichkeit für die unteren Bildungsschichten einbüßte.

Möglichst süß, möglichst fett, möglichst schnell: Während die schnelle Inkorporation möglichst vieler Kalorien noch in den Hungerjahren nach dem Zweiten Weltkrieg das Überleben in Deutschland sicherte, hat diese Strategie seit dem letzten Drittel des 20. Jahrhunderts einen gegenteiligen Effekt. Statt ihnen das Überleben zu sichern, macht das beschriebene Essverhalten die Menschen krank. Dies verdeutlichen der kontinuierlich zunehmende Body-Mass-Index (BMI) sowie die epidemisch wachsende Inzidenz des Diabetes mellitus mit seinen vielfältigen Folgeerkrankungen. Dabei sind die unteren Bevölkerungsschichten in ganz besonderem Ausmaß betroffen.

Neben Wissensdefiziten und der im Prekariat immer noch tradierten Norm möglichst hochkalorische Speisen zu sich zu nehmen, sind hierbei weitere Faktoren in die Überlegungen miteinzubeziehen: Über Jahrtausende, in denen die Nahrungsgrundlage der Menschen immer wieder gefährdet war, wurde Wohlgenährtheit mit Gesundheit, Reichtum, Fruchtbarkeit und Schönheit gleichgesetzt. Niemand wollte „ein dürrer Hungerleider" sein. Während diese Assoziationen zuerst in der Oberschicht, ab den Sechzigerjahren des letzten Jahrhunderts zunehmend auch in der Mittelschicht nicht nur ihre Gültigkeit verloren, sondern sich in ihr Gegenteil verkehrten, haben die unteren Bevölkerungsschichten diesen radikalen Bedeutungswandel nicht mit vollzogen. „Dick sein" ist hier im Allgemeinen zumindest nicht mit dem Stigma versehen, das ihm in den höheren Schichten anhaftet.

Das Vorurteil in den gehobenen Schichten gegen die Adipositas erklärt sich dadurch, dass dort die zusätzlichen Pfunde nicht nur als „hässlich" gelten und dem gängigen Schönheitsideal widersprechen, sie werden auch auf eine mangelnde Motivation und Fähigkeit zur Selbstdisziplin zurückgeführt. Dies widerspricht dem zunehmend an Geltung gewinnenden Primat der Selbstoptimierung der oberen Klassen. Es ist davon auszugehen, dass das Bemühen um einen optimalen BMI in den mittleren und höheren Schichten nicht immer nur gesundheitlichen Erwägungen folgt, sondern auch stattfindet, um die dargestellte Stigmatisierung zu vermeiden.

Dabei entspricht der aktive, eigenverantwortliche Problemlöseansatz dem Selbstkontrollparadigma, das maßgeblich für den Erfolg der westlichen Moderne verantwortlich gemacht wird und in seiner extremen Form in der Überzeugung des amerikanischen Traums formuliert ist, dass jede und jeder ihres bzw. seines Glückes Schmied sei.

Für die Erfolgs- und Aufstiegserfahrungen der gehobenen Schichten mag dieser Ansatz durchaus seine Richtigkeit haben. Er wird deshalb an die nächsten Generationen als Handlungsanleitung tradiert und bewirkt unter anderem ein besseres Gesundheitsverhalten auf allen Ebenen. Menschen, die in eine untere Bevölkerungsschicht hineingeboren wurden, haben es deutlich schwerer, die Erfahrungen des auf eigener Leistung beruhenden Erfolgs zu machen. Dementsprechend fehlt insbesondere in über lange Zeit stabil prekären Gruppen in der Regel die Tradierung einer aktiven Veränderungsmotivation an die nächsten Generationen, was entscheidenden Einfluss auch auf das Gesundheitsverhalten bzw. auf dessen Fehlen hat.

Schichtbezogene Zugangshindernisse in das Gesundheitssystem
Das medizinische Personal in Praxen und Krankenhäusern ist im Allgemeinen in den verschiedenen mittleren und gehobenen Gesellschaftsschichten zu verorten. Seine wissenschaftliche Grundkonzeptualisierung, die Sprache, das Begriffsdenken, die Leistungsorientierung und die im medizinischen Versorgungssystem vorherrschenden Umgangsformen bilden dementsprechend eine Welt, die für Angehörige der Unterschicht unverständlich, fremd und nicht selten auch bedrohlich wirkt. Hinzu kommt, dass diagnostische und therapeutische Eingriffe häufig unangenehm sind und mit Schmerzen einhergehen können. Wirkungen werden von den Patient*innen und ihren Angehörigen in diesem System nicht selten mit Ursachen verwechselt. Sie sehen ihr Leiden häufig als Folge einer Behandlung, deren Rationale sie nicht verstanden haben.

„Geh nicht ins Krankenhaus, denn dort sterben die Leute" ist vor diesem Hintergrund eine Handlungsanweisung, die im bildungsfernen Prekariat tradiert wird. Versäumte Vorsorgeuntersuchungen und verschleppte, viel zu spät behandelte Erkrankungen bewirken, dass sich die Befürchtung gegenüber dem Medizinsystem als sich selbst erfüllende Prophezeiung erweist.

Bei der Analyse der Barrierefaktoren ist es besonders erwähnenswert, dass die bildungsferne Unterschicht für eine wissenschaftlich-empirische Sichtweise in der Regel kaum zu gewinnen ist, da ihr eine solche vollkommen fremd ist. Was hingegen zählt, ist der scheinbare Beweis des Augenscheins im Einzelfall sowie die Meinung von Leitfiguren und Bekannten, wobei deren medizinische Expertise in aller Regel irrelevant ist. Wie hat der Nachbarin, die vor Kurzem im Krankenhaus war, dort das Essen geschmeckt? Wo hat sich der Bruder des Hausbesitzers, der selbst Arzt ist, behandeln lassen? Was berichtet die Ehefrau eines Fußballstars über ihren kürzlich erfolgten Kaiserschnitt? Hat die Cousine, die als Reinemachefrau im Klinikum arbeitet, eine nette Chefin?

Die Analyse der schichtbezogenen Determinanten von Gesundheits- bzw. Krankheitsverhalten wäre unvollständig, wenn man die folgenden Phänomene außer Acht ließe: In der unteren Gesellschaftsschicht fällt gehäuft eine verstärkte passive Toleranz gegenüber sich entwickelnden körperlichen Irregularitäten, Funktionsdefiziten und anderen Krankheitssymptomen auf, die einem rechtzeitigen Aufsuchen medizinischer Hilfen im Wege steht. Eine über Generationen tradierte Haltung des passiven Erduldens von als schicksalhaft angenommenem Leid kommt als Ursache hierfür ebenso infrage wie eine durch Suchtmittel bedingte mangelnde Achtsamkeit und Indolenz.

Sowohl im Bereich des ernährungs- und bewegungsbezogenen Gesundheitsverhaltens als auch bei den Vorsorgeuntersuchungen und der frühzeitigen Inanspruchnahme des Gesundheitssystems bei Krankheitshinweisen müssen Unannehmlichkeiten zugunsten eines später zu erwartenden Nutzens erduldet werden. Gerade in marginalisierten Bereichen der unteren Gesellschaftsschicht, ohne Zugang zu festen Beschäftigungsverhältnissen und ohne sinnvolle Zeitstrukturierung, wird ein Verstärkeraufschub im Sinne eines bewussten Aufsichnehmens von Unannehmlichkeiten, um einen späteren Nutzen daraus zu ziehen, kaum erlernt. Hinzu kommt das hier besonders häufige Vorliegen von Suchterkrankungen, die ihrerseits vermehrt mit einer mangelnden Frustrationstoleranz einhergehen.

Es würde den Rahmen dieser Darstellung sprengen, die über die soziale Schichtung hinausgehenden vielfältigen Zusammenhänge von Beruf und Gesundheit näher zu betrachten.

Übergeordnet zeichnet es sich jedoch ab, dass eine ausgewogene Work-Life-Balance ganz erheblich zur subjektiven Zufriedenheit mit dem Gesundheitszustand beiträgt.

Die Zusammenhänge zwischen sozialer Schicht und Gesundheit sind äußerst komplex. Krankheitsprävention ist umso wirkungsvoller, je umfassender sie alle Möglichkeiten nutzt, um Veränderungen zum Positiven zu bewirken. Eine Verringerung von Armut und Verbesserung der Bildung bieten sich hierbei als zentrale Ansatzpunkte an.

2.3 Weibliche und männliche Geschlechtszugehörigkeit als Determinanten von Gesundheit

Im Folgenden werden ausschließlich die Variablen männlich versus weiblich verglichen. Dabei wird von dem Geschlecht ausgegangen, mit dem die Betroffenen staatlich gemeldet sind. Nur zwischen diesen beiden Geschlechtsvariablen diskriminieren die bislang vorliegenden großen epidemiologischen Studien. Repräsentative Aussagen zur Lebenserwartung oder zur Häufigkeit von Herz-Kreislauf-Erkrankungen von Menschen ohne klare Geschlechtszugehörigkeit liegen aktuell (noch) nicht vor.

Männlichkeit als Determinante von Gesundheits- bzw. Krankheitsverhalten
Männer verfügen über 25 Prozent mehr Muskelmasse und gelten als das starke Geschlecht. Trotzdem haben sie in den westlich orientierten Industrienationen eine signifikant kürzere Lebenserwartung als Frauen. Unter anderem leiden sie wesentlich häufiger an Herz-Kreislauf-Erkrankungen. Hinsichtlich der bei Männern stärkeren Ausbildung der Arteriosklerose wird eine bei ihnen fehlende Schutzfunktion des Östrogens diskutiert, die bei Frauen bis zur Menopause eine Arterienverkalkung verhindert.

Dass die Geschlechtsunterschiede jedoch bei Weitem nicht nur auf anlagebedingte Ursachen zurückzuführen sind, zeigen z. B. die durchschnittlich deutlich längeren Lebenszeiten von Ordensbrüdern in Deutschland. Das für in einer umschriebenen Region situierte, langlebige Populationen möglicherweise gültige Argument einer genetischen Verursachung kann hier ausgeschlossen werden. Man kann davon ausgehen, dass die Ordensbrüder sich genetisch nicht von der Allgemeinbevölkerung in Deutschland unterscheiden. Dennoch leben sie deutlich länger als die anderen Männer hierzulande. Der in der Allgemeinbevölkerung sichtbare Geschlechtsunterschied zwischen der Lebensdauer von Männern und Frauen gilt für die deutschen Ordensgemeinschaften nicht.

Dementsprechend besteht Grund zu der Annahme, dass die allgemeine männliche Übersterblichkeit keine schicksalhaft unbeeinflussbare, biologische Determinante darstellt.

Es stellt sich vor diesem Hintergrund die Frage, ob die zur Mäßigung und Ausgeglichenheit sowie zum Verzicht auf Suchtmittel aufrufende Ordensregel, die in vielen Punkten mit dem antiken Ideal einer achtsamen Lebenshygiene übereinstimmt, für die Langlebigkeit auch der Männer in Ordensgemeinschaften mitverantwortlich sein könnte.

Falls diese Hypothese stimmt, wofür vieles spricht, könnten daraus wertvolle Hinweise für die Prävention der Übersterblichkeit bei Männern gewonnen werden.

Dem steht allerdings das allgemeingültige Männlichkeitsideal entgegen, das nicht nur keine Gemeinsamkeiten mit der achtsamen Lebenshygiene aufweist, sondern ihr in allen Punkten diametral entgegengesetzt ist. Das Männlichkeitsstereotyp wurde von Goldberg (1986) in Form der sieben maskulinen Imperative überspitzt, aber treffend auf den Punkt gebracht:

Je weniger ein Mann schlafe, je mehr Schmerzen er ertragen könne, je mehr Alkohol er vertrage, je weniger er sich darum kümmere, was er esse, je weniger er jemanden um Hilfe bitte und von jemandem abhängig sei, je mehr er seine Gefühle kontrolliere und unterdrücke und je weniger er auf seinen Körper achte, desto männlicher sei er.

Jede dieser Forderungen an den Mann stellt ein Risiko für seine Gesundheit dar, wobei die einzelnen Elemente sich in vielfachen Interdependenzen gegenseitig verstärken und letztendlich eine falsche Ernährung und Suchtmittelkonsum befördern sowie eine rechtzeitige Inanspruchnahme des medizinischen Hilfesystems verhindern.

Blickt man auf die dargestellten Forderungen unter dem Aspekt der Begünstigung von Gefäßrisikofaktoren, so fällt auf, dass auf das Bewegungsverhalten im dargestellten Männlichkeitsideal nicht eingegangen wird. Und tatsächlich liegt die männliche Bevölkerung in Deutschland im Bereich des Bewegungsverhaltens im Gegensatz zu den anderen Gesundheitsfaktoren nicht zurück und übertrifft hier die weibliche Bevölkerung sogar zeitlich in den meisten Altersgruppen (Mewes, 2015). Allerdings wird Sport bei Jungen und Männern eher konkurrenzorientiert betrieben und auch hier gilt die Forderung, möglichst wenig auf den Körper zu achten, in dem Sinne, ihn sozusagen als eine Art Sportgerät zu instrumentalisieren und aufkommende Schmerzen so lange wie möglich zu ignorieren.

Die wesentlichen Charakteristika des Männlichkeitsstereotyps werden meist bereits sehr früh in der Herkunftsfamilie, spätestens jedoch im Kindergartenalter, an den Jungen herangetragen und insbesondere durch die Peergroup erbarmungslos durchgesetzt. Entspricht ein Junge nicht der Forderung, ein echter Mann zu sein, läuft er Gefahr, als „Heulsuse" oder „Mädchen" aus dem Kreis der Kameraden ausgeschlossen zu werden. Schon deutlich vor der Einschulung wird das Verhalten der Jungen so in die Richtung des Männlichkeitsideals gelenkt.

Dieses lässt sich unschwer auf die seit Jahrhunderten gültigen und ab der Gründung der Nationalstaaten intensivierten Bestrebungen zurückführen, den Mann in Europa, ebenso wie zum Beispiel auch in Nordamerika oder Japan, möglichst früh in seiner Entwicklung zu einem potenziellen Soldaten zu formen. Bemerkenswerterweise hat dieses Ideal die Zeit des Militarismus überlebt und wird sowohl im privaten als auch im öffentlichen Raum sowie in den Massenmedien ungebrochen weiter tradiert. Über die Gründe dafür ließe sich trefflich spekulieren, dies würde jedoch den Rahmen dieser Veröffentlichung sprengen.

Gesundheitsverhalten wird für Männer erst dann umfassend akzeptabel und lebbar sein, wenn es nicht den Status des Mannseins gefährdet. Will man eine nachhaltige Gesundheitsorientierung erreichen und damit die Lebenserwartung von Männern signifikant verbessern, so ergibt sich aus dieser Einsicht die Notwendigkeit, präventive Ansätze zu entwickeln, die das geltende Männlichkeitsstereotyp kritisch hinterfragen und attraktive Alternativen anbieten. Dabei sollte es darum gehen, in einem völlig neuen Denkansatz Männlichkeit und gesundes Verhalten in Kongruenz zu bringen. Dies ist eine schwierige Aufgabe, für die es aktuell noch keine Patentlösung gibt. Sie wird viel Zeit erfordern und nur von Männern selbst bewältigt werden können. Ansätze dazu finden sich z. B. bei Kagerer (2016).

Unabdingbar wird es dabei sein, die Medien und männliche Leitfiguren einzubeziehen, sowie bereits das Vorschulalter mit in den Blick zu nehmen. Nur so kann es mit der Zeit gelingen, das unbarmherzige, antiquierte und vielfach schädliche, aktuelle Männlichkeitsstereotyp in ein Ideal umzuformulieren, das den Männern der heutigen Zeit gerecht wird.

In diesem Abschnitt wurde darauf verzichtet, auf die soziale Schichtung gesondert Bezug zu nehmen, da oben bereits ausführlich auf die Schichtdiversität des Gesundheitsverhaltens eingegangen wurde. Allerdings soll hier nochmals erwähnt werden, dass Männer der unteren sozialen Schichten in allen Aspekten ein schädlicheres Gesundheitsverhalten aufweisen. In diesem Gesellschaftsbereich verbinden sich die Auswirkungen des Männlichkeitsstereotyps mit den oben beschriebenen soziologischen und sozialpsychologischen Determinanten zu einer vielfach destruktiven Gemengelage.

Weiblichkeit als Determinante von Gesundheits- und Krankheitsverhalten
Wie dargestellt, leben Frauen in den westlich orientierten Industrienationen länger als Männer. Das einem adäquaten Gesundheitsverhalten entgegenstehende Männlichkeitsstereotyp hat für sie keine Gültigkeit. In der Familie sind sie in aller Regel für die Gesundheit zuständig. Schichtabhängig in steigendem Ausmaß interessieren sie sich insbesondere für gesunde Ernährung. Das Ideal der Schlankheit hat für sie eine größere Gültigkeit als für Männer.

Frauen leiden seltener an Herz-Kreislauf-Erkrankungen und Suchtstörungen. Insofern könnte man Weiblichkeit als Determinante von Gesundheitsverhalten in unserer Gesellschaft einstufen. Aber dennoch ist die Situation auch hier bei Weitem nicht optimal. Es gibt Gefahrenbereiche und Entwicklungspotenziale, auf die im Folgenden näher eingegangen werden soll.

Die Dauer der Lebenserwartung ist nicht der alleinige Maßstab für die Gesundheit einer Population. Mindestens ebenso wichtig ist es, die Zahl der Jahre zu erfassen, die in ausreichender Aktivität und Teilhabe verbracht werden können. Eine Verlängerung der Lebenszeit sollte eine Ausweitung gerade dieser Phase sein und keine Verlängerung der Leidenszeit bedeuten.

Die längere Lebenserwartung der Frauen geht mit einer im Vergleich zu Männern längeren Zeit der Pflegebedürftigkeit einher, die deutlich häufiger eine Institutionalisierung in Pflegeheimen erfordert als bei Männern. Dies ist dadurch begründet, dass Frauen im Durchschnitt jünger als ihre Beziehungspartner sind und zudem länger als diese leben, sodass sie ihre Männer zu Hause versorgen können, während sie selbst deutlich seltener von ihren Partnern gepflegt werden.

Die Pflegebedürftigkeit von Frauen wird seltener durch Herz-Kreislauf-Erkrankungen bedingt als bei Männern. Häufig führen bei ihnen im Alter z. B. Beeinträchtigungen des Bewegungsapparates zu erheblichen Einschränkungen ihres Lebensradius.

Zu verfolgen sind Ansätze, welche auf Kosten der Phase der Pflegebedürftigkeit die Zeit der möglichst selbstständigen Lebensführung von Frauen verlängert.

Von der Pubertät bis zum mittleren Alter werden bei Frauen doppelt so häufig depressive Störungen diagnostiziert wie bei Männern. Depressionen beeinträchtigen nicht nur das seelische Befinden und die Lebensqualität der Betroffenen erheblich und steigern die Suizidquote, sie erhöhen auch signifikant das Risiko, in verschiedenster Form ernsthaft körperlich zu erkranken. Sie reduzieren die Lebenszeit und verlängern die Leidenszeit von Frauen erheblich. Eine Bekämpfung der vielfältigsten Ursachen von depressiven Störungen bei Frauen (siehe auch Vogelgesang, 2010), auf die in diesem Rahmen nicht eingegangen werden kann, würde mittelbar auch einen wirkungsvollen Beitrag zur Verbesserung ihrer körperlichen Gesundheit leisten.

In diesem Zusammenhang auch nicht unerwähnt soll die Tatsache sein, dass Frauen in Deutschland signifikant häufiger Opfer sexueller und körperlicher Gewalt sind, was ihre seelische und auch körperliche Gesundheit nachhaltig beeinträchtigt. Ein möglichst frühzeitiges Erkennen von Missbrauch und Misshandlungen und ein konsequenter Schutz der Kinder vor ihren Peinigern, die bei Mädchen ganz überwiegend in der Familie zu suchen sind, wäre ein wesentlicher Ansatz zur Verbesserung der Frauengesundheit.

Frauen sind in Deutschland wesentlich häufiger von Armut betroffen als Männer. Sie verdienen und besitzen signifikant weniger. Da Frauen in der Regel zugunsten der Kindererziehung ihre beruflichen Aktivitäten reduzieren, erwerben sie sich geringere Rentenanwartschaften und sind auch deshalb deutlich häufiger von Altersarmut betroffen, was das Risiko der Einschränkung ihrer Teilhabe und Aktivitäten in dieser Lebensphase erhöht. Typische Frauenberufe werden schlechter bezahlt als Männerberufe. In nicht wenigen Bereichen erhalten Frauen selbst für die gleiche Arbeit deutlich weniger Lohn als Männer. Wenn Familien auseinanderbrechen, verbleiben die Kinder meist bei den Müttern. Insbesondere wenn die Väter nicht willens oder nicht in der Lage sind, den Unterhalt zu bezahlen, besteht die Gefahr des sozialen Abstiegs in prekäre Bereiche. Die oben dargestellten negativen Auswirkungen von Armut auf die Gesundheit kommen dann mit aller Konsequenz zum Tragen. Über 25 Prozent der alleinerziehenden Frauen in Deutschland beziehen Sozialhilfe (Lampert & Ziese, 2005). Dabei ist zu bedenken, dass die positive Korrelation von sozialer Schicht und Gesundheit sowie Gesundheitsverhalten in Deutschland bei Frauen noch stärker ausgeprägt ist als bei Männern.

Frauenverhalten wirkt sich nicht nur direkt auf die eigene Gesundheit, sondern mittelbar auch auf die Kindergesundheit in Deutschland aus. Frauen der unteren Schichten nehmen zum Beispiel signifikant seltener die vorgesehenen Schwangerschaftsvorsorgeuntersuchungen in Anspruch als Frauen gehobener Schichten (Wehler, 2008). Sie rauchen häufiger in der Schwangerschaft und trinken mehr Alkohol. Eine deutlich höhere Kindersterblichkeit, eine Zunahme des Aufmerksamkeitsdefizitsyndroms und Intelligenzeinschränkungen bei den Kindern infolge des Suchtmittelkonsums der Mütter stehen damit in direktem Zusammenhang. Unter anderem über epigenetische Prozesse (Finlayson, 2019) führt dysfunktionales Gesundheitsverhalten der Mütter zu einer sich noch viele Jahre später auswirkenden Beeinträchtigung der Gesundheit der Kinder.

Vor diesem Hintergrund ist es eine dringliche Aufgabe, Frauen- und Kinderarmut in Deutschland zu reduzieren, Schwangere aller Schichten für eine adäquate medizinische Versorgung und Beratung zu erreichen sowie berufstätigen und insbesondere alleinerziehenden Frauen wirkungsvolle Hilfen für ihre Kinderbetreuung zu geben.

Doch nicht nur im Bereich der unteren Gesellschaftsklassen gibt es frauenspezifische Gesundheitsrisiken. So sind wir in Deutschland auch heute noch deutlich von einem Zustand der Gendergerechtigkeit entfernt. Während Frauen sich beruflich erhebliche Spielräume erobern konnten, lastet noch immer der Großteil der Familien- und Haushaltsarbeit auf ihren Schultern, sodass berufstätige Frauen mit insbesondere kleineren Kindern in chronische Überlastungssituationen kommen mit der Gefahr, körperlich oder seelisch zu erkranken, Suchtmittel (hier insbesondere Medikamente) einzunehmen oder auch die Berufstätigkeit aufzugeben mit den entsprechenden Folgen für ihre finanzielle Situation.

2.4 Wohnverhältnisse und Wohnort als Determinanten von Gesundheit und Krankheit

Insbesondere bezüglich der Wohnverhältnisse, aber auch hinsichtlich des Wohnortes finden sich Zusammenhänge mit Gesundheitsvariablen, die allerdings oft in einem engen Zusammenhang mit Einkommen und Schichtzugehörigkeit stehen, sodass sich auch hier Überlappungen zu den obigen Ausführungen finden.

Für die Gesundheit relevante soziale Ungleichgewichte drücken sich nach Liebig-Gonglach, Pauli und Homberg (2018) zum Beispiel in Bezug auf die Wohnraumverhältnisse (z. B. im Hin blick auf bautechnische und funktionelle Mängel), die Luftschadstoff- und Lärmbelästigungen, die Verkehrsbelastung und die Grünraumverfügbarkeit aus. Mit zu bedenken ist weiterhin die Nähe des Zugangs zu öffentlichen Verkehrsmitteln, zu nachbarschaftlichen Hilfen, zu kulturellen und Bildungsangeboten, zur Lebensmittelversorgung und insbesondere zu Einrichtungen des Medizinsystems wie Arztpraxen, Krankenhäuser und Apotheken (Kriwy et al, 2020).

Dass auch der ästhetische Ausdruck von Architektur einen nicht zu unterschätzenden Faktor für das seelische Wohlbefinden darstellt, wird z. B. von de Botton (2014) eingehend dargestellt.

Die in den letzten Jahren empfindlich gestiegenen und immer noch steigenden Immobilienpreise haben dazu geführt, dass adäquate Wohnverhältnisse noch mehr von der finanziellen Situation abhängen als zuvor. Deshalb ist zu befürchten, dass sich der die Gesundheit schädigende Einfluss finanziell „günstiger" Wohnungen zukünftig in noch größerem Ausmaß bemerkbar machen wird als bislang. Dieser Entwicklung sollte, insbesondere auch aus gesundheitspolitischen Erwägungen, von städteplanerischer und kommunalpolitischer Seite her entschieden entgegengewirkt werden. Beispiele wie Wien zeigen, dass bei vorausschauender, regulierender Planung angemessener Wohnraum auch finanziell weniger begünstigten Bevölkerungsgruppen verfügbar gemacht werden kann. Liebig-Gonglach et al. (2018) plädieren dabei für einen Einbezug der Bevölkerung im Sinne partizipatorischer Entscheidungsfindungen. Dies ist insofern ein kluger Ansatz, als dass eine Mitbestimmung bei der Schaffung von Strukturen, in denen Menschen sich beheimatet fühlen können, dazu führt, dass sie nachhaltig Verantwortung für ihre Wohnumgebung übernehmen, was eine wesentliche Maßnahme zur Aufrechterhaltung von wohnbezogener Lebensqualität und eine Vorbeugung bezüglich einer Verelendung von Wohngebieten darstellt. Die Lebenserwartung der „alten" versus der „neuen" Bundesländer differiert signifikant (Scholz, 2016). Eine genauere Analyse zeigt dabei, dass die Ungleichheit in direktem Bezug zur Armutsquote in den Bundesländern steht. Dementsprechend zeigen Baden-Württemberg und Bayern einerseits die größte Prosperität und andererseits die besten Gesundheitsdaten.

Die Frage, ob eine ländliche oder eine urbane Umgebung der Gesundheit besser zuträglich ist, lässt sich nicht pauschal beantworten, da die Einflussfaktoren beider Bereiche zu vielfältig sind, die Lage zu heterogen ist und die Beurteilung auch davon abhängt, welche subjektive Gewichtung ein Mensch in der aktuellen Lebensphase den gegebenen Faktoren zuweist. So werden Familien mit kleinen Kindern andere Bedürfnisse und Erfordernisse aufweisen als Studierende oder Rentner*innen ohne Führerschein.

Generell wäre es demzufolge wünschenswert, dass die Entscheidungsträger*innen sowohl im Bereich der Städte als auch auf dem Land immer auch die Faktoren im Blick haben, welche für die Gesundheit der Bevölkerung relevant sind. Entsprechend sind die Schutzfaktoren zu erhalten und zu fördern und es ist den Risikofaktoren entschieden entgegenzuwirken.

Ein solches Vorgehen ist nicht nur menschlich geboten, sondern auch ökonomisch klug, denn die Prävention von Krankheit ist jedenfalls kostengünstiger als ihre Behandlung.

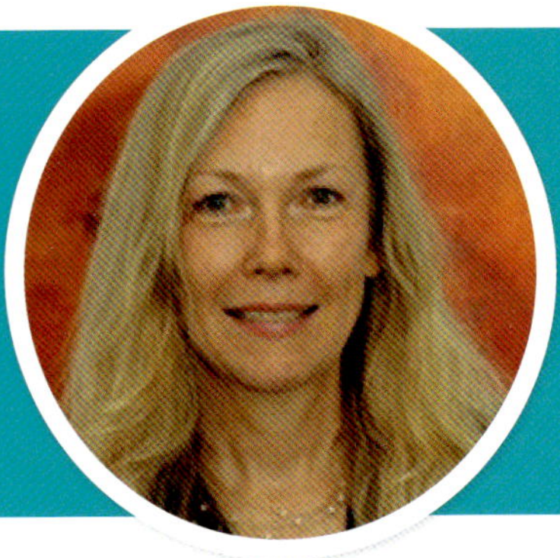

DR. MED. MONIKA VOGELGESANG

- Fachärztin für Neurologie und Psychiatrie sowie für Psychosomatische Medizin und Psychotherapie
- Chefärztin der MEDIAN Klinik Münchwies
- Lehrbeauftragte der Universität des Saarlandes, der Hochschule für Technik und Wirtschaft Saarbrücken und der Katholischen Hochschule Köln
- Supervisorin und Dozentin in Verhaltenstherapie
- Facharztprüferin bei der Saarländischen Ärztekammer und für das Staatsexamen der psychologischen Psychotherapeut*innen
- Vorstandsvorsitzende des Fachverbandes Sucht e. V.

Literatur

Botton, A. de. (2014). The architecture of happiness. London: Penguin Books.

Finlayson, J. (2019). Man ist, was die Großmutter isst. Was Sie über Ernährung, vererbbare Erfahrungen, Epigenetik und die Herkunft chronischer Erkrankungen wissen müssen: der 100-Jahre-Effekt (1. Auflage). Berlin: KVM – Der Medizinverlag.

Geißler, R. (2010). Die Sozialstruktur Deutschlands. Aktuelle Entwicklungen und theoretische Erklärungsmodelle; Gutachten im Auftrag der Abteilung Wirtschafts- und Sozialpolitik der Friedrich-Ebert-Stiftung (Wiso-Diskurs – Expertisen und Dokumentationen zur Wirtschafts- und Sozialpolitik). Bonn: Friedrich-Ebert-Stiftung.

Goldberg, H. (1986). Man(n) bleibt Mann. Hamburg: Rowohlt.

Heinzel-Gutenbrunner, M. (2001). Einkommen, Einkommensarmut und Gesundheit. In A. Mielck & K. Bloomfield (Hrsg.), Sozialepidemiologie. Eine Einführung in die Grundlagen, Ergebnisse und Umsetzungsmöglichkeiten (S. 39–49). Weinheim: Juventa.

Hübinger, W. (1996). Prekärer Wohlstand. Neue Befunde zu Armut und sozialer Ungleichheit. Freiburg: Lambertus.

Kagerer, P. (2016). Psychotherapie bei männerspezifischen Aspekten der Abhängigkeitserkrankung. In M. Vogelgesang & P. Schuhler (Hrsg.), Psychotherapie der Sucht. Methoden, Komorbidität und klinische Praxis (S. 103–119). Lengerich: Pabst.

Kriwy, P., Neumeier, S. & Klärner, A. (2020). Regionale gesundheitliche Ungleichheiten. In P. Kriwy & M. Jungbauer-Gans (Hrsg.), Handbuch Gesundheitssoziologie (S. 583–601). Wiesbaden: Springer VS.

Lampert, T. & Ziese, T. (2005). Armut, soziale Ungleichheit und Gesundheit. Expertise des Robert Koch-Institutes zum 2. Armuts- und Reichtumsbericht der Bundesregierung. Berlin: Robert Koch-Institut.

Liebig-Gonglach M., Pauli A., Homberg C. (2018). Zur Bedeutung von Umweltfaktoren und sozialen Verhältnissen als Gesundheitsfaktoren. In Kriwy, P. & Jungbauer-Gans, M. (Hrsg.), Handbuch Gesundheitssoziologie (S. 602–623). Wiesbaden: Springer VS.

Mewes, N. (2015). Epidemiologie körperlich-sportlicher Aktivität. In N. Mewes, C. D. Reimers & G. Knapp (Hrsg.), Prävention und Therapie durch Sport. Band 1: Grundlagen (Prävention und Therapie durch Sport, 2. Aufl., S. 89–117). München: Urban & Fischer.

Schipperges, H. (2003). Gesundheit und Gesellschaft. Ein historisch-kritisches Panorama (Schriften der Mathematisch-naturwissenschaftlichen Klasse der Heidelberger Akademie der Wissenschaften, Bd. 12). Berlin: Springer.

Scholz, R. D. (2016). Sozialstruktur und Lebenserwartung. In Y. Niephaus, M. Kreyenfeld & R. Sackmann (Hrsg.), Handbuch Bevölkerungssoziologie (S. 553–563). Wiesbaden: Springer VS.

Siegrist, J. (2015). Arbeitswelt und stressbedingte Erkrankungen. Forschungsevidenz und Prävention stressbedingter Erkrankungen (1. Auflage). München: Urban & Fischer.

Statistisches Bundesamt & Wissenschaftszentrum Berlin für Sozialforschung (Hrsg.). (2018). Datenreport 2018. Ein Sozialbericht für die Bundesrepublik Deutschland. Bonn: Bundeszentrale für politische Bildung.

Vogelgesang, M. (2010). Psychotherapie für Frauen. Ein Lehrbuch für weibliche und männliche Psychotherapeuten. Lengerich: Pabst.

Wehler, H. U. (2008). Deutsche Gesellschaftsgeschichte: Von der Gründung der beiden deutschen Staaten bis zur Vereinigung. 1949–1990 (Band 5). München: Beck.

KAPITEL 3
KLIMAWANDEL ALS ZIVILISATIONSKRANKHEIT

ECKART VON HIRSCHHAUSEN

Eckart von Hirschhausen weist in seinem Beitrag auf den häufig vernachlässigten und dennoch unübersehbaren, elementaren Zusammenhang zwischen Gesundheit und dem Weltklima hin. Er zeigt auf, dass es sich bei dem Erhalt der Lebensbedingungen auf der Erde um eine Jahrhundertaufgabe handelt, für die aber nur noch eine begrenzte Zeit zur Verfügung steht. Und er führt den Leser*innen sehr plastisch vor Augen, dass die Katastrophen gerade nicht nur in weit entfernten Kontinenten anzutreffen sind, sondern direkt vor unserer Haustür für Zerstörung, Leid und zunehmend problematische individuelle gesundheitliche Situationen sorgen. Konkret können Lärm und Feinstaubkonzentrationen Prädiktoren für Alzheimererkrankungen sein – ebenso wie die Luftverschmutzung gerade auch Allergien der Atemwege begünstigt. Es wird hinterfragt, ob nicht zuletzt durch eine rapide reduzierte Bewegungsintensität in der Gesellschaft und durch das Entstehen von Zivilisationskrankheiten die nachfolgende Generation erstmalig über eine geringere Lebenserwartung als ihre Eltern verfügt.

3.1 Ist die Klimakrise eine Zivilisationskrankheit? Und was bedeutet Prävention im 21. Jahrhundert?

„Wenn wir als Menschen immer betonen, dass wir die schlaueste Art auf diesem Planeten sind – warum zerstören wir dann unser eigenes Zuhause?"

Mit dieser Frage hat mich Jane Goodall, die berühmte Schimpansenforscherin und Umweltaktivistin, sprachlos gemacht. Diese Frage gilt für uns als Zivilisation, genauso wie für jede und jeden Einzelnen von uns. Vielleicht ist es die wichtigste Überlebensfrage im 21. Jahrhundert. Und deshalb möchte ich in diesem Kapitel die Zusammenhänge zeigen, warum wir Prävention sinnvollerweise nicht mehr nur als eine persönliche Frage oder eine der „Lebenswelten" begreifen können, wenn unser aller Lebenswelt massiv bedroht ist.

Wenn es eine ärztliche Pflicht ist, Leben zu schützen, auf Gesundheitsgefahren hinzuweisen und gegebenenfalls auch schlechte Nachrichten zu überbringen, dann sollten Vertreter*innen der Gesundheitsberufe die Ersten sein, die die Bedrohung des Menschen durch den Klimawandel thematisieren. Und die schlechte Nachricht lautet: Die Klimakrise hat massive Auswirkungen auf unsere Gesundheit. Wir müssen nicht das Klima retten, sondern uns! Die Erde braucht uns nicht, wir aber brauchen die Erde.

Traditionell hält sich die Mehrheit der Ärzt*innen aus der Politik heraus. Dass die fossile Energiepolitik massive Gesundheitsfolgen hat, stand bislang eher nicht auf ihrer Agenda. In meiner Ausbildung spielten diese Zusammenhänge auch kaum eine Rolle, Umweltmedizin wurde belächelt als „Orchideenfach". Aber natürlich gab es auch Ausnahmen, die „Ärzte gegen den Atomkrieg" zum Beispiel. Sie betonten auf einem ihrer Plakate: „Eine Atombombe kann dir den ganzen Tag versauen." Gleiches gilt heute für die Klimakrise. Die kann einem das ganze Leben versauen. Und das der nächsten Generationen gleich mit.

Klimaschutz als Gesundheitsschutz zu begreifen, eröffnet eine Perspektive, die sich nicht auf eine Partei, Ideologie oder Altersgruppe bezieht, sondern für jede und jeden von uns wichtig ist. Sichtbarer, öffentlicher und politischer zu werden heißt anzuerkennen, dass die Lösung der Probleme nicht in einer medizinischen Innovation zu finden sein wird. Wir können eine überhöhte Körpertemperatur, sprich Fieber, medikamentös senken. Aber gegen eine überhöhte Außentemperatur gibt es keine Tablette, da hilft nur wirksame Politik.

Kann das so einen Riesenunterschied machen, ob es ein paar Grad wärmer wird? Ja. Als Arzt weiß ich: Von 41 auf 43 Grad Körpertemperatur ist es ein großer Sprung. Der über die Klinge. Wir hatten schon 42 Grad in Deutschland. Natürlich ist mir auch der Unterschied von Außentemperatur und Körperkerntemperatur bewusst. Aber wenn allein in Berlin bei den Hitzewellen 2018 und 2019 viele Hundert Menschen starben, ist die Klimakrise ein medizinischer Notfall. Und positiv formuliert: auch die größte Chance, etwas für die Gesundheit der Menschen im 21. Jahrhundert zu tun. Vielen im Land ist offenbar noch nicht bewusst: Die nächsten zehn Jahre entscheiden darüber, wie die nächsten 10 000 Jahre laufen, auf gut Deutsch: ob die menschliche Zivilisation überlebt. Wir haben in der Medizin weltweit gigantische Fortschritte gemacht. Wir leben so satt, so sicher wie nie zuvor – und sind doch so bedroht wie noch nie. All diese Fortschritte der letzten 50 Jahre stehen heute auf dem Spiel. In der Agenda 2030 legten die Vereinten Nationen unter der englischen Abkürzung SDGs (Sustainable Development Goals) 17 globale Entwicklungsziele fest, die wir als Weltgemeinschaft erreichen wollen. Dazu gehören zum Beispiel: kein Hunger, Frieden, globale Gesundheit und Bildung für alle. Oft vergessen wir, welch große Fortschritte wir in den letzten 20 Jahren im Bereich der globalen Gesundheit gemacht haben. Doch durch den Klimawandel und nochmals verschärft durch die Coronapandemie gefährden wir diese Errungenschaften. Forscher*innen haben ermittelt, dass die Kluft zwischen armen und reichen Ländern heute um ungefähr 25 Prozent größer ist, als sie es ohne die Erderwärmung wäre. Ein Gerechtigkeitsproblem gibt es aber nicht nur im globalen Maßstab. Auch innerhalb der reichen Länder geht es alles andere als fair zu. Mehr Geld bedeutet fast automatisch mehr Emissionen: durch Flugreisen, Zweit- und Drittautos, große Wohnungen und den ressourcenintensiveren Lebensstil. In der EU verursachen die einkommensstärksten zehn Prozent der Haushalte über ein Viertel der gesamten CO_2-Last. Das ist mehr als der Beitrag der gesamten unteren Hälfte. Auf der anderen Seite sind bildungsferne und einkommensschwache Menschen sowie die vulnerablen Gruppen der chronisch Erkrankten die ersten, die bei Hitzewellen leiden und sterben.

Als 1969 Menschen das erste Mal auf dem Mond landeten, war ihre größte Errungenschaft nicht die Teflonpfanne, es waren auch nicht die Gesteinsbrocken. Die größte Erkenntnis war der Blick zurück auf die Erde, auf den blauen Planeten, auf dieses einzigartige Geschenk inmitten eines kalten, weiten Weltraums. Diese Reflexion hat unser Bewusstsein für immer verändert. Die ganze Erde ist unser Wohnzimmer. Sie ist der einzige Ort im ganzen bekannten Universum mit Lebensraum – mit „living room"! Nur hier gibt es Wasser zum Trinken, Luft zum Atmen und bislang für Säugetiere erträgliche Temperaturen. Und wem das zu esoterisch wird: Die Erde ist der einzige Ort mit Kaffee, Sex und Schokolade. Besser wird es nirgendwo. Aber hier wird es schlechter. Rapide.

Der Bericht des Weltklimarates IPCC von August 2021 ist so klar und deutlich wie noch nie: Der Klimawandel ist bedrohlich, er betrifft jeden Menschen, in jedem Winkel der Erde. Der Klimawandel ist menschengemacht. Und wir Menschen können noch etwas ändern.

Wie viele Jahrhundertfluten, Jahrhundertstürme und Brände brauchen wir eigentlich noch, um zu verstehen, dass dieses Jahrhundert gerade erst angefangen hat? Und wir die Veränderungen nicht weiter als Ausnahmen abtun können?

Was neu ist: Die Berechnungen der Wissenschaftlerinnen und Wissenschaftler sind genauer als je zuvor, bis hinein in die verschiedenen Regionen der Erde. Und ja – Deutschland ist betroffen. Wir sind viel verletzlicher, als wir geglaubt haben.

Die letzten zehn Jahre waren die heißesten zehn Jahre seit 125 000 Jahren. Es wird nicht einfach nur wärmer – es steigen viele andere Risiken und Nebenwirkungen. Und irreversible Langzeitschäden. Es brennt! Es schmilzt! Menschen sterben durch Flut, Dürre, Hunger und Hitze. Die Klimakrise ist schon lange kein Modethema mehr – sie ist die größte Gesundheitsgefahr in diesem Jahrhundert. Das sagt „The Lancet Countdown on Health and Climate Change", die Leopoldina – Nationale Akademie der Wissenschaften, der Weltärztebund, die Weltgesundheitsorganisation WHO – wer es wissen will, an Warnhinweisen mangelt es nicht.

Als Arzt habe ich gelernt: Erst die Diagnose, dann die Therapie.
Die Diagnose haben wir nicht erst seit heute. Wir brauchen jetzt Politik, die auf Wissenschaft hört. Und dann auch handelt. Eine Jahrhundertaufgabe – für die wir kein Jahrhundert mehr Zeit haben. Wir leben in historischen Zeiten. Es kommt jetzt auf jede und jeden an. Noch haben wir eine Wahl. Denn das Ziel, auf das wir uns doch alle einigen können: Gesunde Menschen und Tiere gibt es nur auf einer gesunden Erde.

Viel zu lange wurde die Klimakrise verhandelt als ein Problem von Eisbären, pazifischen Inselstaaten und einer fernen Zukunft. Es fehlte die Anschauung, die Bilder, die Nähe. Wir lebten jahrzehntelang nach dem Motto: „Nach uns die Sintflut". Jetzt ist sie da, die Sintflut, direkt vor uns. Der Sommer 2021 wird möglicherweise in die Geschichte eingehen. Als ein historischer Wendepunkt, Klimawandel und Gesundheit, lokales menschliches Leid und globale Veränderungen endlich im Zusammenhang zu begreifen.

Sommer war mal etwas, auf das man sich freute. Dieser Sommer 2021 war anders. Erst die Hitzewellen, dann die Flutkatastrophe. Die Bilder von Menschen, die mit den Wassermassen kämpfen, werden uns begleiten. Sie gehen nicht mehr aus dem Kopf. So wie es die Bilder aus Bergamo brauchte, damit wir in Deutschland die Bedrohung durch die Pandemie ernst nahmen, brauchte es vielleicht auch die Bilder der Flutkatastrophe, um uns klarzumachen: Die Klimakatastrophe ist hier und jetzt. Die Bilder kannten wir schon. Aus Bangladesch. Und mit einer gewissen Arroganz dachten wir: Naja, wenn die Leute auch so wackelige Häuser bauen, kein Wunder, dass sie zerstört werden. Und plötzlich trifft es uns mitten in Deutschland.

Hunderte von Menschen sind gestorben. Tausende von Menschen in unserer unmittelbaren Umgebung wurden körperlich verletzt, seelisch traumatisiert oder durch die Extremwetterereignisse materiell um alles gebracht, was ihr Hab und Gut war.

Der Medizin wird oft vorgeworfen, nur die Symptome und nicht die Ursachen von Krankheiten zu behandeln. Die Klimakrise und ihre Auswirkungen auf die Gesundheit und Existenz von Menschen ist eine Katastrophe mit Ansage. Wenn die Überhitzung der Erde eindeutig durch unseren menschlichen Raubbau an der Natur, durch das Verheizen der fossilen Ressourcen und die Vernichtung unserer Lebensgrundlagen verursacht wird, können wir „Naturkatastrophen" nicht mehr unabhängig von unserem Verhalten und der Politik der letzten 30 Jahre betrachten. So wichtig die akute Hilfestellung für alle Betroffenen, der Ausbau von Katastrophenschutz, Frühwarnsystemen und Anpassungsmaßnahmen ist, muss die Diagnose eines chronischen Versagens auf vielen Ebenen erlaubt, ja geboten sein. So wie der Öffentliche Gesundheitsdienst über Jahrzehnte dezimiert wurde und uns in der Coronakrise massiv fehlte, so wurde auch der Katastrophenschutz vernachlässigt. Plötzlich spielt die Versorgung mit Trinkwasser eine Rolle. Keime aus den überfluteten Kläranlagen, die oft auch noch nah am Wasser gebaut sind, verseuchen die Oberflächen, es stinkt zum Himmel, die Kacke ist buchstäblich am Dampfen.

Wir investieren Milliarden in Grundlagenforschung – aber dann fehlen uns Masken und Sirenen. Dass die Grundlagen unserer Existenz keine hoch spezialisierten Medikamente, sondern an erster Stelle so basale Dinge wie Trinkwasser, etwas zu essen, saubere Luft, Seuchenschutz und für Menschen erträgliche Temperaturen sind, kam lange in der Politik nicht vor. Diese Verbindung wurde auch auf Regierungsebene nicht gesehen. Der Gesundheitsminister war nicht Teil des Klimakabinetts.

Einen Satz meines Freundes Harald Lesch habe ich mir hinter die Ohren geschrieben: „Naturgesetze sind nicht verhandelbar." Salopp gesagt: Physik gilt für alle, egal, ob wir sie verstehen oder nicht. Ja, CO_2 ist für unser Auge unsichtbar – aber nicht für Wärmestrahlung. Ja, Feinstaub sehen wir nicht, aber er zerstört unsere Lunge, unser Herz-Kreislauf-System, ja sogar Hirn und Bauchspeicheldrüse werden durch die vielen kleinen Partikel chronisch entzündet und geschädigt. Luftverschmutzung ist weltweit der Killer Nummer eins und hängt maßgeblich an der Art, woraus wir Energie gewinnen. Deshalb ist die Energiewende nicht nur eine Frage für Ingenieur*innen und Klimawissenschaftler*innen, sondern auch für Ärzt*innen und alle Gesundheitsberufe.

Die Atmosphäre ist eben keine Dunstabzugshaube, die alle schlimmen Gerüche ins Nirwana verfrachtet – sie ist eine hauchdünne Schicht, im Verhältnis zur Erde dünner als die Haut von einem Apfel. Kein Milliardär kann sich seine eigene Außentemperatur erschaffen oder aus der Biologie freikaufen.

Warum endet jedes analoge Fieberthermometer bei 41 Grad? Weil wir mehr schlichtweg nicht aushalten an Körpertemperatur. Die Eiweißstoffe im Hirn gehen kaputt. So schwer uns das in den Kopf geht. Es gibt Dinge, die sind nicht mehr umkehrbar. Irreversibel. Das wissen alle, die schon mal ein Ei gekocht haben, dass Proteine, die einmal ihre Form durch Überhitzung verändert haben, nicht mehr in die ursprüngliche Form zu bringen sind. Ein Ei wird bei über 40 Grad hart. Und auch wenn es wieder abkühlt, wird es nie wieder weich. Wir übersehen wirklich, wie sehr wir auch als Menschen biologische Wesen sind, mit einem sehr anfälligen und verletzlichen Körper. Es ist eine große Illusion, dass wir uns an Hitze „gewöhnen" können. Klar, im Urlaub, in der Sauna, im begrenzten Rahmen reguliert unser Schweiß, unser Kreislaufsystem das. Aber wir kommen sehr schnell an unsere Grenze. Erst recht, wenn Menschen Vorerkrankungen haben wie Diabetes, ein schwaches Herz, eine schwache Lunge. Deutschland ist unter den Top Drei der extrem von Hitzetoten betroffenen Länder weltweit, weil wir eine Bevölkerung mit vielen älteren Menschen haben. Wie so oft, trifft es die Armen und Geschwächten zuerst. Deshalb empfinde ich es auch als zynisch, wenn man „soziale Fragen" aus dem Hut zaubert, um Klimaschutz, ehrliche Preise für Lebensmittel oder den Ausbau der Erneuerbaren zu verhindern.

Auf dem Cover meines Buches „Mensch Erde! Wir könnten es so schön haben" gibt es einen Sticker: „Drei Krisen zum Preis von zwei!" Was wie ein Marketing-Gag aussieht, ist die bittere Wahrheit. Wir haben gerade mehr Krisen, als wir eingepreist haben.

Die Zoonosen, die Krankheitsübertragungen aus dem Tierreich wie HIV, Ebola, MERS, SARS und aktuell Corona, werden immer heftiger und häufiger, weil wir den Lebensraum der Wildtiere brutal zerstören, die Tiere krank werden, und – weil wir den Wildtierhandel nicht stoppen – diese Erreger auch immer häufiger auf den Menschen überspringen. Das eine Generation mit HIV und COVID zwei Pandemien erlebt, ist ein Zeichen dafür, wie schwerwiegend Dinge aus dem Lot sind. In Deutschland gibt es bereits erste Fälle durch das „West-Nil-Virus", wo schon der Name besagt, dass es eigentlich hier nicht hingehört. Wir schaffen gerade die Voraussetzungen, dass auch andere Erkrankungen, die wir als „Tropenkrankheiten" bezeichnet hatten, sich hierzulande ausbreiten können wie Malaria oder Dengue-Fieber. Heute diagnostizieren wir „Frühsommer-Meningoenzephalitis" bereits im Januar, weil die übertragenden Zecken sich durch die warmen Winter enorm vermehren. Klimakrise, Artensterben und Naturzerstörung haben also viele Gesichter. Gegen Viren kann man impfen. Gegen Hitze nicht.

Über die letzten 10 000 Jahre war der CO_2-Gehalt der Atmosphäre und damit unsere Gesamtwetterlage sehr stabil, und wir konnten uns um die schönen Dinge des Lebens kümmern. Unsere Zivilisation beruht darauf, dass wir Zeit hatten für Kunst, Wissenschaft, Hochleistungsmedizin und Demokratie, weil wir uns nicht ständig mit dem Notwendigsten beschäftigen mussten. Wenn all das, was uns heute umtreibt, bereits bei 1,2 Grad Überhitzung gegenüber der Vorindustriellen Zeit passiert, versteht man auch, dass jedes weitere Zehntelgrad weiteres Gefahrenpotenzial mit sich bringt. Und deshalb lohnt es sich, um jede Tonne CO_2 zu kämpfen, die wir NICHT in die Atmosphäre verklappen. Es schweben schon genug Tonnen über uns. Alles, was wir dort oben „deponieren", fällt uns buchstäblich auf die Füße. Wenn wir momentan über den Daumen gepeilt so viel fossile Energie an einem Tag freisetzen, wie Mutter Erde in 1000 Jahren mühselig gebildet hat, braucht man kein Rechengenie zu sein, um zu verstehen: Das geht nicht lange gut.

Aber vielleicht sind wir jetzt an dem „tipping point", an dem Kipppunkt. Denn diesen gibt es nicht nur im Erdsystem, sondern auch in der Gesellschaft. Es häufen sich die Zeichen, dass endlich die Realitätsleugnung aufhört und die Diagnose in der Mitte der Gesellschaft ankommt: Wir sind in einer absolut bedrohlichen Lage. Und es wird auch die nächsten Jahrzehnte nicht besser, sondern schlechter. Wir müssen massiv umsteuern, investieren, umbauen und, und, und. Wie wir wohnen und heizen, wie wir essen, wie wir uns bewegen und wie wir globale Verantwortung wahrnehmen und übernehmen. Mit dem Stiftungsnetzwerk F20 hatte ich im Rahmen meiner Stiftung „Gesunde Erde – Gesunde Menschen" die Gelegenheit, mit dem EU-Kommissar Frans Timmermans zu sprechen. Er erinnerte an die großen Umbrüche und Fortschritte, die Europa nach dem Zweiten Weltkrieg machte, vor dem Hintergrund der historischen Katastrophe. Und er mahnte für heute einen Aufbruchsgeist an, der wie beim Wiederaufbau über die eigene Generation hinausdenkt. Wir müssen jetzt in unserer „Boomer-Generation" viele Dinge tun und anschieben, obwohl wir die Früchte selbst nicht mehr erleben werden. Dafür hatten wir ja aber auch bisher lange genug eine sorgenfreie Zeit. Wenn man das Urteil des Bundesverfassungsgerichtes ernst nimmt, muss die Leitschnur für heutige Entscheidungen die Freiheit und die Überlebenschancen der nächsten Generation sein. Und das am besten ohne den Krieg vorher. Oder zukünftige Kriege um Wasser, Essen, Schatten und die letzten Flächen mit Regen und fruchtbarem Land. Wir sind die erste Generation, die erlebt, wie die Bedrohung auch in Deutschland ankommt. Und wir sind die letzte, die noch Einfluss darauf nehmen kann, wie es weitergeht.

3.2 HITZE TÖTET

Warum fallen die Todesopfer von Hitzewellen so wenig auf? 2003, während der ersten großen Hitzeperiode des Jahrtausends, starben europaweit 70 000 Menschen. Schlüge irgendwo in Europa eine Bombe in ein übervolles Fußballstadion ein, gingen diese Bilder um die

Welt und jeder dächte darüber nach, wie man verhindern kann, dass so etwas Schreckliches noch einmal passiert. Hitzetote sind viel weniger sichtbar, es sind viele alte Menschen, die einsam in ihren Wohnungen sterben, wenn das durch die Hitze geschwächte Herz oder die Lunge nach ein paar Wochen endgültig aufgibt. Sie sind uns selten Schlagzeilen wert. Oder Gegenmaßnahmen.

Was genau passiert im Körper? Auch ein gesunder Mensch hat schon Mühe, seine Wärme loszuwerden, weil sie als „Abwärme“ in der Muskulatur und bei jeder Umwandlung von Essen in Energie im Körper anfällt. Der effektivste Weg, dem Körper Wärme zu entziehen, ist die Verdunstungskälte von Schweiß auf der Haut. Wenn er nicht schwitzen kann, heizen schon 30 Minuten Fitnessprogramm den Körper auf über 40 Grad hoch – genau die Temperatur, ab der wir anfangen zu halluzinieren. Ab 42 Grad fällt das Hirn dann komplett aus.

Professor Hanns-Christian Gunga, einer der besten Hitzeexperten überhaupt, machte mich auf neue Studien aufmerksam, die belegen, dass Hitze über die Gegenregulation mit dem Antidiuretischen Hormon ADH auch auf die Psyche wirkt. Es macht aggressiv. Das kann erklären, warum bei Hitze Unfälle, Impulshandlungen und Suizide zunehmen: Unser Hirn verliert die Kontrolle über sich selbst. Bestimmte Patientengruppen sind besonders gefährdet, mit der Regulation auch körperlich nicht hinterherzukommen: Menschen mit Diabetes, hohem Blutdruck und Herzinsuffizienz. Gerade auch Medikamente zur Entwässerung sind tückisch: Wenn Dosierung und Wirkung nicht genau überwacht werden, bricht der Kreislauf zusammen. Und lange vor dem Zusammenbruch sackt die Leistung ab. Städte werden in Hitzeperioden zu echten Wärmefallen, in sogenannten Hitzeinseln kann die Temperatur über zehn Grad höher sein als im Umkreis. Hitzeplanung spielte bei der Stadtplanung bisher kaum eine Rolle, man orientierte sich an den Erfahrungswerten der Vergangenheit – ohne einen Blick in eine wärmere Zukunft. Das sieht man an den „Prachtbauten“, den teuren Gebäuden von Versicherungen, Energieunternehmen, Banken und auch manchen Krankenhäusern, die alle mit großen Fensterfronten ausgestattet sind. Als hätten die Architekt*innen noch nie etwas vom Treibhauseffekt gehört, bauen sie Treibhäuser für Menschen.

Dachbegrünung, Pflanzen an der Fassade sowie Grünanlagen und Gewässer in der Umgebung helfen, die Temperaturen zu senken. Aber große Teile der städtischen Flächen sind versiegelt, es gibt viel zu viel Beton und Stein, nirgendwo kann Wasser langsam im Boden versickern und dann verdunsten und damit das tun, was die Haut für uns tut – kühlen. Durch die Betonwüsten weht auch kein Wind, weil bei der Planung nicht auf die Frischluftschneisen geachtet wurde. Dabei muss kühlere Luft aus dem Umland möglichst ungehindert zirkulieren können, etwa entlang von Flüssen oder Grüngürteln.

Im Umweltbundesamt gibt es ein „Kompetenzzentrum Klimafolgen und Anpassung“, es gibt Fördermittel der Länder, aber ein Umbau zu widerstandsfähigen „resilienten“ Städten dauert Jahrzehnte. Richtig gefährlich wird das für Pflegeheime, Kliniken und Schulen. Die wenigsten davon wurden mit Rücksicht auf den Wärmeeintrag geplant.

Und wie so oft zeigt sich die soziale Ungleichheit auch bei der Verteilung der Hitzelasten: Wer hat einen Balkon, einen Garten, einen kühlen Keller? Wer hat Geld fürs Schwimmbad, für eine Klimaanlage und neue Fensterläden, die die Hitze besser abhalten? Und vor allem brauchen wir mehr Grünanlagen und Bäume, in den Städten wie auf der ganzen Erdoberfläche. Denn das, was uns guttut, braucht auch die Erde: eine frische Brise, Verdunstungsflächen auf jedem Blatt und keinen dicken CO_2-Mantel drum herum. Bakterien können sich an Hitze anpassen. Wir nicht. Wir leben in einem sehr engen Korridor von erträglichen Temperaturen.

3.3 ENERGIEWENDE IST GESUNDHEITSWENDE

Zwei Quizfragen: Wo würden Sie lieber wohnen: 100 Meter von einer Solaranlage oder von einem Kohlekraftwerk entfernt? Und wo würden Sie in dem Moment, in dem die Technik versagt, lieber stehen: neben einem Windrad oder neben einem Atomkraftwerk?

Wenn man über Prävention und Gesundheitsgefahren im Zusammenhang mit Strom nachdenkt, kommt einem als Erstes ein Kleinkind in den Sinn, das sich mit dem Schraubenzieher einen tödlichen Schlag aus der Steckdose holt. Dank der modernen Schutzschaltungen passiert so etwas nur noch sehr selten. In Deutschland sterben jährlich weniger als 100 Menschen an Stromschlägen, am ehesten Handwerker, weniger als zehn durch einen Blitz, aber viele Tausende durch die Art der Stromerzeugung.

Als Arzt wundere ich mich, warum die Energiewende in Deutschland vorrangig als technisches Problem diskutiert wird. Wir sollten eher darüber reden, wie viel gesünder hundertprozentig erneuerbare Energieerzeugung für uns alle wäre. Würde man alle Braunkohlekraftwerke abschalten, ließen sich mit einem Mal 150 Millionen Tonnen CO_2 einsparen. Und natürlich alle anderen Schadstoffe wie Feinstaub, Blei oder Arsen. Deutschlands Kohlekraftwerke sind nicht nur Klimasünder, sondern auch Giftschleudern. Sie stoßen jährlich rund sieben Tonnen Quecksilber aus. Was gab es früher im Krankenhaus für ein Geschrei, wenn ein Thermometer hinunterfiel und die Quecksilberkügelchen sich blitzschnell unter den Betten „verkullerten". Im Milligrammbereich. Bei Kohlekraftwerken sprechen wir von Tonnen! Nirgendwo in Europa wird ungestraft mehr von dem Nervengift emittiert als in Deutschland. Die Klimafolgeschäden durch die deutsche Kohleverstromung liegen laut Umweltbundesamt bei 50 Milliarden Euro pro Jahr. Hinzu kommen Gesundheitsschäden durch Abgase aus der Kohleverbrennung in Höhe von über vier Milliarden Euro jährlich. Der „Lancet", eine der wichtigsten Medizinfachzeitschriften, rechnet vor, dass durch die drei großen Stellschrauben Ernährung, Mobilität und Energiewende bis 2040 jedes Jahr 165 000 vorzeitige Todesfälle in Deutschland verhindert werden könnten. Kohleverstromung war im letzten Jahrhundert die Grundlage unseres Wohlstandes. In diesem Jahrhundert ist sie unser Sargnagel. Jeder Tag, an dem wir weiter wider besseres Wissen und wider besseres Können Kohlekraftwerke laufen lassen und damit Tonnen von Treibhausgasen, Feinstaub und Quecksilber freisetzen, ist aus meiner Sicht ein Verbrechen. Ein Verbrechen an der Gesundheit der Menschen heute und erst recht an allen zukünftigen Generationen.

3.4 TÖDLICHE KOMBI: FEINSTAUB UND LÄRM

Professor Dr. Thomas Münzel, Direktor am Zentrum für Kardiologie der Mainzer Universitätsmedizin, beschäftigt sich mit Lärm und seinen Folgen für die Menschen. Die sind gewaltig. Denn auch wenn wir meinen, wir würden uns an Lärm gewöhnen und ihn gar nicht mehr bewusst wahrnehmen, reagiert unser vegetatives Nervensystem äußerst sensibel, erhöht den Blutdruck und stresst das Gefäßsystem – Tag und Nacht, auch im Tiefschlaf. „Wo es Lärm gibt, gibt es auch Feinstaub", erklärt Münzel. Und genau diese Verknüpfung ist das eigentlich Gefährliche. „Lärm stresst die Gefäße schon vor. In Verbindung mit Feinstaub schädigt das die Innenwände der Arterien doppelt. Die Auskleidung, die Endothelzellen, entzünden sich, schwellen an und verstopfen die Gefäße."

Studien in Kanada, Großbritannien, Taiwan und den USA haben gezeigt, dass Menschen, die in Gebieten mit ausgeprägter Luftverschmutzung leben, nicht nur anfälliger sind für Herzinfarkt und Schlaganfall, sondern auch ein drei- bis fünfmal so hohes Risiko haben, an Demenz zu erkranken. In der Nähe von Mexiko-Stadt, wo es sehr hohe Feinstaubkonzentrationen in der Luft gibt, wurden sogar schon in den Gehirnen von Kindern erste Ablagerungen gefunden, die Alzheimer-Plaques ähneln. „Auch etwa 15 Prozent der COVID-19-Toten gehen auf das Konto der Luftverschmutzung. Dort, wo die Luft am dreckigsten ist, sind schwere Verläufe der Infektion besonders häufig."

Die Krisen hängen also zusammen. Und das Fiese am Feinstaub ist: Je kleiner die Partikel sind, desto leichter gelangen sie nicht nur in die Lunge, sondern durch die Lungenbläschen auch ins Blut und dann mit dem Kreislauf überallhin. Auf dem World Health Summit 2019 berichtete Chisato Mori, Professor für Public Health und Präventivmedizin in Japan, dass wir schon im Mutterbauch mehr Kontakt zur Außenwelt haben, als wir bislang dachten. Luftschadstoffe, die die werdende Mutter eingeatmet hatte, konnten bereits im Blut von Neugeborenen nachgewiesen werden. Weil das Immunsystem erkennt, dass diese Partikel nicht in den Körper gehören, wehrt es sich. Unser Abwehrsystem versucht quasi Staub zu wischen – feucht. Und scheitert. Fast zwei Drittel der durch Luftverschmutzung verursachten Sterbefälle, nämlich rund 5,5 Millionen pro Jahr, wären grundsätzlich vermeidbar, denn der Großteil der verschmutzten Luft weltweit wird durch den Einsatz fossiler Brennstoffe verursacht. Je mehr wir davon entzünden, desto mehr entzündet sich auch unser Körper chronisch. Die Luftverschmutzung verkürzt die Lebenserwartung im globalen Durchschnitt stärker als Infektionskrankheiten oder andere Herz-Kreislauf-Risikofaktoren wie Rauchen. Luftverschmutzung war im Jahr 2015 weltweit für 8,8 Millionen vorzeitiger Todesfälle verantwortlich. Dies entspricht einer durchschnittlichen Verkürzung der Pro-Kopf-Lebenserwartung von 2,9 Jahren. Im Vergleich dazu reduziert Rauchen die Lebenserwartung um durchschnittlich 2,2 Jahre (7,2 Millionen Todesfälle), HIV/Aids um 0,7 Jahre (eine Million Todesfälle) und Malaria um 0,6 Jahre (600 000 Todesfälle).

Feinstaub ist für mich ein Beispiel dafür, dass wir die Idee, uns irgendwo gemütlich ins Private zurückziehen zu können und Gesundheit als eine Sache der „Eigenverantwortung" und Prävention als die eigene Optimierung zu begreifen, dringend „knicken" müssen. Es gibt kein „drinnen" und „draußen", kein „hier ist es sauber" und „dort schmutzig", Luft lässt sich halt schlecht teilen. Klar kann ich im Privaten auf Laub- und Holzverbrennung im Garten verzichten. Ich kann darauf hoffen, dass der Vermieter eine energiesparende und emissionsarme Gebäudeheizung eingebaut hat und meinen eigenen Fleischkonsum reduzieren, da bei der Tierhaltung große Mengen Ammoniak freigesetzt werden. Ich kann am Staubsauger einen Feinstaubfilter einsetzen, den Kindern für die Schule einen Luftfilter spendieren und das Rauchen sein lassen. Das ist weder drinnen noch draußen für irgendjemand gesund. Aber nur politisch kann ich darauf drängen, dass es endlich eine Verpflichtung gibt, alle Busse mit Partikelfiltern auszustatten, dass Lkw nicht durch hoch belastete Straßen fahren dürfen und mehr Lasten auf die Bahn verteilt werden.

3.5 DIE PLANETARY HEALTH DIET

Dr. Marco Springmann, Leiter des Programmes „The Future of Food" der Oxford Martin School, sagte aus Anlass des Berichts des Weltklimarates (IPCC) zur Landnutzung: „Ohne eine Änderung hin zu einer gesünderen und ressourcenschonenden Ernährungsweise, die weit weniger tierische Lebensmittel beinhaltet, gibt es kaum eine Chance, den Klimawandel ausreichend zu begrenzen." Weil man die Landmenge nicht vermehren kann, sollten wir auf dem Land Bäume vermehren, die CO_2 aufnehmen, statt Bullen, die Methan rülpsen. Gerade einmal zehn Prozent des Getreides, das in den USA angebaut wird, werden von Menschen gegessen. Und immer noch wird fast ein Drittel aller weltweit produzierten Lebensmittel weggeworfen. Humor kann helfen, Widersprüche offenzulegen. Ich sage den Zuschauer*innen in meinem Bühnenprogramm: „Stellt euch vor, es gibt ab sofort für jedes Kilo Fleisch verpflichtend an der Kasse 20 Liter Gülle mit dazu." Und die Verkäuferin sagt: „Die haben Sie mit verursacht. Die nehmen Sie jetzt mit. Wollen Sie einen Deckel drauf oder geht das so? Und viel Spaß beim Grillen!" Dann lacht das Publikum und versteht: Das Fleisch hat einen Preis. Den wir aber an der Supermarkttheke nicht sehen. Ich bin ernsthaft dafür, bei Lebensmitteln eine CO_2-Angabe dazuzuschreiben, so wie auch die Kalorien draufstehen, und so ein Bewusstsein dafür zu schaffen, dass eine Rindfleischsuppe zehnmal so viel Treibhausgase erzeugt wie eine Gemüsesuppe. Dann denken alle: Ist die zehnmal so gut? Nö.

Gibt es die eine Tablette, die Herzinfarkte und Schlaganfälle verhindert? Was könnten wir uns „einwerfen", um jährlich etwa elf Millionen vorzeitiger Todesfälle weltweit zu vermeiden? Diese „Wunderpille" können wir uns täglich vom Teller weg in den Mund stecken. Es ist unsere Ernährung. Oral einzunehmen. Gäbe es eine Tablette mit derartigen Gesundheitsvorteilen wie die „Planetary Health Diet", würde jede Ärztin bzw. jeder Arzt sie sofort verschreiben, alles andere wäre fahrlässig. Weil man aber gesundes Essen nicht in eine Blisterverpackung pressen kann, verkaufen sich einerseits Nahrungsergänzungsmittel, die niemand braucht, für Milliarden Euro. Andererseits steigt weltweit der Anteil von Fertiggerichten, die uns fertig und fett machen. Ungesunde Ernährung ist bereits heute eine der Hauptursachen für die Zuckerkrankheit, Herz-Kreislauf-Erkrankungen und die Fettleber und – was selten im selben Atemzug genannt wird – zugleich ein Risiko für die Klimastabilität. Aus diesem Grund hat die EAT-Lancet-Kommission, ein großes Netzwerk von internationalen Expert*innen aus den Bereichen Gesundheit, Ernährung, Agrarwissenschaften und Erdsystemwissenschaften, relevante Forschungsergebnisse in einem bahnbrechenden Report zusammengestellt. Die gute Nachricht: Es ist möglich, eine wachsende Bevölkerung von zehn Milliarden Menschen bis 2050 nachhaltig und gesund zu ernähren. Die schlechte Nachricht: Es wird nur gelingen, wenn wir unseren Speiseplan substanziell umstellen, die Nahrungsmittelproduktion verbessern und die Nahrungsmittelabfälle reduzieren. Das wiederum erfordert erhebliche Veränderungen, ist aber möglich – in Form der „Planetary Health Diet". Diät, das klingt leider wieder nach Zwang und Verzicht. Dabei bedeutet das Wort eigentlich „Lebensweise", und das trifft hier auch eher zu. Denn es geht nicht um eine Anleitung zum Abnehmen, sondern um den Erhalt unserer Lebensgrundlage. Dass man dabei überflüssige Kilos verliert oder langfristig erst gar nicht anhäuft, ist ein willkommener Nebeneffekt. Was sind die neuen Ernährungsspielregeln, die uns guttäten? Ganz simpel: deutlich mehr Gemüse, Nüsse, Obst und Hülsenfrüchte auf den Teller als bisher und dafür seltener rotes Fleisch und Zucker. Da mehr als drei Milliarden Menschen unterernährt sind, ist eine Umgestaltung des globalen Ernährungssystems dringend erforderlich. Gleichzeitig schließt diese Zahl auch die Überernährten ein. Denn vielen fehlen zwar keine Kalorien, aber entscheidende Bausteine für ihre Gesundheit, weil es ihrer Ernährung an Abwechslung mangelt.

Die empfohlene Menge von 14 Gramm rotem Fleisch pro Tag entspricht nur etwa zehn Prozent des heutigen Verbrauchs, aber wie ich aus eigener Anschauung weiß: Wenig ist besser als gar nichts. Manchmal habe ich einfach Lust auf eine Scheibe Bio-Salami oder etwas Leckeres vom Grill. Verbote machen eine Sache interessant. Das hat ja schon mit dem Apfel im Paradies super funktioniert, auf den Adam und Eva nicht verzichten wollten.

Menschen „konvertieren" meistens nicht ein für alle Mal zum Vegetarismus, vielmehr werden über 80 Prozent „rückfällig", fangen also irgendwann wieder an, Fleisch zu essen. Die Kommunikation in Richtung „weniger" ist also viel wirksamer, als eine Ideologie daraus zu machen. Momentan laufen die weltweiten Trends in eine völlig falsche Richtung: Mit wachsendem Wohlstand steigt in vielen Ländern Asiens und Afrikas der Verbrauch von tierischen Lebensmitteln, nicht nur von Fleisch, sondern auch von Milch, Käse und Eiern. In einem Artikel mit dem Titel „Ausgehungert, vollgestopft und verschwenderisch: Symptome einer fortschreitenden Ernährungsumstellung" schreiben Fachleute einer Arbeitsgruppe des Potsdam-Instituts für Klimafolgenforschung um Dr. Benjamin Leon Bodirsky und Prof. Dr. Dr. Sabine Gabrysch, dass bis 2050 circa 45 Prozent der Weltbevölkerung übergewichtig und circa 16 Prozent fettleibig sein werden, wenn wir einfach so weitermachen wie bisher. Im Jahr 2010 waren es noch 29 beziehungsweise neun Prozent. Nach wie vor steigt der Verbrauch an „leeren Kalorien". Damit sind Lebensmittel wie Pizza, Burger, Weißbrot, Gummibärchen oder Softdrinks gemeint, die außer schnell verfügbarer Energie kaum weitere lebenswichtige Nährstoffe, Vitamine, Spurenelemente, Enzyme oder Antioxidantien beinhalten. Angesichts des Wachstums der Weltbevölkerung, unserer höheren Lebenserwartung, einer größeren Körpermasse und unserer verschwenderischen Konsummuster wird der weltweite Nahrungsmittelbedarf im Lauf der nächsten Jahrzehnte um die Hälfte des heutigen ansteigen. Diese erschreckenden Zahlen verdeutlichen, wie zwingend erforderlich die planetare Umstellung auf eine gesunde pflanzenbasierte Ernährung ist.

Ein Anfang könnte sein: Geld für das Richtige auszugeben. Warum stecken wir Milliarden in die Werbung für Lebensmittel, die als Mittel zum Leben nicht taugen? Vor allem die Werbung für hochkalorischen Schrott für Kinder sollte man in Deutschland verbieten. Andere Länder haben uns das längst vorgemacht. Außerdem müssen die Lebensmittelpreise die Produktions- und Umweltkosten ehrlich widerspiegeln. Wir Deutsche geben nur einen recht geringen Anteil unseres Einkommens für Essen aus. Dabei sollte uns gutes Essen wieder etwas wert sein. Weiterhin sind soziale Maßnahmen nötig, um eine anhaltend schlechte Ernährung in einkommensschwachen Gesellschaftsschichten zu vermeiden. Und schließlich ist eine wirksame Steuerung der Land- und Meeresnutzung unabdingbar. Dazu zählen der Schutz intakter Naturgebiete, die Wiederherstellung degradierter Landflächen, die Abschaffung schädlicher Fischereisubventionen und die Schließung von mindestens zehn Prozent der Meeresgebiete für den Fischfang.

3.6 ALLERGIEN NEHMEN ZU

Allergien nehmen zu. Am bronchialen Asthma sterben jedes Jahr weltweit etwa 250 000 der 300 Millionen Asthmatiker. So viel zum Missverständnis der Harmlosigkeit.

In Deutschland leidet fast jedes zehnte Kind irgendwann einmal an Asthma, bei den Erwachsenen ist es fast jede*r Zwanzigste. Dazu kommen die anderen sogenannten atopischen Erkrankungen wie Neurodermitis und Heuschnupfen. In der Summe sind schätzungsweise 30 Millionen Deutsche betroffen, Jungen mehr als Mädchen, im Erwachsenenalter aber mehr Frauen als Männer. Die Therapie besteht dann in einer Unterdrückung der Immunreaktion. Aber kann das eine Dauerlösung sein, dass eine wachsende Gruppe von Menschen unsere Umwelt nur erträgt, wenn sie ständig ihr Abwehrsystem medikamentös dämpft? Ist der moderne Mensch eine Mimose oder wird die Umwelt immer gefährlicher?

Beides stimmt. Allergolog*innen warnen mittlerweile davor, Kinder mit übertriebener Hygiene und ohne Kontakt zu Tieren, Keimen und Pfützen aufwachsen zu lassen. Nach der „Dschungelhypothese" sind Kinder, die auch mal im Schweinestall waren oder im Heu übernachtet haben, später gesünder. Neu eintretende Mikroben sind in den allermeisten Fällen keine Feinde. Aber man muss im Zusammenspiel mit den harmlosen Mitbewohnern der Erde sein Immunsystem trainieren, damit man dann auch die bösartigeren erfolgreich abwehren kann. Wer früh mit der ganzen Vielfalt an Substanzen und Kleinstlebewesen, die zu unserer Umgebung gehört, in Kontakt kommt, reagiert weniger allergisch, wenn er später auf etwas Neues trifft. Dieses Training findet in den städtischen Haushalten der westlichen Welt nur noch eingeschränkt statt. Die Städter*innen, und sie sind global inzwischen die Mehrheit, verbringen im Schnitt 23 Stunden des Tages in Innenräumen und verlieren so die Verbindung zur Natur. Vor allem die große Gruppe der Umweltbakterien gelangt kaum noch ins Haus: Spezies, die mit Wäldern, Erde, Gräsern, Wurzeln und Blättern zu tun haben. Aber das erklärt nur einen Teil des Zuwachses. Viel wichtiger scheint zu sein, dass im Rahmen des Klimawandels eine Vielzahl an verschiedenen Umweltbelastungen massiv zunehmen.

Eine Expertin dafür ist Prof. Dr. med. Claudia Traidl-Hoffmann, Ordinaria für Umweltmedizin an der Technischen Universität München sowie Direktorin der Umweltmedizin am Universitätsklinikum Augsburg und am Helmholtz Zentrum München. „Klimawandel macht krank", sagt sie. „Der Temperaturanstieg verlängert die Pollensaison und kann gerade in Kombination mit Luftverschmutzung die Anfälligkeit für atopische Erkrankungen erhöhen." Besonders gefährlich sind Pollen in Verbindung mit Asthma und Gewitter. Die Pollen platzen durch die elektrostatische Aufladung der Luft und gelangen nun in ihren kleineren Bruchstücken besonders tief in die Lunge. Dadurch wird die Immunreaktion umso heftiger losgetreten.

Die Umweltmedizinerin schlägt vor, alle vorhandenen Risikofaktoren wie Extremwetterlagen, Pollenflug und Gewitterwarnungen in einer App zu kombinieren, um die gefährdeten Gruppen frühzeitig informieren zu können. Denn jetzt schon ist klar, dass die medizinische Relevanz dieser Phänomene in den nächsten Jahren noch größer wird. Obwohl alle von der Digitalisierung im Gesundheitswesen schwärmen, gibt es kurioserweise so ein einfaches und präventionsrelevantes Kombinieren vorhandener Daten meines Wissens noch nirgendwo. Zusätzlich weist sie in einem Übersichtsartikel im Deutschen Ärzteblatt auf die Gefahr für die Lunge durch Waldbrände hin, die nicht nur in Australien, Sibirien und Kalifornien massiv zunehmen, sondern auch in Deutschland: „Der entstehende Rauch hat schwerwiegende Auswirkungen auf die menschliche Gesundheit und kann die Lungenfunktion mitunter dauerhaft beeinträchtigen."

Ein weiteres Problem sind die sogenannten invasiven Arten. Das sind Pflanzen oder Tiere, die eigentlich nicht in das heimische Ökosystem gehören, eingeschleppt wurden und sich oft aus Mangel an natürlichen Feinden unverhältnismäßig breitmachen. Dabei zählt Ambrosia, das „Beifußblättrige Traubenkraut", zu den schlimmsten invasiven Arten. Rund acht Millionen Deutsche reagieren mittlerweile allergisch darauf, die Therapien und Arbeitsausfälle durch Ambrosia verschlingen Hunderte Millionen Euro jährlich. Bis zu einer Milliarde Pollen kann eine einzige Pflanze freisetzen. Dabei reichen bereits fünf Pollen aus, um eine allergische Reaktion hervorzurufen.

3.7 GEWÄSSER KIPPEN

Die Folgen des Klimawandels für die Gesundheit machen vor praktisch keinem Organ halt, auch der Magen-Darm-Trakt ist betroffen. Höhere Temperaturen verändern die Wasserqualität – was manchen Erregern von Diarrhö und entzündlichen Darmerkrankungen sehr gelegen kommt: Sie können sich in wärmeren Gewässern besser vermehren. Eine Kategorie für sich sind die sogenannten Vibrionen. Auch diese Erreger von Magen-Darm- und Wundinfektionen haben seit den 1980-er Jahren aufgrund höherer Wassertemperaturen so stark zugenommen, dass sich die Anzahl der Tage, an denen man sich in der Ostsee mit Vibrionen anstecken kann, seither verdoppelt hat: 2018 waren es schon 107 Tage im Jahr. Außerdem fördern höhere Temperaturen dort und in Seen durch Cyanobakterien (Blaualgen) auch das Blühen der Algenblüten, was zu Hautreizungen führen kann.

3.8 RAUCHER SIND „UMWELTSÄUE"

Ein Grund für Jugendliche, mit dem Rauchen überhaupt anzufangen, ist, dass sie erwachsener wirken wollen. Und eins stimmt: Wer schneller älter aussehen will, findet kaum etwas Effektiveres, als zu rauchen. Wem das zu langsam geht, der kann auf der Sonnenbank unter UV-Bestrahlung rauchen. Nach dem 25. Lebensjahr beginnt praktisch niemand mehr ernsthaft mit dem Qualmen. Da haben sich Selbstbild und Synapsen sortiert, wodurch das Suchtpotenzial sinkt. Aber in der Pubertät hält sich jede*r für unsterblich und macht die gefährlichsten Sachen, um die eigene unbändige, unsterbliche Jugend zu beweisen. Ich hatte als junger Arzt in der Kinderneurologie und -psychiatrie mit harten Jungs zu tun, die S-Bahn-Surfen gemacht haben, also Kopf raushalten aus der Tür bei 80 km/h. Keine gute Idee. Aber das wächst sich aus. S-Bahn-Surfen ist bei Fünfzigjährigen therapeutisch kein Thema mehr. Da ist man froh um jeden Sitzplatz.

Dr. med. Titus Brinker, Arzt und Forscher am Nationalen Centrum für Tumorerkrankungen (NCT) Heidelberg, entwickelte 2014 seine erste Entwöhnungs-App „Smokerface" mit über 400 000 Nutzer*innen. Die App lässt 3-D-Selfies altern und zeigt ihnen so, wie sie in 15 Jahren mit oder ohne Rauchen aussehen werden. Und so wie man mit 15 den Ehrgeiz hatte, auszusehen wie mit 18, erlischt doch der Impetus, wenn man sieht, dass man mit 30 aussehen wird wie mit 70! Interessanter Ansatzpunkt: Gut aussehen ist vielen wichtiger, als Erkrankungen zu vermeiden.

Es gibt in der Medizin keine Operation, kein Medikament, keine Maßnahme, die einem Menschen mehr gesunde Lebensjahre schenken kann als die Entscheidung, mit dem Rauchen aufzuhören. Noch gesünder ist nur gar nicht erst anzufangen. Weitaus stärker als auf Behörden und Vorschriften reagieren Menschen auf andere Menschen, ab der achten Klasse vor allem auf Gleichaltrige. Wenn der oder die Coolste raucht, rauchen die Mitläufer*innen mit. Erfolgreiche Schulprogramme wie „Be Smart – Don't Start!" nutzen diesen positiven sozialen Druck und belohnen Klassen, in denen weniger als zehn Prozent der Schüler*innen rauchen. Es wirkt. In Klassen, die sich an diesem Programm beteiligt haben, rauchen tatsächlich weniger. Doch auf den Gedanken, das Thema Rauchen mit der Umweltverschmutzung zu verbinden, musste ich die Initiative als deren Schirmherr erst bringen. Dabei sind viele in dieser Generation für diese Argumente sehr zugänglich.

Die Zerstörung der Natur durch das Rauchen beginnt beim Tabakanbau. Über 6500 Hektar Wald werden jährlich dafür gerodet. Das schätzt die Weltgesundheitsorganisation. Die Tabakpflanzen brauchen, um zu gedeihen, jede Menge Pestizide, die die Böden kaputt machen. Wie absurd ist das denn, dass wir ausgerechnet in Entwicklungs- und Schwellenländern Tabak für den Export anbauen, während die Menschen dort hungern? Der Tabakanbau schluckt außerdem enorm viel Wasser. Ein*e Raucher*in, der bzw. die 50 Jahre lang 20 Zigaretten am Tag raucht, ist für den Verbrauch von 1,4 Millionen Litern Wasser verantwortlich. Und auch die jährlichen Emissionen aus der Produktion sind gigantisch. Die Tabakindustrie verantwortet mit 84 Millionen Tonnen CO_2-Emissionen so viel wie 15 Millionen Flugreisen von Hamburg nach San Francisco.

In Deutschland ist die Zahl der gerauchten Zigaretten zwar leicht rückläufig, aber mit 76 Milliarden Zigaretten im Jahr 2017 sind das grob gerechnet immer noch 1000 pro Einwohner*in. Und die müssen ja irgendwo bleiben. Betonung auf irgendwo, denn über 80 Prozent der Raucher*innen geben zu, Kippen auf die Straße, auf Spazierwege oder aus dem Autofenster zu werfen. Die Waldbrandgefahr wird dabei auch noch in Kauf genommen. Weggeschnippte Zigarettenkippen sind weltweit das häufigste Abfallprodukt – und ein riesiger Haufen unlöslicher Sondermüll. In Tonnen bedeutet das, es verschmutzen zwischen 340 000 und 680 000 Tonnen Zigarettenstummel unseren Planeten. In unseren Ozeanen ist jedes vierte Müllteil eine Zigarettenkippe.

Rauchen war lange Zeit mit toxischer Männlichkeit assoziiert, bevor Frauen es als Zeichen der Emanzipation umdeuteten und nachzogen. Die Toxizität bleibt unabhängig vom Motiv, aus dem heraus man die Zigarette angezündet hat, nach dem Erlöschen erhalten: 7000 Gifte von Arsen, Blei, Chrom, Kupfer, Cadmium, Formaldehyd, Benzol bis hin zu polyzyklischen aromatischen Kohlenwasserstoffen. Und natürlich Nikotin. Nikotin ist ein Nervengift. Dafür wird es ja schließlich geraucht! Macht ja niemand zum Spaß, sondern für den Kick im Dopaminsystem. Die Filter und die daraus gelösten Gifte landen letztendlich in der Kanalisation, in Seen, in Flüssen, im Meer. Mit verheerenden Folgen für alle Wasserlebewesen, die mit der Kippe so gar nichts Sinnvolles anstellen können. Die schleichenden Gifte führen zu Veränderungen im Erbgut, im Verhalten, bis hin zum Tod. Eine einzige Zigarette kann nach vier Tagen immer noch Fische töten.

3.9 BEWEGUNG

„Sitzen ist das neue Rauchen". Sitzen ist tatsächlich eine Art Volkssport geworden, eine Massenbewegung, die sich von anderen Bewegungen sowohl durch ihre Bewegungslosigkeit als auch durch die zunehmende Masse unterscheidet. Viele haben in den Corona-Lockdown-Phasen gemerkt: Homeoffice bedeutet, dass man sich noch nicht mal mehr eigenständig bis zum Auto bewegt. Der Hang zum Übergewicht und die Unterforderung der eigenen Muskulatur sind generationenübergreifend. Traditionelle Jäger-und-Sammler-Völker, die sich rund sechs bis acht Stunden pro Tag bewegen, lassen die typischen Volkskrankheiten vermissen.

Ich habe schlichtweg keine Zeit, mich zu bewegen, dachte ich, bis ich einmal mit Schrecken auf meiner Telefonrechnung sah, wie viel Zeit ich jeden Monat zum Telefonieren habe. Und mir wurde klar, dass Mobiltelefone ja deshalb so heißen, weil man sie mobil benutzen kann, sprich sie haben keine Schnur. Seit diesem Geistesblitz telefoniere ich täglich im Gehen, wenn ich weiß, dass es länger dauern wird und ich dabei keine Notizen machen oder lesen muss. So komme ich jeden Tag auf mindestens 15 Minuten, oft auf mehr als 30. Falls Sie das nachahmen wollen, ein kleiner Tipp: Wenn man ganz ungeübt damit anfängt, muss man vielleicht seinem Gegenüber erklären, warum man stöhnt, sonst konnte das schnell zu Missverständnissen führen.

Wenn es heißt, Sport sei gesund, denken viele an das Herz oder ihr Körpergewicht, aber Sport erhält vor allem unsere Beweglichkeit. Und die beginnt im Kopf! Der Mensch hat ja nicht ein

Hirn, sondern zwei halbe „Hirnchen". Die rechte und die linke Hälfte. Dazwischen der Balken bzw. die Querverbindung, auch Corpus callosum genannt. Das Gehirn braucht die Rückmeldung aus den Tiefen des Körpers genauso zum Leben wie den Zucker als Energielieferanten. Deshalb sind wahrscheinlich so komplexe Bewegungsabläufe wie Tischtennis und Tanzen so gut für das Gehirn und seine Gesundheit. Tanzen ist etwas anderes als „Sport machen". Das klingt schon so anstrengend. Daher finde ich die Idee von „Stealth Health" spannend. Darunter versteht man in der Gesundheitspsychologie das „Tarnkappen-Prinzip", das viele, auch gerade ältere Menschen beherzigen, die lieber im Garten vor sich „hinpusseln", als sich vorsätzlich in Sportklamotten zu zwängen. Es ist nämlich erwiesen, dass man sich auch beim Gärtnern ziemlich viel bewegt, Gewichte hebt, Kalorien verbrennt und fitter wird als die Fraktion, die nur in der „Landlust" blättert. Und weil es nicht Sport als Selbstzweck ist, sondern mit Sinn, Genuss und Gemeinschaft verbunden wird, ist man umso motivierter. Oder Radfahren. Es gibt kaum ein besseres Beispiel für die Gesunde-Erde-Gesunde-Menschen-Idee, als sich aus eigener Kraft am Boden zu bewegen und dafür die fossilen Brennstoffe im Boden zu lassen. Körpereigenes Fett verbrennen statt fremdes Öl. Das tut einem selbst gut und der Umgebung. Ich atme auch lieber die Abgase von zehn Radfahrenden ein als die von einem SUV, aber viele Radfahrer*innen fühlen sich in der Stadt bedroht von Lieferwagen und abbiegenden Lkw. Wie es geht, zeigen uns Nachbarländer wie die Niederlande oder Dänemark. Wie wichtig eine schnelle Verkehrswende für die Einhaltung der 1,5-Grad-Grenze ist, zeigt eine aktuelle Studie der Wuppertal Institut für Klima, Umwelt, Energie gGmbH. Demnach müsste der Autoverkehr bis 2035 halbiert und der Pkw-Bestand in Städten auf ein Drittel der heutigen Menge gesenkt werden. Mir ist unverständlich, warum wir bei der Verkehrswende so viel über Elektroautos sprechen und so wenig über Elektrofahrräder.

Macht es die nächste Generation besser? Der Vierte Deutsche Kinder- und Jugendsportbericht belegt: 80 Prozent der Kinder erreichen nicht das empfohlene Maß an Bewegung. Ich erinnere mich, dass bereits vor 25 Jahren, als ich in der Kinderneurologie arbeitete, die Fähigkeit, auf einem Baumstamm zu balancieren oder Tip-Top-Schritte rückwärts mit geschlossenen Augen auszuführen, deutlich hinter der Fähigkeit lag, auf einem Monitor blitzschnell auf herabstürzende Flugobjekte aus dem Weltall zu reagieren. Die jetzt in Deutschland heranwachsende Generation könnte die erste sein, die eine niedrigere Lebenserwartung hat als ihre Eltern. Aber nicht nur das. Mit dem physischen Sport fehlen auch Lernerfahrungen wie Selbstwirksamkeit, Motivation und Vertrauen in das eigene Tun.

Und ein letzter Punkt: Wenn wir uns zum Nutzen für Leib und Seele bewegen, ist es nicht egal, in welcher Umgebung wir das tun und in welcher Haltung. In den Innenstädten fehlen öffentliche Sportanlagen, Schwimmbäder bleiben oft unsaniert und geschlossen, und wenn es zu heiß ist, „bringen einen keine zehn Pferde vor die Tür". Also raus in die Natur! Da kann ein Spaziergang von 30 Minuten eine ganz andere Wirkung haben als bei „einmal um den Block gehen". Gerade das Gefühl von Ehrfurcht in und vor der Natur beeinflusst das emotionale Wohlbefinden stark. Sich die Zeit nehmen, die Natur wertzuschätzen und sich von ihr inspirieren zu lassen, hat außerordentliche Vorteile für die psychische Gesundheit, weil wir uns auf die Umgebung konzentrieren und nicht auf uns selbst. Achten Sie mal auf die Gesichter der Menschen, die Ihnen entgegenkommen: Im Grünen wird mehr gelächelt als vor einer roten Ampel. Auch Einsamkeit wird nicht so negativ wahrgenommen, wenn wir uns mit etwas weitaus Größerem verbunden fühlen als dem eigenen Selbst.

3.10 SEELISCHE GESUNDHEIT

Die Auswirkungen der Extremwetter auf die seelische Gesundheit sind ein großer blinder Fleck. In der Klimabewegung und als Argument für eine rasche Transformation haben sie bislang kaum eine Rolle gespielt. Das ändert sich langsam, aber dafür, dass es sich um eine der häufigsten „Nebenwirkungen" der Klimakrise handeln könnte, sind die wissenschaftlichen Erkenntnisse weder in Bezug auf Erwachsene noch auf Kinder befriedigend. Laut einer Studie der Sinus Markt- und Sozialforschung GmbH aus dem Jahr 2019 haben zwei Drittel der Jugendlichen in Deutschland Angst vor dem Klimawandel. Aber ist das „nur" ein psychologisches Phänomen? Oder können Umweltfaktoren auch unser Fühlen verändern?

Erst seit wenigen Jahren wird untersucht, inwiefern Luftverschmutzung die Häufigkeit psychischer Erkrankungen beeinflusst. Atif Khan und Andrey Rzhetsky von der Universität Chicago stellten fest, dass das Risiko, an einer bipolaren Störung zu erkranken, in Regionen mit besonders schlechter Luftqualität um bis zu 27 Prozent höher war als woanders. In einer anderen Auswertung lag die Rate schwerer Depressionen in Gebieten mit der höchsten Luftbelastung um gut 50 Prozent höher als in besonders sauberen Gegenden. Auch wenn Kritik an der Methodik geäußert wurde, sollten weitere Studien folgen, denn ganz offensichtlich birgt die Erkenntnis, dass Feinstaub nicht nur in Lunge und Gefäßen, sondern auch im Gehirn zu chronischer Entzündung führen und psychische Erkrankungen auslösen kann, Präventionspotenzial. „Ein gesunder Geist in einem gesunden Körper" hieß es bei den Römern. Heute müsste ergänzt werden: „... und in einer gesunden Umgebung".

Besonders massiven Einfluss auf die Psyche haben natürlich Schicksalsschläge. Wenn Menschen aufgrund von Naturkatastrophen Verletzungen davontragen, Angehörige oder ihr Hab und Gut verlieren und sie vielleicht sogar fliehen müssen, leidet die Seele schwer. Angststörungen, Depressionen, vielleicht sogar Suizid sind die Folge. Nachdem in den USA der Hurrikan Katrina gewütet hatte, stieg die Zahl der Selbsttötungen in der betroffenen Region sprunghaft an. Extremwetterereignisse, die die Existenz bedrohen, kommen auch bei uns in Deutschland vor, das jüngste Beispiel vom Sommer 2021 ist vielen noch vor Augen.

Jörg M. Fegert, einer der maßgeblichen Sachverständigen auf dem Gebiet des Kindeswohls, nahm sich des Themas Klimawandel und Traumatisierung an. Wer an wissenschaftlicher Literatur interessiert ist, findet unsere gemeinsame Publikation frei zugänglich in „PubMed". Hier ein kurzer Ausschnitt: „Hunger, Dürre, mangelnde Wasserversorgung und auch die physische Belastung durch Hitze und andere Extremwetterereignisse sowie die Begünstigung von Infektionskrankheiten durch Klimaveränderungen greifen massiv in das Wohl von Kindern und ihren Familien ein. Staatliche Politik kann deshalb auch durch Handlungen oder durch die Unterlassung hinreichender Regelungen dazu beitragen, dass eine kollektive Kindeswohlgefährdung entsteht [...]. Kontinuierliche Temperatursteigerungen werden zu verstärkten Konzentrationsproblemen sowie Lern- und Leistungsproblemen in Schulen führen, auch hierzu gibt es zahlreiche medizinische Befunde. Wir appellieren an die politisch Verantwortlichen, die beschlossene Einführung von Kinderrechten in die Verfassung umzusetzen. Die Dringlichkeit ist mit einer breiteren Perspektive auf die Entwicklung von Kindern, gerade angesichts der Coronakrise und mit Blick auf die drohenden irreversiblen Veränderungen durch den Klimawandel immens. Ganz persönlich wünschen wir allen Kindern, die jetzt schon leben, und denen, die noch geboren werden, dass sie so viel Zukunft vor sich haben, wie wir sie schon hatten. Denn das ist ein Menschenrecht: willkommen zu sein, sicher zu sein, lernen und wachsen zu dürfen."

3.11 DIE ROLLE DER ÄRZTESCHAFT

„There is no glory in prevention?" – Wenn es keinen Ruhm und keinen Blumentopf mit Prävention zu gewinnen gibt – dann lasst uns die Spielregeln ändern, die Belohnungen und die Aufmerksamkeit. Denn: Was nutzen die besten Beatmungsgeräte, wenn ein*e Patient*in nach langer Intensivbehandlung aus dem Krankenhaus entlassen wird und vor der Tür gleich wieder Dreck einatmet? Was nutzt es, wenn man mit den richtigen Medikamenten Bluthochdruck und Fieber senken kann, aber keine Außentemperaturen, unter denen Menschen unweigerlich zusammenklappen? Welche Aufgabe und Verantwortung haben die Gesundheitsberufe, denen immer noch höchstes Vertrauen entgegengebracht wird?

Traditionell halten sich Ärzt*innen in der Öffentlichkeit ziemlich aus der Politik heraus. Aber das ändert sich gerade: Das internationale Forschungsprojekt „The Lancet Countdown on Health and Climate Change" wird inzwischen von der Bundesärztekammer, der Charité – Universitätsmedizin Berlin, dem Helmholtz Zentrum München und dem Potsdam-Institut für Klimafolgenforschung unterstützt. In den jährlich veröffentlichten Berichten wird detailliert aufgelistet, worin die Gefährdungen liegen und welche politischen Maßnahmen die Gesundheit schützen müssen. „Der Bericht belegt eindrücklich, dass die gesundheitlichen Auswirkungen des Klimawandels nicht irgendwann in weit entfernten Weltgegenden spürbar werden, sondern hier und heute", erläutert Bundesärztekammer-Präsident Dr. Klaus Reinhardt. „Neben einem nationalen Hitzeschutzplan sind konkrete Maßnahmenpläne für Kliniken, Not- und Rettungsdienste sowie Pflegeeinrichtungen zur Vorbereitung auf Hitzeereignisse notwendig."

Prof. Dr. Dr. Sabine Gabrysch ist seit 2018 deutschlandweit die erste und bislang einzige Professorin für Klimawandel und Gesundheit. Wir brauchen dringend mehr Expert*innen, die über den Tellerrand schauen und die neuen Trends überblicken. „Deutschland ist ein Nachzügler, was die globale Gesundheit betrifft", konstatiert sie. „Wir sind stark in der biomedizinischen

Grundlagenforschung, aber die Verhütung von Krankheiten, die gesellschaftlichen und umweltmedizinischen Probleme für weite Teile der Bevölkerung, die haben wir hierzulande vernachlässigt." Engagierte Arbeitsgruppen von Medizinstudierenden wie „GandHI" (Globalisation and Health Initiative), „Health for Future" oder die interdisziplinäre „Deutsche Allianz Klima und Gesundheit" (KLUG) haben mit der „Planetary Health Academy" eine sehr gute Plattform mit aktuellen Vorträgen und Diskussionen geschaffen. Bis dies jedoch in die Lehrpläne aufgenommen und prüfungsrelevant sein wird, dauert es noch.

Ein weiterer blinder Fleck im Gesundheitswesen ist der eigene Energiehunger. Ein einzelnes Krankenhausbett erzeugt unterm Strich so viele Emissionen wie ein Einfamilienhaus. Das liegt nicht am Bett, sondern an all den Dingen, die drum herum verwendet und oft auch verschwendet werden: viel Plastikmüll, viele Einweggegenstände, viel, was erhitzt, gekühlt und transportiert wird. Die Initiative „KLIK green" qualifiziert in Krankenhäusern Klimamanager*innen und reduziert an unterschiedlichen Stellen den Ressourcenverbrauch: im Einkauf, beim Strom, beim Heizen, mit Umbaumaßnahmen wie Dachbegrünung oder Dämmung oder auch, indem von den Mitarbeiter*innen diejenigen belohnt werden, die mit dem Rad oder mit öffentlichen Verkehrsmitteln zur Arbeit kommen. In der Summe wird oft vergessen, dass der Gesundheitssektor eine enorme Industrie ist, auf deren Konto rund fünf Prozent der in Deutschland verursachten Emissionen gehen. Mehr und mehr Fachverbände positionieren sich. Sehr weit vorne ist gerade eine Gruppe von Narkoseärzt*innen, die darauf drängen, besonders klimaschädliche Substanzen aus dem OP zu verbannen.

3.12 ZUSAMMENFASSUNG

Die Medizin hat eine neue Patientin: die Erde. Im 21. Jahrhundert muss Gesundheit als „planetare Gesundheit" verstanden und praktiziert werden. Der „One-Health-Ansatz" ist in Deutschland noch zu wenig etabliert. Dabei ist klar: Gesunde Menschen gibt es nur auf einer gesunden Erde. Wenn die Klimakrise das Fieber von Mutter Erde ist, dann ist das Artensterben ihre Demenz. In jeder Art steckt das Wissen von Millionen Jahren Evolution darüber, wie wir auf dieser Erde zusammenleben können. Wir Menschen sind eine unter vielen Arten und können wie alle Säugetiere eine Körperkerntemperatur über 42 Grad nicht überleben. Die Klimakrise ist die existenziellste Gesundheitsgefahr im 21. Jahrhundert: durch Hitze, Extremwetter, Nahrungs- und Wassermangel und neue Infektionskrankheiten. Das Tragische daran: Die Klimakrise ist menschengemacht. Wir sind Täter und Opfer zugleich. Von den Entscheidungen in den nächsten zehn Jahren hängt ab, ob wir weitere irreversible Kipppunkte im Erdsystem in diesem Jahrhundert überschreiten. Deshalb ist es eine ärztliche Aufgabe, auf diese Gesundheitsgefahr hinzuweisen und die herausragende Stellung und Verantwortung in der Gesellschaft zu nutzen, um rasche politische und wissenschaftsbasierte Entscheidungen zu bewirken. Die größte Präventionsaufgabe liegt noch vor uns. Millionen vorzeitige Tode können verhindert werden durch saubere Luft dank erneuerbarer Energien, pflanzenbasiertes Essen im Sinne der „Planetary Health Diet" sowie das Einhalten des Pariser Klimaabkommens und damit der Verhinderung eines weiteren Temperaturanstieges. Das Gesundheitswesen hat hier eine Vorbildfunktion, auch im Reduzieren des eigenen ökologischen Fußabdruckes. Die Kommunikation in die Mitte der Gesellschaft ist notwendig, um Mehrheiten für die notwendigen Entscheidungen zu finden. Das Wissen aus den Präventionswissenschaften ist dafür eine große Hilfe: Es braucht Gesundheitskompetenz, soziale Gerechtigkeit, Selbstwirksamkeit und vor allem Rahmenbedingungen, die ein gesundes Verhalten leicht machen und belohnen. Denn nur durch Einsicht hat sich noch wenig geändert. Aber im Sinne der „Co-Benefits" zu argumentieren und zu handeln, hat einen großen Hebel, denn was gut ist für die Erde, ist auch gut für uns Menschen.

Es braucht eine andere Kommunikation, Vermittler*innen an den Schnittstellen, eine Vernetzung über die „Blasen" und „Silos" hinweg, denn Gesundheit ist nicht teilbar. Viren müssen kein Visum beantragen. Ihnen ist auch egal, ob wir Menschen sind oder Tiere, schwarz oder weiß, Privat- oder Kassenpatient*in oder gar nicht versichert. Gesundheit ist so wenig teilbar wie der Himmel und die Außentemperatur. Einem CO_2-Molekül ist es ja auch „wurscht", aus welchem Land es kam und aus welchem Grund es emittiert wurde. Es tut, was es tut. Naturgesetze sind nicht verhandelbar. One Health – „Die-Große-Eine-Gesundheit" klingt komisch, wenig greifbar, so ein bisschen wie Weltfrieden, gegen den auch niemand etwas hat, bei dem aber auch niemand weiß, wie er herzustellen sein könnte. Das ist bei One Health zum Glück schon ausgereifter: Schluss mit dem Wildtierhandel, wie „The Legacy Landscapes Fund" große Schutzgebiete schaffen, den Menschen vor Ort Aufklärung und alternative Arbeits- und Verdienstmöglichkeiten anbieten, Impfungen für alle und Verzicht auf Antibiotika in der Massentierhaltung. Am besten wäre der grundsätzliche Verzicht auf die Massentierhaltung. Die Ideen sind da. Jetzt müssen sie angegangen werden. Wie bei jeder Katastrophe gilt: „Rumstehen und gaffen" geht nicht. Anpacken ist angesagt. Das Schlimmste, was man tun kann, ist nichts zu tun.

Wir brauchen Politik, die auf Wissenschaft hört. Und dann auch handelt. Nur weil wir Abkommen, Absichtserklärungen oder Wahlprogramme schreiben, kommt kein CO_2-Molekül wieder zurück unter die Erde.

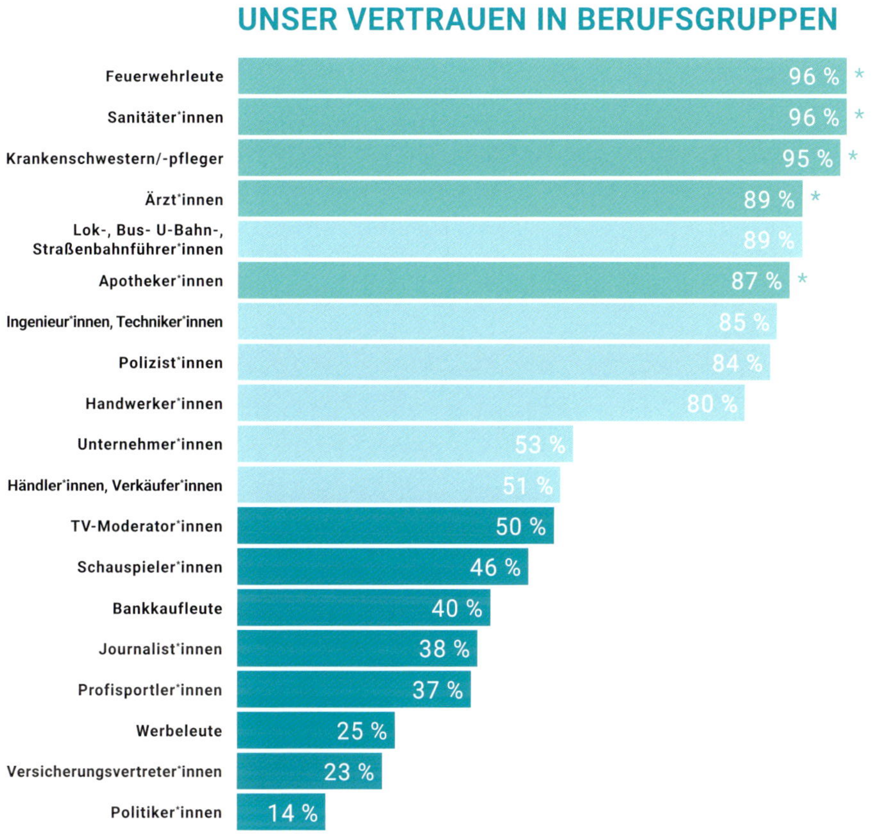

*Die in Gesundheitsberufen Tätigen genießen in der Bevölkerung ein großes Vertrauen, weil sie nah dran sind an den Menschen, Leben schützen und retten und uns auf Gesundheitsgefahren hinweisen. Und wenn sie mal schlechte Nachrichten überbringen müssen, wollen sie trotzdem nur unser Bestes.

Da bin ich mal wieder froh, dass ich auch Arzt bin, denn als TV-Moderator und Journalist allein würde mich ja keiner ernst nehmen. Und Politiker will ich jetzt auch nicht mehr werden. Noch besser, ich wäre meinem ursprünglichen Berufswunsch aus der Kindergartenzeit gefolgt: Feuerwehrmann!

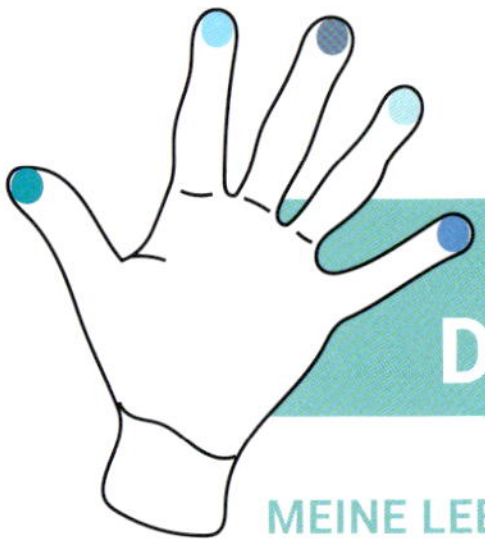

WIR HABEN ES IN DER HAND

MEINE LEBENSFORMEL:
Tu dir und der Erde was Gutes!

1. **NICHT RAUCHEN!** Wir tun uns nichts Gutes, wenn wir rauchen. Kohlekraftwerke sollten auch endlich aufhören zu rauchen.

2. **SICH SELBST BEWEGEN!** Wenn wir auf dem Fahrrad körpereigenes Fett verbrennen, statt im Auto fossiles Öl zu verheizen, sind wir selbst gesünder und die Umgebung.

3. **GEMÜSE ESSEN!** Wenn wir mehr Pflanzen als Tierisches essen, verhindert das viele Millionen Herzinfarkte und Schlaganfälle. Und es gibt weniger Gülle, Treibhausgase und Abholzung von Regenwald.

4. **ERWACHSEN WERDEN!** Verantwortung für seine Gesundheit und die Zukunft zu übernehmen, bedeutet mehr Selbstwirksamkeit und politische Hebel.

5. **KIND BLEIBEN!** Neugier und Humor behalten. Und sich nicht immer an die Regeln 1 bis 4 halten.

FAZIT:

Eine echte Win-win-Situation für Mensch und Erde! Die Gesundheitsvorteile kann man an fünf Fingern abzählen. Kein Medikament und keine Operation hat einen größeren Hebel als der Lebensstil. Diese einfachen Faktoren in einer guten Mischung entscheiden über sensationelle zehn Jahre Lebenserwartung. Und darüber, wie viel Spaß wir am Leben haben!

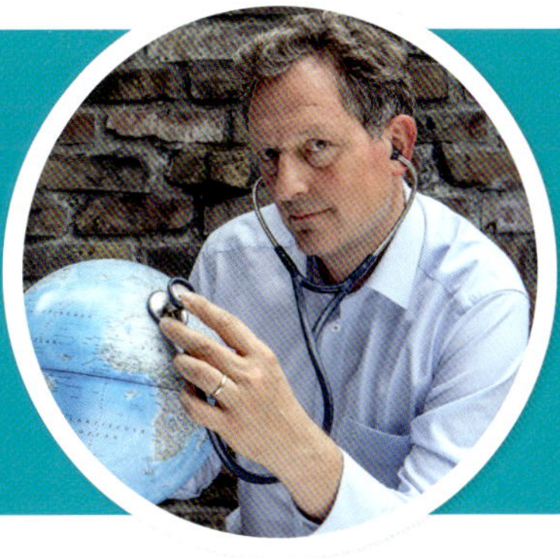

DR. ECKART VON HIRSCHHAUSEN

Dr. Eckart von Hirschhausen studierte Medizin und Wissenschaftsjournalismus in Berlin, London und Heidelberg. Seine Spezialität: medizinische Inhalte auf humorvolle Art und Weise zu vermitteln und mit nachhaltigen Botschaften zu verbinden. Seit über 25 Jahren ist er als Autor, Moderator, Redner und Impulsgeber auf Bühnen, auf Podien und im Fernsehen unterwegs. Durch Bücher wie „Die Leber wächst mit ihren Aufgaben", „Glück kommt selten allein ..." und „Wunder wirken Wunder" wurde er mit über fünf Millionen Auflage einer der erfolgreichsten Sachbuch-Autoren und der wohl bekannteste Arzt Deutschlands. Seit 2018 ist er Chefreporter der Zeitschrift „Hirschhausen STERN Gesund leben." In „Das Erste" moderiert er die Wissensshows „Frag doch mal die Maus" und „Hirschhausens Quiz des Menschen" sowie die Doku-Reihe „Hirschhausens Check-up".

Als Botschafter und Beirat ist er u. a. tätig für die „Deutsche Krebshilfe", die „DFL Stiftung" und die „Fit 4 Future Foundation". Mit seiner ersten Stiftung HUMOR HILFT HEILEN fördert er das Humane in der Humanmedizin, u. a. mit Workshops für Pflegefachkräfte. Er setzt sich ein für das Ziel „Globale Gesundheit" der Agenda 2030 (BMZ) und für die biologische Artenvielfalt (BMU).

Hirschhausen ist Ehrenmitglied der Fakultät der Charité. Seit 2018 engagiert sich Eckart von Hirschhausen für eine medizinisch und wissenschaftlich fundierte Klimapolitik. Er ist Mitbegründer von „Scientists for Future" und Unterstützer der „Deutschen Allianz Klimawandel und Gesundheit" (KLUG). 2020 gründete er seine zweite Stiftung „Gesunde Erde – Gesunde Menschen".

Mehr über Eckart von Hirschhausen erfahren Sie unter: www.hirschhausen.com und www.humorhilftheilen.de sowie www.stiftung-gegm.de.

KAPITEL 4
BEWERTUNG VON PRÄVENTION AUS ÖKONOMISCHER PERSPEKTIVE

ANNA COLBUS & LUKAS NEY

Mit der steigenden Lebenserwartung in Deutschland steigt auch die Wahrscheinlichkeit chronischer Erkrankungen, was mit einer längeren Inanspruchnahme von Gesundheitsleistungen verbunden ist. Daher stellt sich die Frage, ob Prävention einerseits zu einer Morbiditätskompression führen kann und andererseits für das Gesundheitssystem kostenwirksam sein kann, das heißt, ob Nettoersparnisse aufgrund verringerter Folgekosten erzielt werden können. Entscheidend für den ökonomischen Wert von Prävention ist die Kosten-Nutzen-Effektivität entsprechender Maßnahmen. In der Gesundheitsökonomie existieren verschiedene Verfahren, um die gesundheitlichen Auswirkungen einer Intervention mit den eingesetzten finanziellen Ressourcen zu vergleichen. Diese Verfahren sind zwar mit diversen Unsicherheiten behaftet, dennoch können sie einen wichtigen Beitrag leisten, um die Kosten-Nutzen-Wirksamkeit präventiver Interventionen darzustellen.

4.1 Einleitung

Demografische, wirtschaftliche und soziale Faktoren haben eine wichtige Wirkung auf die Gesundheit und Krankheit der Bevölkerung sowie auf das Gesundheitssystem. Die Ergebnisse der Global Burden of Disease (GBD)-Studie machen deutlich, dass auch die sogenannten entwickelten Länder vor großen gesundheitlichen Herausforderungen stehen und insbesondere die nichtübertragbaren Erkrankungen ein massives Problem darstellen (The Lancet, 2018). Es scheint klar zu sein, dass die genannten Herausforderungen nur dann ohne Überlastung dieser Gesellschaften bewältigt werden können, wenn die Anstrengungen im Bereich der Gesundheitsförderung und Prävention verstärkt werden.

Der gesundheitliche Nutzen präventiver Interventionen lässt sich allerdings bei Weitem nicht so einfach analysieren, testen oder messen, wie dies bei einem maschinell erstellten Produkt oder einer gewerblichen Dienstleistung der Fall ist. Viele Maßnahmen haben eine unklare Evidenz, da der erwartete gesundheitliche Nutzen (z. B. das Nichteintreten einer Erkrankung) in ferner Zukunft liegt. Auch der Beweis der Kosteneffektivität ist aufgrund der mitunter langen Latenzzeit von Intervention und Wirkung sowie vielfältig wirkender Störgrößen schwer zu führen.

Dennoch müssen die Effektivität und die Wirtschaftlichkeit von präventiven Interventionsmaßnahmen aufgrund der begrenzten Systemmittel belegt werden können. So heißt es zum Wirtschaftlichkeitsgebot der Krankenkassen in § 12 SGB V, Abs. 1: „Leistungen, die nicht notwendig oder unwirtschaftlich sind, können Versicherte nicht beanspruchen, dürfen Leistungserbringer nicht bewirken und die Krankenkassen nicht bewilligen". Dies gilt grundsätzlich auch für Maßnahmen der Gesundheitsförderung und Prävention. Die Bewertung der Wirksamkeit sollte dabei nach den Methoden der evidenzbasierten Medizin, die Bewertung der Kosten nach etablierten gesundheitsökonomischen Verfahren erfolgen.

Um das volkswirtschaftliche Nutzenpotenzial von gesundheitsbezogener Prävention einschätzen zu können, bedarf es zunächst einer Betrachtung der Kosten von Krankheiten. Eine exakte, in monetären Größen ausgedrückte Berechnung der Krankheitslast einer Volkswirtschaft ist aufgrund der Komplexität der zugrunde liegenden Daten nicht möglich, weshalb hier von einer Schätzung gesprochen werden muss (Henke & Martin, 2006, S. 19). Diese Ausführungen sollen helfen, die Komplexität der ökonomischen Kosten von Krankheit zu verstehen und die Bedeutung sowie die Potenziale von Prävention adäquat beurteilen zu können.

Eine weitere Frage, der nachgegangen werden soll, ist, wie sich die steigende Lebenserwartung in Deutschland auf die Gesundheitssituation der Bevölkerung auswirkt und welche Konsequenzen sich hieraus für die Gesundheitsförderung und Prävention sowie für die Gesundheitsökonomie ableiten lassen.

Letztlich werden in diesem Kapitel die Grundzüge gesundheitsökonomischer Evaluationsverfahren vorgestellt, anhand derer versucht wird, die gesundheitlichen Auswirkungen von Interventionen mit den eingesetzten Kosten zu vergleichen.

4.2 Kosten von Krankheit

Die Kosten, die im deutschen Gesundheitswesen jährlich zur Vorbeugung von Erkrankungen, Wiederherstellung von Gesundheit und Linderung von Krankheit anfallen, sind in ihrer Größe beachtlich und in ihrer Zusammensetzung vielschichtig und mehrdimensional. Ein erster Ansatzpunkt zur Einschätzung der Gesamtkosten von Krankheit bildet das Ergebnis der Gesundheitsausgabenrechnung (GAR) des Statistischen Bundesamtes. Die Gesundheitsausgaben in Deutschland lagen im Jahr 2020 schätzungsweise bei 425 Milliarden Euro (Statistisches Bundesamt, 2021a). In die Berechnung dieser Summe fließen „alle Ausgaben für Waren und Dienstleistungen im Gesundheitswesen" ein, wobei es unerheblich ist, ob diese „von der gesetzlichen Krankenversicherung, der privaten Krankenversicherung, anderen Versicherungssystemen oder von den Patientinnen und Patienten selbst getragen werden müssen" (Statistisches Bundesamt, 2020, S. 3).

Zu betonen ist, dass die medial viel beachteten Gesundheitsausgaben keineswegs den volkswirtschaftlichen Gesamtkosten von Krankheit entsprechen. So werden in der GAR etwa keine

Ausgaben für den Ausgleich krankheitsbedingter Folgen sowie keine indirekten Gesundheitskosten wie zum Beispiel der Produktivitätsverlust am Arbeitsmarkt berücksichtigt, der durch Arbeitsunfähigkeit, Invalidität oder vorzeitigen Tod infolge von Krankheit entsteht (Nöthen & Böhm, 2009, S. 7; Statistisches Bundesamt, 2020, S. 4). Indirekte Krankheitskosten werden im weiteren Verlauf dieses Kapitels wieder aufgegriffen.

In dem Wissen, nicht alle tatsächlichen Kosten abbilden zu können, greift die Krankheitskostenrechnung (KKR) des Statistischen Bundesamtes die Ergebnisse der GAR auf und ordnet diese mithilfe geeigneter Verrechnungsschlüssel einzelnen Erkrankungen zu (Robert Koch-Institut, 2015, S. 386). Zweck, Aufgaben und die zugrunde liegende Systematik der KKR sollen nachfolgend erläutert werden.

Krankheitskostenrechnung

Laut Robert Koch-Institut (RKI) versteht man unter Krankheitskosten „die unmittelbar mit einer medizinischen Heilbehandlung, Präventions-, Rehabilitations- oder Pflegemaßnahme verbundenen Ausgaben. Hierzu zählen auch sämtliche Verwaltungskosten“ (Robert Koch-Institut [RKI], 2015, S. 386). Alle nichtmedizinischen Aufwendungen, wie etwa private Arztfahrten, werden in der Krankheitskostenrechnung nicht berücksichtigt.

Die Krankheitskostenrechnung (KKR) des Statistischen Bundesamtes gliedert die aus der Gesundheitsausgabenrechnung bekannten Werte nach den Erkrankungen und liefert der Öffentlichkeit zuverlässige Informationen über die ökonomische und gesellschaftliche Bedeutung einzelner Krankheitsgruppen (Nöthen & Böhm, 2009, S. 7). Dadurch spielt die KKR insbesondere bei verteilungspolitischen Fragestellungen und der Prävention kostenintensiver Erkrankungen eine bedeutende Rolle (RKI, 2015, S. 386).

Den letzten Erhebungen des Statistischen Bundesamtes zufolge betrugen die Krankheitskosten in Deutschland 2015 rund 338 Milliarden Euro, von denen 46,4 Milliarden Euro auf Herz-Kreislauf-Erkrankungen zurückzuführen sind. Damit fielen rund 13,7 Prozent der gesamten Kosten auf Herz-Kreislauf-Erkrankungen, dicht gefolgt von psychischen und Verhaltensstörungen mit 44,4 Milliarden Euro und einem Anteil von 13,1 Prozent (Statistisches Bundesamt [Destatis], 2017).

An dritter Stelle stehen Erkrankungen des Verdauungssystems mit 41,6 Milliarden Euro, wobei hiervon 27,8 Milliarden Euro auf zahnärztliche Leistungen und Zahnersatz zurückgehen. Die vierthöchsten Kosten verursachten Erkrankungen des Muskel- und Skelett-Apparats mit 34,2 Milliarden Euro. Rund die Hälfte der Kosten waren damit auf lediglich vier Krankheitsklassen zurückzuführen.

Über alle Krankheiten hinweg lagen die Krankheitskosten pro Kopf der Bevölkerung durchschnittlich bei 4140 Euro. Während Herz-Kreislauf-Erkrankungen bei Männern mit 600 Euro pro Kopf mit höheren Kosten verbunden waren als bei Frauen (540 Euro), verhielt es sich mit

Krankheiten der Psyche und Verhaltensstörungen genau umgekehrt. Die Krankheitskosten pro Kopf bei Frauen lagen hier mit 670 Euro rund 1,6-mal so hoch wie bei Männern (420 Euro).

Indirekte Krankheitskosten

Die ökonomischen Auswirkungen einer Krankheit machen sich nicht nur direkt durch die Inanspruchnahme medizinischer Leistungen bemerkbar, sondern auch indirekt. Indirekte Kosten beinhalten Produktionsausfälle in der Wirtschaft aufgrund von krankheitsbedingter Arbeitsunfähigkeit, Invalidität oder vorzeitigem Tod, die teilweise die direkt gemessenen Kosten weit übertreffen können (Nöthen & Böhm, 2009, S. 9).

Eine Quantifizierung der bundesweiten volkswirtschaftlichen Produktionsausfallkosten durch Arbeitsunfähigkeit anhand der Lohnkosten und des Verlustes an Arbeitsproduktivität wird jährlich von der Bundesanstalt für Arbeitsschutz und Arbeitsmedizin (BAuA) herausgegeben. Mit einer durchschnittlichen Arbeitsunfähigkeit von 17,3 Tagen je Arbeitnehmer*in ergaben sich im Jahr 2019 insgesamt 712,2 Millionen Arbeitsunfähigkeitstage. Auf Basis dieses Arbeitsunfähigkeitsvolumens schätzt die BAuA die volkswirtschaftlichen Produktionsausfälle auf insgesamt 88 Milliarden Euro bzw. den Ausfall an Bruttowertschöpfung auf 149 Milliarden Euro. Die Datenbasis der Schätzung bilden die volkswirtschaftliche Gesamtrechnung des Statistischen Bundesamtes sowie die Arbeitsunfähigkeitsdaten von rund 31 Millionen Mitgliedern der gesetzlichen Krankenversicherung (Bundesanstalt für Arbeitsschutz und Arbeitsmedizin [BAuA], 2021, S. 1–2).

Betrachtet man die Arbeitsunfähigkeitsdiagnosen, so zeigt sich, dass Muskel-Skelett-Erkrankungen mit 23,9 Prozent die meisten Diagnosetage verursachen. Bezieht man die psychischen und Verhaltensstörungen sowie Krankheiten des Atmungssystems mit ein, so verursachen diese zusammen mit den Muskel-Skelett-Erkrankungen insgesamt die Hälfte aller Diagnosetage (BAuA & Bundesministerium für Arbeit und Soziales [BMAS], 2020, S. 135). Auch in Bezug auf die Produktionsausfallkosten und den Ausfall an Bruttowertschöpfung sind Muskel-Skelett-Erkrankungen Spitzenreiter und bieten folglich das größte Präventionspotenzial, gefolgt von der Diagnosegruppe „Psychische und Verhaltensstörungen" (BAuA & BMAS, 2020, S. 48).

Nutzenpotenzial von Prävention

„Die Schätzung der Produktionsausfälle (Lohnkosten) und Bruttowertschöpfungsausfälle (Verlust an Arbeitsproduktivität) durch Arbeitsunfähigkeit gibt volkswirtschaftlich gesehen ein Präventionspotenzial und mögliches Nutzenpotenzial an." Folgt man dieser Einschätzung der BAuA (2021, S. 1), lässt sich das Präventionspotenzial im Bereich der indirekten Kosten zunächst eindeutig beziffern: Es lag 2019 bei 149 Milliarden Euro, was 4,2 Prozent des Bruttonationaleinkommens entspricht (BAuA, 2021, S. 1).

Für die Vorbeugung von Krankheiten des Muskel-Skelett-Systems/des Bindegewebes und von psychischen Erkrankungen/Verhaltensstörungen gibt es in der Prävention Erfolg versprechende Ansatzpunkte. Selbst wenn man gesundheitsbezogener Prävention nur die Vermeidung eines Bruchteils der genannten Arbeitsunfähigkeitstage zutraut, wäre das Nutzenpotenzial immer noch immens, da dies die beiden Diagnosegruppen sind, die den höchsten Anteil an volkswirtschaftlichen Kosten nach sich ziehen (BAuA & BMAS, 2020, S. 48).

Beachtenswert ist zudem, dass die direkten Kosten im oben genannten Betrag von 149 Milliarden Euro noch gar nicht enthalten sind. Das Präventionspotenzial im Bereich der direkten Kosten konkret zu bestimmen, erweist sich als sehr schwierig, da es fraglich ist, inwiefern die Vorbeugung einer bestimmten Erkrankung zur Verringerung der Gemeinkosten im Gesundheitswesen beiträgt. Hinzu kommt, dass die angegebenen Arbeitsunfähigkeitstage die tatsächliche Zahl unterschreiten, da nur solche Arbeitsunfähigkeitstage erfasst wurden, die mit einer Krankschreibung durch einen Arzt verbunden waren (BAuA, 2021, S. 2). Folglich gibt es selbst im Bereich der indirekten Kosten eine „Dunkelziffer" an Arbeitsunfähigkeitstagen, die die berechneten Wertschöpfungsausfälle noch zu niedrig ausfallen lassen.

Entscheidend für den ökonomischen Wert von gesundheitsbezogener Prävention ist die Effektivität und die Effizienz der entsprechenden Maßnahmen. Die unvermeidbare Unschärfe in der Berechnung des Nutzenpotenzials erschwert eine klare Bezifferung, zeigt aber auch das beträchtliche Potenzial von Prävention.

4.3 Entwicklung der Lebenserwartung – Expansion oder Kompression der Morbidität

Die Lebenserwartung ist ein wichtiger Indikator für die Einschätzung des Gesundheitszustandes und des Lebensstandards einer Gesellschaft. Meist wird hierzu die Lebenserwartung von Geburt an genutzt, also die für den Menschen eines bestimmten Jahrgangs zu erwartende Lebenszeit in Jahren (Nowossadeck, Lippe & Lampert, 2019, S. 41). Seit den ersten Aufzeichnungen von Sterbetafeln bis heute hat sich die Lebenserwartung in Deutschland kontinuierlich erhöht. Allein seit Beginn der 1990er-Jahre ist die Lebenserwartung in Deutschland um 4,2 Jahre bei den Frauen auf nunmehr 83,2 Jahre und bei den Männern um 5,9 Jahre auf 78,4 Jahre angestiegen (Nowossadeck et al., 2019, S. 42). Auch künftig wird von einem weiteren Anstieg der Lebenserwartung in Deutschland ausgegangen (Destatis, 2019, S. 36–41). Mit der zunehmenden Lebenserwartung wird der Anteil älterer Bürger*innen größer. Der Bevölkerungsvorausberechnung des Statistischen Bundesamtes zufolge wird in Deutschland die Gruppe der hochbetagten Menschen ab 80 Jahren bis zum Jahr 2050 kontinuierlich zunehmen (Destatis, 2019, S. 25).

Mit höherem Alter steigt auch die Wahrscheinlichkeit chronischer Erkrankungen, was häufig mit Funktionseinbußen und Behinderung verbunden ist und zu einem Verlust an Selbstständigkeit führen kann (Nowossadeck & Nowossadeck, 2011). Somit entscheidet der Gesundheitszustand älterer und alter Menschen einerseits darüber, in welchem Umfang die Inanspruchnahme solidarisch finanzierter Versorgungsleistungen erforderlich ist, sowie andererseits, inwieweit eine Teilhabe am gesellschaftlichen Leben möglich ist und individuelle Ressourcen im Sinne der Gesellschaft eingebracht werden können (RKI, 2015).

Angesichts der in den letzten Jahrzehnten deutlich gestiegenen und noch immer zunehmenden Lebenswartung der Bevölkerung stellt sich die Frage, in welchem Gesundheitszustand die Menschen die hinzugewonnenen Lebensjahre verbringen. Leben die Menschen aufgrund der Möglichkeiten der modernen Medizin einfach nur länger mit multiplen Erkrankungen? Oder tragen Gesundheitsförderung und Prävention dazu bei, dass die dazugewonnene Lebenszeit in besserer Gesundheit verbracht werden kann?

Hierzu werden in den Gesundheitswissenschaften zwei konkurrierende Szenarien diskutiert. Auf der einen Seite steht die These der Kompression der Morbidität, während auf der anderen Seite vertreten wird, dass es zu einer Expansion der Morbidität kommt.

Expansion der Morbidität

Die „Morbiditätsexpansion" (auch als Medikalisierungsthese bezeichnet) stellt das pessimistische Modell der Krankheitsentwicklung im Alter dar und geht auf Gruenberg (1977) zurück. Sie nimmt einen umgekehrten Zusammenhang zwischen der gestiegenen und weiter steigenden Lebenserwartung sowie der in Krankheit verbrachten Zeitspanne an. Demzufolge bewirkt der medizinische Fortschritt zwar eine Verlängerung des Lebens, vermag aber chronische Krankheiten weder zu heilen, noch ihren Ausbruch hinauszuzögern. Neuere Behandlungsmethoden führen über eine Verlängerung des Lebens gleichzeitig zu einer höheren Anzahl von in Krankheit verbrachten Lebensjahren. Zudem kann innerhalb der länger andauernden Krankheitsphase die Krankheitsschwere zunehmen. Das Gesundheitssystem muss demnach immer mehr chronisch kranke Menschen versorgen und die Menschen verbringen immer mehr Lebensjahre bei eingeschränkter Gesundheit (Kroll & Ziese, 2009).

Kompression der Morbidität

Demgegenüber steht das optimistische Modell der „Morbiditätskompression" nach Fries (1980). Hier wird prognostiziert, dass aufgrund der Begrenzung der menschlichen Lebensspanne und durch erfolgreiche Prävention chronische Krankheiten in ein immer höheres Alter zurückgedrängt werden können und sich dadurch die Länge der chronisch kranken Lebenszeit verringert. Da sich die chronischen nichtübertragbaren Erkrankungen zumeist progredient im Lebensverlauf entwickeln, können sie durch Interventionen der primären und sekundären Prävention verhindert bzw. bis in die letzte Lebensphase hinausgezögert werden. Dies führt zu einer Verlängerung der in Gesundheit verbrachten Lebenszeit sowie umgekehrt zu einer Verringerung des Anteils der gesundheitlich beeinträchtigten Lebensjahre (Geyer, 2015).

Die nachfolgende Abbildung nach Schwartz und Walter (2012) soll die Konzepte der Morbiditätsexpansion und -kompression noch einmal veranschaulichen. Der oberste Teil des Schaubildes stellt den ursprünglichen Zustand bei einer hypothetischen gegenwärtigen Morbidität dar. Das Dreieck symbolisiert die beginnende gesundheitliche Einschränkung durch Krankheit zu einem bestimmten Zeitpunkt. Der Schweregrad der gesundheitlichen Beeinträchtigung erhöht sich danach stetig bis zum Tod.

Das Szenario I veranschaulicht die Annahmen der Morbiditätsexpansion. Der Zeitpunkt des Krankheitseintrittes ist mit der hypothetischen gegenwärtigen Morbidität identisch. Durch die steigende Lebenserwartung wird die Phase gesundheitlicher Einschränkungen bis zum Todeszeitpunkt zeitlich ausgedehnt. Die gewonnenen Lebensjahre werden in Krankheit verbracht, die Menschen sind demnach im Durchschnitt länger krank und die Versorgungssysteme werden entsprechend stärker belastet.

Das Szenario II zeigt die Annahmen der Morbiditätskompression. Frühzeitige präventive Interventionen führen dazu, dass sich der Zeitpunkt des Eintritts von Krankheit und Behinderung zeitlich nach hinten verschiebt. Die Phase gesundheitlicher Beeinträchtigungen bis zum Tod wird somit kürzer. Umgekehrt spiegelt sich nach dieser Annahme der Wert von Gesundheitsförderung und Prävention in einer Verlängerung der krankheitsfreien Lebenszeit wider.

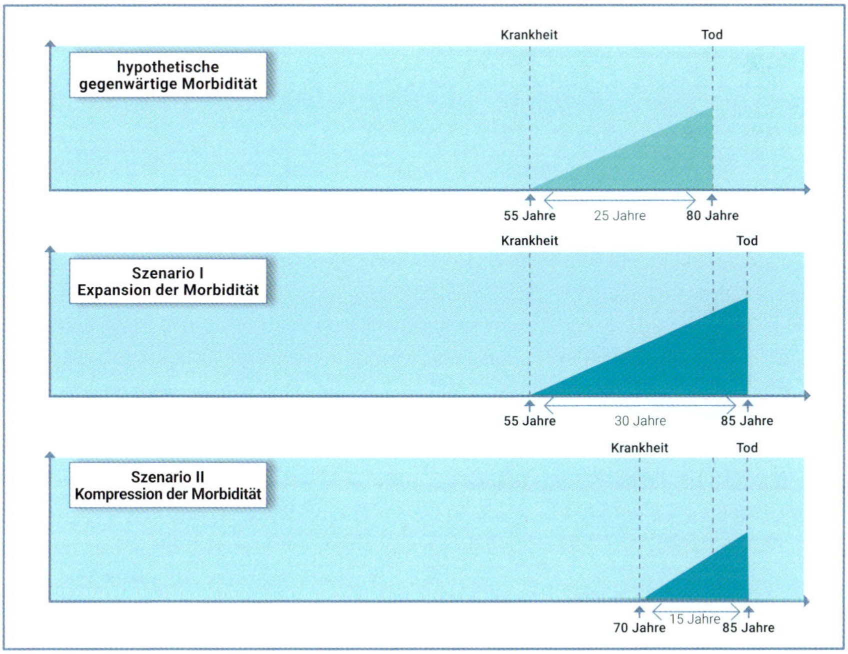

Abb. 4.1: Expansion versus Kompression der Morbidität (modifiziert nach Schwartz & Walter, 2012, S. 177)

Dynamisches Equilibrium
Als Kombination von Morbiditätsexpansion und -kompression geht das Modell des dynamischen Equilibriums nach Manton (1982) von der Annahme aus, dass eine Zunahme der Lebenserwartung nur als Folge einer entsprechenden Veränderung der gesunden Lebenszeit möglich ist und somit ein dynamisches Gleichgewicht zwischen der Lebenszeit in Gesundheit und der in Krankheit verbrachten Lebenszeit besteht. Im Zuge eines Anstiegs der Lebenserwartung steigt demnach die gesunde Lebenszeit, wie auch die Lebenszeit, die mit leichten Beeinträchtigungen verbracht werden muss. Dadurch bleibt der Anteil der leicht eingeschränkten Lebensjahre konstant. Gleichzeitig kann durch Prävention der Schweregrad von Beeinträchtigungen reduziert werden. Die Dauer der kurzen Phase eines sehr eingeschränkten Gesundheitszustandes vor dem Tod verändert sich dagegen nicht. Im Zuge des Anstiegs der allgemeinen Lebenserwartung kommt es daher nur zu einer relativen Kompression dieser Phase schwerer Morbidität (Kroll, Lampert, Lange & Ziese, 2008). Die höhere Lebenserwartung führt also zu einer verzögerten Manifestation chronischer Erkrankungen.

Entwicklung der gesunden Lebenserwartung
Bezüglich der Entwicklung der gesunden Lebenserwartung zeigt sich die empirische Datenlage uneinheitlich. Einerseits gibt es Belege dafür, dass aufgrund der gestiegenen Lebenserwartung auch die Anzahl der in Krankheit verbrachten Lebensjahre steigt, was für eine Expansion der Morbidität spricht. So resümieren beispielsweise Frank und Babitsch (2018) in ihrer Untersuchung zur Morbiditätsentwicklung der Generation 65 plus in der ambulanten Versorgung in Deutschland, dass für die meisten Menschen eine hohe Lebenserwartung mit einer zunehmenden Anfälligkeit für chronische Erkrankungen und Multimorbidität verbunden sein wird. Hieraus resultiert ein erhöhter ambulanter Versorgungsbedarf.

Andererseits deuten Studien auf einen Anstieg der gesunden Lebenserwartung und somit auf eine Kompression der Morbidität hin (Kroll et al., 2008). Eine Übersichtsarbeit von Geyer (2015) zeigt, dass für Multimorbidität, ausgewählte Erkrankungen, kognitive Beeinträchtigungen sowie die subjektiv eingeschätzte Gesundheit die Befunde auf eine Morbiditätskompression hindeuten. Auch Kroll et al. (2008) schlussfolgern, dass sich der Anteil und das Ausmaß der gesundheitlich beeinträchtigten Lebenszeit bei Männern und Frauen insbesondere für starke gesundheitliche Beeinträchtigungen verringert hat und die Entwicklung in Richtung der Kompressionsthese geht.

Konsequenzen für die Gesundheitsförderung und Prävention
Vor dem Hintergrund der bisherigen Ausführungen fällt der Gesundheitsförderung und Prävention die Aufgabe zu, Morbidität und Behinderung im Lebenszyklus zeitlich zu verzögern und möglichst weit in den letzten Lebensabschnitt zu verlagern (Sachverständigenrat zur Begutachtung der Entwicklung im Gesundheitswesen [SVR Gesundheit], 2005). Rückläufige Inzidenzen im Sinne einer Morbiditätskompression sind ein positives Indiz dafür, die Anstrengungen in diesem Bereich zu verstärken (Frank & Babitsch, 2018). Nur so können die zu erwartenden Präventionspotenziale besser als bislang ausgeschöpft werden.

Dennoch wird für viele ältere Menschen eine hohe Lebenserwartung mit Krankheit und Multimorbidität verbunden sein. Auch neue medizinisch-technische Innovationen sprechen eher für die Expansion der Morbidität. Gerade bei den verhaltensassoziierten chronischen Erkrankungen sollte der zunehmende Versorgungsbedarf daher über gezielte Versorgungskonzepte, die auch auf den Lebensstil fokussieren, gedeckt werden. Ebenso kann erfolgreiche Tertiärprävention bei einer gleichen Zeitspanne der Morbidität die Krankheitsschwere verringern (SVR Gesundheit, 2009). Insgesamt muss allerdings festgestellt werden, dass die Prävention im Vergleich zur kurativen Medizin hinsichtlich der Eindämmung der chronischen Erkrankungen bislang einen geringen Stellenwert hat.

Gesundheitsökonomische Konsequenzen

Die Bezahlbarkeit des medizinischen Fortschritts und die mit der steigenden Lebenserwartung zwangsläufig verbundene längere Inanspruchnahme von Versorgungsleistungen sind zentrale Herausforderungen des Gesundheitssystems. Wenige Erkrankungen beanspruchen einen immer größer werdenden Teil der Ressourcen unseres Gesundheitssystems. Die zunehmende Ausdifferenzierung diagnostischer Möglichkeiten und neue Behandlungsstrategien verstärken diese Entwicklung zusätzlich. Deshalb sollten die Potenziale der Gesundheitsförderung und Prävention in der gesundheitsökonomischen Betrachtung stärker in den Fokus gerückt werden. Neben den nachgewiesenen gesundheitlichen Effekten für jede und jeden Einzelnen wird den Maßnahmen der Prävention und Gesundheitsförderung auch ein hoher Nutzen für die Gesellschaft zugeschrieben. So sollen entsprechende Interventionen hinsichtlich der Kosten für das Gesundheitssystem wirksam sein, das heißt, es können Nettoersparnisse aufgrund verringerter Folgekosten erzielt werden. Schätzungen und Studien zufolge lassen sich erhebliche Anteile der Krankheitslast und Krankheitskosten durch langfristige Gesundheitsförderung und Prävention vermeiden (König, 2017; Walter & Schwartz, 2001). Da eine verbesserte und flächendeckende Prävention zunächst zu einer Steigerung der Gesamtkosten führt, ist eine Kostenwirksamkeit entsprechender Maßnahmen allerdings nicht per se gegeben. Bislang gibt es keine ausreichende Datenbasis bezüglich der Frage, ob durch Prävention medizinische Versorgungskosten gesenkt werden können oder gar steigen bzw. ob eine mögliche Steigerung in einem angemessenen Verhältnis zum Nutzen steht. Wohl auch deshalb ist es noch nicht gelungen, die Gesundheitsförderung und Prävention gleichberechtigt neben der Kuration, der Rehabilitation sowie der Pflege im Gesundheitssystem zu etablieren.

4.4 Verfahren der gesundheitsökonomischen Evaluation

Das deutsche Gesundheitssystem ist gut, aber teuer (Osterloh, 2015). Mit dieser Beurteilung könnte man die Qualität und die Wirtschaftlichkeit der Leistungserbringung im deutschen Gesundheitswesen plakativ und stark vereinfacht auf den Punkt bringen. Die steigenden Gesundheitsausgaben sorgen für anhaltende Forderungen, die Versorgung effizienter zu gestalten, wobei die Qualität nicht leiden darf. Das Bedürfnis nach Gesundheit und der Anspruch an die Versorgungsqualität sind unbegrenzt, die zur Verfügung stehenden Ressourcen sind jedoch limitiert. Diese Knappheit stellt die politisch Verantwortlichen vor die Frage der bestmöglichen Allokation der verfügbaren Mittel (Hammerschmidt, 2019a, S. 669). Ob Gelder beispielsweise in den Versorgungsbereich der Prävention oder der Rehabilitation fließen sollten, hängt von den erwarteten Ergebnissen der jeweiligen Maßnahmen ab. Um die entsprechenden Verhältnisse von Input und Output abbilden und nach Effizienzmaßstäben vergleichen zu können, greifen Gesundheitsökonom*innen auf das Werkzeug der gesundheitsökonomischen Evaluation zurück, das Gegenstand des folgenden Kapitels ist (Zechmeister & Radlberger, 2009, S. 160–161).

Grundzüge der gesundheitsökonomischen Evaluation

Unter gesundheitsökonomischer Evaluation versteht man die Analyse von Gesundheitsleistungen hinsichtlich des Ressourceneinsatzes (Kosten) und der Effekte der Gesundheitsleistungen (Hammerschmidt, 2019b, S. 669). Sie zielt darauf ab, einerseits als theoretische Basis in der Diskussion um eine gerechte Verteilung der knappen Ressourcen zu einer Versachlichung des emotionalen Themas beizutragen und andererseits Haltungen und Annahmen zu implizieren, um dadurch bei der Suche nach Lösungsansätzen mitzuwirken (Zechmeister & Radlbeger, 2009, S. 161).

Anlass dafür bietet das sogenannte Wirtschaftlichkeitsgebot, dem die gesetzlichen Krankenkassen (GKV) aufgrund des bereits angesprochenen Knappheits- und Allokationsproblems unterliegen. Gemäß § 12 SGB V müssen Leistungen der GKV „ausreichend, zweckmäßig und wirtschaftlich sein; sie dürfen das Maß des Notwendigen nicht überschreiten". Weiterhin dürfen neue Untersuchungs- und Behandlungsmethoden in der vertragsärztlichen Versorgung gemäß § 135 SGB V nur dann erbracht werden, wenn unter anderem auch eine Anerkennung der Wirtschaftlichkeit der Methode durch den Gemeinsamen Bundesausschuss (G-BA) vorliegt.

Hintergrund ist die Prämisse, dass der Markt für Gesundheitsleistungen kein vollkommener Markt im volkswirtschaftlichen Sinne ist. Die Gründe dafür liegen unter anderem in der fehlenden Markttransparenz aufgrund vorherrschender Informationsasymmetrien. Die Tatsache, dass Anbietende und Nachfragende durch ihr Verhalten am Markt keine effiziente Allokation von Gesundheitsleistungen erreichen können, begründet, warum gesundheitsökonomische Evaluationen bei der wirtschaftlichen Ausgestaltung der Gesundheitsversorgung eine Rolle spielen sollten (Hammerschmidt, 2019b, S. 670–671).

Den Gegenstand gesundheitsökonomischer Evaluationen bildet die Analyse von Gesundheitsleistungen hinsichtlich deren Ressourceneinsatz (Kosten) und deren Effekte (Nutzen). Generell hängt die Analyse von Kosten und Effekten sowie deren Zurechnung zu bestimmten Gesundheitsleistungen von der Perspektive der jeweiligen Untersuchung ab. Aus Sicht der Leistungserbringer, zu denen zum Beispiel Krankenhäuser oder niedergelassene Ärzt*innen zählen, stellt sich die Frage, welche betriebswirtschaftliche Auswirkung die Gesundheitsleistung auf deren Rentabilität hat. Für die Kostenträger (u. a. GKV, PKV), die zur Finanzierung der Gesundheitsleistungen beitragen, steht das Knappheits- und Allokationsproblem im Vordergrund (Greiner & Damm, 2012, S. 26).

Schließlich fokussiert sich die methodische Literatur zur gesundheitsökonomischen Evaluation überwiegend auf die gesellschaftliche Perspektive, die alle Kosten in die Analyse einbezieht – unabhängig davon, von wem sie getragen werden. Diese Perspektive gilt als umfassende volkswirtschaftliche Betrachtungsweise. Begründet wird ihre Wahl damit, „dass Entscheidungen über die Allokation von Gesundheitsleistungen grundsätzlich ein gesellschaftliches Optimum realisieren sollen" (Krauth, 2010, S. 252; Schwappach, 2014, S. 97). Der Anspruch der perspektivenübergreifenden gesundheitsökonomischen Evaluationen, möglichst alle Kosten zu berücksichtigen, führt zwangsläufig zu methodischer Komplexität. Wie bereits im Kapitel „Kosten von Krankheit" dargestellt, ist die ganzheitliche Erfassung entsprechender Kosten nur näherungsweise möglich.

Folgende Kostenarten werden bei umfassenden gesundheitsökonomischen Evaluationen berücksichtigt (Schwappach, 2014, S. 98):

- **Direkte Kosten:** Unter direkte Kosten fällt jede Art von Güter- und Leistungsverzehr, die durch eine Krankheit und die damit verbundene Behandlung entsteht. Hierzu zählen etwa die Kosten der Krankenhausbehandlung oder die Kosten für Arzneimittel.
- **Indirekte Kosten:** Diese Kostenart beinhaltet Produktivitätsverluste, die auf Krankheit zurückzuführen sind. Die entsprechenden Verluste berücksichtigen nicht nur temporäre krankheitsbedingte Arbeitsausfälle, sondern auch eine durch Krankheit verursachte dauerhafte Erwerbsunfähigkeit oder das frühzeitige Versterben infolge von Krankheit.
- **Intangible Kosten:** Nichtmonetäre Einschränkungen auf persönlicher Ebene, die nicht oder nur schwer gemessen werden können, bezeichnet man als intangible Kosten. Hierzu zählen durch Krankheiten verursachte Ängste oder Stigmata. Intangible Kosten werden in gesundheitsökonomischen Evaluationen häufig über eine eingeschränkte Lebensqualität auf der Nutzenseite berücksichtigt.

Die im Rahmen von gesundheitsökonomischen Evaluationen betrachteten Effekte beschreiben alle gesundheitsbezogenen Auswirkungen einer Intervention. Diese Effekte werden auch als Outcome oder Zielgröße bezeichnet (Hasemann, Düvel, Gruhn & Greiner, 2021, S. 245). Die Frage, ob und wie die Outcomes berücksichtigt werden, beantworten die verschiedenen Formen der gesundheitsökonomischen Evaluation unterschiedlich. Neben der Veränderung von medizinischen Parametern wie Blutzuckerwerten kommen auch von Patient*innen subjektiv bewertete Auswirkungen wie eine Verbesserung der Lebensqualität durch die Reduktion von Schmerzen als Outcome von Evaluationsverfahren infrage. Bei präventiven und gesundheitsfördernden Maßnahmen erweisen sich die Festlegung und Messung von Effekten als besonders herausfordernd. Zum einen kann der zeitliche Abstand zwischen Präventionsmaßnahme und dem Eintreten (oder Nichteintreten) eines bestimmten Outcomes sehr lang sein, zum anderen beeinflussen auch Faktoren wie der sozioökonomische Status, die Umwelt oder genetische Prädispositionen die Gesundheit der Individuen (Hasemann et al., 2021, S. 246). Durch diese komplexen Zusammenhänge und das zeitlich nachgelagerte Eintreten der Effekte sind die keineswegs garantierten gesundheitlichen Wirkungen einer präventiven Intervention mitunter schwer zu quantifizieren.

Die möglichen Effekte von gesundheitsökonomischen Evaluationen werden im nachfolgenden Kapitel näher beleuchtet.

Formen der gesundheitsökonomischen Evaluation

Vorwegzunehmen ist, dass „gesundheitsökonomische Evaluation" nicht für ein einheitliches Studiendesign steht, sondern vielmehr ein Sammelbegriff für eine Vielzahl von Methoden darstellt, die Kosten und gegebenenfalls Effekte unterschiedlich berücksichtigen.

Grundsätzlich lassen sich zwei zentrale Unterscheidungsmerkmale für die Einteilung der Studienarten heranziehen. Einerseits werden Studien ohne vergleichenden Charakter von Studien mit vergleichendem Charakter unterschieden. Andererseits können Studienformen ausschließlich Kosten oder sowohl Kosten als auch Effekte in die Analyse einbeziehen. Die entsprechenden Studienformen sind nachfolgend, unterteilt nach den genannten Unterscheidungsmerkmalen, zum Überblick dargestellt (Schöffski, 2012, S. 43–44).

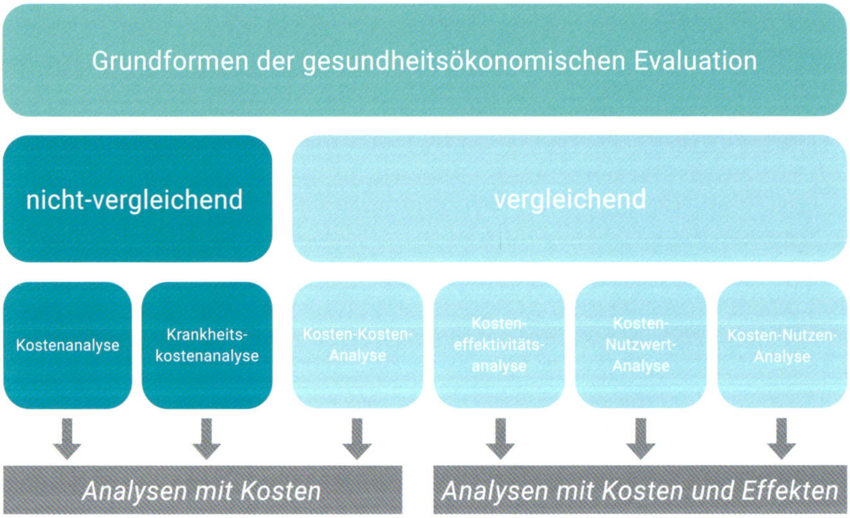

Abb. 4.2: Grundformen der gesundheitsökonomischen Evaluation (modifiziert nach Schöffski, 2012, S. 44)

Nicht-vergleichende Studien

Kosten- und Krankheitskostenanalysen werden auch als ergänzende Studienformen angesehen, da sie ausschließlich die Kosten einer Erkrankung isoliert erheben und keinen Vergleich mit anderen Maßnahmen ermöglichen (Greiner & Hoffmann, 1999, S. 150).

Werden im Rahmen von Bewertungsverfahren lediglich die Kosten einer medizinischen Maßnahme betrachtet, handelt es sich um eine einfache Kostenanalyse. Als Ergebnis zeigt sich beispielsweise, dass eine bestimmte Behandlungsmethode (z. B. Einsatz eines Stents) einen bestimmten Geldbetrag kostet. Anhand dieser Information kann allerdings aufgrund eines fehlenden Vergleichs mit Alternativen keine Entscheidung für oder gegen die untersuchte Methode getroffen werden (Schöffski, 2012, S. 44).

Wie der Name der Krankheitskostenanalysen bereits sagt, werden hier nicht die Kosten einer einzelnen medizinischen Maßnahme berechnet, sondern die Kosten einer Krankheit insgesamt analysiert. Der Unterschied zur reinen Kostenanalyse besteht somit darin, dass die verschiedenen medizinischen Maßnahmen, die eine Person im Krankheitsverlauf in Anspruch nimmt, zusammengefasst werden. Aus volkswirtschaftlicher Sicht sind Krankheitskostenanalysen insofern relevant, als dass sie die gesamtgesellschaftliche Bedeutung von Krankheiten aufdecken und gegebenenfalls spezielle Handlungsbedarfe im Sinne von zu priorisierenden Präventionsaktivitäten ermitteln (Greiner & Hoffmann, 1999, S. 150; Schöffski, 2012, S. 45). Informationen zu den bestehenden Krankheitskosten in Deutschland finden sich auf den Seiten des Statistischen Bundesamtes sowie in den Themenheften des Robert Koch-Institutes (Robert Koch-Institut, 2021; Statistisches Bundesamt, 2021b).

Vergleichende Studien

Im Gegensatz zu den nicht-vergleichenden Evaluationsformen, bei denen nur eine Krankheit oder eine Maßnahme untersucht wird, betrachten die vergleichenden Evaluationsformen mindestens zwei Maßnahmen. Zentrales Ziel der vergleichenden Evaluationsformen ist es, von zwei Maßnahmen oder Handlungsalternativen die bessere (im Sinne von: die kosteneffektivere) zu bestimmen, um diese dann zu realisieren (Schöffski, 2012, S. 52).

Bei Kosten-Kosten-Analysen (auch Kostenminimierungsanalyse) handelt es sich konzeptionell um die einfachste Form von vergleichenden Evaluationsstudien. Sie wird auch als reduzierte gesundheitsökonomische Studie angesehen, da sich ihre Analyse auf einen reinen Kostenvergleich beschränkt (Schwappach, 2014, S. 94). Dies setzt voraus, dass es sich bei den zu untersuchenden Interventionen um solche handelt, die ein identisches Ergebnis aufweisen. Nur wenn vollständige Gleichheit der Ergebnisse vorliegt, können Vergleiche auf eine reine Kostenbetrachtung reduziert werden. In den seltensten Fällen ist die Annahme eines identischen Effekts jedoch wirklich erfüllt. So bringen viele Maßnahmen zwar ähnliche erwünschte Wirkungen, aber unterschiedlich geartete Nebenwirkungen mit sich (Schwappach, 2014, S. 94; Zechmeister & Radlbeger, 2009, S. 162). Eine vollständige Ergebnis- bzw. Wirkungsgleichheit bei zwei unterschiedlichen präventiven Maßnahmen anzunehmen, wäre aufgrund der komplexen

Mechanismen ebenso kaum realistisch (Hasemann et al., 2021, S. 247). Dies erklärt, warum ein solcher Evaluationstyp eher selten eingesetzt wird (Zechmeister & Radlbeger, 2009, S. 162). Zur Abschätzung von Kosten und Konsequenzen verschiedener Maßnahmen existieren drei Formen vergleichender gesundheitsökonomischer Evaluationen, die sich danach unterscheiden, in welchen Maßeinheiten Effekte erfasst werden (Hammerschmidt, 2019b, S. 675; Zechmeister & Radlbeger, 2009, S. 161).

1. Kosteneffektivitätsanalyse (KEA, Cost-effectiveness analysis, CEA, auch Kostenwirksamkeitsanalyse)

In der Kosteneffektivitätsanalyse werden die Effekte in natürlichen Einheiten ausgedrückt. Dies können sogenannte Biomarker sein wie die Senkung des Blutdrucks im mmHg oder von Patient*innen wahrgenommene klinische Effekte, zu denen beschwerdefreie Tage oder vermiedene Frakturen bei Osteoporose zählen (Schwappach, 2014, S. 95). Der Vorteil dieser Analyse besteht darin, dass solche Parameter beobachtbar, leicht verständlich und in der Regel mit geringem Aufwand messbar sind (Hammerschmidt, 2019b, S. 675).

Zu bedenken ist jedoch, dass sich diese Methode nur für die gesundheitsökonomische Evaluation alternativer Interventionen mit den gleichen medizinischen Erfolgskriterien eignet (Zechmeister & Radlbeger, 2009, S. 162). Werden unterschiedliche Effektivitätsparameter innerhalb einer Indikation herangezogen, sind die verschiedenen gesundheitsökonomischen Studien nicht vergleichbar. Die Reduktion auf einen einzelnen spezifischen Aspekt wird den Konsequenzen vieler Erkrankungen jedoch nicht gerecht, da sowohl die Erkrankung als auch deren Behandlung oft Effekte auf Lebensqualität und Lebenserwartung mit sich bringen (Brazier, Ratcliffe, Salomon & Tsuchiya, 2017, S. 10; Schwappach, 2014, S. 95). Zusätzlich ist der Vergleich zwischen verschiedenen Erkrankungen kaum möglich, wenn dort andere klinische Parameter relevant sind. So können etwa Studien, die die Kosteneffektivität bei Bluthochdruck in Bezug auf die Senkung in mmHg und bei Osteoporose anhand vermiedener Frakturen messen, nicht miteinander verglichen werden (Hammerschmidt, 2019b, S. 675–676).

Auch bei präventiven oder gesundheitsfördernden Interventionen kann eine Vielzahl unterschiedlicher Ergebnisse beobachtet und erwartet werden. Für eine aussagekräftige Evaluation ist daher ein gemeinsamer Nenner aus verschiedenen Outcome-Parametern auszuwählen (Shi & Nambudiri, 2017, S. 144).

Trotz der genannten Einschränkungen gehören Kosteneffektivitätsanalysen zu den am häufigsten durchgeführten Formen gesundheitsökonomischer Evaluationen (Schöffski, 2012, S. 61).

2. Kosten-Nutzwert-Analyse (KNwA, Cost-utility analysis, CUA)

Für eine effiziente Allokation im Gesundheitswesen werden globale Vergleiche unterschiedlicher Effektivitätsparameter oder auch zwischen verschiedenen Erkrankungen immer relevanter. Die Kosten-Nutzwert-Analyse versucht diesem Anspruch gerecht zu werden, in dem sie

Einschränkungen der Kosteneffektivitätsanalyse beseitigt, weshalb sie auch als deren Weiterentwicklung gesehen wird (Schöffski, 2012, S. 68).

Sie versucht der Mehrdimensionalität des Gesundheitsbegriffs Rechnung zu tragen, indem sie alle Wirkungen einer Maßnahme durch ein geeignetes Gewichtungsschema bei der Bewertung berücksichtigt (Breyer, Zweifel & Kifmann, 2013, S. 24). Die Kosten-Nutzwert-Analyse kombiniert eine quantitative Komponente (Lebenszeit) mit einer qualitativen Komponente (Lebensqualität) und fasst diese in einem Index zusammen (Mangold, 2011, S. 3). Das bekannteste und am häufigsten verwendete Nutzenmaß ist das qualitätsadjustierte Lebensjahr (Quality-Adjusted Life Year, QALY) (Breyer et al., 2013, S. 24).

Würde man lediglich die Effekte auf die Lebenserwartung in die Bewertung einbeziehen, so bliebe die Tatsache unberücksichtigt, dass ein Lebensjahr in guter Gesundheit für die Betroffenen einen höheren Wert hat als ein Lebensjahr in schlechter Gesundheit. Aus diesem Grund „korrigieren" QALYs die Lebensjahre um einen Gewichtungsfaktor, der den subjektiven Wert eines Gesundheitszustandes angibt. Diesen Gewichtungsfaktor bezeichnet man als Nutzwert (Utility). Nutzwerte können einen Wert zwischen 0 und 1 annehmen. Der Wert 0 drückt dabei den schlechtesten möglichen Gesundheitszustand aus und wird meistens mit dem Tod gleichgesetzt. Der Wert 1 stellt den Zustand völliger Gesundheit dar (Schwappach 2014, S. 89).

Wird durch eine Intervention das Leben verlängert, so werden die gewonnenen Lebensjahre mit Werten zwischen 0 und 1 gewichtet. Zur Berechnung von QALYs wird mit dieser Gewichtung die Qualitätsanpassung vorgenommen, indem die erwartete Dauer eines Gesundheitszustandes mit dem entsprechenden Nutzengewicht (Nutzwert) multipliziert wird. Der Zugewinn an zehn Lebensjahren mit einer subjektiv empfundenen gesundheitsorientierten Lebensqualität von 0,5 ergibt demnach 5 QALYs (Breyer et al., 2013, S. 29). Im nächsten Schritt werden diese dann ins Verhältnis zu den dafür aufzuwendenden Kosten gesetzt, sodass daraus ein Kosten/QALY-Quotient resultiert. Zur Bestimmung der QALYs muss also neben der Dauer eines Gesundheitszustandes auch der subjektive Wert eines Gesundheitszustandes, sprich die Lebensqualität, gemessen und bewertet werden.

Erfassung der Lebensqualität

Zu den am häufigsten verwendeten Verfahren zur Messung und Erfassung der Lebensqualität zählen die Bewertungsskala (Rating Scale), die Methode der zeitlichen Abwägung (Time-Trade-Off) und die Standardlotterie (Standard Gamble) (Breyer et al., 2013, S. 40). An dieser Stelle soll beispielhaft die Rating Scale vorgestellt werden. Bei dieser Methode bewerten Proband*innen einen bestimmten Gesundheitszustand, in dem sie einen Punkt auf einer visuellen Skala angeben, der diesem Gesundheitszustand entspricht. Die Skala ist typischerweise von 0 bis 10 oder 100 skaliert und wird nach der Bewertung auf 1 normiert. Die so erhobenen Daten spiegeln die Bewertung des Gesundheitszustandes wider und werden als Gewichtungsfaktor der Lebensjahre für die Berechnung der QALYs verwendet (Breyer et al., 2013, S. 40). Dadurch können zum Beispiel Vergleiche in der erfassten Lebensqualität vor und nach der Teilnahme an einem Präventionsprogramm oder aber zwischen verschiedenen Gruppen aufgezeigt werden (Finne, 2021, S. 273). Diese Methode ist sowohl einfach anwendbar als auch für Probanden gut verständlich. Allerdings erfolgt hier keine präferenzbasierte Bewertung, sondern lediglich eine Rangordnung von Gesundheitszuständen (Hammerschmidt 2019, S. 677).

Der Vorteil der Kosten-Nutzwert-Analyse liegt darin, dass durch die Normierung des Behandlungsergebnisses und die Verwendung eines einheitlichen Effektmaßes (QALYs) weitreichende Vergleiche innerhalb des Gesundheitswesens, unabhängig von Indikationsgebieten, Versorgungssektoren und anderen Merkmalen möglich werden. So könnten beispielsweise ein Screeningverfahren zur Früherkennung bösartiger Neubildungen bei Kindern und eine medikamentöse Therapie bei chronisch Kranken anhand deren Kosten/QALY-Quotienten miteinander verglichen werden (Schwappach, 2014, S. 95–97).

3. Kosten-Nutzen-Analyse (KNA, Cost-benefit analysis, CBA)

Der Begriff Kosten-Nutzen-Analyse wird zum Teil auch als Oberbegriff für sämtliche Formen der vergleichenden gesundheitsökonomischen Evaluation verwendet (Hammerschmidt, 2019b, S. 677–678). An dieser Stelle steht er konkret für eine Analyseform, die sowohl Kosten als auch gesundheitliche Effekte monetär bewertet und ausdrückt. Somit werden alle gesundheitlichen Aspekte ebenso wie der Tod monetarisiert. Die KNA ist somit das einzige Evaluationsverfahren, das einen „Nettonutzen“ (Nutzen [EUR] minus Kosten [EUR]) berechnet (Schwappach, 2014, S. 97).

Der damit verbundene Vorteil besteht darin, dass über alle unterschiedlichen Interventionen ein einheitlicher Bewertungsmaßstab gelegt werden kann und folglich auch gesamtgesellschaftliche Mittelverwendungen verglichen werden (z. B. Vergleich zwischen Bildungs- und Gesundheitssystem (Schwappach, 2014, S. 97).

Bei der monetären Erfassung gesundheitlicher Effekte kommen häufig Verfahren zur Bestimmung der Zahlungsbereitschaft zum Einsatz. Bei diesem Ansatz werden Patient*innen (mittels Befragungen oder Verhaltensweisen) gebeten, ihre Zahlungsbereitschaft für eine Gesundheitsleistung mit einem bestimmten Effekt anzugeben (Zechmeister/Radlberger, S. 163). Durch die monetäre Saldierung von Kosten und Nutzen kann ermittelt werden, ob eine Gesundheitsleistung einen höheren Nutzen – gemessen als Zahlungsbereitschaft – aufweist, als sie kostet.

Die eigentliche Kosten-Nutzen-Analyse wird allerdings nur selten angewandt. Dies liegt vor allem daran, dass es keine ausreichend validierten Verfahren zur Messung der Zahlungsbereitschaft gibt. Des Weiteren stößt die Reduktion von Lebenszeit und Gesundheit auf ökonomische Größen insbesondere in der Öffentlichkeit häufig auf Skepsis und Kritik (Hammerschmidt 2019, S. 678).

4.5 Möglichkeiten und Grenzen der ökonomischen Bewertung von Prävention

Wenn es um die Rechtfertigung solidarisch finanzierter Gesundheitsleistungen geht, sind auch bei präventiven Interventionen Belege für eine angemessene Kosten-Nutzen-Wirksamkeit durch qualifizierte Evaluationsstudien unerlässlich.

Ziel einer ökonomischen Bewertung von Interventionen im Bereich Gesundheit ist es, deren Kostenwirksamkeit zu belegen. Im Rahmen vergleichender gesundheitsökonomischer Analysen sollen die gesundheitsbezogenen Effekte und Kosten einzelner Programme und Maßnahmen gegenübergestellt und die effizienteste Intervention präferiert werden. Häufig sind jedoch komplexe Zusammenhänge zu berücksichtigen, die diese auf den ersten Blick logische Vorgehensweise vor immense Probleme stellt.

Bereits die Kostenerfassung ist mit umfassenden Fragestellungen verbunden, die es schwierig machen, sämtliche in Verbindung mit einer medizinischen Intervention stehenden Kosten auch tatsächlich zu erfassen. Während zum Beispiel die Implementierungskosten einer Präventionsmaßnahme noch relativ einfach abzubilden sind, sind die indirekten Kosten von Krankheit, wie zum Beispiel für Produktionsausfälle, Arbeitsunfähigkeit oder auch für eine verkürzte Lebenserwartung, weitaus schwieriger darzustellen.

Zudem erweist es sich als Hürde, die Nutzeneffekte präventiver Interventionen quantifizierbar zu machen. So wird bei einer Vielzahl gesundheitsökonomischer Analysen versucht, den Nutzen einer Intervention beispielsweise mit den vermutlich eingesparten Behandlungskosten zu beziffern. Je ferner der gewünschte Gesundheitseffekt jedoch in der Zukunft liegt, umso schwieriger wird es, den Nutzen für „eingesparte Behandlungskosten“ in Zahlen oder monetären Beträgen auszudrücken. Darüber hinaus kann auch zum Zeitpunkt der Intervention noch gar nicht klar sein, ob der prognostizierte Effekt in der Zukunft überhaupt eintreten wird.

Exemplarisch existieren für den Bereich der arbeitsweltbezogenen Gesundheitsförderung und Prävention wissenschaftliche Belege zum ökonomischen Nutzen aufgrund systematischer Reviews. Demnach verzeichnet der umfangreichste Review, der die meisten Studien zum ökonomischen Nutzen arbeitsweltbezogener Maßnahmen einschließt, einen mittleren Return on Investment (ROI) von 2,7. Demnach stünde jedem in Maßnahmen zur Betrieblichen Gesundheitsförderung investierten Euro eine Einsparung von 2,70 Euro gegenüber (Initiative Gesundheit & Arbeit [iga], 2019, S. 8).

Das zentrale Ziel von Prävention und Gesundheitsförderung ist die Vermeidung von Krankheitsleid und frühzeitigem Tod. Insofern sind Leistungsentscheidungen im deutschen Gesundheitssystem immer auch ethische Entscheidungen. Hier gilt es einerseits das gesamtgesellschaftliche Interesse im Sinne einer wirtschaftlichen Verwendung von Solidarressourcen gegenüber begründeten gesundheitlichen Einzelinteressen abzuwägen. Andererseits dürfen ökonomische Interessen nicht den Vorrang vor medizinisch notwendigen Maßnahmen haben.

Wenngleich sich im Rahmen gesundheitsökonomischer Analysen einige Probleme zeigen, so ergibt sich deren Notwendigkeit allein schon aufgrund der Tatsache, dass die Ressourcen im Gesundheitssystem begrenzt sind. Für den Bereich der Gesundheitsförderung und Prävention bedeutet dies: Selbst wenn der Beweis der Kostenwirksamkeit für entsprechende Interventionen geführt werden kann, darf dies nicht zu einer ausufernden Ausweitung solidarisch finanzierter Leistungen führen.

Schöffski, O. (2012). Grundformen gesundheitsökonomischer Evaluationen. In O. Schöffski & J.-M. Graf von der Schulenburg (Hrsg.), Gesundheitsökonomische Evaluationen (4., vollständig überarbeitete Aufl., S. 43–70). Berlin: Springer. Verfügbar unter: https://doi.org/10.1007/978-3-642-21700-5_4

Schwappach, D. (2014). Gesundheitsökonomie. In M. Egger & O. Razum (Hrsg.), Public Health. Sozial- und Präventivmedizin kompakt (2., aktualisierte Aufl., S. 93–100). Berlin: de Gruyter.

Schwartz, F. W. & Walter, U. (2012). Altsein – Kranksein? In F. W. Schwartz, U. Walter, J. Siegrist, P. Kolip, R. Leidl, M.-L. Dierks et al. (Hrsg.), Public Health. Gesundheit und Gesundheitswesen (3., völlig neu bearbeitete und erweiterte Aufl., S. 167–185). München: Urban & Fischer.

Shi, C. R. & Nambudiri, V. E. (2017). Research Techniques Made Simple: Cost-Effectiveness Analysis. Journal of Investigative Dermatology, 137 (7), 143–147. Verfügbar unter: https://reader.elsevier.com/reader/sd/pii/S0022202X17312174?token=B831148757658581E12F27F59C0588F01760DB09CD0FB7511B8AEE322F5A9A71FC9B6A692A4CCE0C3999A67BC8FC525C&originRegion=eu-west-1&originCreation=20210811074151

Statistisches Bundesamt. (2017). Pressemitteilungen – Herz-Kreislauf-Erkrankungen verursachen die höchsten Kosten (Pressemitteilung Nr. 347). Zugriff am 22.01.2019. Verfügbar unter: https://www.destatis.de/DE/PresseService/Presse/Pressemitteilungen/2017/09/PD17_347_236.html

Statistisches Bundesamt. (2019). Bevölkerung im Wandel. Annahmen und Ergebnisse der 14. koordinierten Bevölkerungsvorausberechnung. Zugriff am 09.07.2019. Verfügbar unter: https://www.destatis.de/DE/Presse/Pressekonferenzen/2019/Bevoelkerung/pressebroschuere-bevoelkerung.pdf;jsessionid=53E17E7A-5D14E4B9B8BB08250498C5FB.internet741?__blob=publicationFile&v=5

Statistisches Bundesamt (Statistisches Bundesamt, Hrsg.). (2020). Gesundheitsausgabenrechnung – Methoden und Grundlagen. Zugriff am 15.07.2021. Verfügbar unter: https://www.destatis.de/DE/Themen/Gesellschaft-Umwelt/Gesundheit/Gesundheitsausgaben/Methoden/gesundheitsausgabenrechnung-methoden-grundlagen.pdf?__blob=publicationFile

Statistisches Bundesamt (Statistisches Bundesamt, Hrsg.). (2021a). Gesundheitsausgaben nach Ausgabenträgern. Zugriff am 15.07.2021. Verfügbar unter: https://www.destatis.de/DE/Themen/Gesellschaft-Umwelt/Gesundheit/Gesundheitsausgaben/Tabellen/ausgabentraeger.html;jsessionid=69365382DC91C892A-5631023D3E9AD5F.live721

Statistisches Bundesamt. (2021b). Krankheitskosten. Zugriff am 11.08.2021. Verfügbar unter: https://www.destatis.de/DE/Themen/Gesellschaft-Umwelt/Gesundheit/Krankheitskosten/_inhalt.html

Walter, U. & Schwartz, F. W. (2001). Gutachten Prävention im deutschen Gesundheitswesen. Hannover: Medizinische Hochschule Hannover.

Zechmeister, I. & Radlberger, P. (2009). Gesundheitsökonomische Evaluation. Wiener medizinische Wochenschrift (1946), 159 (5–6), 160–168. Verfügbar unter: https://doi.org/10.1007/s10354-008-0548-5

KAPITEL 5
PRÄVENTION VON ZIVILISATIONSKRANKHEITEN IM POLITISCHEN KONTEXT

FLORIAN BRANDT & ELMAR WALDSCHMITT

Die Prävalenz von Zivilisationskrankheiten ist sehr hoch, nimmt in der Tendenz weiter zu und stellt Politik und Gesellschaft vor große Herausforderungen. Die Prävention von Zivilisationskrankheiten stellt somit eine wichtige politische Gestaltungsaufgabe dar und umfasst hierbei unterschiedliche Politikbereiche. Dieser Beitrag beschreibt Prävention daher zunächst als gesamtpolitische Querschnittsaufgabe und führt in einer sich anschließenden Diskussion über Prävention in der Sozial- und Gesundheitspolitik auf die Umsetzung präventiver Maßnahmen in der gesetzlichen Krankenversicherung (GKV) hin. Im Ergebnis erscheinen die Erbringung von Präventionsleistungen in den alltäglichen Lebenswelten der jeweiligen Zielgruppe sowie eine ganzheitliche Betrachtung im Sinne einer gesamtpolitisch abgestimmten Präventionsstrategie zielführend. In der Realität sind präventive Maßnahmen jedoch häufig Gegenstand politischer Auseinandersetzungen und müssen sich in gegenläufigen Anreizsystemen behaupten. Letztendlich kommt es daher auch auf ein gesundheitsorientiertes Verhalten des Individuums an.

5.1 Einleitung

Die durchschnittliche Lebenserwartung liegt für Neugeborene in Deutschland bei etwa 80 Jahren und steigt erwartungsgemäß weiter an (Statistisches Bundesamt [Destatis], 2020). Der medizinisch-technische Fortschritt ist hierbei ein wichtiger Treiber. Diagnostische und therapeutische Verfahren entwickeln sich kontinuierlich weiter und führen zur Chronifizierung oder sogar Heilbarkeit von Krankheiten, für die unlängst noch keine aussichtsreichen Therapieoptionen zur Verfügung standen (Nolte & McKee, 2004). Bei gleichzeitig rückläufigen Geburtenraten folgt hieraus die viel zitierte Alterung der Gesellschaft (Statistisches Bundesamt [Destatis], 2019). Parallel hierzu nehmen sogenannte Zivilisationskrankheiten, das heißt Krankheiten, die „durch die mit der Zivilisation verbundene Lebensweise [...]" hervorgerufen werden, (Duden, 2021) zu. Hierzu zählen Erkrankungen wie Krebs, Diabetes, Herz-Kreislauf- oder chronische respiratorische Erkrankungen, die aus typischen gesundheitsschädigenden Einflüssen und Verhaltensweisen der „zivilisierten" Welt, beispielsweise Bewegungsmangel oder übermäßiger Konsum ungesunder Nahrungsmittel, resultieren und zudem mit überdurchschnittlich hohen

Krankheitskosten einhergehen (Gesundheitsberichterstattung des Bundes [GBE], 2016; Nöthen & Böhm, 2009; Robert Koch-Institut [RKI], 2015; World Health Organization [WHO], 2014). Neben Deutschland belastet dies auch diverse andere Länder, insbesondere westliche Industrienationen, und stellt diese vor große soziale und ökonomische Herausforderungen (WHO, 2014). Abbildung 1 zeigt die Prävalenz von Übergewicht (BMI ≥ 25), Adipositas (BMI ≥ 30) und Diabetes (Blutzucker ≥ 126 mg/dl bzw. 7 mmol/l) im Jahre 2014 in ausgewählten Ländern im Vergleich. Die Prävalenz von Übergewicht und Adipositas liegt in Deutschland deutlich über dem weltweiten Durchschnitt. Besonders für Gesundheitssysteme wie die GKV, die auf einer

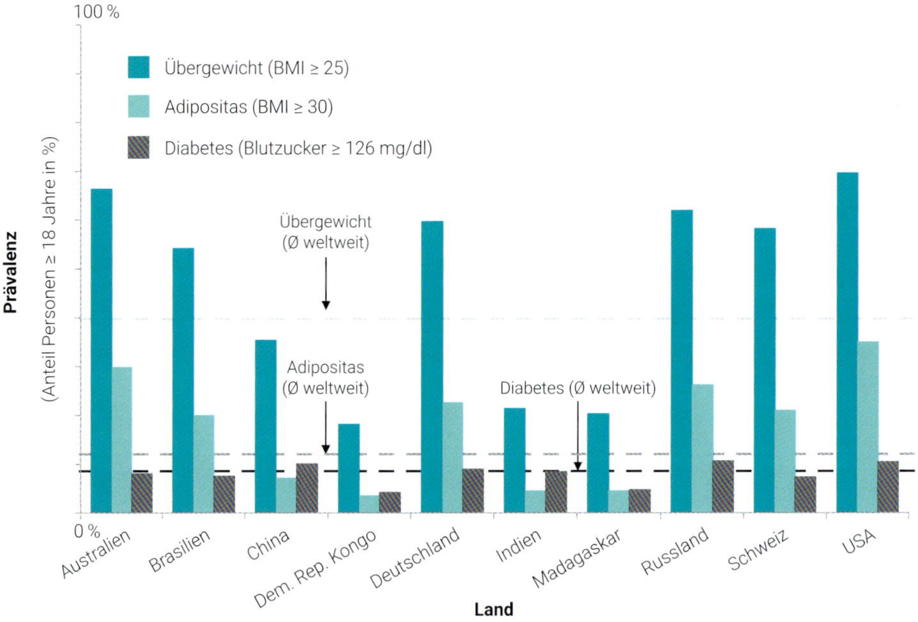

Abb. 5.1: Übergewicht, Adipositas und Diabetes im internationalen Prävalenzvergleich (modifiziert nach WHO, 2014)

Umlagefinanzierung basieren, führt dies zukünftig unweigerlich zu einem Dilemma: steigende Kosten bei gleichzeitig weniger stark steigenden, stagnierenden oder gar sinkenden Einnahmen, da mit zunehmendem Alter und chronischen Erkrankungen auch das Risiko der Erwerbsminderung oder -unfähigkeit steigt, was Arbeitsentgelte als Einnahmequellen versiegen lässt. In vergleichbarer Weise trifft dies auch die übrigen Sozialversicherungssysteme, das heißt die Renten-, Pflege- und Arbeitslosenversicherung, was die Zukunftsfähigkeit umlagefinanzierter Sozialversicherungssysteme generell in Frage stellt. Eine bloße Erhöhung der Beitragssätze ist jedenfalls keine geeignete Lösung, da Sozialversicherungssysteme sich kontinuierlich gegenüber der sie tragenden Gesellschaft legitimieren müssen und bei steigenden Beitragssätzen schnell an Akzeptanzgrenzen stoßen können (Znotka, Brandt, Lindenmeier & Dietrich, 2019).

Als vermutlich bessere Alternative rückt immer mehr die systematische Vermeidung kostentreibender Erkrankungen im Wege ganzheitlicher Präventionsstrategien in den Fokus. Vor diesem Hintergrund kommen insbesondere Maßnahmen der Primärprävention in Betracht, die grundsätzlich vor medizinisch-therapeutischen Maßnahmen ansetzen, nämlich dann, wenn ein unerwünschter Gesundheitszustand noch gar nicht eingetreten ist. Wenn im Folgenden von Prävention gesprochen wird, ist grundsätzlich die Primärprävention gemeint.

Bezogen auf den Lebensverlauf von Betroffenen einer Zivilisationskrankheit ergibt sich somit das in Abbildung 5.2 dargestellte Bild.

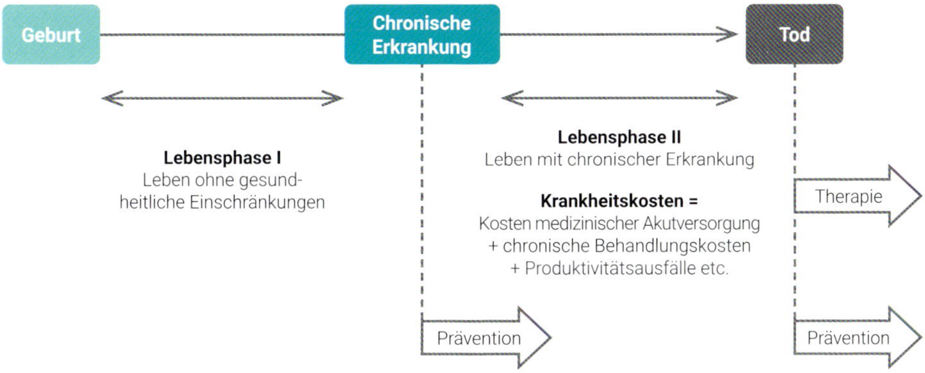

Abb. 5.2: Präventionseffekt bei chronischer Erkrankung im Lebensverlauf (eigene Darstellung)

Der Lebensverlauf, beispielsweise einer Person mit Diabetes mellitus Typ 2, gliedert sich in eine Lebensphase ohne gesundheitliche Einschränkungen (Lebensphase I vor Erkrankungseintritt) und eine zweite Lebensphase mit der jeweiligen chronischen Erkrankung (Lebensphase II nach Erkrankungseintritt). Maßnahmen der Prävention und Gesundheitsvorsorge zielen nun darauf ab, den Erkrankungseintritt zu verzögern oder bestenfalls gänzlich zu verhindern. Hierdurch soll sich Lebensphase I, in der Krankheitskosten lediglich infolge notwendiger medizinischer Akutbehandlungen entstehen, verlängern, während sich Lebensphase II und die mit der chronischen Erkrankung assoziierten Kosten reduzieren sollen. Neben den unmittelbaren Behandlungskosten sind dies typischerweise auch Kosten infolge von Produktivitätsausfällen (z. B. Kosten für Lohnersatzleistungen) (Lesyuk, Kriza & Kolominsky-Rabas, 2018; Müller & Stock, 2019; Nöthen & Böhm, 2009; Schlander, Hernandez-Villafuerte & Thielscher, 2018). Ziel ganzheitlicher Präventionsstrategien ist es, den in Abbildung 5.2 dargestellten Präventionseffekt in möglichst großen Personenkollektiven zu realisieren bzw. diesen zu verstärken.

Obwohl die politische Auseinandersetzung mit bestehenden Zivilisationskrankheiten zweifelsohne in der Gesundheitspolitik anzusiedeln ist, ist eine entsprechende politisch-inhaltliche Zuordnung diesbezüglicher Präventionsmaßnahmen dennoch nicht ohne Weiteres möglich.

Vielmehr sind Gesundheitschancen und -risiken derart multifaktoriell beeinflusst, dass effektive Prävention ein gesamtpolitisches Konzept voraussetzt (Trojan & Süß, 2015). So korreliert die Auftrittswahrscheinlichkeit chronischer Erkrankungen unter anderem mit dem Einkommen oder dem Bildungsniveau, was einer gesundheitspolitischen Steuerung naturgemäß nicht zugänglich ist. Im Folgenden soll Prävention daher zunächst als gesamtpolitische Querschnittsaufgabe dargestellt werden. In einer sich anschließenden inhaltlichen Konkretisierung wird über eine Diskussion von Prävention in der Sozial- und Gesundheitspolitik auf die Umsetzung präventiver Maßnahmen in der GKV hingeführt. Insgesamt möchte dieser Beitrag keine abschließenden Antworten auf komplexe politische Fragen liefern, sondern zu einer fruchtbaren Diskussion über eine gesundheitsorientierte politische Systemgestaltung inspirieren.

5.2 Prävention als gesamtpolitische Querschnittsaufgabe

Gesundheitschancen und -risiken sind in der Gesellschaft ungleich verteilt. Zum einen bestehen interindividuelle Unterschiede hinsichtlich der genetischen Prädisposition, das heißt der erblich bedingten Empfänglichkeit für bestimmte Erkrankungen. Zum anderen wirken äußere Einflussfaktoren auf die Gesundheit ein, die in einer pluralistischen Gesellschaft sehr unterschiedlich ausgeprägt sein können. So hängt Gesundheit beispielsweise mit dem Einkommen, dem Bildungsniveau oder dem beruflichen Tätigkeitsbereich zusammen und geht einher mit entsprechend niedrigerer oder höherer Gesundheitskompetenz. Ein niedriges Einkommen, ein schlechterer Bildungszugang, bestimmte berufliche Tätigkeiten bzw. die Zugehörigkeit zu bestimmten sozialen Milieus erhöhen demnach auch das Risiko, im Laufe des Lebens an einer Zivilisationskrankheit zu erkranken (Geyer, 2016). Dies erscheint schlüssig, da innerhalb des Bildungssystems auch die Gesundheitskompetenz, das heißt, „die Fähigkeit, Gesundheitsinformationen zu finden, zu verstehen, zu bewerten und für gesundheitsbezogene Entscheidungen anzuwenden [...] (RKI, 2021), adressiert und gesteigert werden kann (Loer, Domanska, Stock & Jordan, 2020). Die Höhe des Einkommens limitiert den Konsum und damit auch den Zugang zu gesundheitsfördernden Produkten und Dienstleistungen oder zu gesunden Lebensmitteln im Hochpreissegment, während bestimmte berufliche Tätigkeiten schon aufgrund des Tätigkeitsprofils (z. B. Bewegungsmangel im Bereich sitzender Tätigkeiten oder Exposition gesundheitsgefährdender Stoffe wie Stäube, Sonne, Hitze, Kälte, Lärm u. v. a. m.) ein unmittelbares Gesundheitsrisiko verursachen können. Diese Beispiele verdeutlichen, dass Prävention eine gesamtpolitische Querschnittsaufgabe darstellt und neben der Gesundheitspolitik auch andere politische Bereiche, unter anderem die Sozial-, Arbeits- oder Bildungspolitik, den Rahmen für die Entwicklung und Prävention von Zivilisationskrankheiten setzen. Wichtige politische Steuerungshebel sind in diesem Zusammenhang die Durchführung von Kampagnen (z. B. die Kampagne „Alkohol? Kenn dein Limit." der Bundeszentrale für gesundheitliche Aufklärung [BzgA], Bonfadelli, 2015), die Etablierung von Organisationen zur Bündelung der Entwicklung und Umsetzung von Maßnahmen der Präventionsförderung (z. B. BzgA), die (finanzielle) Förderung ausgewählter Präventionsmaßnahmen (z. B. Förderung der Entwicklung von COVID-19-Impfstoffen) oder die gesetzgeberische Setzung von Mindeststandards sowie

Ge- und Verboten (z. B. Mindestlohn, Schulpflicht, Sozialversicherungspflicht oder Delegation von Präventionsaufgaben an die Sozialversicherungsträger). Vor diesem Hintergrund sei auf die Abgrenzung zwischen Verhaltens- und Verhältnisprävention hingewiesen. Während die Verhaltensprävention auf eine Reduzierung individueller Gesundheitsrisiken oder eine Förderung gesundheitsbewussten Verhaltens abzielt, beschäftigt sich die Verhältnisprävention mit einer gesundheitsförderlichen Gestaltung von Umweltbedingungen (Dadaczynski & Paulus, 2018). Beispiele für Maßnahmen der Verhältnisprävention sind Impfungen, Kursangebote für Gesundheitstrainings oder die Platzierung von Gesundheitsinformationen in Leitmedien. Im Hinblick auf die Verhältnisprävention sind zum Beispiel die ergonomische Gestaltung von Arbeitsplätzen, das Rauchverbot in der Gastwirtschaft, die Gurtpflicht für Insassen von Personenkraftwagen oder die Vorgabe von Mindeststandards in der Lebensmittelindustrie zu nennen, die dem sogenannten Setting- bzw. Lebensweltansatz folgen, nach dem Menschen am besten dort für Maßnahmen der Prävention und Gesundheitsförderung zugänglich sind, wo sie sich im Alltag tatsächlich aufhalten (WHO, 1986).

Die genannten Beispiele machen deutlich, dass Präventionsmaßnahmen häufig nicht isoliert im Hinblick auf ihre Wirksamkeit zur Erreichung gesundheitlicher Ziele betrachtet werden, sondern dass sie regelmäßig Gegenstand gesamtpolitischer Meinungsbildungsprozesse sind. Die COVID-19-Pandemie hat dies sehr eindrücklich gezeigt. So wurden präventive Maßnahmen wie Ausgangs- und Kontaktbeschränkungen vielfach sehr intensiv diskutiert und mussten kontinuierlich um politische sowie gesellschaftliche Akzeptanz ringen. Gesundheitliche Aspekte fanden sich hierbei im argumentativen Wettstreit mit wirtschaftlichen Konsequenzen oder verfassungsrechtlichen Fragen wieder. Weiterhin spielt auch die Haushaltspolitik eine nicht zu vernachlässigende Rolle bei der Planung und Umsetzung krankheitspräventiver Maßnahmen. Jeder Euro, der in Prävention und Gesundheitsförderung fließt, steht zur Erfüllung anderweitiger politischer Aufgaben nicht mehr zur Verfügung. Insofern muss sich Prävention in einem gesamtpolitischen Priorisierungsprozess durchsetzen und sich darüber hinaus gegen gegenläufige politische Interessen durchsetzen. So fordert die Weltgesundheitsorganisation (WHO) bereits seit mehreren Jahren die Einführung einer Zuckersteuer, um den Konsum zuckerhaltiger Lebensmittel, und damit auch die steigende Prävalenz von Adipositas und Diabetes, zu reduzieren (rme/aerzteblatt.de, 2016). Beispielsweise in Großbritannien konnte die vorgeschlagene Maßnahme ihre Wirksamkeit bereits unter Beweis stellen. Dort hat sich der Zuckergehalt in verkauften Erfrischungsgetränken infolge der Einführung einer Zuckersteuer deutlich reduziert (Bandy, Scarborough, Harrington, Rayner & Jebb, 2020). Die deutsche Lebensmittel- und Zuckerindustrie schafft es bislang dennoch erfolgreich, die Einführung einer entsprechenden Steuer in Deutschland zu verhindern. Dort wo, wie in diesem Fall, politische Steuerung endet, kommt es auf freiwillige Initiativen aus der Privatwirtschaft und auf ein gesundheitsorientiertes Verhalten des Individuums an. Beispielsweise ist seit Ende 2020 mit dem „Nutri-Score" ein freiwilliges Kennzeichnungssystem für Lebensmittel im Sinne einer „Lebensmittelampel" in Deutschland zugelassen. Eine fünfstufige Farbskala soll Orientierung beim Kauf von Lebensmitteln über einen Nährwertvergleich mit vergleichbaren Lebensmitteln geben. Gesundheitsorientiertes Verhalten setzt wiederum ein entsprechendes Bewusstsein bzw. Gesundheitskompetenz voraus (WHO, 2013), die in sozial schwächeren Milieus deutlich geringer ausgeprägt ist (Loer et al., 2020). Hier zeigt sich erneut die Bedeutung einer sozialpolitischen Rahmensetzung für die Prävention von Zivilisationskrankheiten, auf die im folgenden Abschnitt näher eingegangen wird.

5.3 Prävention als Aufgabe der Sozialpolitik

Ein zentraler Bereich der staatlichen Sozialpolitik ist das deutsche Sozialversicherungssystem. Prävention ist regelmäßig Aufgabe der Träger der jeweiligen Sozialversicherungszweige sowie auch trägerübergreifend im Rahmen der Nationalen Präventionskonferenz (NPK). Die NPK wurde 2015 mit dem sogenannten „Präventionsgesetz" eingeführt, um eine nationale Präventionsstrategie für alle Bürger*innen zu entwickeln und fortzuschreiben (§ 20d SGB V). Sie verfolgt das Ziel, dass die Bürger*innen „[...] in allen Lebenswelten, in denen sie im Laufe ihres Lebens Zeit verbringen, Rahmenbedingungen vorfinden, die ihre Gesundheit, Sicherheit und Teilhabe fördern" (Nationale Präventionskonferenz [NPK], o. J.). Die Bundesrahmenempfehlung der NPK formuliert hieraus konsequenterweise drei an den Lebensphasen orientierte Präventionsziele: „Gesund aufwachsen", „Gesund leben und arbeiten" sowie „Gesund im Alter" (NPK, 2019, S. 317).

Träger der NPK sind die gesetzlichen Sozialversicherungen in Deutschland sowie die privaten Krankenversicherungen, jeweils vertreten durch ihre Spitzenorganisationen. Durch den trägerübergreifenden Ansatz soll ein ressort- und sozialversicherungszweigübergreifendes Handeln und dadurch die Implementierung effektiverer und aufeinander abgestimmter Maßnahmen bzw. die Verzahnung bestehender Maßnahmen erreicht werden. Perspektiven für die Weiterentwicklung der Präventionsstrategie sieht die NPK in den folgenden Bereichen (NPK, 2019, S. 248):

1. Fortsetzung der Verknüpfung von verhältnis- und verhaltensbezogenen Elementen,
2. Investition in die Entwicklung bzw. Erforschung wirksamer Interventionen und
3. Umsetzung von Interventionen mit nachgewiesener Wirksamkeit in der Fläche.

Die Evidenzbasierung der Gesundheitsförderung und Prävention steckt in Deutschland allerdings noch weitestgehend „in den Kinderschuhen". In diesem Zusammenhang wird in Kapitel 4 des Präventionsberichts der NPK – verbunden mit dem Hinweis auf weiteren konkreten Forschungsbedarf – auf das Fehlen methodisch hochwertiger, kontrollierter Studien aufmerksam gemacht, mit denen ein Wirkungszusammenhang nachgewiesen und die entsprechend fehlende medizinische Evidenz mithin geliefert werden könnte. Jedoch wird ebenfalls darauf hingewiesen, dass „keine Evidenz" im Rahmen der Gesundheitsförderung und Prävention nicht gleichbedeutend sei mit „keine Wirksamkeit".

Insgesamt stehen die Verbesserung der wirtschaftlichen und sozialen Stellung von benachteiligten Bevölkerungsgruppen sowie das Verhindern von wirtschaftlicher und sozialer Schwäche im Zusammenhang mit dem Auftreten existenzgefährdender Risiken im Zentrum der sozialpolitischen Gestaltung (Lampert & Althammer, 2001). Dies umfasst als Aufgabe der Sozialpolitik auch den gleichberechtigten und einkommensunabhängigen Zugang sämtlicher Bevölkerungsschichten zu Gesundheitsbildung. Gelingen kann dies durch eine systematische Integration von Inhalten zur Steigerung der Gesundheitskompetenz in die Lehrpläne der Primär- und Sekundärbildung sowie durch eine Qualifikation von zukünftigen Lehrkräften innerhalb des tertiären Bildungssektors zur Vermittlung entsprechender Inhalte (Zamora et al., 2015). In jenen Fällen, in denen Bildung nicht fruchtet und gesundheitsbewusste(re)s Verhalten sowie eine proaktive Inanspruchnahme von Präventionsangeboten ausbleibt, sollten Präventionsangebote in den alltäglichen Lebenswelten der Betroffenen vorgehalten werden, verbunden mit exogenen und individuellen Anreizen die Angebote anzunehmen. Wo passive Angebote auf passive Konsument*innen treffen, werden diese ansonsten nicht genutzt. Loer et al. schlagen in diesem Zusammenhang die Etablierung von Maßnahmen zur Steigerung der Gesundheitskompetenz in Bildungs- und Trainingseinrichtungen vor, da hier ein großer Teil der Bevölkerung erreicht werden kann (Loer et al., 2020). Für Personen, die durch primärpräventive Maßnahmen dennoch nicht erreicht werden können, rückt die Sekundärprävention, das heißt die Früherkennung bereits eingetretener Erkrankungen und die Vermeidung der Progredienz, in den Fokus. Die Sekundärprävention ist der Gesundheitspolitik zuzuordnen, auf die im Folgenden näher eingegangen wird.

5.4 Prävention als Aufgabe der Gesundheitspolitik

Auch ein Gesundheitssystem selbst beeinflusst den Gesundheitszustand innerhalb der Bevölkerung (Wendt, 2016). Insofern kommt der politischen Gestaltung des Gesundheitssystems eine weitere wichtige Bedeutung bei der Prävention von Zivilisationskrankheiten zu. Grundlegende politische Stellschrauben stellen die im System angelegten Finanzströme und Vergütungsmodelle dar, denen eine zentrale Lenkungsfunktion hinsichtlich der im System handelnden Personen zukommt. Über die Allokation von Finanzmitteln können ausgewählte Leistungsbereiche, zum Beispiel die Prävention und Gesundheitsförderung, gezielt gefördert werden. Weiterhin können Vergütungsmodelle wirtschaftliche Anreize für politisch erwünschtes Verhalten durch die Marktteilnehmenden schaffen und politisch unerwünschtes Verhalten bestrafen. Für das Ziel der Prävention von Zivilisationskrankheiten bedeutet dies konkret: Die Verhinderung entsprechender Krankheiten sollte wirtschaftlich belohnt und deren Eintritt sanktioniert werden. Die aktuelle Vergütungslogik wirkt in Teilen jedoch genau umgekehrt. So basiert der Großteil der Einnahmen der im Gesundheitssystem tätigen und regelmäßig gewinnorientierten Leistungserbringer wie Ärzt*innen, Krankenhäuser oder Anbieter*innen von Medizinprodukten im aktuellen Fee-for-Service-Vergütungsmodell auf erbrachten Leistungen der Krankenbehandlung. Hieran haben wiederum Einnahmen aus der Behandlung von Diabetes (Müller & Stock, 2019) oder anderen Zivilisationskrankheiten einen großen Anteil (Nöthen & Böhm, 2009).

Insofern profitieren die genannten Markteilnehmenden aus unternehmerischer Sicht von einer hohen Prävalenz in der Bevölkerung, insbesondere dann, wenn die Einnahmen für Patient*innen unabhängig von der jeweiligen individuellen Einkommenssituation sind und durch ein System der sozialen Sicherung garantiert werden.

Angesichts dieser Anreizkonstellationen formulierte der Ökonom Michael Porter mit seinem Valuebased-Healthcare-Ansatz einen Gegenvorschlag (Porter, 2010; Porter & Lee, 2013; Porter & Kaplan, 2016). Ziel etwaiger Steuerungsmaßnahmen sollte hiernach eine konsequente Orientierung am Patient*innenwohl sein, ohne dabei die nachhaltige Finanzierbarkeit außer Acht zu lassen. Dies umfasst auch ein Vergütungsmodell, das in erster Linie auf qualitativen und nicht auf quantitativen Bezugsgrößen basiert. Die Vergütung richtet sich in einem solchen Modell nicht nach der reinen Anzahl erbrachter Leistungen, sondern nach dem durch die Leistungserbringer gestifteten Patient*innen- bzw. Versorgungsnutzen. Übertragen auf den Bereich der Prävention würde dies bedeuten, dass die Erbringung von Leistungen zur Krankheitsvermeidung mindestens ebenso einkommenswirksam für die jeweiligen Leistungserbringer sein müsste wie die Erbringung von Leistungen zur Krankheitsbehandlung. Idealerweise würde nicht (nur) die Erbringung von Präventionsleistungen, sondern die Vermeidung von Erkrankungen selbst vergütet werden. Das Problem hierbei liegt auf der Hand: Die Wirksamkeit von Präventionsmaßnahmen ist regelmäßig nur eingeschränkt feststellbar. Die Etablierung derartiger Vergütungsmodelle würde also den gleichzeitigen Aufbau mitunter aufwendiger Mess- und Bewertungsverfahren voraussetzen, die eine Beurteilung der Präventionsperformance eines einzelnen Leistungserbringers ermöglichen. Eine Option wäre die kontinuierliche Messung der Entwicklung von Parametern, die mit dem Risiko, eine Zivilisationskrankheit zu erleiden, assoziiert sind. So könnte beispielsweise die Entwicklung des Body-Mass-Index (BMI) oder der gesundheitsbezogenen Lebensqualität gemessen und bei der Vergütungshöhe berücksichtigt werden. Bei einer solchen individuellen Betrachtung wäre jedoch nicht klar, ob Veränderungen tatsächlich auf die erbrachten Präventionsleistungen zurückzuführen sind oder durch andere Faktoren bedingt sind, die außerhalb des Einflussbereichs des jeweiligen Leistungserbringers liegen. Eine weitere Möglichkeit wäre die kontinuierliche Durchführung statistischer Gegenüberstellungen der behandelten Patient*innen mit vergleichbaren Patient*innenkollektiven im Sinne eines Benchmarkings. Bei einem gleichbleibenden Gesamtbudget verlöre die Erbringung von Leistungen zur Krankenbehandlung jedenfalls an wirtschaftlicher Attraktivität, während Anreize dahingehend gesetzt würden, auf eine gesundheitsförderliche Lebensweise der Patient*innen hinzuwirken. In diesem Zusammenhang ist jedoch fraglich, ob eine ausreichende Versorgung von erkrankten Personen, die es natürlich dennoch weiterhin geben würde, gewährleistet werden könnte.

Insgesamt hat die Gesundheitspolitik große Schnittmengen mit der Sozialpolitik, da der bedarfsgerechte Zugang zu Gesundheitsleistungen immer auch eine soziale Frage darstellt. Deutschland setzt hierbei auf ein duales Modell, bestehend aus einer GKV, die eine Gesundheitsversorgung nach dem Solidaritätsprinzip, das heißt nach individueller Bedürftigkeit und einer Finanzierungslogik des sozialen Ausgleichs, sicherstellt, sowie einer privaten Krankenversicherung (PKV), in deren Rahmen eine individuelle Risikobemessung vorgenommen wird und Leistungsausschlüsse vereinbart werden können.

Da etwa 90 Prozent der Bevölkerung in der GKV versichert sind (GKV-Spitzenverband, 2021) und zudem der Anteil gesellschaftlich schwächerer Schichten, die einen stärkeren Bedarf an präventiven Maßnahmen haben (vgl. vorangehender Abschnitt), dort deutlich höher ist, wird im Folgenden näher auf die Umsetzung von Prävention in der GKV eingegangen.

5.5 Prävention als Aufgabe der GKV

Die gesetzlichen Krankenkassen gehören in Deutschland zu jenen Institutionen, die sich vermutlich am intensivsten mit dem Thema Prävention und Gesundheitsvorsorge auseinandersetzen. Ob Primär-, Sekundär- oder Tertiärprävention, ob Verhaltens- oder Verhältnisprävention – in all diesen Bereichen haben die Kassen Leistungspflichten und Angebote. Auf die spezifischen Fehlanreize bzw. Problemkonstellationen bei der morbiditätsorientierten Vergütung und ihren Anreizen bezüglich der Prävention wurde bereits hingewiesen. Da sich diese Konstellationen – wenn überhaupt – vermutlich nur in langwierigen und verhandlungsintensiven Strukturreformen lösen lassen, hat die Gesetzgebung zuletzt 2015 mit dem Gesetz zur Stärkung der Gesundheitsförderung und der Prävention (Präventionsgesetz – PrävG) diese Konflikte auf dem Regulierungsweg zu entschärfen versucht. Per Gesetz erhielt der Präventionsbereich eine, bezogen auf das zur Verfügung stehende Budget, deutliche Aufwertung, verbunden mit einer Erweiterung des Präventionsumfangs in die sog. Lebenswelten oder „Settings" der Menschen. Verhaltens- und Verhältnisprävention werden hierdurch integriert.

Auch im Bereich der Pflege bieten die Kassen, hier die sozialen Pflegekassen nach Maßgabe des § 5 SGB XI, Präventionsleistungen, die stationäre und teilstationäre Einrichtungen adressieren. Maßnahmen in diesem Bereich zielen auf die Gesunderhaltung der in den Einrichtungen betreuten Menschen sowie auf deren körperliche, psychische und kognitive Fähigkeiten ab. Die Pflegekassen bieten in dieser Lebenswelt neben einer zeitlich begrenzten finanziellen Unterstützung vor allem Hilfestellung bei der Analyse des spezifischen Präventionsbedarfs. Dies erfolgt mit dem Ziel, nachhaltige gesundheitsfördernde Strukturen in den Einrichtungen zu etablieren. Nach Maßgabe des analysierten Präventionsbedarfs der in den Einrichtungen lebenden Menschen verzahnen die Pflegekassen gemeinsam mit den Pflegeeinrichtungen Maßnahmen der Verhältnisprävention mit Maßnahmen der Verhaltensprävention in fünf Handlungsfeldern: Ernährung, körperliche Aktivität, Stärkung kognitiver Ressourcen, psychosoziale Gesundheit und Prävention von Gewalt (GKV-Spitzenverband, 2020). Der Ansatz der Pflegekassen ähnelt dabei jenem der Krankenkassen in den Leistungsbereichen des SGB V. Hier werden in den Lebenswelten Kommune, Kita, Schule und Hochschule sowie im Rahmen der Betrieblichen Gesundheitsförderung als „Lernzyklus" konzipierte kooperative Integrationsprozesse zwischen Kassen und den jeweiligen Institutionen initiiert. Die im Rahmen dieser Prozesse verknüpften Maßnahmen der Verhältnis- und Verhaltensprävention sollen möglichst dauerhaft und nachhaltig gesundheitsfördernde Wirkungen erzielen. Bei der Konzeption der auf „Hilfe zur Selbsthilfe" ausgerichteten Unterstützungsleistungen der Kassen sind neben den betroffenen Institutionen auch andere Sozialversicherungsträger, gesellschaftliche Organisationen oder informelle Gruppen zu beteiligen.

Vom auf die Gestaltung der Lebenswelten bezogenen Ansatz der Verhältnisprävention zu unterscheiden sind die Leistungen der Kassen im Bereich der Verhaltensprävention nach § 20 SGB V. Diese Leistungen der Kassen betreffen das gesundheitsfördernde Verhalten des Individuums bzw. der oder des einzelnen Versicherten im Bereich der Primärprävention, also der Vorbeugung oder Verhütung von Krankheiten. Leistungen der Primärprävention erbringen die Kassen hierbei entweder selbst oder durch Dritte im Rahmen von zertifizierten Gruppenmaßnahmen (den sog. „Präventionskursen") in den Handlungsfeldern Bewegung, Ernährung, Stress- und Ressourcenmanagement sowie Suchtmittelkonsum (GKV-Spitzenverband, 2020, S. 65–92).

Auch der Präventionsbereich ist vom technischen Fortschritt nicht ausgenommen. Seit einigen Jahren bringt er eine ganze Reihe von digitalen Präventionslösungen hervor, die die Kassen, ähnlich wie herkömmliche Leistungen der Primärprävention, ihren Versicherten im Rahmen der Kostenerstattung zugutekommen lassen. Auch die digitalen Lösungen verfolgen das Ziel, gesundheitsförderndes Verhalten anzustoßen bzw. zu unterstützen, um letztlich Krankheitsrisiken zu vermindern. Digitale Präventionslösungen bieten hierbei den Vorteil, dass sie oftmals eine standardisierte Integration von Nutzererfahrungen und -feedbacks ermöglichen und darauf aufbauend Daten erheben, die zum einen zur Individualisierung der digitalen Lösung beitragen und zum anderen Aussagen über die damit verbundenen Gesundheitseffekte (PROMs) erlauben. Digitale Präventionsangebote können dadurch gesundheitsfördernde Verhaltensänderungen initiieren, entziehen sich dabei jedoch, zumindest teilweise, der „Kurslogik" analoger Präventionskurse. Die Grenzen zwischen digitalen Präventionsangeboten und jenen mit therapeutischer Zielsetzung sind allerdings oft fließend. So sind digitale Lösungen besonders oft im Einsatz bei chronischen, oft lebensstilbedingten Erkrankungen wie Stoffwechsel-, Herz-Kreislauf- oder psychischen Erkrankungen. Dort übernehmen sie Aufgaben aus dem Bereich der Sekundär- oder Tertiärprävention wie etwa Screenings, verbessern oder stabilisieren Krankheitszustände und verstetigen die Therapie oder Reha zwischen den allenfalls periodischen Besuchen der Patient*innen bei ihren Behandlern.

Darüber hinaus hält der Leistungskatalog der Krankenkassen im vierten Abschnitt des SGB V eine Vielzahl von Früherkennungsmaßnahmen bereit, die gesetzlich versicherte Personen nach bestimmten Kriterien in Anspruch nehmen können. Diese Maßnahmen umfassen zum Beispiel Untersuchungen zur Früherkennung von diversen Krebsarten, Herz-Kreislauf-Erkrankungen oder Diabetes sowie Gesundheitsuntersuchungen für Kinder und Jugendliche. Die Präventionsangebote der gesetzlichen Kranken- und sozialen Pflegekassen sind damit überaus breit gefächert. Besonders im Rahmen der Verhältnisprävention erfährt Prävention als gesamtgesellschaftliche Aufgabe eine Umsetzung. Das Zusammenspiel der Akteur*innen erfordert jedoch einen hohen Integrationsaufwand, Personal- und Finanzeinsatz.

In der Gesamtschau ist die GKV an einer sehr grundlegenden Stellschraube gewissermaßen „präventionsfeindlich" ausgestaltet. Der sogenannte morbiditätsorientierte Risikostrukturausgleich (Morbi-RSA) gleicht Wettbewerbsunterschiede zwischen den Krankenkassen aus, die aus unterschiedlichen Morbiditäts- bzw. Versichertenstrukturen der Kassen resultieren. Organisiert wird der Morbi-RSA über den Gesundheitsfonds. In diesem werden die Beiträge zur Finanzierung der GKV zunächst gesammelt und gemäß der jeweiligen Morbiditäts- bzw. Versichertenstruktur den einzelnen Krankenkassen in Pauschalen zugewiesen. Die Zuweisungen, die die Krankenkassen zur Finanzierung der Ausgaben für ihre Versicherten aus dem Gesundheitsfonds erhalten, werden der Systematik des Morbi-RSA entsprechend um alters-, geschlechts- und krankheitsbezogene, risikoadjustierte Zu- und Abschläge korrigiert. Eine vermiedene Erkrankung ist insofern nicht ohne Weiteres gleichzusetzen mit einer finanziellen Ersparnis bzw. eine eingetretene Erkrankung führt nicht unweigerlich zu einer finanziellen Belastung, jedenfalls nicht in voller Höhe. Auf die kontraproduktiven Präventionsanreize des deutschen Zuweisungssystems wurde unter anderem im Rahmen der Diskussion über die Reformbedürftigkeit des Morbi-RSA hingewiesen. Unter den Rahmenbedingungen des Morbi-RSA stellt sich für die Kassen regelmäßig die Frage, ob sich Investitionen in Präventionsmaßnahmen lohnen oder sich gegebenenfalls in einen wirtschaftlichen Nachteil verwandeln. So werden die Ausgaben für Präventionsmaßnahmen derzeit nur pauschal erstattet. Der Kern der durch den Morbi-RSA bedingten problematischen Anreize liegt jedoch darin, dass „Kassen, die stark in Prävention investieren, [...] möglicherweise durch die Morbiditätsorientierung des Morbi-RSA geringere Zuweisungen [erhalten] und [...] gegebenenfalls einen höheren Zusatzbeitrag erheben [müssen]" (WIG2 – Wissenschaftliches Institut für Gesundheitsökonomie und Gesundheitssystemforschung, 2016). Dadurch, dass die der Prävention zugänglichen Krankheiten – chronische Krankheiten und darunter typische Zivilisationskrankheiten – für große Teile der Zuweisungsvolumina aus dem Morbi-RSA verantwortlich sind, ist der finanzielle Anreiz, deren Eintritt zu verhindern, gering.

5.6 Resümee

Die Prävalenz von Zivilisationskrankheiten ist bereits sehr hoch, nimmt in der Tendenz weiter zu und stellt Politik und Gesellschaft vor große Herausforderungen. Die Prävention von Zivilisationskrankheiten stellt somit eine wichtige politische Gestaltungsaufgabe dar und umfasst hierbei unterschiedliche Politikbereiche, etwa die Bildungs-, Ernährungs-, Arbeits-, Sozial- und Gesundheitspolitik. Dies legt eine ganzheitliche Betrachtung im Sinne einer gesamtpolitisch abgestimmten Präventionsstrategie nahe. In der Realität sind präventive Maßnahmen jedoch häufig Gegenstand politischer Auseinandersetzungen und sie müssen sich in gegenläufigen Anreizsystemen behaupten. Zudem erreichen Maßnahmen der Verhaltensprävention meist diejenigen Personen, die aufgrund eines gesundheitsbewusste(re)n Lebensstils ohnehin ein geringeres Erkrankungsrisiko aufweisen. Um dennoch eine Präventionswirkung zu erzielen, ist das Platzieren in den Lebenswelten der jeweiligen Zielgruppen sowie das Setzen von möglichst unmittelbaren Präventionsanreizen sinnvoll. Letztendlich kommt es dennoch zu einem großen Teil auf das Verhalten bzw. eine gesundheitsorientierte Verhaltensänderung des Individuums an. Dort, wo Primärprävention wirkungslos bleibt, muss innerhalb des Gesundheitssystems gegebenenfalls stärker in Sekundärprävention investiert werden.

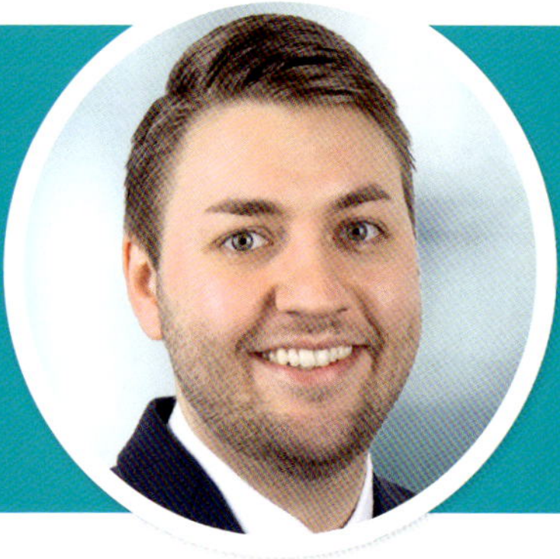

FLORIAN BRANDT

Florian Brandt betreut bei der IKK Südwest den Bereich Versorgungsinnovation. In diesem Rahmen beschäftigt er sich mit der Entwicklung, Umsetzung und Bewertung neuer Versorgungsformen sowie mit Digitalisierungsprozessen zur innovativen Weiterentwicklung des deutschen Gesundheitswesens. Neben seiner beruflichen Tätigkeit ist der studierte Ökonom (Universität des Saarlandes, M. Sc.) in der Wissenschaft aktiv. Er forscht und publiziert zu verschiedenen gesundheitswissenschaftlichen Themen und ist Doktorand an der Medizinischen Fakultät der Universität des Saarlandes (Frauenklinik).

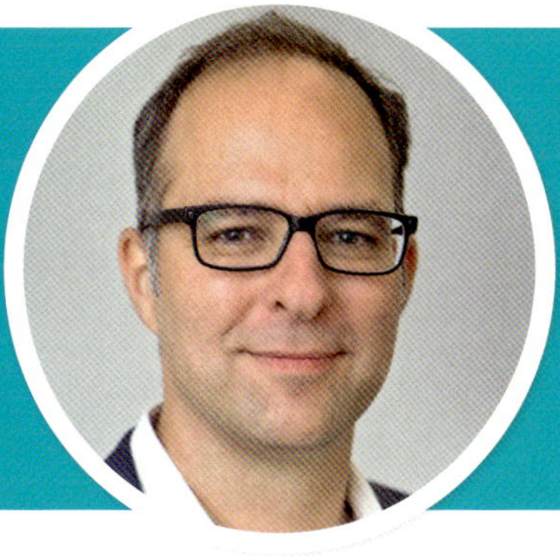

DR. ELMAR WALDSCHMITT

Nach einem Studium der Volkswirtschaftslehre in Marburg und Waterloo/Kanada folgte die Promotion zum Dr. rer. pol. an der Philipps-Universität Marburg. Zu seinen beruflichen Stationen gehörten u. a. der Deutsche Bundestag und „Die Familienunternehmer e. V.". Seit 2007 ist Dr. Elmar Waldschmitt im Gesundheitswesen bei der gesetzlichen Krankenkasse „BIG direkt gesund" tätig, derzeit als Vorstandsbeauftragter Strategie und Politik. Seit 2017 ist er zudem Geschäftsführer des Healthy Hub, einer Arbeitsgemeinschaft der vier gesetzlichen Krankenkassen BIG direkt gesund, IKK Südwest, mhplus Krankenkasse und der SBK Siemens-Betriebskrankenkasse, sowie Dozent für Versorgungsmanagement an der Leibniz FH Hannover.

Literatur

Bandy, L. K., Scarborough, P., Harrington, R. A., Rayner, M. & Jebb, S. A. (2020). Reductions in sugar sales from soft drinks in the UK from 2015 to 2018. BMC medicine, 18.

Bonfadelli, H. (2015). Die Kampagne „Alkohol? Kenn dein Limit." – Einsatz neuer Medien. In U. Walter & U. Koch (Hrsg.), Prävention und Gesundheitsförderung in Deutschland. Konzepte, Strategien und Interventionsansätze der Bundeszentrale für gesundheitliche Aufklärung (Forschung und Praxis der Gesundheitsförderung, Sonderheft 01, S. 95–107). Köln: Bundeszentrale für gesundheitliche Aufklärung.

Dadaczynski, K. & Paulus, P. (2018). Verhaltens- und Verhältnisprävention. In C.-W. Kohlmann, C. Salewski & M. A. Wirtz (Hrsg.), Psychologie in der Gesundheitsförderung (1. Aufl., S. 157–168). Bern: Hogrefe.

Duden. (2021, 23. Juli). Zivilisationskrankheit. Zugriff am 07.09.2021. Verfügbar unter: https://www.duden.de/rechtschreibung/Zivilisationskrankheit

Gesundheitsberichterstattung des Bundes. (2016). Gesundheit in Deutschland – die wichtigsten Entwicklungen. Berlin: Robert Koch-Institut. Verfügbar unter: https://doi.org/10.17886/RKI-GBE-2016-021

Geyer, S. (2016). Soziale Ungleichheiten beim Auftreten chronischer Krankheiten. Bundesgesundheitsblatt – Gesundheitsforschung – Gesundheitsschutz, 59 (2), 181–187. Verfügbar unter: https://doi.org/10.1007/s00103-015-2277-4

GKV-Spitzenverband. (2020). Leitfaden Prävention Handlungsfelder und Kriterien nach § 20 Abs. 2 SGB V. Leitfaden Prävention in stationären Pflegeeinrichtungen nach § 5 SGB XI. Zugriff am 10.03.2021. Verfügbar unter: https://www.gkv-spitzenverband.de/media/dokumente/krankenversicherung_1/praevention__selbsthilfe__beratung/praevention/praevention_leitfaden/Leitfaden_Pravention_2020_barrierefrei.pdf

GKV-Spitzenverband. (2021). Die gesetzlichen Krankenkassen. Zugriff am 08.09.2021. Verfügbar unter: https://www.gkv-spitzenverband.de/krankenversicherung/kv_grundprinzipien/alle_gesetzlichen_krankenkassen/alle_gesetzlichen_krankenkassen.jsp

Lampert, H. & Althammer, J. (2001). Lehrbuch der Sozialpolitik (6. Aufl.). Berlin: Springer. Verfügbar unter: https://doi.org/10.1007/978-3-662-08338-3

Lesyuk, W., Kriza, C. & Kolominsky-Rabas, C. (2018). Cost-of-illness studies in heart failure: a systematic review 2004–2016. BMC Cardiovascular Disorders, 18.

Loer, A.-K., Domanska, O., Stock, C. & Jordan, S. (2020). Subjective generic health literacy and its associated factors among adolescents: results of a populationbased online survey in Germany. International journal of environmental research and public health, 17.

Müller, D. & Stock, S. (2019). Diabetes und Krankheitskosten. Der Diabetologe, 15 (6), 504–513. Verfügbar unter: https://doi.org/10.1007/s11428-019-0515-3

Nationale Präventionskonferenz. (o. J.). Präventionsstrategie. Zugriff am 07.09.2021. Verfügbar unter: https://www.npk-info.de/praeventionsstrategie

Nationale Präventionskonferenz. (2019). Erster Präventionsbericht nach § 20d Abs. 4 SGB V. Zugriff am 09.07.2019. Verfügbar unter: https://www.gkv-spitzenverband.de/media/dokumente/krankenversicherung_1/praevention__selbsthilfe__beratung/praevention/praevention_npk/praeventionsbericht_1/NPK-Praventionsbericht_2019_WEB.pdf

Nolte, E. & McKee, M. (2004). Does healthcare save lives? Avoidable mortality revisited. London: Nuffield Trust.

Nöthen, M. & Böhm, K. (2009). Krankheitskosten (Robert Koch-Institut [RKI], Hrsg.) (Themenhefte der Gesundheitsberichterstattung des Bundes Nr. 48). Berlin. Zugriff am 15.07.2021. Verfügbar unter: http://www.rki.de/DE/Content/Gesundheitsmonitoring/Gesundheitsberichterstattung/GBEDownloadsT/Krankheitskosten.pdf?__blob=publicationFile

Porter, M. E. (2010). What is Value in Health Care? The New England Journal Medicine, 363, 2477–2481.

Porter, M. E. & Kaplan, R. S. (2016). How to pay for Health Care. Harvard Business Review (July–August), 1–13

Porter, M. E. & Lee, T. H. (2013). The strategy that will fix Health Care. Harvard Business Review (October), 1–19.

Rme/aerzteblatt.de. (2016, 12. Oktober). WHO-Report begründet Forderung nach Zuckersteuer und Subventionen. Zugriff am 07.09.2021. Verfügbar unter: https://www.aerzteblatt.de/nachrichten/70876/WHO-Report-begruendet-Forderung-nach-Zuckersteuer-und-Subventionen

Robert Koch-Institut. (2015). Gesundheit in Deutschland (Gesundheitsberichterstattung des Bundes). Berlin. Zugriff am 09.07.2019. Verfügbar unter: http://www.gbe-bund.de/pdf/GESBER2015.pdf https://doi.org/10.17886/rkipubl-2015-00

Robert Koch-Institut. (2021, 1. Februar). Gesundheitskompetenz/Health Literacy. Zugriff am 07.09.2021. Verfügbar unter: https://www.rki.de/DE/Content/GesundAZ/G/Gesundheitskompetenz/Gesundheitskompetenz_node.html

Schlander, M., Hernandez-Villafuerte, K. & Thielscher, C. (2018). Kosten der Onkologie in Deutschland. Forum, 33, 330–337.

Statistisches Bundesamt. (2019). Bevölkerung im Wandel. Annahmen und Ergebnisse der 14. koordinierten Bevölkerungsvorausberechnung. Zugriff am 09.07.2019. Verfügbar unter: https://www.destatis.de/DE/Presse/Pressekonferenzen/2019/Bevoelkerung/pressebroschuere-bevoelkerung.pdf;jsessionid=53E17E7A5D14E4B9B8BB08250498C5FB.internet741?__blob=publicationFile&v=5

Trojan, A. & Süß, W. (2015). Gesundheitsfördernde Gesamtpolitik / Healthy Public Policy. Köln: Bundeszentrale für gesundheitliche Aufklärung. Verfügbar unter: https://doi.org/10.17623/BZGA:224-i032-1.0

Wendt, C. (2016). Einflussfaktoren von Gesundheitssystemen auf Gesundheit und gesundheitliche Ungleichheit. In M. Richter & K. Hurrelmann (Hrsg.), Soziologie von Gesundheit und Krankheit (S. 211–226). Wiesbaden: Springer VS. Verfügbar unter: https://doi.org/10.1007/978-3-658-11010-9_14

WIG2 – Wissenschaftliches Institut für Gesundheitsökonomie und Gesundheitssystemforschung. (2016). Gutachten zu Anreizen für Prävention im Morbi-RSA. Leipzig. Zugriff am 09.07.2019. Verfügbar unter: https://www.wig2.de/fileadmin/content_uploads/PDF_Dateien/Gutachten_zu_Anreizen_fuer_Praevention_im_Morbi-RSA.pdf

World Health Organization. (1986). Ottawa-Charta zur Gesundheitsförderung 1986, World Health Organization. Zugriff am 09.07.2019. Verfügbar unter: http://www.euro.who.int/__data/assets/pdf_file/0006/129534/Ottawa_Charter_G.pdf

World Health Organization. (2013). Health literacy – The solid facts. Kopenhagen: World Health Organization. World Health Organization. (2014). Global status report on noncommunicable diseases 2014. Geneva: World Health Organization.

Zamora, P., Pinheiro, P., Okan, O., Bitzer, E. M., Jordan, S., Bittlingmayer, U. H. et al. (2015). „Health Literacy" im Kindes- und Jugendalter. Prävention und Gesundheitsförderung, 10 (2), 167–172. Verfügbar unter: https://doi.org/10.1007/s11553-015-0492-3

Znotka, M., Brandt, F., Lindenmeier, J. & Dietrich, M. (2019). „What the public values ..." The stakeholderoriented business model approach as a tool for planning and managing innovation in public and nonprofit management – A qualitative inquiry into public value creation in German healthcare. Zeitschrift für öffentliche und gemeinwirtschaftliche Unternehmen, 42, 13–33.

KAPITEL 6
DIE ROLLE VON POLITIK, GESELLSCHAFT UND WIRTSCHAFT

JOSEF HECKEN & MARC NOCON

In diesem Beitrag werden die Rolle und die Möglichkeiten der Politik hinsichtlich ihres Beitrags zur Gesunderhaltung der Bevölkerung betrachtet. Es wird analysiert, aus welchen Gründen Zivilisationskrankheiten in Deutschland häufiger auftreten und mehr Menschen zum Beispiel an koronarer Herzkrankheit sterben als in anderen Ländern der Europäischen Union (EU). Hierbei wird auch die Rolle der gesetzlichen Krankenversicherung (GKV) und dabei vor allem ihr Engagement in der Gesundheitsförderung und Prävention in die Betrachtung einbezogen. Einen wesentlichen Beitrag leisten bei der Verbesserung der gesundheitlichen Lebensbedingungen auch die in Deutschland etablierten Institutionen wie zum Beispiel die Bundeszentrale für gesundheitliche Aufklärung (BZgA), die nationalen Aktions-, Aufklärungs- und Präventionspläne sowie die zahlreichen Rahmenvereinbarungen und Netzwerke. Diese Institutionen können in großen Teilen dem von der Politik vorgegebenen Rahmen zugeordnet werden.

6.1 Kann die Politik helfen, gesünder zu leben und Prävention zu fördern?

Die Organisation für wirtschaftliche Zusammenarbeit und Entwicklung (OECD) vergleicht regelmäßig die Gesundheit und die Gesundheitsversorgung verschiedener Staaten in Europa. Nach der jüngsten Veröffentlichung aus dem Jahr 2020 belegt Deutschland hinsichtlich der Ausgaben den Spitzenplatz. Auch die Zufriedenheit der Befragten sowohl mit der ambulanten als auch der stationären Gesundheitsversorgung ist hier sehr hoch. Zugleich zeigen diese Daten aber, dass die Lebenserwartung in Deutschland im europäischen Vergleich nur durchschnittlich ist (Organisation for Economic Cooperation and Development [OECD], 2020).

Geht man diesem Detail nach, zeigt sich: Verhaltensbezogene Erkrankungen sind in Deutschland teilweise häufiger als in unseren Nachbarländern. So leiden in Deutschland etwa zehn Prozent der Erwachsenen an einer Diabeteserkrankung, was deutlich über dem europäischen Durchschnitt von sechs Prozent liegt. In Ländern wie Frankreich, Italien oder Schweden sind sogar nur etwa fünf Prozent der Bevölkerung betroffen. Ein ähnliches Bild zeigt sich für die koronare Herzerkrankung (KHK), eine der häufigsten Todesursachen in Deutschland. An KHK sterben in Deutschland doppelt so viele Menschen wie in Spanien und dreimal mehr als in Frankreich (OECD, 2020).

Eine mögliche Erklärung für diese Unterschiede ist, dass Menschen in Deutschland ungesünder leben als in einigen unserer Nachbarländer. Dass der Lebensstil die Gesundheit beeinflusst, erscheint einerseits wie eine oft gehörte Binsenweisheit. Andererseits unterschätzen aber viele Menschen immer noch, wie groß dieser Einfluss tatsächlich ist. Nach einer Studie der Stiftung Gesundheitswissen glaubte nur etwa ein Drittel der Befragten, die eigene Gesundheit stark beeinflussen zu können (Stiftung Gesundheitswissen, 2020).

So ist die Rauchprävalenz in Deutschland sowohl für Frauen als auch für Männer in den letzten Jahrzehnten zwar rückläufig und Deutschland liegt diesbezüglich inzwischen unterhalb des europäischen Durchschnitts, aber insbesondere bei Männern ist der Raucheranteil noch immer höher als etwa in den skandinavischen Ländern (OECD, 2020; Zeiher et al., 2018). Und trotz eines rückläufigen Trends zählt Deutschland mit einem Alkoholkonsum von mehr als 13 Litern reinen Alkohols pro Jahr immer noch zu den Hochrisikoländern in Europa (World Health Organization 2019). Hinsichtlich des Bevölkerungsanteils mit Adipositas nimmt Deutschland einen Platz im europäischen Mittelfeld ein – allerdings mit steigender Tendenz (OECD, 2020). Eine ansteigende Häufigkeit von Adipositas war über viele Jahre hinweg auch für Kinder und Jugendliche zu beobachten, aber nach den letzten Auswertungen der KiGGS-Studie des Robert Koch-Instituts ist dieser Trend zumindest gestoppt und stabilisiert sich auf hohem Niveau (Schienkiewitz et al., 2018). Insgesamt zeigt ein Vergleich verschiedener gesundheitsrelevanter Indikatoren, dass Deutschland in vielen Bereichen noch Verbesserungspotenzial hat (Abb. 6.1).

Wie passt das zusammen, wenn doch Primär- und Sekundärprävention von Erkrankungen in Deutschland seit über 30 Jahren ein gesetzlich verankertes Ziel der Gesundheitsversorgung sind und zum Beispiel die Gesundheitsuntersuchung durch niedergelassene Ärzt*innen, der sogenannte Check-up, vom Gemeinsamen Bundesausschuss erst 2019 deutlich ausgeweitet wurde? Bereits ab dem 18. Lebensjahr werden Versicherte nun in diesem Rahmen unter anderem auf das Vorliegen von Risikofaktoren wie Rauchen, Übergewicht oder Bluthochdruck untersucht und können eine Empfehlung für einen Präventionskurs der gesetzlichen Krankenkassen erhalten. Antworten geben Auswertungen der Techniker Krankenkasse. Sie deuten darauf hin, dass die Gesundheitsuntersuchung nur von etwa 25 Prozent der berechtigten Versicherten in Anspruch genommen wird (Maybaum, 2018). Noch niedriger ist nach Angaben des Robert Koch-Instituts der Anteil von Versicherten, die an den Präventionskursen teilnehmen. Danach nutzen nur 17 Prozent der Versicherten solche Kurse, mit erheblichen Unterschieden nach Geschlecht und sozioökonomischem Status (SES): Frauen nehmen doppelt so häufig teil wie Männer (22 % versus 11 %) und Versicherte mit hohem SES deutlich häufiger als solche mit niedrigem SES (19 % versus 12 %) (Jordan & Lippe, 2013).

Für gesetzliche Krankenkassen entpuppt sich Prävention teilweise sogar als Drahtseilakt: Sie sind von der Politik gerade noch einmal durch das Präventionsgesetz von 2015 zu einem stärkeren, auch finanziellen Engagement verpflichtet worden. Als Akteurinnen im Wettbewerb gegeneinander kommen sie damit zumindest kurzfristig in einen Zielkonflikt – gesellschaftlich geforderte Investitionen in die Gesundheit der Versicherten werden beim

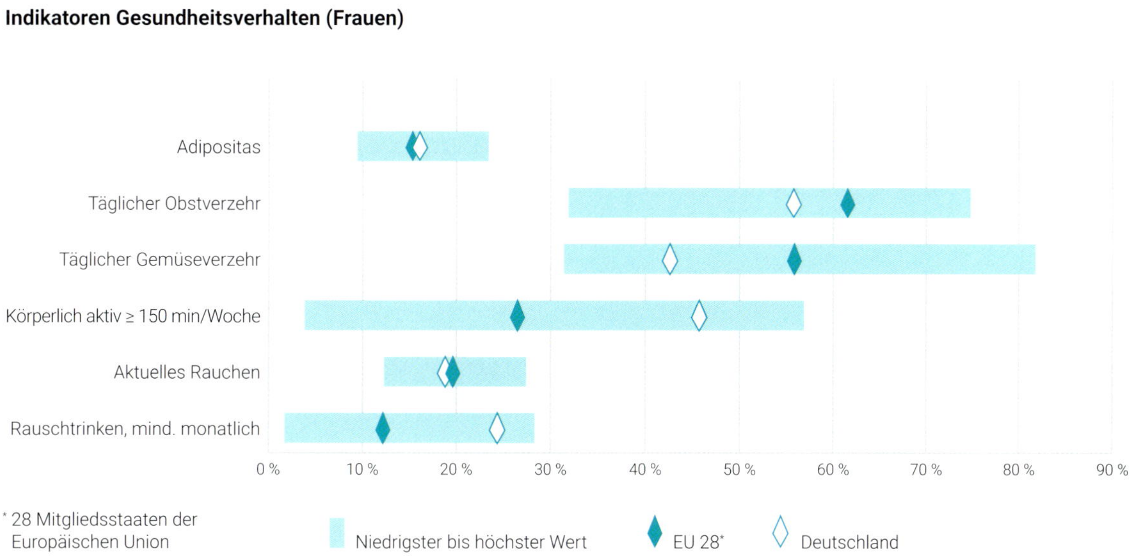

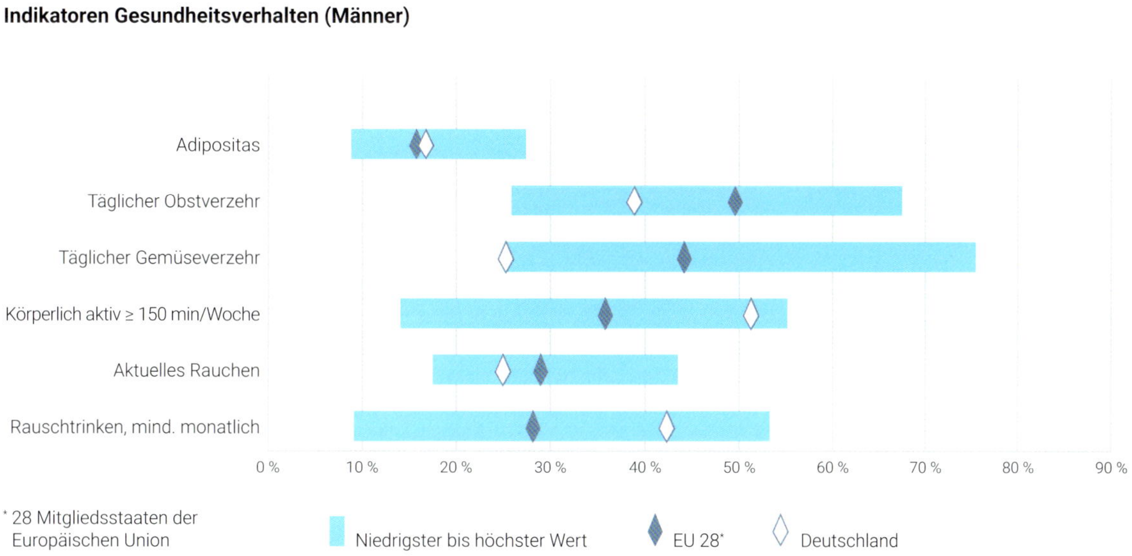

Abb. 6.1: Ausgewählte Indikatoren für Deutschland und die EU (modifiziert nach Lange & Finger, 2017, S. 8)

Finanzausgleich der Krankenkassen untereinander – anders als Morbidität – kaum refinanziert. Wer also Prävention als Wettbewerbsvorteil handhabt, vorfinanziert das oft über Zusatzbeiträge. Wechseln jene Versicherte, die die kassenindividuellen Präventionsangebote reichlich genutzt haben, dann jedoch zur Konkurrenz, profitiert zwar die Versichertengemeinschaft in Gänze, der „Systemgewinn" kann für die einzelne Krankenkasse dagegen zum „Verlustgeschäft" werden.

Beim Lebensstil stellt sich somit die Frage, ob und inwieweit es Aufgabe der Politik ist, einzugreifen. Gerade die für kardiovaskuläre Erkrankungen relevanten Faktoren – Ernährung und Bewegung – werden von vielen Menschen als private Lebensbereiche angesehen, aus denen sich die Politik möglichst herauszuhalten hat. In den Grundsätzen des Nationalen Aktionsplans IN FORM heißt es in diesem Sinne, dass der Staat Überzeugungsarbeit leisten darf, aber darüber hinaus den individuellen Lebensstil nicht reglementieren kann und soll (Bundesministerium für Gesundheit [BMG], 2021).

Dass der Staat dies sehr wohl kann, wurde nicht erst in der Coronapandemie mit Maskenpflicht, Abstandsregeln und Ausgangssperren offensichtlich. Aus dem Können folgt allerdings kein Sollen. Ob der Staat sich aus dem Leben der Menschen weitestgehend heraushalten soll oder eine Art Fürsorgepflicht hat, ein „Nachtwächter-" oder ein „Nanny-Staat" sein soll, ist ein ergiebiges Diskussionsthema. Deutschland, mit seiner langen sozialstaatlichen Geschichte, tendiert traditionell eher dazu, Bürger*innen vor den Wechselfällen des Lebens zu schützen. Im Bereich der Gesundheit gilt dies umso mehr, da hier eben nicht „jeder seines Glückes Schmied" sein kann.

Ein weiteres Spannungsfeld ergibt sich daraus, dass Gesundheit zwar unbestritten ein hohes Gut ist, aber häufiger als es den Gesundheitspolitiker*innen lieb ist, in Konkurrenz zu anderen Gütern steht. Auch hier ist die Coronapandemie mit ihren zähen Abwägungen zwischen Gesundheitsschutz, dem Anspruch auf Bildung und ökonomischen Interessen ein anschauliches Beispiel. Solche Abwägungen finden selbstverständlich nicht nur in Pandemien statt, sondern auch im gesundheitspolitischen Alltag.

Die Politik kann Hilfestellung für einen gesunden Lebensstil geben. Sie kann dazu beitragen, dass Bürger*innen Nutzen und Schaden bestimmter Entscheidungen besser einschätzen können. Idealtypisch verändern sie selbst ihr Verhalten durch Aufklärung und Information: Sie sind motiviert, sich ausreichend zu bewegen, sich gesund zu ernähren und Kontakte zu pflegen.

Die Politik kann außerdem an einer zweiten Stellschraube drehen: Sie kann Rahmenbedingungen festlegen, die ein gesundheitsförderndes Verhalten unterstützen und so die Lebensbedingungen der Menschen (Arbeit, Familie, Freizeit oder auch Umweltbedingungen) möglichst risikoarm ausgestalten.

Einige Beispiele für Verhaltens- und Verhältnisprävention schauen wir uns im Folgenden an.

6.2 Den Weg weisen

Der klassische Ansatz zur Förderung eines gesunden Lebensstils führt über Aufklärung und Motivation. Gerade die Themen Ernährung und Bewegung sind dabei besonders populär. Egal ob Bücher, Artikel in Zeitungen oder Magazinen, Radio- und Fernsehbeiträge oder gesundheitsbezogene Seiten im Internet – die Informationsflut ist groß und auch der Staat versucht hier, einen Beitrag zu leisten.

Die Bundeszentrale für gesundheitliche Aufklärung
Gesundheitserziehung ist für die schon 1967 gegründete Bundeszentrale für gesundheitliche Aufklärung (BZgA), die zum Geschäftsbereich des Bundesministeriums für Gesundheit (BMG) gehört, klassischer Markenkern. Unter dem Oberbegriff der gesundheitlichen Aufklärung deckt die BZgA eine Vielzahl von Themen ab: von der Sexualaufklärung und Familienplanung über Impfungen und Übungen für den gesunden Rücken bis hin zur Organspende. Zu den Themen Ernährung und Bewegung bietet die BZgA Informationen über ihren Internetauftritt an, versendet aber auch – oft kostenlos – verschiedene Materialien wie Poster oder Broschüren.

Ein besonderer Fokus der Arbeit der BZgA liegt auf Kindern und Jugendlichen als Zielgruppe. Für sie gibt es zum einen umfangreichere Informationen, teils über eigene Internetauftritte wie uebergewicht-vorbeugen.de. Zum anderen ist das Angebot nicht auf die passive Präsentation von Informationen beschränkt. Vielmehr bietet die BZgA Unterstützung dabei an, Gesundheitswissen direkt in die Lebenswelten der Kinder und Jugendlichen zu tragen. So richtet sich etwa das Projekt GUT DRAUF (gutdrauf.net) an Einrichtungen wie Schulen oder Sportvereine mit kostenlosen Schulungen zu einem gesunden Lebensstil für die Beschäftigten.

Das Gesundheitsportal gesund.bund.de
Im September 2020 startete mit dem Online-Gesundheitsportal gesund.bund.de eine neue Anlaufstelle für Gesundheitsinformationen im Internet. Das Portal wird aus Steuermitteln finanziert, verantwortlich ist das BMG. Ziel ist es, evidenzbasierte, verständliche Gesundheitsinformationen bereitzustellen, dadurch Wissen zu vermitteln und die Gesundheitskompetenz zu steigern. Das Portal kooperiert zu diesem Zweck mit bestehenden wissenschaftlichen Einrichtungen wie dem Institut für Qualität und Wirtschaftlichkeit im Gesundheitswesen, dem Robert Koch-Institut oder dem Deutschen Krebsforschungszentrum und deckt praktisch alle gesundheitsrelevanten Felder ab, von allgemeinen Angaben zu Krankheitsbildern über das Vorbeugen und die Therapie von Erkrankungen bis hin zu Leistungsangeboten der Kranken- und Pflegeversicherung. Zu dem Bereich Ernährung und Bewegung gibt es Informationen hinsichtlich der Risiken von Über- und Untergewicht, über die Bestandteile einer gesunden Ernährung – im Wesentlichen basierend auf den Empfehlungen der Deutschen Gesellschaft für Ernährung (DGE) – und über die Vorteile ausreichender Bewegung (Abb. 6.2).

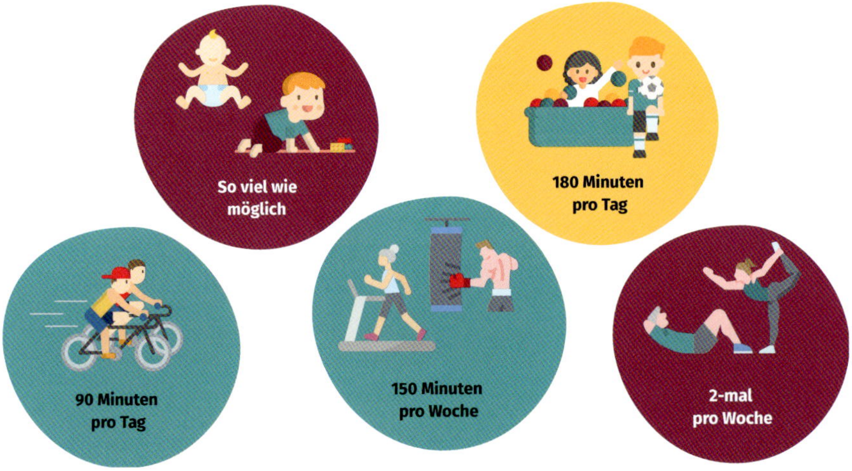

Abb. 6.2: Bewegungsempfehlungen für verschiedene Altersgruppen des Gesundheitsportals (gesund.bund.de, 2020)

Der Nationale Aktionsplan IN FORM

Während der Bereich Lebensstil auf gesund.bund.de nur eines von vielen Themen ist und die entsprechenden Informationen eher allgemeiner Art sind, gibt es andere staatliche Initiativen, die fokussierter auf die Bereiche Ernährung/Bewegung und die damit assoziierten Erkrankungen ausgerichtet sind. Schon 2008 wurde die Initiative IN FORM (in-form.de) vom BMG und dem Bundesministerium für Ernährung und Landwirtschaft (BMEL) gegründet. IN FORM ist ein „Nationaler Aktionsplan zur Prävention von Fehlernährung, Bewegungsmangel, Übergewicht und damit zusammenhängenden Krankheiten". Die Ziele des Aktionsplans sind ambitioniert: ein gesünderes Leben, höhere Lebensqualität, gesteigerte Leistungsfähigkeit und ein deutlicher Rückgang von lebensstilbedingten Erkrankungen (Bundesministerium für Ernährung und Landwirtschaft [BMEL] & BMG, 2014).

Um eine bessere Vernetzung zu erreichen, werden unter dem Dach von IN FORM verschiedene relevante Akteure und Initiativen wie etwa die DGE, die BZgA oder die zuständigen Ministerien der Bundesländer zusammengeführt. Auf den Internetseiten von IN FORM finden sich entsprechend sowohl eigene Informationen als auch Verweise auf Angebote der Projektbeteiligten inklusive einer Projektdatenbank, mit der sich die vielfältigen Initiativen zum Thema Ernährung und Bewegung nach Zielgruppe, Bundesland und Projektart durchsuchen lassen (IN FORM – Deutschlands Initiative für gesunde Ernährung und mehr Bewegung, o. J.).

Das Diabetesnetz Deutschland

Letztes Beispiel für die politische Initiative zur Gesundheitsförderung ist das Diabetesnetz Deutschland, das 2018 unter der Federführung der BZgA eine nationale Aufklärungs- und Kommunikationsstrategie zu Diabetes mellitus entwickelt hat. Für das Diabetesnetz kooperiert die

BZgA mit einer Reihe von Expert*innen aus verschiedenen Einrichtungen wie etwa dem Deutschen Diabetes-Zentrum, der Deutschen Sporthochschule in Köln oder dem Robert Koch-Institut. Ziel ist nicht nur Diabetes vorzubeugen, sondern auch die möglichst frühe Diagnose und die optimale Therapie der Erkrankung zu erreichen. Wie IN FORM will das Diabetesnetz sowohl relevante Akteur*innen miteinander vernetzen als auch Informationen für die Bevölkerung zur Verfügung stellen. Über die Internetseite diabinfo.de sind neben allgemeinen Informationen zum Thema beispielsweise auch Rezepte, Trainingspläne oder ein Risikotest verfügbar.

Nährwertkennzeichnungen

Die BZgA, das Gesundheitsportal, der Nationale Aktionsplan und die Nationale Aufklärungsstrategie sind nur vier Beispiele politisch geförderter Initiativen zur Förderung der Gesundheitskompetenz und des Gesundheitsverhaltens. Wer also nach Informationen sucht, wird sicher fündig werden. Und für jene, die nicht aktiv suchen, gibt es verschiedene Projekte, die die Informationen zu den Menschen tragen. Ein Nachteil dieser sogenannten Setting-Ansätze ist allerdings, dass sie in der Regel nicht flächendeckend eingesetzt werden, sondern lediglich im Rahmen von Projekten, die begrenzt sind auf bestimmte Einrichtungen wie zum Beispiel Kindertageseinrichtungen, Schulen oder auch Unternehmen.

Aber die Politik hat gerade im Bereich der Lebensmittel noch andere Möglichkeiten: Sie kann versuchen, die gesundheitsrelevanten Angaben direkt über die Lebensmittel zu vermitteln.

Dass Unternehmen in der Begeisterung über ihre Produkte gelegentlich etwas übers Ziel hinausschießen, ist kein Geheimnis. Für Verbraucher*innen ist oft nicht leicht erkennbar, welche Aussagen lediglich Marketingzwecken dienen und welche der Wahrheit entsprechen. Die sogenannte Health-Claims-Verordnung der EU legt daher seit 2006 fest, dass nährwert- oder gesundheitsbezogene Werbeaussagen zu Lebensmitteln nur zulässig sind, wenn sie auch zutreffen. Ob das der Fall ist, wird durch die Europäische Behörde für Lebensmittelsicherheit (EFSA) geprüft. Erst wenn die EFSA grünes Licht gibt, dürfen Hersteller mit gesundheitsbezogenen Aussagen werben.

Seit 2016 müssen die meisten verpackten Lebensmittel zudem Angaben zu folgenden sieben Nährwerten haben: Energiegehalt, Fett, gesättigte Fettsäuren, Kohlenhydrate, Zucker, Eiweiß und Salz. Die Angaben müssen in tabellarischer Form und pro 100 Gramm bzw. Milliliter vorliegen. Diese Nährwertkennzeichnung ist Teil der Lebensmittel-Informationsverordnung der EU, die explizit auf den Schutz der Gesundheit der Verbraucher*innen sowie auf die Verfügbarkeit der dafür relevanten Informationen zielt.

Allerdings gab es schon früh Kritik am Nutzen dieser Form der Kennzeichnung, weil die Angaben für viele Verbraucher*innen nicht ohne Weiteres verständlich sind: Sind 15 Gramm Zucker in einem Fruchtjoghurt zu viel? Wie viel Zucker wäre akzeptabel? Pro Joghurt oder pro Tag? Zudem sind die Nährwerte üblicherweise in kleiner Schrift auf der Rückseite der Verpackung abgedruckt und daher nur mit einem gewissen Aufwand erkennbar (Abdukadirov, 2015; Dereń et al., 2021). Aufgrund dieser Mängel wurden verschiedene alternative Kennzeichnungen vorgeschlagen (Max Rubner-Institut [MRI], 2020).

In Deutschland wurde 2020 der sogenannte Nutri-Score als ergänzende Information zur bisherigen Kennzeichnung eingeführt. Dem ging eine vom BMEL in Auftrag gegebene Befragung der Verbraucher*innen voraus, in der verschiedene Nährwertkennzeichnungs-Modelle miteinander verglichen wurden, etwa hinsichtlich Verständlichkeit und Informationsgehalt. Der Nutri-Score, der in Frankreich, Belgien und Spanien bereits seit 2017 bzw. 2018 eingesetzt wird, wurde in der repräsentativen Befragung eindeutig favorisiert (INFO GmbH – Markt- und Meinungsforschung, 2019).

Der Nutri-Score ist eine zusammenfassende Bewertung des Nährwerts in Form einer Kombination aus Buchstaben und Farben (Abb. 6.3). Die Einführung des Nutri-Scores in Deutschland war durchaus umstritten, insbesondere wegen der an eine Ampel erinnernde Farbkodierung von Grün zu Rot. Dieses Ampelsystem wurde von der Lebensmittelindustrie kritisiert, weil damit Lebensmittel in „gut“ und „schlecht“ eingeteilt würden (spiegel.de, 2019). Allerdings war es eben unter anderem dieses leicht verständliche Farbschema, das in der Befragung besonders positiv beurteilt wurde (spiegel.de, 2019).

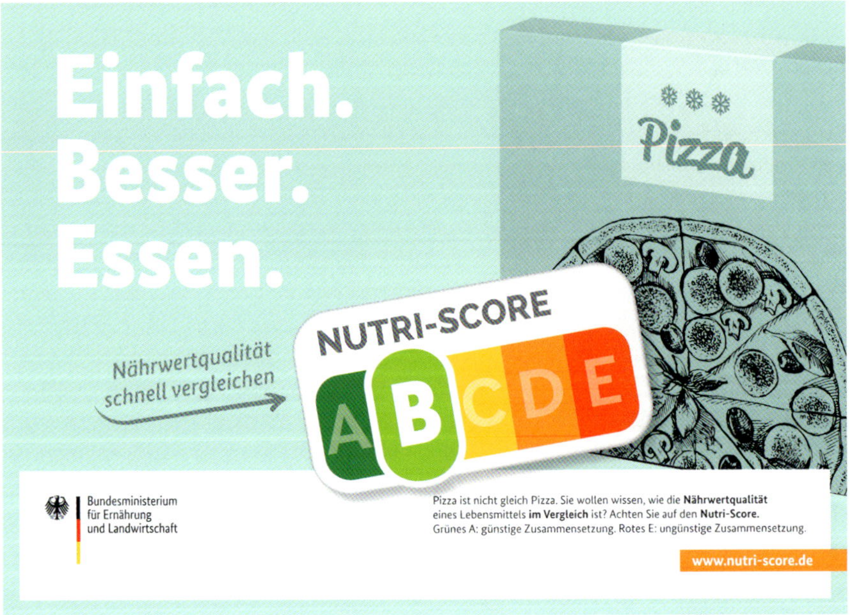

Bundesministerium für Ernährung und Landwirtschaft, 2020

Abb. 6.3: Eine Fertigpizza mit einem grünen Nutri-Score

Eine weitere Forderung aus den Befragungen der Verbraucher*innen wurde allerdings nicht umgesetzt: der verpflichtende Einsatz. Die Benutzung des Nutri-Scores ist derzeit für die Industrie freiwillig. Wer durch einen Supermarkt geht, wird nicht allzu viele Produkte entdecken, die mit dem Nutri-Score gekennzeichnet sind. Diese freiwillige Regelung schränkt den Nutzen für Verbraucher*innen allerdings erheblich ein, weil sie einen Vergleich verschiedener Lebensmittel weitestgehend verhindert.

Inwieweit der Nutri-Score oder vergleichbare Kennzeichnungen tatsächlich eine nachhaltige Verhaltensänderung und damit eine Verbesserung der Gesundheit bewirken, ist noch unklar. Bislang liegen nur wenige Studien mit heterogenen Ergebnissen vor, die sich insbesondere auf das kurzfristige Kaufverhalten beziehen, nicht auf relevantere Endpunkte wie Risikofaktoren oder das Auftreten von Erkrankungen (An et al., 2021).

Obwohl der Nutri-Score mit der direkten, leicht verständlichen Kennzeichnung von Lebensmitteln durchaus eine innovative Form der Gesundheitsaufklärung ist, steht er dennoch in einer Linie mit den oben beschriebenen Methoden der vom BMG oder BMEL geförderten Projekte und Initiativen. Sie alle versuchen das Ziel einer gesunden Ernährung bzw. ausreichender Bewegung durch Überzeugungsarbeit, Aufklärung und Motivation zu erreichen. Dieser Ansatz wurde im Laufe der Jahre unterschiedlich umgesetzt, etwa hinsichtlich der Intensität, der konkreten Inhalte oder der Art der Vermittlung. Aber selbst unter Studienbedingungen zeigte sich allenfalls ein kleiner bis mittlerer Effekt auf den Lebensstil oder die Gesundheit (Murtagh et al., 2020; Patnode, Evans, Senger, Redmond & Lin, 2017; Rees, Dyakova, Ward, Thorogood & Brunner, 2013).

Die World Health Organization (WHO) hat in ihrem 2013 publizierten Plan zur Vorbeugung und Kontrolle von nicht infektiösen Erkrankungen entsprechend zurückhaltende Ziele formuliert: eine zehnprozentige Reduktion von körperlicher Inaktivität und kein weiterer Anstieg der Häufigkeit von Adipositas und Diabetes bis 2025 (World Health Organization [WHO], 2013). Tatsächlich zeigt sich nach den letzten verfügbaren Zahlen jedoch, dass sich der Anteil von Personen mit Adipositas auch in den vergangenen Jahren weiter erhöht hat. Der deutlichste Anstieg zeigt sich dabei inzwischen in den Schwellenländern Südostasiens, aber auch in Europa steigen die Zahlen immer noch (Abb. 6.4), sodass selbst ein Erreichen der zurückhaltenden WHO-Ziele inzwischen unwahrscheinlich ist (OECD, 2020; World Obesity Federation, 2020). Ein ähnliches Bild zeigt sich für die körperliche Inaktivität. Auch hierfür zeichnet sich ab, dass das WHO-Ziel einer Reduktion um zehn Prozent nicht erreicht werden wird. In den reichen, westlichen Industriestaaten nimmt der inaktive Bevölkerungsanteil sogar weiter zu (Guthold, Stevens, Riley & Bull, 2018).

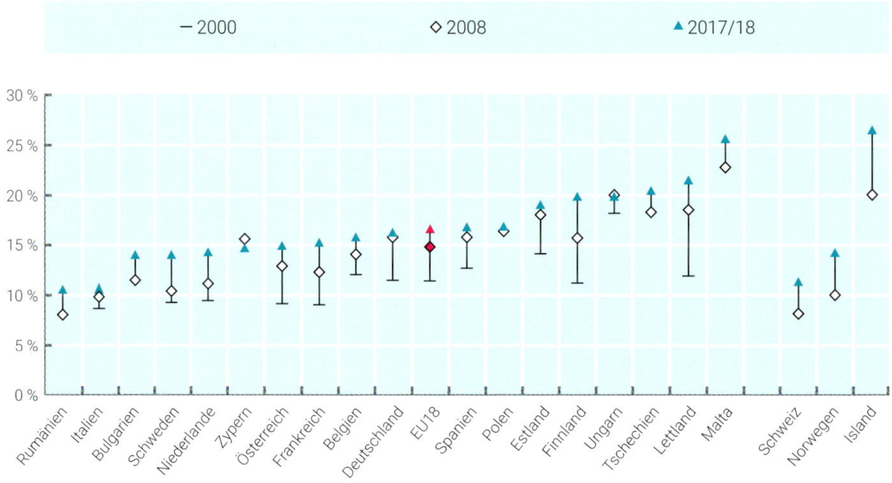

Abb. 6.4: Erwachsene mit Adipositas in 2000, 2008 und 2017/18 (modifiziert nach OECD, 2020, S. 155)

6.3 Den Weg ebnen

In der Theorie gibt es die informierten Patient*innen, die mündigen Bürger*innen sowie die rationalen Verbraucher*innen. Sie alle holen für relevante Entscheidungen zunächst die wichtigsten Informationen ein, um dann nach sorgfältiger Abwägung von Pro und Contra gut informiert eine Wahl zu treffen. Obwohl es sicherlich Menschen gibt, die so vorgehen, ist es in der Praxis zumindest nicht die Regel. Für die Politik stellt sich an dieser Stelle somit die Aufgabe, über das Bereitstellen von Informationen und motivierenden Ratschlägen hinaus nach weiteren Möglichkeiten zu suchen, gesundheitlich erwünschtes Verhalten zu fördern.

Besser essen

Steuern dienen dem Staat als Einnahmequelle zur Finanzierung seiner Aufgaben. Aber manche Steuern sollen nicht primär Einnahmen generieren, sondern das Verhalten in eine bestimmte, erwünschte Richtung lenken. Solche Abgaben werden nach einem englischen Ökonomen als Pigou-Steuern bezeichnet (man findet teils auch den anschaulicheren Ausdruck „Sündensteuer"). Beispiele für solche Lenkungsabgaben sind die CO_2- oder die Tabaksteuer. Damit diese Steuern den erwünschten Effekt erzielen, müssen sie zu einer so beträchtlichen Preiserhöhung führen, dass die Konsument*innen tatsächlich ihr Verhalten ändern. Im Idealfall sollten solche Sündensteuern also gar keine Einnahmen generieren, weil das erwünschte Verhalten vollständig umgesetzt wurde. Es stellt sich die Frage, wie sehr das primäre Lenkungsziel dieser Abgaben verfolgt wird oder die Steuer nicht doch als willkommene Einnahmequelle angesehen wird.

Im März 2021 wurde eine Tabaksteuererhöhung für die Jahre 2022 bis 2026 in Höhe von acht Cent jährlich beschlossen. Ein so geringer Betrag wird für Raucher*innen kaum abschreckend sein, dem Staat aber einige Milliarden an Mehreinnahmen einbringen.

Im Bereich der Ernährung wird seit einigen Jahren vor allem über eine Steuer auf Zucker diskutiert, insbesondere auf zuckerhaltige Softdrinks. Ein kleines Glas Limonade enthält keine relevanten Nährstoffe, aber etwa sieben bis zehn Stücke Würfelzucker, womit das empfohlene Maximum an täglichem Zuckerkonsum nahezu ausgeschöpft ist. Die WHO empfiehlt daher eine Steuer von mindestens 20 Prozent des Verkaufspreises auf zuckerhaltige Getränke, um den Konsum von Softdrinks zu reduzieren (WHO, 2016).

Solche Steuern wurden inzwischen in einer Reihe von Ländern eingeführt (Abb. 6.5). Erste Erfahrungen deuten darauf hin, dass es dadurch – wie gewünscht – zu einer Preiserhöhung der entsprechenden Getränke kommt und in der Folge auch zu weniger Verkäufen (Madsen, Krieger & Morales, 2019; Teng et al., 2019). Die in Großbritannien seit April 2018 erhobene Steuer auf zuckerhaltige Softdrinks scheint hingegen etwas anders zu wirken. Ein Jahr nach der Einführung hat die Steuer zwar nicht zu einer Reduktion der Verkäufe von Softdrinks geführt, aber viele Hersteller haben den Zuckergehalt ihrer Getränke gesenkt, um unterhalb der Grenzwerte für die Besteuerung zu bleiben. Dies hat zu einer Reduktion des Zuckerkonsums aus Softdrinks im Umfang von etwa 12,5 Gramm pro Kopf pro Woche geführt (Pell et al., 2021).

Für die valide Beurteilung langfristiger Effekte der Steuern auf relevantere Parameter wie Adipositas, Diabetes oder Sterblichkeit fehlen derzeit noch aussagekräftige Daten. Annahmen dazu basieren auf Modellierungen. Für Großbritannien wird etwa von einem Rückgang des Bevölkerungsanteils mit Adipositas von 0,2 bis 0,9 Prozent ausgegangen (Briggs et al., 2017). Ein aktuelles Modell für die Bevölkerung in Deutschland kommt zu dem Ergebnis, dass mit einer 50-prozentigen (!) Preiserhöhung durch Steuern der Anstieg der Diabetes-Typ-2-Prävalenz zwar verlangsamt, aber nicht gestoppt oder gar umgekehrt werden kann. Danach werden im Jahre 2040 16 Prozent statt 17 Prozent der Bevölkerung erkrankt sein. Sollten die Preiserhöhungen geringer ausfallen, wird auch der Effekt auf die Morbidität geringer (Tönnies et al., 2021).

Eine Steuer auf zuckerhaltige Getränke gibt es derzeit in Deutschland nicht. Es gibt seit 2018 eine Nationale Reduktions- und Innovationsstrategie, um zur Reduktion von Zucker, Fetten und Salz in bestimmten Lebensmitteln anzuregen. Wie der Nationale Aktionsplan IN FORM versucht die Nationale Reduktions- und Innovationsstrategie ihre Ziele durch Überzeugungsarbeit zu erreichen. Nur sollen in diesem Fall nicht die Verbraucher*innen, sondern die herstellenden Betriebe überzeugt werden. Im Rahmen dieses Ansatzes wurden in Gesprächen mit den relevanten Akteur*innen aus Wirtschaft, Wissenschaft, Verbraucherschutz und Politik Reduktionsziele vereinbart, die schrittweise bis 2025 erreicht werden sollen. Der Stand der Umsetzung wird regelmäßig vom Max Rubner-Institut evaluiert. Eine erste Auswertung aus dem Jahr 2019 zeigt teilweise positive Ergebnisse, insbesondere bei Produkten, die sich in der Aufmachung vorrangig an Kinder richten. So wurde etwa der Zuckergehalt von Frühstückscerealien mit

Kinderoptik um ca. vier Gramm oder 15 Prozent und von Softdrinks mit Kinderoptik um 2,7 Gramm oder 35 Prozent reduziert. Für die Gesamtgruppe der Limonaden zeigte sich aber nur eine geringe Reduktion um 0,2 Gramm (Demuth et al., 2020).

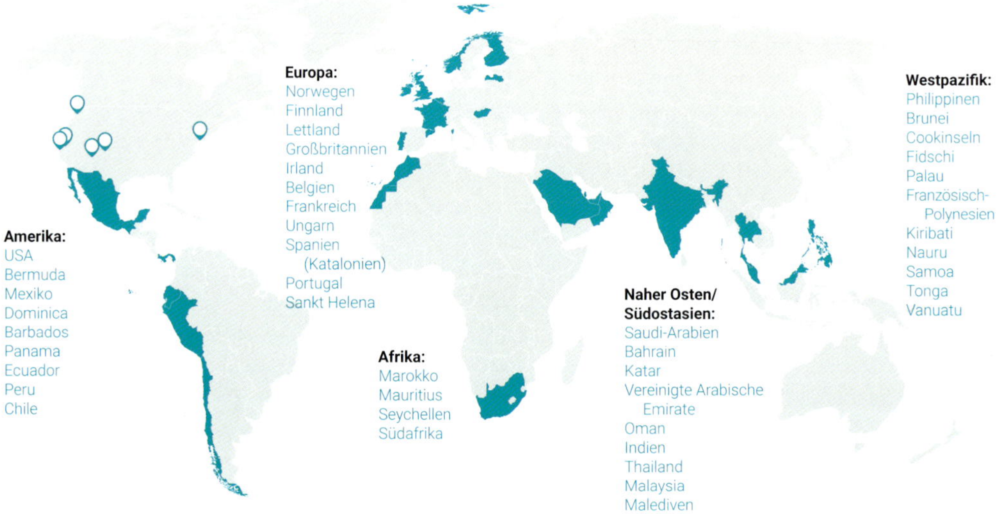

Abb. 6.5: Länder mit Steuern auf zuckerhaltige Erfrischungsgetränke (modifiziert nach Global Food Research Program [GFRP], 2021)

Mehr bewegen

Jenseits von Aufklärungskampagnen zielen politische Maßnahmen aus dem Bereich der Ernährung oft direkt auf die Hersteller von Lebensmitteln ab, indem sie versuchen, die Vermarktung (Health-Claims-Verordnung der EU, Nutri-Score), den Preis (Zuckersteuer) oder sogar direkt die Rezepturen (Nationale Reduktions- und Innovationsstrategie) zu beeinflussen. Solche Ansätze sind allerdings kaum auf den Bereich der körperlichen Aktivität übertragbar, da es schlicht keine Unternehmen gibt, deren Produkte politisch in entsprechender Weise reguliert werden könnten. Das Bewegungsverhalten ist damit noch stärker als die Ernährung im privaten Bereich verortet.

In den vergangenen Jahren sind dennoch verschiedene Initiativen zur Unterstützung eines aktiven Lebensstils durch die Politik formuliert worden. Die EU empfiehlt ihren Mitgliedsstaaten, gesundheitsfördernde Bewegung sektorenübergreifend zu unterstützen in Bereichen wie Sport, Ausbildung, Umwelt und Verkehr (Council of the European Union, 2013). Ähnliche Forderungen stellt die WHO in ihrem „Global Action Plan for Physical Activity" auf (WHO, 2018). Danach ist es Aufgabe der Politik, mit Aufklärungskampagnen auf verschiedenen Ebenen für ein positives Image körperlicher Aktivität zu sorgen, sie auf verschiedenen gesellschaftlichen Ebenen und in Lebenswelten zu unterstützen und die kommunale Umwelt möglichst bewegungsfreundlich zu gestalten.

In Deutschland finden sich mehr oder weniger stark ausgeprägte Initiativen für viele dieser WHO-Forderungen. So bietet etwa die Deutsche Rentenversicherung seit 2017 Arbeitnehmer*innen das Programm RV Fit mit Elementen zu Bewegung, Ernährung und Stressbewältigung an. Inhaltlich ähnliche Programme gibt es zwar auch von den gesetzlichen Krankenkassen, aber RV Fit hat eine „charmante" Besonderheit: Die Teilnahme ist kostenlos, selbst die Fahrtkosten werden ersetzt. Arbeitnehmer*innen sind in der dreitägigen Startphase und der eintägigen Auffrischung bei Fortzahlung des Gehalts von der Arbeit freigestellt, sie werden also im Grunde für ihre Teilnahme bezahlt. Die Hürde zum Einstieg in den gesunden Lebensstil soll auf diese Weise möglichst niedrig gehalten werden. Darüber hinaus ist RV Fit allerdings ein zwar zeitlich aufwendiges, aber doch klassisches Programm zur Änderung des Lebensstils. Es liegen derzeit keine Zahlen zur Wirksamkeit von RV Fit vor. Ergebnisse aus ähnlichen Programmen deuten auf kleine, aber positive Effekte hin – im Umfang von etwa 35 Minuten zusätzlicher körperlicher Aktivität pro Woche oder einer Reduktion des Gewichts um 1 bis 1,5 Kilogramm (Patnode et al., 2017).

Ein weiterer wichtiger Faktor für das Bewegungsverhalten, der fast ausschließlich durch politische Maßnahmen zu gestalten ist, ist die unmittelbare Umwelt, in der sich Menschen tagtäglich aufhalten. Freizeitbezogene Aktivität wird generell dadurch beeinflusst, dass es in der näheren Umgebung eine entsprechende Infrastruktur gibt. Das können Sport- und Spielplätze sein, Parks oder Schwimmbäder (Bauman et al., 2012; Gelius, Messing, Goodwin, Schow & Abu-Omar, 2020). Solche Einrichtungen sind insbesondere für Bevölkerungsgruppen mit niedrigem sozioökonomischem Status von Bedeutung, da ihre Nutzung in der Regel mit geringen oder gar keinen Kosten verbunden ist. Der Bau und Unterhalt dieser Einrichtungen muss allerdings bezahlt werden – in der Regel von den Kommunen – und steht somit in Konkurrenz zu anderen aus öffentlichen Mitteln finanzierten Maßnahmen. Insbesondere an den relativ kostspieligen Schwimmbädern wurde daher in den vergangenen Jahren gespart (F.A.S., 2018).

Unsere unmittelbare Umwelt beeinflusst aber nicht nur eher freizeitbezogene Aktivitäten, sondern auch, wie wir uns im Alltag bewegen, etwa auf dem Weg zur Schule, zur Arbeitsstelle oder zum Einkaufen. Sind solche Wege – zumindest teilweise – zu Fuß oder mit dem Fahrrad möglich oder ist in der Regel ein Auto notwendig? Entscheidend sind hierfür die Entfernungen zwischen Wohnung und Zielort, die Verfügbarkeit öffentlicher Transportmittel sowie sichere, attraktive Geh- oder Radwege, insbesondere auch für Kinder oder Senioren (Giles-Corti et al., 2016; WHO, 2018).

In den vergangenen Jahren hat es eine Reihe politischer Initiativen auf Bundes-, Länder- und kommunaler Ebene für eine solche Stadtplanung gegeben. Allerdings war der Auslöser weniger die Förderung körperlicher Aktivität als die zunehmende Belastung von Städten durch den Autoverkehr, damit einhergehende Probleme durch Feinstaub oder Stickoxide und der Klimawandel. Neben einem Ausbau des öffentlichen Nahverkehrs steht dabei oft der Radverkehr als klima- und gesundheitsfreundliche Alternative zum Auto im Fokus. Im Rahmen des Klimaschutzprogramms 2030 wurde das Budget zur Förderung des Radverkehrs daher erheblich erhöht: auf 1,5 Milliarden Euro bis 2023 (Bundesministerium für Verkehr und digitale Infrastruktur [BMVI], o. J.).

Derzeit schwankt der Anteil des Radverkehrs in deutschen Städten und Gemeinden recht stark, in Bremen und Karlsruhe liegt er bei 24 Prozent, in Hamburg und Berlin bei 15 Prozent, in Stuttgart bei sieben Prozent. Neben Faktoren wie Soziodemografie und Topografie (Hügel!) scheint vor allem die Fahrradinfrastruktur von Bedeutung zu sein: Gut ausgebaute Radwege motivieren offenbar mehr Menschen, das Rad zu nutzen (Agora Verkehrswende, 2020). Das zeigte sich auch während der Coronapandemie. Aufgrund des Infektionsrisikos wurde der öffentliche Nahverkehr seltener, das Auto und Fahrrad hingegen häufiger genutzt. In verschiedenen europäischen Städten wurden daher kurzfristig zusätzliche Radwege – sogenannte Pop-up-Radwege – eingerichtet. Erste Ergebnisse aus Verkehrszählungen deuten darauf hin, dass dies eine deutliche Zunahme des Radverkehrs zur Folge hatte (Kraus & Koch, 2021). Sollte also der Radverkehrsanteil in Deutschland durch infrastrukturelle Maßnahmen auf das Niveau von beispielsweise Bremen steigen, wäre damit nicht nur dem Klima geholfen.

6.4 Fazit

Ausreichende Bewegung, eine ausgewogene Ernährung und der Verzicht auf Nikotin bringen viele zusätzliche, gesunde Lebensjahre und damit einen erheblichen Zugewinn an Lebensqualität. Was so simpel klingt, ist offenbar gar nicht so einfach in die Praxis umzusetzen. Die moderne Welt mit ihrer allgegenwärtigen Verfügbarkeit von Junkfood und den technischen Möglichkeiten, körperliche Anstrengung weitestgehend zu vermeiden, ist ein starker Gegner. Ein Stück Schwarzwälder Kirschtorte schmeckt besser als ein Salat (wir legen uns hier fest) und an einem grauen, regnerischen Novembernachmittag ist es netter, bei einer Tasse Tee auf dem Sofa zu sitzen, als durch den Park zu joggen. Die ungesunde Wahl ist oft attraktiver, bequemer und hat einen unmittelbaren Nutzen, was Menschen häufig höher gewichten als einen langfristigen Gewinn.

Nach den oben zitierten Ergebnissen des Gesundheitsberichts 2020 unterschätzt immer noch ein großer Teil der Bevölkerung die langfristigen Konsequenzen eines gesunden Lebensstils ganz erheblich, selbst in den höheren Bildungsgruppen (Stiftung Gesundheitswissen, 2020). Insofern gibt es trotz jahrzehntelanger Aufklärungskampagnen auf dem Gebiet der Gesundheitserziehung immer noch reichlich zu tun. Aber die bisherigen Erfahrungen zeigen eben auch: Wissen allein reicht nicht. Es mag die notwendige Bedingung für Verhaltensänderungen sein, hinreichend ist es sehr oft nicht, wie an der Entwicklung der Häufigkeiten von Übergewicht, Inaktivität und den damit assoziierten Erkrankungen wie zum Beispiel Diabetes deutlich wird. Es braucht also zusätzliche politische Maßnahmen, um einen gesunden Lebensstil dauerhaft in den Alltag zu integrieren. In den vergangenen Jahren ist hierzu eine Reihe von Vorschlägen gemacht worden, die über die reine Aufklärung hinausgehen. Aber während allgemeine Empfehlungen zur gesunden Ernährung oder körperlichen Aktivität kaum auf Widerstand treffen, sieht dies etwa bei der Lebensmittelampel oder der Besteuerung von Zucker ganz anders aus. Was aus gesundheitlicher Sicht wünschenswert ist, ist für die betroffenen Unternehmen eher bedrohlich. Des einen Adipositas ist des anderen Rendite. Und auch gegen sichere Radwege regt sich erheblicher Widerstand, sobald dafür Parkplätze wegfallen (und der Hinweis auf die gesundheitlich positiven Aspekte einiger zusätzlicher Schritte zum Auto trägt eher nicht zur Beruhigung bei). Es ist Aufgabe der Politik, hier einen Ausgleich zu finden.

Dabei kann es nicht schaden, von anderen zu lernen. So sind etwa die Erfahrungen anderer Länder mit der Besteuerung von zuckerhaltigen Getränken durchaus positiv. In Großbritannien wurde die Steuer so gestaltet, dass es dadurch zu einer Reduktion des Konsums kam, ohne den Umsatz der Hersteller nennenswert negativ zu beeinflussen (Jones, Wu & Buse, 2021). Ein solches Ziel verfolgt zwar auch die Nationale Reduktions- und Innovationsstrategie, allerdings bis 2025 nur auf freiwilliger Basis. Es ist nicht verständlich, warum die deutsche Limonade noch für Jahre ungesünder sein wird als die britische.

Auch solche verhältnispräventiven Maßnahmen werden bisherigen Ergebnissen zufolge nicht das Wundermittel der Präventionspolitik sein. Aber sie sind zusätzliche Bausteine – und wir werden voraussichtlich jede einzelne gesundheitspolitische Option brauchen.

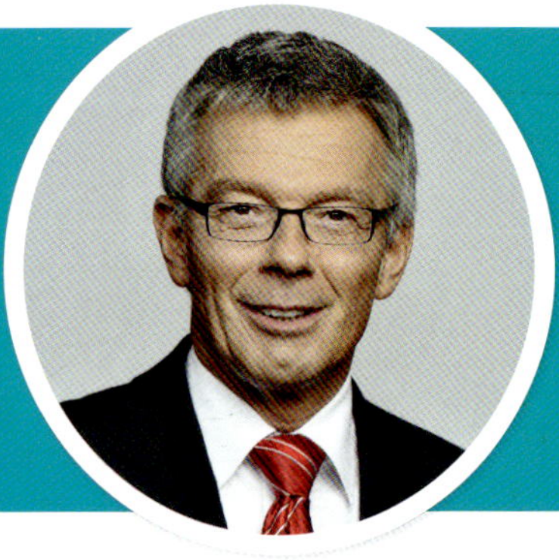

PROF. JOSEF HECKEN

Prof. Josef Hecken ist unparteiischer Vorsitzender des Gemeinsamen Bundesausschusses (G-BA) und Jurist. Er hatte verschiedene politische Ämter inne, u. a. war er Landesgesundheitsminister im Saarland und Staatssekretär im Bundesfamilienministerium sowie Präsident des Bundesversicherungsamtes.

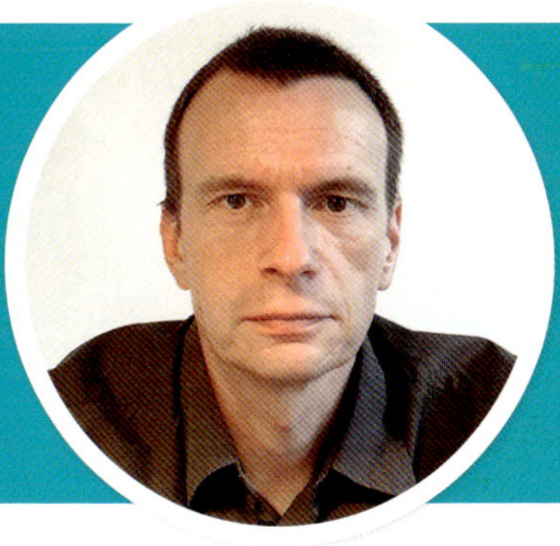

DR. MARC NOCON

Dr. Marc Nocon ist wissenschaftlicher Mitarbeiter in der Abteilung Fachberatung Medizin des Gemeinsamen Bundesausschusses (G-BA). Er hat ein Studium der Psychologie an der FU Berlin und ein Studium in Public Health an der London School of Hygiene and Tropical Medicine absolviert. Seine Promotion/Habilitation für Epidemiologie erfolgte an der Charité Berlin.

Literatur

Abdukadirov, S. (2015). Why the Nutrition Label Fails to Inform Consumers. Zugriff am 02.06.2021. Verfügbar unter: https://www.mercatus.org/system/files/Abdukadirov-Nutrition-Label-Nudges_1.pdf

Agora Verkehrswende. (2020). Städte in Bewegung. Zahlen, Daten, Fakten zur Mobilität in 35 deutschen Städten. Zugriff am 07.06.2021. Verfügbar unter: https://www.agora-verkehrswende.de/fileadmin/Projekte/2020/Staedteprofile/Agora-Verkehrswende_Bewegung_in_Staedten_1-2.pdf

An, R., Shi, Y., Shen, J., Bullard, T., Liu, G., Yang, Q. et al. (2021). Effect of front-of-package nutrition labeling on food purchases: a systematic review. Public health, 191, 59–67. Verfügbar unter: https://doi.org/10.1016/j.puhe.2020.06.035

Bauman, A. E., Reis, R. S., Sallis, J. F., Wells, J. C., Loos, R. J. F. & Martin, B. W. (2012). Correlates of physical activity. Why are some people physically active and others not? The Lancet, 380 (9838), 258–271. Verfügbar unter: https://doi.org/10.1016/S0140-6736(12)60735-1

Briggs, A. D. M., Mytton, O. T., Kehlbacher, A., Tiffin, R., Elhussein, A., Rayner, M. et al. (2017). Health impact assessment of the UK soft drinks industry levy: a comparative risk assessment modelling study. The Lancet Public Health, 2 (1), e15–e22. Verfügbar unter: https://doi.org/10.1016/S2468-2667(16)30037-8

Bundesministerium für Ernährung und Landwirtschaft & Bundesministerium für Gesundheit (Hrsg.). (2014). IN FORM – Deutschlands Initiative für gesunde Ernährung und mehr Bewegung. Zugriff am 02.06.2021. Verfügbar unter: https://www.bmel.de/SharedDocs/Downloads/DE/Broschueren/AktionsplanINFORM.pdf?__blob=publicationFile&v=3 https://doi.org/10.1055/s-0028-1121953

Bundesministerium für Gesundheit. (2021). IN FORM – Initiative für gesunde Ernährung und mehr Bewegung. Zugriff am 02.06.2021. Verfügbar unter: https://www.bundesgesundheitsministerium.de/themen/praevention/frueherkennung-vorsorge/in-form.html

Bundesministerium für Verkehr und digitale Infrastruktur. (o. J.). Förderung und Finanzierung des Radverkehrs. Zugriff am 07.06.2021. Verfügbar unter: https://www.bmvi.de/SharedDocs/DE/Artikel/StV/Radverkehr/finanzielle-foerderung-des-radverkehrs.html

Council of the European Union. (2013). Council Recommendation of 26 November 2013 on promoting health-enhancing physical activity across sectors. Zugriff am 02.06.2021. Verfügbar unter: https://eur-lex.europa.eu/LexUriServ/LexUriServ.do?uri=OJ:C:2013:354:0001:0005:EN:PDF

Demuth, I., Busl, L., Ehnle-Lossos, M., Elflein, A., Goos-Balling, E., Werner, R. et al. (2020). Produktmonitoring 2019: Ergebnisbericht, Version 2.0, Juni 2020. Karlsruhe: Max Rubner-Institut. Verfügbar unter: https://doi.org/10.25826/20200617-093503

Dereń, K., Dembiński, Ł., Wyszyńska, J., Mazur, A., Weghuber, D., Łuszczki, E. et al. (2021). Front-Of-Pack Nutrition Labelling: A Position Statement of the European Academy of Paediatrics and the European Childhood Obesity Group. Annals of nutrition & metabolism, 77, 23–28. Verfügbar unter: https://doi.org/10.1159/000514336

F.A.S. (29.07.2018). Anzahl der Schwimmbäder nimmt drastisch ab. Zugriff am 07.06.2021. Verfügbar unter: https://www.faz.net/aktuell/politik/inland/anzahl-der-oeffentlichen-schwimmbaeder-nimmt-drastisch-ab-15712675.html

Gelius, P., Messing, S., Goodwin, L., Schow, D. & Abu-Omar, K. (2020). What are effective policies for promoting physical activity? A systematic review of reviews. Preventive medicine reports, 18, 101095. Verfügbar unter: https://doi.org/10.1016/j.pmedr.2020.101095

Gesund.bund.de. (2020). Gesund durch Bewegung: Aktiv sein kann Krankheiten vorbeugen. Zugriff am 02.06.2021. Verfügbar unter: https://gesund.bund.de/gesund-durch-bewegung

Giles-Corti, B., Vernez-Moudon, A., Reis, R., Turrell, G., Dannenberg, A. L., Badland, H. et al. (2016). City planning and population health: a global challenge. The Lancet, 388 (10062), 2912–2924. Verfügbar unter: https://doi.org/10.1016/S0140-6736(16)30066-6

Guthold, R., Stevens, G. A., Riley, L. M. & Bull, F. C. (2018). Worldwide trends in insufficient physical activity from 2001 to 2016: a pooled analysis of 358 population-based surveys with 19 million participants. The Lancet Global Health. Verfügbar unter: https://doi.org/10.1016/S2214-109X(18)30357-7

IN FORM – Deutschlands Initiative für gesunde Ernährung und mehr Bewegung. (o. J.). Projekte. Zugriff am 02.06.2021. Verfügbar unter: https://www.in-form.de/netzwerk/projekte/

Info Markt- und Meinungsforschung. (2019). Evaluation von erweiterten Nährwertkennzeichnungs-Modellen Ergebnisbericht der Repräsentativerhebung. Zugriff am 02.06.2021. Verfügbar unter: https://www.bmel.de/SharedDocs/Downloads/DE/_Ernaehrung/Lebensmittel-Kennzeichnung/Ergebnisbericht-Repraesentativerhebung-TeilA_eNWK.pdf?__blob=publicationFile&v=2

Jones, A., Wu, J. H. Y. & Buse, K. (2021). UK`s sugar tax hits the sweet spot. BMJ (Clinical research ed.), 372, n463. Verfügbar unter: https://doi.org/10.1136/bmj.n463

Jordan, S. & Lippe, E. von der. (2013). Teilnahme an verhaltenspräventiven Maßnahmen. Ergebnisse der Studie zur Gesundheit Erwachsener in Deutschland (DEGS1). Bundesgesundheitsblatt – Gesundheitsforschung – Gesundheitsschutz, 56 (5-6), 878–884. Verfügbar unter: https://doi.org/10.1007/s00103-013-1664-y

Kraus, S. & Koch, N. (2021). Provisional COVID-19 infrastructure induces large, rapid increases in cycling. Proceedings of the National Academy of Sciences of the United States of America, 118 (15). Verfügbar unter: https://doi.org/10.1073/pnas.2024399118

Lange, C. & Finger, J. D. (2017). Gesundheitsverhalten in Europa – Vergleich ausgewählter Indikatoren für Deutschland und die Europäische Union. Journal of Health Monitoring, 2 (2), 3–20. Verfügbar unter: https://doi.org/10.17886/RKI-GBE-2017-024

Madsen, K. A., Krieger, J. & Morales, X. (2019). Sugar-Sweetened Beverage Taxes: Emerging Evidence on a New Public Health Policy. JAMA, 321 (18), 1777–1779. Verfügbar unter: https://doi.org/10.1001/jama.2019.5344

Max Rubner-Institut. (2020). Beschreibung und Bewertung ausgewählter „Front-of-Pack"-Nährwertkennzeichnungs-Modelle: Finaler Bericht. Zugriff am 02.06.2021. Verfügbar unter: https://www.mri.bund.de/fileadmin/MRI/Themen/Naehrwertkennzeichnung/200721__MRI-Bericht-FoP-NWK-Modellen_inkl-KOM-Bericht-Titel.pdf https://doi.org/10.25826/20200722-124647

Maybaum, T. (2018). Früherkennung: Jeder vierte Berechtigte nutzt Check-up 35. Deutsches Ärzteblatt, 115, A-1518.

Murtagh, E. M., Murphy, M. H., Milton, K., Roberts, N. W., O'Gorman, C. S. & Foster, C. (2020). Interventions outside the workplace for reducing sedentary behaviour in adults under 60 years of age. The Cochrane database of systematic reviews, 7, CD012554. Verfügbar unter: https://doi.org/10.1002/14651858.CD012554.pub2

Organisation for Economic Cooperation and Development. (2020). Health at a Glance: Europe 2020. State of Health in the EU. Paris: Organisation for Economic Cooperation and Development. Verfügbar unter: https://doi.org/10.1787/82129230-en

Patnode, C. D., Evans, C. V., Senger, C. A., Redmond, N. & Lin, J. S. (2017). Behavioral Counseling to Promote a Healthful Diet and Physical Activity for Cardiovascular Disease Prevention in Adults Without Known Cardiovascular Disease Risk Factors: Updated Systematic Review for the U.S. Preventive Services Task Force. Rockville (MD).

Pell, D., Mytton, O., Penney, T. L., Briggs, A., Cummins, S., Penn-Jones, C. et al. (2021). Changes in soft drinks purchased by British households associated with the UK soft drinks industry levy: controlled interrupted time series analysis. BMJ (Clinical research ed.), 372, n254. Verfügbar unter: https://doi.org/10.1136/bmj.n254

Rees, K., Dyakova, M., Ward, K., Thorogood, M. & Brunner, E. (2013). Dietary advice for reducing cardiovascular risk. The Cochrane database of systematic reviews (3), CD002128. Verfügbar unter: https://doi.org/10.1002/14651858.CD002128.pub4

Spiegel.de. (11.04.2019). Lebensmittelindustrie will Produkte mit Kreisen statt Ampeln kennzeichnen. Zugriff am 02.06.2021. Verfügbar unter: https://www.spiegel.de/wirtschaft/service/kennzeichnung-lebensmittelindustrie-will-kreise-statt-ampeln-a-1262371.html

Stiftung Gesundheitswissen. (2020). Statussymbol Gesundheit. Wie sich der soziale Status auf Prävention und Gesundheit auswirken kann (Gesundheitsbericht 2020 der Stiftung Gesundheitswissen). Zugriff am 02.06.2020. Verfügbar unter: https://www.stiftung-gesundheitswissen.de/sites/default/files/brochure/pdf/SGW-Gesundheitsbericht_2020_Statussymbol%20Gesundheit_0.pdf

Teng, A. M., Jones, A. C., Mizdrak, A., Signal, L., Genç, M. & Wilson, N. (2019). Impact of sugar-sweetened beverage taxes on purchases and dietary intake: Systematic review and meta-analysis. Obesity Reviews, 20 (9), 1187–1204. Verfügbar unter: https://doi.org/10.1111/obr.12868

Tönnies, T., Heidemann, C., Paprott, R., Seidel-Jacobs, E., Scheidt-Nave, C., Brinks, R. et al. (2021). Estimating the impact of tax policy interventions on the projected number and prevalence of adults with type 2 diabetes in Germany between 2020 and 2040. BMJ open diabetes research & care, 9 (1). Verfügbar unter: https://doi.org/10.1136/bmjdrc-2020-001813

World Health Organization. (2013). Global action plan for the prevention and control of noncommunicable diseases 2013–2020. Zugriff am 13.10.2016. Verfügbar unter: http://apps.who.int/iris/bitstream/10665/94384/1/9789241506236_eng.pdf

World Health Organization. (2018). More active people for a healthier world. The global action plan on physical activity 2018–2030. Zugriff am 09.07.2019. Verfügbar unter: http://www.who.int/ncds/prevention/physical-activity/gappa

World Obesity Federation. (2020). Obesity: missing the 2025 global targets. Trends, Costs and Country Reports. Zugriff am 02.06.2021. Verfügbar unter: https://data.worldobesity.org/publications/WOF-Missing-the-2025-Global-Targets-Report-FINAL-WEB.pdf

Zeiher, J., Finger, J. D., Kuntz, B., Hoebel, J., Lampert, T. & Starker, A. (2018). Zeitliche Trends beim Rauchverhalten Erwachsener in Deutschland. Ergebnisse sieben bundesweiter Gesundheitssurveys 1991–2015. Bundesgesundheitsblatt – Gesundheitsforschung – Gesundheitsschutz, 61 (11), 1365–1376. Verfügbar unter: https://doi.org/10.1007/s00103-018-2817-9

KAPITEL 7
STRATEGIEN DER PRÄVENTION UND GESUNDHEITSFÖRDERUNG

BEATE BLÄTTNER

Dass der Mensch mit individuellem Verhalten an der weiten Verbreitung lebensstilbedingter Erkrankungen selbst Schuld trägt, ist eine häufige Annahme. Bisher sind Präventionsmaßnahmen nicht hinreichend erfolgreich. Gesundheit und Krankheit unterliegen aber vielfältigen Einflussfaktoren. Neben genetischen Anlagen und individuellem Verhalten werden gesundheitliche Unterschiede maßgeblich durch Lebensbedingungen sowie ökonomische und politische Verhältnisse einer Gesellschaft geprägt. Strategien der Prävention und Gesundheitsförderung sollten daher nicht nur die Vermeidung von Krankheiten, sondern insbesondere auch die Stärkung von Gesundheitsressourcen anstreben, um die gesundheitliche Chancengleichheit sozial benachteiligter Bevölkerungsgruppen zu verbessern.

7.1 Prävention und Gesellschaft

Gesund oder krank durch Zivilisation

Die Gesellschaft begünstige oder verursache die Entstehung von Krankheiten, da die zivilisatorischen Errungenschaften nicht zur menschlichen Natur passen würden. Dies ist die Idee des Begriffs Zivilisationskrankheiten, wie er Ende des 19. Jahrhunderts entstanden ist (Roelcke, 1999).

In der Gegenwart bezieht sich der Begriff nicht auf die gesundheitlichen Risiken des menschengemachten Klimawandels, die Geschwindigkeit der Entwicklung von Pandemien durch die Globalisierung oder auf krankmachende soziale Ungleichheit. Gemeint ist vielmehr, dass es primär Lebensbedingungen und Lebensgewohnheiten der wohlhabenden Länder des globalen Nordens seien, die Adipositas, Hypertonie oder Diabetes mellitus und deren Folgekrankheiten verursachen, auslösen oder zumindest begünstigen. „Zivilisationskrankheiten entstehen – einfach ausgedrückt –, weil unsere modernen Lebensgewohnheiten, die wir in klassischen Industrieländern vorfinden, nicht zur menschlichen Anatomie und zu unserem Stoffwechsel passen" heißt es beispielsweise auf einer Webseite der AOK (2017). In Ländern des globalen Südens sind solche Erkrankungen allerdings ebenfalls häufig (u. a. Popkin & Slining, 2013) und Ötzi, die Gletschermumie aus der späten Jungsteinzeit, hatte typische Zivilisationskrankheiten wie Arteriosklerose und Fettstoffwechselstörungen (Zylka-Menhorn, 2012).

Zivilisation, d. h. gesellschaftlicher Fortschritt durch Wissenschaft und Technik, ist mit besseren Lebensbedingungen und einer besseren medizinischen Versorgung verbunden. In der Folge verlängert sich die Lebenserwartung von Menschen, viele Krankheiten können erst erkannt und behandelt werden und Menschen werden chronisch krank, die ohne die Versorgung gestorben wären. Die gesellschaftliche Entwicklung verändert das Krankheitsspektrum einer Bevölkerung. Die Richtung der Veränderung ist aber weniger eindeutig, als der Begriff der Zivilisationserkrankungen den Anschein erweckt.

Prävention erscheint aus der Perspektive von Zivilisationskrankheiten zunächst ganz einfach: Ein Verzicht auf die Bequemlichkeiten des modernen, gesellschaftlichen Lebens, die durch eine leichte Zugänglichkeit zu hochverdichteten Lebensmitteln sowie durch Bewegungsarmut aufgrund der Technisierung des Lebens gekennzeichnet sind, verspricht die Lösung des Problems. „Den Körper gilt es wiederzuerobern gegen eine degenerierende Umwelt, gegen eine zermürbende Zivilisation, gegen einen allzu bequem gewordenen Alltag", so beschrieb Anne Honer (1987) die Lebenswelt der Bodybuilder.

Dies passt zu einer Vorstellung von Krankheit als die durch das moderne, städtische Leben geprägte Entfremdung der Person von sich selbst, wie sie Claudine Herzlich (1973) in den 1960er-Jahren als soziale Repräsentationen von Gesundheit und Krankheit in der nordfranzösischen Mittelschicht vorgefunden hatte. Krankheit wurde auf die urbane und ungesunde Lebensweise zurückgeführt, die die Gesellschaft dem Individuum aufbürdete. Gesundheit wurde demgegenüber als der im Menschen liegende natürliche Zustand betrachtet.

Solche Vorstellungen stehen im Kontrast zum Konzept der Salutogenese, der Entstehung von Gesundheit, von Aaron Antonovsky (1997). Für ihn sind potenziell krankmachende Stressoren, die aus körpereigenen Strukturen oder aus der sozialen und ökologischen Umwelt stammen können, omnipräsent. Nicht Krankheit, sondern Gesundheit ist das erklärungsbedürftige Phänomen.

Soziale Differenzierung über Prävention

Der Gesundheitstrend zu Beginn des 21. Jahrhunderts ist weniger durch den Verzicht auf die zivilisatorische Errungenschaft und die Rückbesinnung auf die menschliche Natur gekennzeichnet. Was ihn auszeichnet, ist eher die Technisierung und Kommerzialisierung von körperlicher Aktivität in Funktionskleidung an Hightech-Sportgeräten, die Selbstkontrolle von Körperfunktionen im Biofeedback und die mitunter exzessive Beschäftigung mit Ernährungstrends, die von Influencer*innen beworben und als Lifestyleprodukte erworben werden. Die modernen Strategien der Prävention von Zivilisationskrankheiten sind damit in hohem Maße zivilisatorisch geformt.

Mit der Kommerzialisierung verbunden ist eine soziale Abgrenzung derjenigen, die etwas für sich und ihre Gesundheit tun, von denen, die dies nicht oder nicht hinreichend tun. In der modernen Gesellschaft zeichnet sich die Zugehörigkeit zu einer oberen sozialen Schicht nicht mehr dadurch aus, dass wir nicht körperlich arbeiten müssen, sondern dass wir uns, technisch bestens ausgerüstet, körperlich fit halten. Die Art, wo, wie und womit wir körperlich aktiv sind, ist eine Form sozialer Differenzierung. Zugleich ist sie verbunden mit einem moralischen Anspruch an Prävention als jedermanns Aufgabe. Dies wird oft mit der Vorstellung verknüpft, dass ein Mehr an Information irgendwann zu einer Veränderung des Verhaltens führen würde, da der Homo oeconomicus rationalen Informationen zugänglich sei. Wer es nicht ist, dem fehlt es an Bildung, Verstand oder Willen. Körperliche Aktivität schafft so soziale Verbindungen und Distanzierung. Barlösius (1999) hat dies ähnlich für die soziale Bedeutung des Essens beschrieben.

„[...] jede und jeder soll und muss etwas tun für sich und die Gesundheit. Dieser Imperativ hat sich inzwischen als Norm festgesetzt. Aus der Forderung nach mehr Selbstbestimmung wurde eher ein Muss, in die Gesundheit zu investieren. [...] Zu den Verliererinnen und Verlierern gehören diejenigen, die nicht auf die entsprechenden sozialen, kulturellen und ökonomischen Ressourcen zurückgreifen können", kritisiert Brigitte Ruckstuhl (2019) diese soziale Differenzierung. Die Thematisierung sozialer Ungleichheit solcher Verhaltensweisen läuft Gefahr, neue Formen der Stigmatisierung zu begünstigen: Wer zu dick ist und keinen Sport betreibt, präsentiert sich als ungebildet und von geringem sozialem Status. Bernhard Borgetto (2016) verweist darauf, dass in fachlichen wie öffentlichen Diskursen zunehmend Kranken Verantwortung für die krankheitsbedingte soziale Devianz übertragen wird. In der Diskussion über den Einfluss des Lebensstils auf die Gesundheit wird die Schuldfrage gestellt und mit sozialer Differenzierung verbunden.

Überleben bestangepasster Konzepte

Warum aber sind solche Konzepte trotz gesundheitswissenschaftlicher Kritik daran so verbreitet? Hagen Kühn und Rolf Rosenbrock (2009) haben die These aufgestellt, dass sich in der Prävention die Maßnahmen durchsetzen, die den gesellschaftlichen Bedingungen am besten angepasst sind und nicht die, die aus gesundheitswissenschaftlicher Sicht die nachhaltigsten Erfolge aufweisen. Maßnahmen, die den gesellschaftlichen Strukturen weniger gut entsprechen, scheiden auf dem Weg von der Idee zur Praxis aus oder mutieren. Sie sprechen vom Darwin'schen Gesetz der Prävention (Kühn & Rosenbrock, 2009). Nur Verbündete wie starke soziale Gruppen oder einflussreiche Bereiche der Gesellschaft können gegenhalten. Das Verbot von Kinderarbeit (das preußische Militär), die Etablierung von Betrieblicher Gesundheitsförderung (größere Wirtschaftsunternehmen) und die frühen Erfolge der AIDS-Prävention in Deutschland (starke soziale Gruppen) gelten als Paradebeispiele für erfolgreiche Präventionsstrategien, die sich aufgrund starker Verbündeter durchgesetzt haben. Die Autoren (Kühn & Rosenbrock, 2009) unterscheiden vier Stufen auf der Treppe der Anpassung an gesellschaftliche Bedingungen (Abb. 7.1):

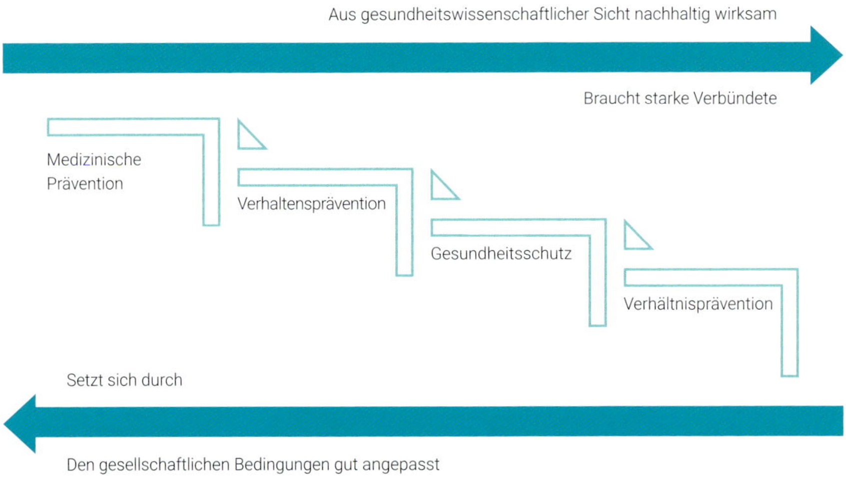

Abb. 7.1: Darwin'sches Gesetz der Prävention – Überleben der bestangepassten Konzepte (nach Kühn & Rosenbrock, 2009)

Auf der obersten Stufe, der mit den besten Überlebenschancen, stehen die Konzepte medizinischer Prävention. Die Ursachen von Erkrankungen werden in Erregern oder genetischen Dispositionen gesehen, die zu pathogenen Mikroereignissen im menschlichen Körper führen. Auf sie kann die Medizin mit den ihr eigenen Ansätzen diagnostischer und therapeutischer Interventionen wie Impfung, Früherkennung und Therapie in frühen Phasen der Erkrankung reagieren.

Auf der zweiten Stufe sehen Kühn und Rosenbrock (2009) Präventionsansätze, die lebensstilbedingte Risikofaktoren beim Individuum identifizieren und ausschließlich eine Veränderung individuellen Verhaltens anstreben. Es handelt sich um Verhaltensprävention ohne expliziten Kontextbezug, z. B. Gesundheitskurse und Trainingsangebote.

Auf der dritten Stufe, damit eher bei den Verlierer*innen des Selektionsprozesses, sehen sie Strategien des Gesundheitsschutzes, bei denen chemische und physikalische Faktoren der physischen Umwelt zum Gegenstand gesundheitsbezogener Interventionen werden.

Auf der untersten Stufe, an einem fast aussichtslosen Platz, stehen Konzepte, in denen gesellschaftliche Bedingungen und Verhältnisse zum Gegenstand präventiver Interventionen werden. „Nirgendwo ist das Geld knapper, sind die Legitimationskosten höher und die Beweislast schwerer als bei Versuchen, in Bereiche wie Arbeit, Verkehr oder Wohnbedingungen oder soziale Probleme wie Armut, Erwerbs- oder Machtlosigkeit unter Gesundheitsaspekten zu intervenieren" (Kühn & Rosenbrock, 2009, S. 59). Hier wäre die Intervention aus Sicht von Public Health am besten begründet.

Ein gutes Vierteljahrhundert nach der Erstveröffentlichung bedarf die These des Überlebens der gesellschaftlich bestmöglich angepassten Präventionskonzepte zumindest einer Modifikation: Erstens müssen Strategien der Kommerzialisierung von Lifestyle mindestens gleichberechtigt neben Konzepte medizinischer Prävention gestellt werden, weil sie, bei aller Andersartigkeit ihrer Ansätze, gleich gut gesellschaftlichen Bedingungen entsprechen. Für beides gibt es vorhandene Strukturen und Märkte. Zweitens zeigt der gesellschaftliche Umgang mit der COVID-19-Pandemie, wie stark Politik gewillt sein kann, in gesellschaftliche Strukturen einzugreifen, wenn aufgrund einer Epidemie die Gesundheitsversorgung an ihre Grenzen gerät. Drittens haben sich in der Gesetzgebung Strategien der Prävention und Gesundheitsförderung etabliert, die zumindest für sich in Anspruch nehmen, in Lebenswelten ansetzen und Lebensbedingungen verändern zu wollen. Inwieweit der Anspruch eingelöst, Ansätze lebensweltlicher Prävention einem Mutationsprozess unterliegen oder welche gesellschaftlichen Gruppen dazu beigetragen haben, ihre Durchsetzung möglich zu machen, wäre zu untersuchen.

Wie aber sehen Konzepte aus, von denen eine Wirksamkeit zu erwarten wäre?

7.2 Konzepte der Prävention

Zeitpunkt oder Spezifität

Prävention ist in § 20 des Sozialgesetzbuches V (SGB V) in Form von „Primärprävention" definiert als „Verhinderung und Verminderung von Krankheitsrisiken". Damit folgt die deutsche Legaldefinition zumindest sprachlich der Differenzierung nach dem Zeitpunkt in Primär-, Sekundär- und Tertiärprävention. Diese Unterscheidung wurde von Gerald Caplan (1964) ursprünglich für die Psychiatrie entwickelt.

- **Primärprävention** zielt auf den Erhalt der Gesundheit durch Vermeidung von Ursachen und Risikofaktoren von Krankheiten. Ein Beispiel wäre die Ernährungsberatung von Gesunden.
- **Sekundärprävention** zielt auf die Verhinderung der Entwicklung einer Erkrankung aus Risikofaktoren, etwa die Ernährungsberatung von Übergewichtigen.
- **Tertiärprävention** zielt auf die Verhinderung des Fortschreitens einer manifesten Erkrankung, z. B. durch die Ernährungsberatung von Diabetiker*innen.

Die medizinische Prävention kommt mit dieser Differenzierung gut zurecht, da sie konsequent am Krankheitsverlauf und an medizinischer Diagnostik orientiert ist.

Eine Besonderheit der Primärprävention von Zivilisationskrankheiten ist, dass sie auf den gleichen Verhaltensgrundsätzen aufbaut: mehr körperliche Aktivität und gesündere Ernährung, Verzicht auf den Konsum von Tabak und Alkohol und Reduktion von Stress. Primärprävention ist hier krankheitsübergreifend möglich. Damit verliert die Orientierung am Krankheitsverlauf und am Individuum an Bedeutung.

Gesundheitswissenschaftliche Überlegungen folgen heute, vor allem international, eher der von Robert S. Gordon (1983) vorgenommenen Differenzierung nach der Spezifität der Ansätze in universelle, selektive und indizierte Prävention (Abb. 7.2). Diese Unterscheidung entspricht einer bevölkerungsbezogenen Perspektive besser.

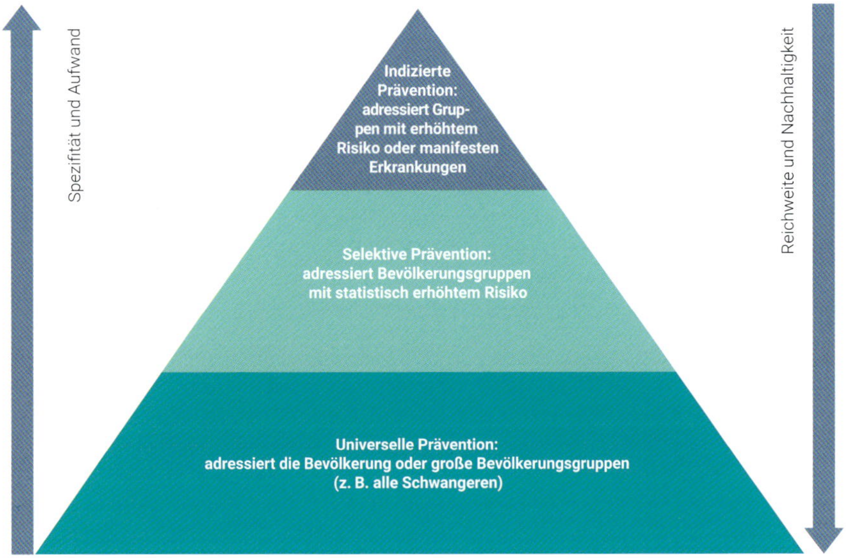

Abb. 7.2: Differenzierung von Präventionsansätzen nach dem Spezifitätsmodell (nach Gordon, 1983)

- Universelle Prävention zielt auf die Bevölkerung oder auf große Bevölkerungsgruppen. Beispiele dafür wären Rauchverbote in öffentlichen Einrichtungen zum Schutz vor Passivrauchen, die für Fußgänger*innen und Radfahrer*innen freundliche Gestaltung von Innenstädten oder Kampagnen zum Schutz vor sexuell übertragbaren Erkrankungen. Mit relativ geringem Aufwand pro Adressat*in werden große Bevölkerungsgruppen erreicht.

- Selektive Prävention wendet sich an Adressat*innengruppen mit einem erhöhten Risiko, das sozial oder biologisch bedingt sein kann. Beispiele dafür wären die Arbeit mit den Kindern alkoholkranker Eltern, Grippeschutzimpfungen für ältere Menschen oder Bewegungsprogramme für sozial Benachteiligte. Sie ist spezifischer, aber auch aufwendiger.

- Indizierte Prävention richtet sich an Personen und Gruppen mit gesicherten Risikofaktoren oder manifesten Störungen. Beispiele wären die Prävention bei übergewichtigen Menschen, bei Menschen mit Hypertonus oder Diabetes mellitus.

Die Differenzierung nach Spezifität macht das Präventionsparadox sichtbar, das Geoffrey Rose (1985) am Beispiel der koronaren Herzkrankheiten beschrieben hat: Eine Präventionsmaßnahme, die für die gesamte Bevölkerung von hohem Nutzen ist, bringt dem Individuum oft nur wenig – zumal es keine Garantie gibt, dass nicht trotz intensiver Prävention bei einem Einzelnen die Krankheit ausbricht. Präventive Maßnahmen, die für einzelne Betroffene sehr hilfreich sein können, im Aufwand aber meist größer sind, bringen dagegen bevölkerungsbezogen oft nur wenig (Franzkowiak, 2018). Der Vorteil bei der Prävention von Zivilisationskrankheiten ist, dass aufgrund der Ähnlichkeit präventiver Empfehlungen ein bevölkerungsbezogener Ansatz dennoch relativ vielen Individuen nutzen könnte.

Katherine Frohlich und Louise Potvin (2008) kritisieren, dass Strategien universeller Prävention unbeabsichtigt kontraproduktiv wirken, da sie sozial bedingte gesundheitliche Ungleichheiten verstärken können. In der Regel profitieren sozial bessergestellte Menschen mit niedrigem Ausgangsrisiko stärker von solchen Maßnahmen. Soziale Unterschiede in den Gesundheitschancen würden damit noch verstärkt. Deswegen müsse der Fokus auf selektive Präventionsstrategien verstärkt werden, die sozialen Kriterien folgen.

Verhalten oder Verhältnisse

Rolf Rosenbrock und Claus Michel (2007) unterscheiden medizinische Prävention, „reine" Verhaltensprävention, verhältnisgestützte Verhaltensprävention und „reine" Verhältnisprävention.

Medizinische Prävention bedient sich des Repertoires an Strategien, die die Medizin zur Verfügung hat: Primär an das Individuum adressiert wird diagnostiziert, beraten und behandelt. Bei den Zivilisationskrankheiten geht es um medizinische Tests (z. B. Blutdruck oder Blutzucker), mit denen überwacht wird, ob bestimmte Risiken bereits eingetreten sind, und um die von den Testergebnissen und der Anamnese abhängige Beratung. Bernt-Peter Robra (2017) verweist darauf, dass medizinische Prävention voraussetzt, dass Individuen diese von sich aus in Anspruch nehmen. Proaktive Ansätze medizinischer Prävention stehen in Deutschland im Widerspruch zur Struktur der Gesundheitsversorgung. Zudem wird diskutiert, wieweit sie mit dem Risiko einer Medikalisierung verbunden wären.

Diesem individuellen Ansatz steht ein bevölkerungsbezogener Ansatz „reiner" Verhältnisprävention gegenüber. „Reine" Verhältnisprävention umschreibt die Gesamtheit struktureller und politischer Eingriffe zur Veränderung von gesundheitsrelevanten ökologischen, sozialen, kulturellen und technisch-materiellen Umwelten sowie zur Beeinflussung von sozialen Regeln, Gesetzen und sozialen Systemen. Sie setzt auf die Veränderungen der Lebensbedingungen in einer Form, in der anderes Verhalten die leichter umzusetzende Alternative wird. Beispiele dafür sind drastische Erhöhungen der Tabaksteuer, ein Rauchverbot in öffentlichen Einrichtungen und ein Werbeverbot für Tabakprodukte. Zur Verhältnisprävention gehört der Gesundheitsschutz, d. h. Strategien, über Gesetze und Verordnungen sowie deren Überwachung die Bevölkerung oder große Bevölkerungsgruppen vor Gesundheitsgefahren zu schützen.

Beispiele dafür sind der Infektionsschutz, der Arbeitsschutz, der Verbraucherschutz und die Lebensmittelsicherheit, der Immissionsschutz oder Regeln der Verkehrssicherheit. Gefahren sollen erkannt und abgewendet werden, bevor sie Schaden verursacht haben, die Verantwortung für die Gefahrenabwehr soll nach Möglichkeit von Verursacher*innen getragen werden und Behörden, Verursacher*innen und andere Beteiligte wirken bei der Gefahrenabwehr zusammen (Kuhn & Böhm, 2020).

Medizinische Prävention ist oft mit Ratschlägen zur Veränderung von Verhalten verbunden. Verhaltensprävention und Verhältnisprävention sind gegensätzliche Strategien, die heute eher als Endpunkte eines Kontinuums betrachtet werden. „Reine" Verhaltensprävention will Menschen motivieren, sich gesundheitsbewusster zu verhalten, also körperlich aktiver zu sein, sich gesünder zu ernähren und sich aktiv zu entspannen. „Reine" Verhaltensprävention ist aber immer mit dem Dilemma verbunden, dass die entsprechenden Botschaften am wenigsten von den Bevölkerungsgruppen aufgegriffen werden, die diese am dringendsten bräuchten. Entsprechend ist es Konsens, dass Verhaltensprävention immer mit Maßnahmen der Verhältnisprävention verbunden werden soll.

Verhältnisgestützte Verhaltensprävention meint verhaltenspräventive Interventionen für genau definierte Adressat*innengruppen mit einem expliziten Kontextbezug in einem Setting wie Betrieb, Schule oder Kita als Zugangsweg. Alternativ geht es um die Integration von Verhältnis- und Verhaltensprävention in Mehr-Ebenen-Ansätzen und in der Gestaltung von lebensstilprägenden Lebenswelten.

Rolf Rosenbrock und Thomas Gerlinger (2014) unterscheiden zwischen Strategien einer Verhaltensprävention mit und ohne Kontextbezug auf der Mikro-, Meso- und Makroebene. Die Mikroebene setzt beim Individuum an, die Mesoebene beim Setting, also der Lebenswelt, und die Makroebene bei der Bevölkerung.

Verhalten beeinflussen

Veränderung von Verhalten mit und ohne Kontextbezug steht oft im Zentrum von Prävention. Wovon aber ist Gesundheitsverhalten abhängig? Die Gesundheitspsychologie hat theoretische Modelle entwickelt, wie Wissen und Handeln zusammenhängen und wovon sie abhängig sind. Beispielhaft kann das Modell des Health Action Process Approach (HAPA), auch: sozial-kognitives Prozessmodell des Gesundheitsverhaltens, herangezogen werden. Es wurde von Ralf Schwarzer zu Beginn der 1990er-Jahre unter Einbezug bisheriger Modelle entwickelt und seitdem von ihm immer wieder variiert und evaluiert. Drei Phasen werden unterschieden (Schwarzer & Fleig, 2014):

- In der nicht-intentionalen Phase geht es um die Bildung einer Absicht, ein bestimmtes Verhalten auch auszuüben.
- In der intentionalen Phase geht es darum, einen Plan zu entwickeln, die Absicht auch umzusetzen.
- In der aktionalen Phase geht es schließlich um die Umsetzung der Handlung.

Für Veränderungen des Verhaltens muss bei Unmotivierten auf der nicht-intentionalen, bei Motivierten auf der intentionalen und bei Handelnden auf der aktionalen Ebene eingegriffen werden (Abb. 7.3).

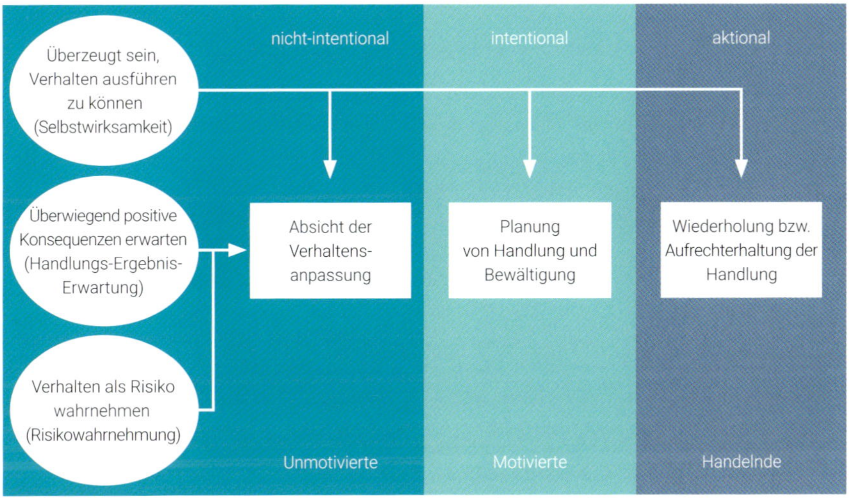

Abb. 7.3: Von der Information zum Handeln nach dem Health Action Process Approach (nach Schwarzer & Fleig, 2014)

Die Intentionsbildung in der nicht-intentionalen Phase wird beeinflusst von der Risikowahrnehmung, der Handlungs-Ergebnis-Erwartung und der motivationalen Selbstwirksamkeitserwartung. Die Risikowahrnehmung wiederum lässt sich trennen in wahrgenommene Bedrohung, wahrgenommener Schweregrad und wahrgenommene Verwundbarkeit. Hier ist der Kern des Health-Belief-Modells von Irwin M. Rosenstock (1966) integriert: Menschen sind demnach dann bereit, ihr Verhalten zu ändern, wenn sie der Überzeugung sind, dass sie persönlich durch die Erkrankung gefährdet sind, die Krankheit gefährlich ist und der Nutzen der Maßnahme für sie persönlich die damit verbundenen Kosten übersteigt. Sie können beispielsweise das Rauchen für generell gefährlich halten, aber annehmen, dass dies für sie persönlich nicht gilt. Tali Sharot (2011) beschreibt diese Einschätzung als optimistische Verzerrung.

Die Phase der Planung umfasst die Handlungsplanung und die Bewältigungsplanung, also die Entwicklung von Strategien zum Umgang mit Hindernissen. Wesentlicher Einflussfaktor ist die auf Bewältigung bezogene Selbstwirksamkeitserwartung. Gemeint ist die Überzeugung einer Person, auch schwierige Situationen und Herausforderungen aus eigener Kraft erfolgreich bewältigen zu können (Bandura, 1977). Selbstwirksamkeitsüberzeugungen entstehen durch Erfolgserlebnisse, durch das Beobachten von erfolgreichen Modellen, durch den Einfluss sozialer Gruppen oder durch die Interpretation von Emotionen und Empfindungen. Die Qualität der entwickelten Handlungspläne hängt ab von der wahrgenommenen Kompetenz und der Erfahrung, geplante Handlungen auch ausführen zu können. Dazu gehört die Einschätzung, wie Erfolg versprechend und ressourcenschonend die erforderlichen Handlungen sind.

Es folgt die aktionale Phase, in der es um die Ausführung, Aufrechterhaltung und Wiederaufnahme der Handlungen geht. Auch hier spielen Selbstwirksamkeitserwartungen eine entscheidende Rolle (Schwarzer & Fleig, 2014).

Die Stärke dieses Modells besteht darin, dass es Entscheidungsprozesse differenziert nachzeichnet und Ansatzpunkte zur Veränderung liefert. In älteren Versionen des Modells (Schwarzer, 1992) war explizit auch von einer sozialen Erwartung die Rede, die in diesen Prozess eingreift. Diese Überlegung geht auf einen Aspekt der Theorie des geplanten Verhaltens von Icek Ajzen (1985) zurück, in der neben der persönlichen Einstellung zu dem geforderten Verhalten und der wahrgenommenen Verhaltenskontrolle die subjektive Norm Einfluss auf die Entstehung einer Absicht nimmt. Mit subjektiver Norm ist die Vorstellung gemeint, dass andere Personen, die einem wichtig sind, dieses Verhalten positiv bewerten. Damit wird deutlich, dass eine Verhaltensänderung nicht unabhängig vom sozialen Umfeld ist.

Komplexe Interventionen

Nachhaltige Effekte erfordern ein Zusammenspiel aufeinander abgestimmter Maßnahmen, eine komplexe Intervention. Komplexen Interventionen der Prävention liegt ein sozialökologisches Modell der Entstehung von Gesundheit zugrunde. Dies geht auf eine Überlegung von Urie Bronfenbrenner (1981) zurück. Er beschrieb Faktoren, die die kindliche Entwicklung beeinflussen, als Wechselwirkungen von sozialen Interaktionen in engen persönlichen Beziehungen (Mikrosystem), in den Settings, in denen sich die Individuen aufhalten (Mesosystem), in den gesamtgesellschaftlichen Bedingungen (Makrosystem) sowie in einem Exosystem, einem Beziehungsgeflecht, dem die Person nicht direkt angehört. Das Chronosystem erfasst bei Bronfenbrenner (1981) die zeitliche Dimension dieser Entwicklung. Der sozialökologische Ansatz der Gesundheitsförderung wandelt diese Dimensionen etwas ab, setzt die Person in ihrer körperlichen und psychischen Verfasstheit in den Mittelpunkt und vernachlässigt oft das Chronosystem, obwohl lebensgeschichtliche Erfahrungen relevant sein können.

Dem Modell liegt das Wissen über die Einflussfaktoren auf Gesundheit zugrunde. Solche Gesundheitsdeterminanten können letztlich aus allen Lebensbereichen resultieren und in der Person oder ihrer Umwelt liegen. Göran Dahlgren und Margaret Whitehead (1991) nennen auf der Makroebene allgemeine sozioökonomische und umweltbedingte Verhältnisse, auf der Mesoebene konkrete Lebensbedingungen wie Wohnen, Bildung oder Arbeit. Auf der Mikroebene stehen die Lebensweise und auf der Ebene der Person schließlich Alter, Geschlecht und erbliche Faktoren.

Wichtig sind aber nicht nur die einzelnen Ebenen, sondern ihre Wechselwirkungen. Diese Wechselbeziehung entscheidet über das Veränderungspotenzial in Richtung Gesundheit (Abb. 7.4). Mit anderen Worten erfordert nachhaltige Prävention ein aufeinander abgestimmtes Konzept der Maßnahmen auf den verschiedenen Ebenen, die zusammenwirken.

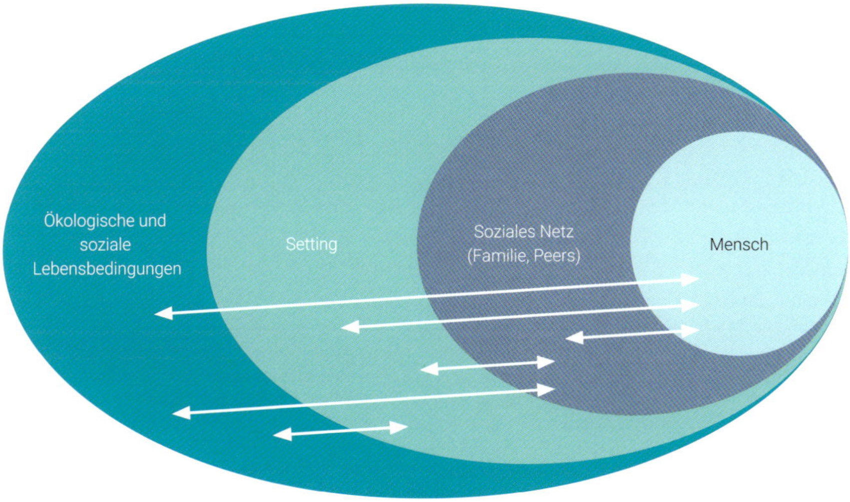

Abb. 7.4: Das sozialökologische Modell betont die Wechselbeziehungen zwischen den Ebenen (eigene Abbildung)

Was bedeutet das für die Prävention von Zivilisationserkrankungen? Ob ein Mensch an einer der Zivilisationserkrankungen erkrankt, liegt immer auch an seiner genetischen Disposition und seiner gesamten körperlichen Verfasstheit. Deshalb sind Ansätze der medizinischen Prävention sinnvoll, da sie helfen, die Risiken eines Individuums einzuschätzen und darauf aufbauend beraten zu können. Dies ist bevölkerungsbezogen allerdings aufwendig und steht im Kontrast dazu, dass die allgemeinen Ratschläge zu mehr Bewegung und vielseitiger Ernährung auch Gesunden nicht schaden. Mehr noch setzt dies die Inanspruchnahme der Gesundheitsversorgung voraus. Damit ist dieser Ansatz tendenziell sozial selektiv. Um diese sozial bedingte Ungleichheit von Gesundheitschancen auszugleichen, ist es sinnvoll, auf der Mikro- und Mesoebene insbesondere mit sozial benachteiligten Gruppen zu arbeiten. Auf der Ebene des Settings geht es darum, die Bedingungen (Verhältnisse), unter denen wir wohnen, arbeiten oder lernen, so zu verändern, dass sie zu mehr körperlicher Aktivität motivieren, Stress reduzieren und gesundes Essen erleichtern. Gesundheitlicher Ungleichheit entgegenzutreten bedeutet, den Fokus auf Hauptschulen statt auf Gymnasien zu legen, prekäre Beschäftigungsverhältnisse in die Betriebliche Gesundheitsförderung bewusst einzubeziehen oder die Wohnbedingungen in benachteiligten Stadtgebieten zu verbessern. Daneben erfolgt verhaltenspräventive Arbeit mit Peers und benachteiligten Familien.

Auf der Makroebene der ökologischen und sozialen Lebensbedingungen werden zugleich Lebensbedingungen durch politische Entscheidungsprozesse gesundheitsfördernd verändert. Idealerweise müssten alle rechtlichen Regelungen hinsichtlich ihrer potenziellen Auswirkungen auf die Gesundheit der Bevölkerung überprüft werden. Mindestens sollen rechtliche Regelungen, Stadtplanung und Verbraucherschutz körperliche Aktivität oder gesunde Ernährung erleichtern und den Zugang zu Tabak und Alkohol erschweren.

7.3 Konzepte der Gesundheitsförderung

Entstehung von Gesundheit
Während Prävention Erkrankungen vermeiden will, geht es in der Gesundheitsförderung um die Stärkung von Gesundheitspotenzialen, unabhängig vom Gesundheitsstatus.

Die deutsche Legaldefinition „Förderung des selbstbestimmten gesundheitsorientierten Handelns der Versicherten" (§ 20 SGB V) bleibt hinter dem internationalen Konsens zurück. „Gesundheitsförderung ist ein Prozess, der Menschen befähigen soll, mehr Kontrolle über ihre Gesundheit zu erlangen und sie zu verbessern", heißt es in der Jakarta-Erklärung der 4. Internationalen Konferenz zur Gesundheitsförderung (WHO 1997). Lotte Kaba-Schönstein (2018) verweist auf vier Merkmale:

- Der Fokus liegt auf der Herstellung von gesundheitlicher Chancengleichheit.
- Es geht um die Stärkung von Gesundheitsressourcen.
- Sie setzt an allen gesellschaftlichen Ebenen an, entsprechend dem sozialökologischen Modell.
- Sie orientiert sich am theoretischen Modell der Salutogenese von Aaron Antonovsky (1997).

Dieses Modell geht von der Frage aus, wie es trotz widriger Lebensumstände und omnipräsenter Stressoren überhaupt gelingen kann, Gesundheit aufrechtzuerhalten. Gesundheit und Krankheit sind keine dichotomen Gegensätze, sondern Endpunkte eines Kontinuums. Gesundheit, verstanden eher als gesundheitsbezogene Lebensqualität (Blättner & Waller, 2018; Bullinger, 2009) und eng verwandt mit dem Konzept subjektiver Gesundheit, kann unabhängig vom Krankheitsstatus gefördert werden. Sie ist abhängig von den generalisierten Widerstandsressourcen und -defiziten sowie den Strategien zur Bewältigung der Stressoren. Generalisierte Widerstandsressourcen und -defizite können körperliche, psychische, materielle, soziale, kulturelle und makrostrukturelle Faktoren umfassen.

Die Wahl der Bewältigungsstrategien und die Aktivierung der Widerstandsressourcen wiederum ist abhängig von der Stärke des Empfindens von Kohärenz. Dieser „Sense of Coherence" (SOC) ist eine überdauernde, grundlegende Lebenseinstellung, die Auskunft darüber gibt, in welchem Ausmaß:

- eine Person die Probleme und Anforderungen des Lebens als etwas erlebt, für das es sich einzusetzen lohnt (Bedeutsamkeit),
- die Situationen, mit denen sie alltäglich konfrontiert wird, als klare, geordnete Informationen verstehen kann (Verstehbarkeit) und
- die Anforderungen, die auf sie zukommen, mit den verfügbaren Ressourcen als bewältigbar wahrnimmt (Handhabbarkeit).

Für Veränderungen der Richtung der Entwicklung des SOC ist die Komponente der Bedeutsamkeit die entscheidende. Diese wird lebensgeschichtlich beeinflusst durch die Teilhabe an sozial anerkannten Aktivitäten. Die Komponente der Verstehbarkeit wird nicht durch Informationen gestärkt, sondern durch die Konsistenz von Werten und Regeln, auch in wechselnden Kontexten. Das Gegenteil dieser Erfahrung wäre Willkür. Handhabbarkeit schließlich wird beeinflusst durch die lebensgeschichtliche Erfahrung, hinreichend Ressourcen für die Bewältigung der Anforderungen zu haben, die das Leben stellt.

Ein hoher SOC ist nicht damit verbunden, immer Bewältigungsstrategien zu wählen, die mit einem guten Gesundheitsverhalten vereinbar sind. Vielmehr geht es um eine hohe Flexibilität in der Wahl der Strategien, abhängig von den zu bewältigenden Anforderungen. Dauerhaft gesundheitsschädigendes Verhalten wird unwahrscheinlicher.

Alle Komponenten des Modells von Aaron Antonovsky (1997) werden beeinflusst durch die Lebensbedingungen, denen ein Mensch ausgesetzt ist. Dies erklärt die sozial bedingte Ungleichheit von Gesundheitschancen, aber auch, dass soziale Benachteiligung individuell nicht zwingend Gesundheit ausschließt.

Fragt man nun nach möglichen Ansätzen für Gesundheitsförderung, so kann es durchaus sinnvoll sein, die potenziellen Bewältigungsstrategien zu erweitern und Lebensbedingungen so zu verändern, dass generalisierte Widerstandsressourcen gestärkt werden. Entscheidend ist aber die Stärkung des SOC, vor allem der Komponente der Bedeutsamkeit. Dies ist nicht über vorübergehende Interventionen möglich, sondern setzt eine dauerhafte Veränderung voraus. Es geht darum, nachhaltig die Erfahrung der Teilhabe an sozial anerkannten Aktivitäten zu verankern, und zwar besonders bei den Bevölkerungsgruppen, für die die Erfahrung typisch ist, dass es auf sie nicht ankommt. Strategien von Partizipation und Empowerment versuchen, diesem Anspruch gerecht zu werden.

Partizipation und Empowerment

Partizipation und Empowerment sind zwei der zwölf Kriterien für gute Praxis der Gesundheitsförderung, die vom Kooperationsverbund Gesundheitliche Chancengleichheit (2017) entwickelt wurden. Allerdings bleibt die theoretische Verankerung im Konzept der Salutogenese unerwähnt und damit unklar, woran und wie zu beteiligen ist.

Partizipation in der Gesundheitsförderung bedeutet demnach, für die Adressat*innen Beteiligungsmöglichkeiten in allen Phasen eines Projektes von der Bedarfserhebung über die Planung und Umsetzung bis zur Evaluation zu schaffen. Die Beteiligungsprozesse müssen den Erfahrungen und Möglichkeiten der Adressat*innen entsprechend gestaltet sein (Kooperationsverbund Gesundheitliche Chancengleichheit, 2017). Stufenmodelle unterscheiden das Ausmaß der Beteiligung, das von Nicht-Beteiligung (Instrumentalisierung oder Anweisung) über Vorstufen (Information, Anhörung, Einbeziehung) bis hin zur über die Partizipation hinausreichenden Selbstorganisation reicht (Wright, 2010). Partizipation im engeren Sinn meint eine verbindliche Rolle der Adressat*innen in der Entscheidungsfindung. Für Michel Wright (2010) und seine Kolleginnen Martina Block und Hella von Unger sind es die Stufen „Mitbestimmung", „Teilweise Übertragung von Entscheidungskompetenz" und „Entscheidungsmacht". „Mitbestimmung" heißt, dass die Entscheidungsträger*innen Rücksprache halten, um wesentliche Aspekte einer

Maßnahme mit Adressat*innen abzustimmen. Diese haben ein Mitspracherecht, jedoch keine Entscheidungsbefugnis. „Teilweise Übertragung von Entscheidungskompetenz" meint ein Beteiligungsrecht der Adressat*innen. Die Verantwortung für die Maßnahme liegt jedoch in den Händen von anderen. „Entscheidungsmacht" bedeutet, dass die Adressat*innen im Rahmen einer gleichberechtigten Partnerschaft alle wesentlichen Aspekte selbst bestimmen (Wright, 2020).

Im Sinne der Stärkung des SOC geht es allerdings nicht um die Mehrheitsentscheidung darüber, welches Trainingsprogramm ausgeführt werden soll, sondern um die konsensuelle Entscheidung über die Gestaltung von Lebensbedingungen, die einen Einfluss auf die Gesundheit haben, unter Beachtung von Minderheitsvoten.

Artikulationsstarke Gruppen dominieren häufig Entscheidungsprozesse, während benachteiligte Gruppen sich nicht zu Wort melden (Hemetek, 2019). Die schlichte Einladung benachteiligter Gruppen zur Beteiligung führt noch nicht zu einer Verbesserung von Teilhabe- und damit von Gesundheitschancen. Benachteiligte Bevölkerungsgruppen müssen befähigt werden, ihre eigenen Bedürfnisse zu formulieren und einzubringen. Eben da greift das Empowerment-Konzept.

„Empowerment geht davon aus, dass viele Fähigkeiten beim Menschen bereits vorhanden oder zumindest möglich sind, vorausgesetzt man schafft Handlungsmöglichkeiten", so schreibt Julian Rappaport (1985, S. 270 f.). Das Konzept beschreibt Prozesse von Einzelnen und Gruppen, in einer Situation des Mangels ihre eigenen, vielfach verschütteten, personalen und sozialen Ressourcen sowie ihre Fähigkeiten zur Beteiligung zu nutzen, um Kontrolle über die Gestaltung der eigenen sozialen Lebenswelt zu erlangen. Die Förderung von Partizipation und Gemeinschaftsbildung sind wesentliche Strategien des Empowerment-Prozesses (Brandes & Stark, 1996). Es geht um die Stärkung des Selbstwertgefühls, die Förderung der Handlungsfähigkeit, die Förderung des Zusammenschlusses von Menschen zur besseren Durchsetzung gemeinsamer Interessen und die Aktivierung zu mehr Mitwirkung in Politik und Gesellschaft. Empowerment ist der Weg, der zur Stärkung des Empfindens von Kohärenz vorgeschlagen wird.

„Mit dem Konzept ‚Empowerment' können wir nicht länger Menschen einfach als ‚Kinder in Not' oder als ‚Bürger*innen mit Rechten' sehen, sondern vielmehr als vollwertige Wesen, die sowohl Rechte als auch Bedürfnisse haben. Wir müssen uns mit dem Widerspruch auseinandersetzen, dass selbst Menschen mit wenigen Fähigkeiten oder in extremen Krisensituationen, genauso wie jede*r von uns, eher mehr als weniger Kontrolle über ihr eigenes Leben brauchen" (Rappaport, 1985).

7.4 Fazit

Strategien der Prävention und Gesundheitsförderung haben Chancen auf eine Veränderung der Gesundheit der Bevölkerung, wenn sie

- nicht nur die Vermeidung von Krankheiten, sondern auch die Stärkung von Gesundheitsressourcen anstreben,
- nach dem sozialökologischen Modell auf allen Interventionsebenen mit den jeweils angemessenen Konzepten aufeinander abgestimmt arbeiten und
- über Strategien von Partizipation und Empowerment eine Stärkung des Empfindens von Kohärenz anstreben.

Die Verbindung von Gesellschaft einerseits sowie Prävention und Gesundheitsförderung andererseits liegt aber auf einer anderen Ebene, als der Begriff der Zivilisationskrankheiten dies glauben macht. Gesellschaft schafft soziale Differenzierung in und zwischen Ländern. Umso größer diese Differenz ist, umso größer sind die Unterschiede in den Gesundheitschancen und wahrscheinlich nimmt auch die Krankheitsbelastung einer Gesellschaft damit zu. Gesundheitsförderung hat deswegen immer auch das Ziel, Teilhabechancen sozial benachteiligter Bevölkerungsgruppen zu stärken, um gesundheitliche Chancengleichheit zu verbessern. Damit arbeitet sie aber immer auch gegen die Gesellschaft, die soziale Unterschiede kontinuierlich reproduziert.

Genau hier greift die These von Hagen Kühn und Rolf Rosenbrock (2009) unverändert: Auf dem Weg von der Idee in die Praxis mutieren Konzepte der Prävention und Gesundheitsförderung von gesellschaftsverändernden Vorhaben, die gesundheitliche Chancengleichheit anstreben, zu Projekten, die sozial bedingte Ungleichheit von Gesundheitschancen ungewollt reproduzieren. Prävention und Gesundheitsförderung stehen eben nicht außerhalb der Gesellschaft, sondern mittendrin.

Die Konsequenz kann aber nicht sein, die Idee aufzugeben. Auch wenn das Ziel nicht erreichbar ist, bleibt die Notwendigkeit, es anzustreben.

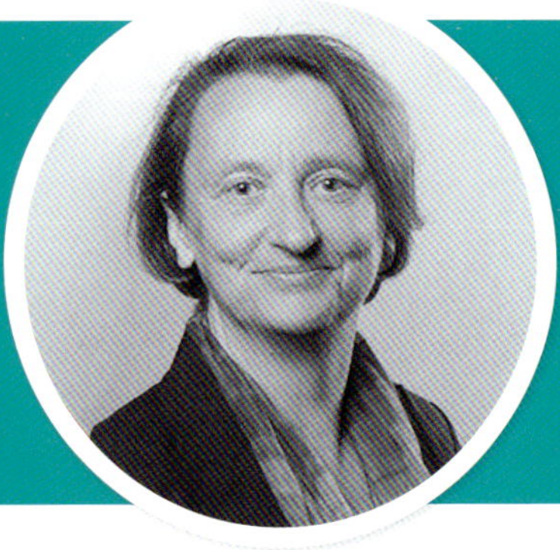

PROF. DR. BEATE BLÄTTNER

Prof. Dr. Beate Blättner, Professorin für Gesundheitsförderung, ist im September 2021 verstorben. Über zwölf Jahre war sie in leitenden Funktionen in der Gesundheitsbildung und in der Gesundheitsförderung tätig, bevor sie im Jahr 2000 an die Hochschule Neubrandenburg und 2003 an die Hochschule Fulda wechselte. Dort baute sie u. a. die Studiengänge Gesundheitsförderung und Public Health auf. Ihre Forschungsschwerpunkte waren zuletzt „Prävention in der stationären Pflege“, „Prävention von Gewalt“ und „Prävention der gesundheitlichen Folgen von Hitzeextremen in Kommunen“.

– Wir werden ihr ein ehrendes Andenken bewahren. –

Literatur

Ajzen, I. (1985). From intentions to actions: A theory of planned behavior. In J. Kuhl & J. Beckman (Hrsg.), Action-control: From cognition to behaviour (S. 11–39) Heidelberg, Berlin: Springer.

Antonovsky, A. (1997). Salutogenese. Zur Entmystifizierung der Gesundheit. Tübingen: Dgvt.

AOK. Die Gesundheitskasse (2017). Zivilisationskrankheiten: Welche sind das eigentlich? Zugriff am 30.01.2021. Verfügbar unter: https://aok-erleben.de/zivilisationskrankheiten-welche-sind-das-eigentlich/

Bandura, A. (1977). Self-efficacy: Toward a unifying theory of behavioral change. Psychological Review, 84, 191–215.

Barlösius, E. (1999). Soziologie des Essens. Eine sozial- und kulturwissenschaftliche Einführung in die Ernährungsforschung. Weinheim und München: Juventa Verlag.

Blättner, B. & Waller, H. (2018). Gesundheitswissenschaft. Eine Einführung in Grundlagen, Theorie und Anwendung (6. überarbeitete Auflage). Stuttgart: Kohlhammer.

Borgetto, B. (2016). Soziologie des kranken Menschen: Krankenrollen und Krankenkarrieren. In M. Richter & K. Hurrelmann (Hrsg.), Soziologie von Gesundheit und Krankheit (S. 369–381). Wiesbaden: Springer VS.

Brandes, S. & Stark, W. (2016). Empowerment/Befähigung. Leitbegriffe der Gesundheitsförderung (Bundeszentrale für gesundheitliche Aufklärung (BZgA), Hrsg.). Zugriff am 06.02.2021. Verfügbar unter: https://www.leitbegriffe.bzga.de/alphabetisches-verzeichnis/empowermentbefaehigung/

Bronfenbrenner, U. (1981). Die Ökologie der menschlichen Entwicklung. Natürliche und geplante Experimente. Stuttgart: Klett-Cotta.

Bullinger, M. (2014). Das Konzept der Lebensqualität in der Medizin – Entwicklung und heutiger Stellenwert. Evidenz, Fortbildung und Qualität im Gesundheitswesen (ZEFQ), 108, 97–103.

Caplan, G. (1964). Principles of preventive psychiatry. New York: Basic Books.

Dahlgren, G. & Whitehead, M. (1991). Policies and Strategies to Promote Social Equity in Health. Stockholm: Institute for Future Studies.

Franzkowiak, P. (2018). Präventionsparadox. Leitbegriffe der Gesundheitsförderung (Bundeszentrale für gesundheitliche Aufklärung (BZgA), Hrsg.). Zugriff am 29.01.2021. Verfügbar unter: https://www.leitbegriffe.bzga.de/alphabetisches-verzeichnis/praeventionsparadox/

Frohlich, K. L. & Potvin, L. (2008). The Inequality Paradox: The Population Approach and Vulnerable Populations. American Journal of Public Health, (98), 216–221.

Gordon, R. S. (1983). An operational classification of disease prevention. Public Health Reports, 98 (3), 107–109.

Hemetek, U. (2019). Partizipation im Wohnumfeld. Benachteiligungsaspekte bei der Teilhabe von sozial benachteiligten Menschen mit Migrationshintergrund an der Gestaltung ihres Wohnumfeldes aus Public Health Perspektive. Universität Bremen. Zugriff am 09.02.2021. Verfügbar unter: https://media.suub.uni-bremen.de/bitstream/elib/1637/1/00107511-1.pdf

Herzlich, C. (1973). Health and illness. A social psychological analysis. London: Academic Press.

Honer, A. (1987). Bodybuilding als Sinnprovinz der Lebenswelt: prinzipielle und praktische Bemerkungen. In J. Friedrichs (Hrsg.), 23. Deutscher Soziologentag in Hamburg: Beiträge der Sektions- und Ad-hoc-Gruppen (S. 356–359). Opladen: Westdeutscher Verlag.

Kaba-Schönstein, L. (2018). Gesundheitsförderung 1: Grundlagen. Leitbegriffe der Gesundheitsförderung (Bundeszentrale für gesundheitliche Aufklärung (BZgA), Hrsg.). Zugriff am 05.02.2021. Verfügbar unter: https://www.leitbegriffe.bzga.de/alphabetisches-verzeichnis/gesundheitsfoerderung-1-grundlagen/

Kooperationsverbund Gesundheitliche Chancengleichheit (2017). Kriterien für gute Praxis der soziallagenbezogenen Gesundheitsförderung. Berlin. Zugriff am 06.02.2021. Verfügbar unter: https://www.gesundheitliche-chancengleichheit.de/good-practice-kriterien/

Kühn, H. & Rosenbrock, R. (2009). Präventionspolitik und Gesundheitswissenschaften. Eine Problemskizze. In U. H. Bittlingmayer, D. Sahrai & P. E. Schnabel (Hrsg.) Normativität und Public Health. VS Verlag für Sozialwissenschaften (S. 47–71); zuerst erschienen in R. Rosenbrock, H. Kühn, B. M. Köhler (Hrsg.) (1994), Präventionspolitik: Gesellschaftliche Strategien der Gesundheitssicherung (S.29–53). Berlin: Edition Sigma.

Popkin, B. M. & Slining, M. M. (2013). New dynamics in global obesity facing low- and middle-income countries. Obesity reviews 14 (2), 11–20.

Rappaport, J. (1981). In Praise of Paradox: A Social Policy of Empowerment Over Prevention. Am J Community Psychology, 9 (1), 1–25.

Robra, B. P. (2017). Medizinische Prävention. Leitbegriffe der Gesundheitsförderung (Bundeszentrale für gesundheitliche Aufklärung (BZgA), Hrsg.). Zugriff am 31.01.2021. Verfügbar unter: https://www.leitbegriffe.bzga.de/alphabetisches-verzeichnis/medizinische-praevention/

Roelcke, V. (1999). Krankheit und Kulturkritik. Psychiatrische Gesellschaftsdeutungen im bürgerlichen Zeitalter (1790–1914). Frankfurt am Main: Campus.

Rose, G. (1981). Strategy of prevention: lessons from cardiovascular disease. British Medical Journal (282), 1847–1851.

Rosenbrock, R. & Gerlinger, T. (2014). Gesundheitspolitik. Eine systematische Einführung (3. Aufl.). Bern: Hans Huber.

Rosenbrock, R. & Michel, C. (2007). Primäre Prävention – Bausteine für eine systematische Gesundheitssicherung. Berlin: Medizinisch wissenschaftliche Verlagsgesellschaft.

Rosenstock, I. M. (1966). Why people use health services. Milbank Memorial Fund Quarterly, 44, 94–127.

Ruckstuhl, B. (2019). Gesundheitsbegriff und Gesundheitsverständnis im Wandel. Referat an der Kurztagung «Definitionen von Gesundheit – Folgen für die Praxis» vom 25. Februar 2019 in Bern. Zugriff am 21.12.2020. Verfügbar unter: https://gesundheitsfoerderung.ch/ueber-uns/medien/news/artikel/kurztagung-definition-von-gesundheit-folgen-fuer-die-praxis-1.html

Schwarzer, R. (1992). Psychologie des Gesundheitsverhaltens. Göttingen: Hogrefe Verlag.

Schwarzer, R. & Fleig, L (2014). Von der Risikowahrnehmung zur Änderung des Gesundheitsverhaltens – Ein langer Weg. Zentralblatt für Arbeitsmedizin, Arbeitsschutz und Ergonomie, 64 (5), 338–341.

Sharot, T. (2011). The optimism bias. Current Biology, 21 (23), R941–R945. Verfügbar unter: https://doi.org/10.1016/j.cub.2011.10.030

WHO – Weltgesundheitsorganisation (1997). Jakarta Declaration on Leading Health Promotion into the 21st Century. Zugriff am 04.02.2021. Verfügbar unter: https://www.who.int/healthpromotion/conferences/previous/jakarta/declaration/en/

Wright, M. T. (Hrsg.) (2010). Partizipative Qualitätsentwicklung in der Gesundheitsförderung und Prävention. Bern: Hans Huber.

Wright, M. T. (2020). Partizipation: Mitentscheidung der Bürgerinnen und Bürger. Leitbegriffe der Gesundheitsförderung (Bundeszentrale für gesundheitliche Aufklärung (BZgA), Hrsg.). Zugriff am 09.02.2021. Verfügbar unter: https://www.leitbegriffe.bzga.de/alphabetisches-verzeichnis/partizipation-mitentscheidung-der-buergerinnen-und-buerger/

Zylka-Menhorn, V. (2012). Randnotiz: Anamnese des Patienten Ötzi. Dtsch Arztebl, 109 (10), A-461/B-397/C-393.

TEIL 2

STRATEGI
METHODE

N UND
N

KAPITEL 8
HEALTH LITERACY – GESUNDHEITSKOMPETENZ

UNTERSTÜTZUNGSANGEBOTE IM GESUNDHEITSWESEN IM KONTEXT VON ZIVILISATIONSKRANKHEITEN

WALTRAUD WAGNER & JÜRGEN HOHNL

Im Kampf gegen Zivilisationskrankheiten kommt der Gesundheitskompetenz eine entscheidende Rolle zu. Der vorliegende Beitrag beschäftigt sich mit dem Begriff der Gesundheitskompetenz und seiner Bedeutung im Zusammenhang mit Compliance und Empowerment sowie mit Modellen des Shared Decision-Making und stellt deren Förderung als eine gesamtgesellschaftliche Aufgabe dar. Des Weiteren wird untersucht, welche Unterstützungsangebote zur Förderung der Gesundheitskompetenz bestehen bzw. wie Defiziten entgegengewirkt werden kann. Dabei stehen die Interventionen der gesetzlichen Krankenversicherung (GKV) ebenso im Fokus wie soziale Netzwerke und Selbsthilfeangebote. Positiv werden der Nationale Aktionsplan Gesundheitskompetenz des Bundesministeriums für Gesundheit (BMG) und die nationalen Gesundheitsziele hervorgehoben.

8.1 Herausforderung und Hintergrund

Der bereits seit Langem zu beobachtende demografische Wandel und die damit verbundene Zunahme von Multimorbidität stellt das Gesundheitssystem vor große Herausforderungen. Durch das Zusammenspiel aus genetischer Veranlagung, Lebensstil und Umwelt in einer Wohlstandsgesellschaft kommt es zu einem Anstieg der Zivilisationskrankheiten. „Bedeutsam ist (...), dass die Prävalenz chronischer Krankheit mit steigendem Alter zunimmt und Menschen ab 65 Jahren somit deutlich häufiger unter chronischen Erkrankungen leiden" (Schaeffer, Vogt & Gille, 2019, S. 1).

Auch wenn sich durch die Coronapandemie der Blick auf die übertragbaren Krankheiten wieder geschärft hat, darf im Einsatz gegen die Zivilisationskrankheiten nicht nachgelassen werden.

In diesem Zusammenhang kommt der Entwicklung der Gesundheitskompetenz in den letzten Jahren immer mehr Bedeutung zu. Dabei geht es darum, sich im Rahmen von Präventionsmaßnahmen im individuellen Bereich oder im Setting bzw. durch gezielte Projekte und gesundheitspolitische Initiativen der Herausforderung der Zunahme von Zivilisationskrankheiten zu stellen. Hierzu zählen auch Unterstützungsangebote wie zum Beispiel die Patientenberatung, Pflegeberatung und ergänzende Angebote der Krankenkassen. Eine gestärkte Gesundheitskompetenz in der Bevölkerung, ein besseres Krankheitsverständnis, die entsprechende Transparenz über Unterstützungsangebote und Beratungsoptionen der verschiedenen Gesundheitsdienste sind ein Ansatz, den Gesundheitszustand im Idealfall zu verbessern, zumindest aber zu stabilisieren. Dadurch lassen sich gleichzeitig die Lebensqualität der Betroffenen erhöhen und das Gesundheitswesen finanziell sowie personell entlasten.

Weltweit starben im Jahr 2012 16 Millionen Menschen vor dem 70. Lebensjahr an vermeidbaren Zivilisationskrankheiten wie zum Beispiel Herz-Kreislauf-Erkrankungen, Diabetes, Atemwegserkrankungen und Krebs. Dies geht aus dem „Global Status Report on Noncommunicable Diseases 2014" der Weltgesundheitsorganisation hervor. Das entspricht 42 Prozent der Menschen, die 2012 insgesamt an nichtübertragbaren Erkrankungen weltweit gestorben sind (World Health Organization [WHO], 2014).

Das Bundesinstitut für Bevölkerungsforschung hat für das Jahr 2018 ähnliche Ergebnisse veröffentlicht: Nach wie vor bleiben Sterbefälle aufgrund von Krankheiten des Kreislaufsystems die Haupttodesursache in Deutschland (Bundesinstitut für Bevölkerungsforschung [BiB], 2021).

Die Zivilisationskrankheiten zeichnen sich dadurch aus, dass ihre Entwicklung über einen sehr langen Zeitraum verläuft und man damit die Möglichkeit der gezielten Beeinflussung hat. „Das Krankheitsgeschehen ist nicht gleichförmig, sondern verändert sich im Verlauf der Zeit und geht mit mal mehr, mal weniger ausgeprägten Symptomen und Einschränkungen einher, die sich in den Spätstadien aufschichten und verdichten. (...) Menschen mit chronischen Erkrankungen benötigen deshalb eine auf Kontinuität angelegte, bedarfs- und bedürfnisorientierte Versorgung, die der individuellen Problemsituation entspricht und darauf zielt, sie in ihrer Gesundheitskompetenz zu stärken" (Schaeffer, Hurrelmann, Bauer & Kolpatzik, 2018).

Die maßgeblichen Ansatzpunkte zum Umgang mit Zivilisationskrankheiten sind „Vermeidung" und „Beeinflussung" durch Lebensstil und Lebensumstände, also Mittel der klassischen Verhaltens- und Verhältnisprävention. Besondere Bedeutung kommt hier der Eigenverantwortung zu. Eigenverantwortung kann aber nur eingefordert und wahrgenommen werden, wenn die einzelne Person entsprechend in der Lage ist, die Zusammenhänge zu erkennen. Anders gesagt: Es ist eine gesamtgesellschaftliche Aufgabe, Individuen hierzu zu befähigen. Gesundheitskompetenz, also das Wissen über die Möglichkeiten der Krankheitsprävention, Gesundheitsförderung sowie das Wissen einer einzelnen Person, welche Behandlung bzw. Rehabilitationsmaßnahme sich eignet, sind Voraussetzungen für einen erfolgreichen Umgang mit Zivilisationskrankheiten.

Auch wenn es unterschiedliche Definitionen von Gesundheitskompetenz bzw. Health Literacy gibt, so kann man zusammenfassend Folgendes sagen: „Unter Gesundheitskompetenz wird das Wissen, die Motivation und die Fähigkeit verstanden, gesundheitsrelevante Informationen finden, verstehen, beurteilen und anwenden zu können, um die eigene Gesundheit zu erhalten, sich bei Krankheiten die nötige Unterstützung zu sichern und die dazu nötigen Entscheidungen zu treffen" (Hurrelmann, Klinger & Schaeffer, 2020, S. 1). Menschen mit hoher Gesundheitskompetenz finden sich im Gesundheitssystem besser zurecht, treffen sichere gesundheitliche Entscheidungen und können therapeutische Empfehlungen angemessener umsetzen (Abel, Sommerhalder & Bruhin, 2018).

Einordnung von Gesundheitskompetenz, Shared Decision-Making, Compliance und Empowerment

Gesundheitskompetenz, Empowerment, Shared Decision-Making und Compliance werden häufig in einem Atemzug genannt. Daher erscheint es wichtig, diese Begriffe entsprechend einzuordnen.

Eine ausreichende Gesundheitskompetenz ist Basis für Shared Decision-Making (SDM), d. h. die gemeinsame Entscheidung über eine Therapie. „Der Ansatz sieht vor, Informationen auszutauschen und eine Entscheidung gemeinsam und gleichberechtigt zu finden – etwa mit Blick auf eine Behandlung. (...) Ziel ist es, gemeinsam über eine angemessene medizinische Behandlung zu entscheiden und diese zu verantworten. Das kann auch die Erfolgschancen einer Behandlung erhöhen" (Stiftung Gesundheitswissen, 2020).

„Shared Decision-Making könnte somit ein weiterer Schlüssel sein für eine gute Gesundheitsversorgung, für eine Orientierung an den Bedürfnissen des Einzelnen und damit eine verbesserte Zufriedenheit oder ggf. sogar Lebensqualität (trotz chronischer Erkrankung). Im Deutschen wird für SDM auch der Ausdruck ‚Partizipative Entscheidungsfindung (PEF)´ verwendet" (Stiftung Gesundheitswissen, 2020).

Empowerment im Gesundheitswesen zielt hingegen darauf ab, dass Menschen die Fähigkeit entwickeln, ihre Gesundheit zu verbessern und selbst zu gestalten. „Empowerment ist ein Prozess, durch den Menschen, Organisationen und Gemeinschaften die Kontrolle gewinnen über ihre Angelegenheiten (...)" (Sommerhalder & Abel, 2007). „Durch ein Empowerment-Konzept werden Menschen befähigt, Entscheidungen zugunsten ihrer Gesundheit zu treffen oder Krankheitsprozesse durch bestimmte Verhaltensweisen zu verändern" (Brandes & Stark, 2016).

„Somit lässt sich Gesundheitskompetenz als Komponente von Empowerment-Prozessen verstehen. Gesundheitskompetenz kann Empowerment fördern und stärken. Zugleich verlangt die Förderung und Stärkung von Gesundheitskompetenz im Rahmen von Empowerment-Prozessen eine entsprechende professionelle Haltung und Vorgehensweise" (Sommerhalder & Abel, 2007).

Ebenfalls wird in diesem Zusammenhang von Therapietreue und Mitwirkungsbereitschaft gesprochen, der sogenannten Compliance. Man spricht von Compliance von Patient*innen immer dann, wenn sie sich an die ärztlich vereinbarte Therapie halten. Dabei kann es sich um die Einnahme von Medikamenten, die Einhaltung eines Diätplanes oder um eine Lebensstiländerung handeln wie beispielsweise eine gesündere Ernährung, mehr Bewegung oder ein Verzicht auf Alkohol bzw. Zigaretten (Faltermaier, 2018).

Der Erfolg einer präventiven Maßnahme oder einer medizinischen Intervention hängt entscheidend von der Compliance der betroffenen Person ab. Nur wenn die Impulse aus den entsprechenden Präventionskursen und der Beratung in das Alltagsleben integriert bzw. alle

Punkte des Behandlungsplans umgesetzt werden, können die Maßnahmen wirken. Das gilt insbesondere im Zusammenhang mit Zivilisationskrankheiten, denn hier geht es darum, die medizinischen Maßnahmen und präventiven Interventionen kontinuierlich beizubehalten. Ohne Gesundheitskompetenz und Empowerment fällt es schwer, auf eine entsprechende Compliance hinzuwirken.

Zunächst sollte jedoch geklärt werden, wie gesundheitskompetent sich die Bevölkerung in Deutschland in der Selbstwahrnehmung fühlt und wie man den Defiziten entgegenwirkt.

Gesundheitskompetenz der Menschen in Deutschland

Die Zahl der Publikationen zum Thema Health Literacy und Gesundheitskompetenz hat sich in Deutschland erst in den letzten zehn Jahren erhöht, obwohl es schon seit den 1990er-Jahren in den Fokus der Wissenschaft genommen wurde.

Bereits 2011 zeigte die Gesundheitsberichterstattung des Robert Koch-Institutes ein differenziertes Bild für unterschiedliche Gruppen und konstatierte abhängig von Geschlecht, Alter und Sozialstatus unterschiedliche Informations- und Kommunikationsbedürfnisse. Damals wurde festgestellt, dass mehr als die Hälfte der Befragten erhebliche Informationsdefizite in Bezug auf Fragen der Qualitäts- und Kostentransparenz sowie zu Unterstützungsmöglichkeiten bei Patient*innenrechten und bei Verdacht auf Behandlungsfehler haben (Robert Koch-Institut [RKI], 2011).

Zwei neuere Studien zeigen, dass sich die Gesundheitskompetenz der Bevölkerung in den letzten Jahren trotz erheblicher Bemühungen verschlechtert und sich erst im Zuge der Coronapandemie wieder etwas verbessert hat. Die beiden Studien wurden vom Interdisziplinären Zentrum für Gesundheitskompetenzforschung der Universität Bielefeld und von der Hertie School Berlin durchgeführt. Insbesondere die Veröffentlichung der Universität Bielefeld aus dem Jahr 2020 zeigt auf, dass ein erheblicher Teil der in Deutschland lebenden Erwachsenen (64,2 %) nach eigener Einschätzung Schwierigkeiten beim Zugang sowie beim Verstehen, Bewerten und Anwenden von Gesundheitsinformationen hat. Dies bezieht sich auf den Zugang zu Gesundheitsinformationen ebenso wie auf das Zurechtfinden in den Strukturen des Gesundheitswesens. Einbezogen ist hier auch die Kenntnis von Maßnahmen zur Präventions- und Gesundheitsförderung. Wie zu erwarten wurde ebenfalls festgestellt, dass sich die gesundheitlichen Kompetenzen ungleich auf die unterschiedlichen sozialen Schichten verteilten. So haben drei Viertel der Befragten große Schwierigkeiten im Umgang mit digitalen Informationen. Vier Fünftel haben Schwierigkeiten, wenn es etwa um die Funktionsweise des Gesundheitssystems bzw. das Verstehen von Gesundheitsreformen oder Patient*innenrechten geht (Hurrelmann et al., 2020, S. 1). Im Verlauf der Coronapandemie hat sich die Gesundheitskompetenz zwar durchaus verbessert, allerdings nur um etwa drei Prozentpunkte (Schaeffer et al., 2021).

Im Idealfall können bei guter Gesundheitskompetenz sowohl individuelle Gesundheitsgewinne erreicht, Empowerment und Compliance erhöht, aber auch die Verbesserung in den Rahmenbedingungen für die eigene Gesundheit erzielt werden (Jordan & Hoebel, 2015). „Analysen des politischen Charakters des Konzepts Gesundheitskompetenz fehlen bis heute. Notwendig erscheint auch eine systemische Abgrenzung von vorhandenen Konzepten in der Gesundheitsförderung wie Gesundheitsbildung, Gesundheitserziehung und gesundheitliche Aufklärung" (Abel et al., 2018).

Jüngere Studien machen deutlich, dass sich durch eine hohe Betroffenheit in der Bevölkerung, viele Medienberichte und die teils kontrovers geführten Auseinandersetzungen zur Frage des richtigen Umgangs mit Gesundheit und Krankheit, die Gesundheitskompetenz in der Bevölkerung verbessert hat. Um Erkrankungsrisiken – insbesondere Zivilisationskrankheiten – zu reduzieren, muss die Bevölkerung auf Gesundheitsvorsorge und primärpräventive Maßnahmen aufmerksam gemacht werden und es muss eine gewisse „Betroffenheit" hergestellt werden. Die Gesundheit könnte in vielen Fällen geschützt werden, Krankheiten würden erst gar nicht zum Ausbruch kommen und viele Zivilisationserkrankungen milder verlaufen.

Konsequenzen bei geringerer Gesundheitskompetenz – insbesondere bei Zivilisationskrankheiten

Die meisten Studien weisen darauf hin, dass eine eingeschränkte Gesundheitskompetenz nicht nur Auswirkungen auf den Gesundheitszustand und das Gesundheitsverhalten der Menschen hat, sondern sich natürlich auch auf die Nutzung und die Kosten der Gesundheitsversorgung niederschlägt (Jordan & Hoebel, 2015). Es gibt also einen doppelten Anlass, sich des Themas anzunehmen.

Auch internationale Studien zeigen, dass eine geringe Health Literacy hohe zusätzliche Gesundheitskosten verursachen kann. Nach einer von der WHO in Auftrag gegebenen systematischen Übersichtsarbeit beläuft sich der Anteil der Gesundheitsausgaben, die auf eine unzureichende Gesundheitskompetenz zurückzuführen sind, auf drei bis fünf Prozent der Gesamtausgaben. Allein für Deutschland bedeutet dies etwa 7,5 bis 12,5 Milliarden Euro jährlich (ausgehend von den Gesundheitsausgaben der gesetzlichen Krankenkassen im Jahr 2019) (Eichler, Wieser & Brügger, 2009).

Häufig verfügen Menschen mit geringerer Gesundheitskompetenz über weniger Ressourcen zur Krankheitsbewältigung. Sie sind zudem schlechter in der Lage, ihre komplexe Krankheitssituation zu managen und haben ein größeres Orientierungsproblem im Gesundheitssystem. Entsprechend geringer fällt die Inanspruchnahme von primär-, sekundär- oder tertiärpräventiven Maßnahmen aus. Sie haben es schwer, die richtige Stelle für die Lösung ihrer gesundheitlichen Probleme zu finden und benötigen mehr Hilfe in Entscheidungssituationen (Schaeffer et al., 2019, S. 2).

Unabhängig von den oben beschriebenen Faktoren haben die Menschen auch ein Recht auf umfassende Informationen, die ihre Gesundheit und Krankheit betreffen, und das nicht nur, wenn ein Verdacht auf Behandlungsfehler vorliegt. Dies beinhaltet auch die verständliche Vermittlung von Informationen und die Beteiligung an allen Entscheidungen, die ihre persönliche Gesundheit oder Krankheit betreffen. Angesichts eines immer komplexer werdenden Gesundheitssystems und einer unüberschaubaren Menge an verfügbaren Gesundheitsinformationen und -angeboten ist eine möglichst ausgeprägte Gesundheitskompetenz eine elementare Voraussetzung für die Gestaltung und Aufrechterhaltung der eigenen Gesundheit.

8.2 Strategien und Handlungsansätze – Informationsverhalten in der Bevölkerung

Das Interesse für und die Wahrnehmung von Gesundheitsinformationen wächst mit der Betroffenheit. Üblicherweise suchen Menschen Informationen über Diagnosen und Behandlungs- bzw. Präventionsmöglichkeiten erst, wenn sie oder nahe Angehörige vor einem gesundheitlichen Problem stehen oder Beschwerden haben (RKI, 2011). Darüber hinaus scheint sich das Informationsverhalten im Laufe einer Erkrankung zu verändern (Schaeffer et al., 2019, S. 38). Das wird damit begründet, dass sich die Sensibilität und die Aufnahmebereitschaft der Betroffenen im Krankheitsverlauf erhöht. Menschen mit einer chronischen Erkrankung setzen sich im Verlauf der Krankheit zusehends mehr und gezielter mit gesundheits- und krankheitsrelevanten Informationen auseinander. Häufig verzeichnen von Krankheit betroffene Personen eine Wissensentwicklung und bauen eine Routine auf, je länger die gesundheitliche Beeinträchtigung andauert (Schaeffer et al., 2019, S. 36).

Welche Gesundheitsinformationen werden genutzt? – Status quo

In einer Studie der Universität Bielefeld aus dem Jahr 2019 zur Frage nach der Gesundheitskompetenz im Hinblick auf Perspektiven und Erfahrungen von Menschen mit chronischen Erkrankungen wurde festgestellt, dass Ärzt*innen, das Internet und das soziale Umfeld allenthalben als Hauptinformationsquellen der Versicherten gelten, wenn sie spontan gefragt werden, wo sie sich informieren. Bei allgemeinen Gesundheitsfragen wie zu Fragen der Prävention und Gesundheitsförderung ist zunächst das Internet, dann erst das ärztliche Personal die erste Informationsquelle.

Ist das Vertrauensverhältnis Arzt-Patient aus welchen Gründen auch immer gestört, kommen auch häufig Selbsthilfe und unabhängige Beratungsstellen als Informationsinstanz zum Tragen (Schaeffer et al., 2019, S. 17). Dies variiert von Studie zu Studie ein wenig und ist auch abhängig von Herkunft, sozialem Status und davon, wie lange die Betroffenen bereits erkrankt sind bzw. sich aktiv im Gesundheitswesen bewegen. Angehörige, der Freundeskreis und das soziale Umfeld sind ebenfalls gängige Informationsquellen. Die GKV steht eher selten im Fokus von Studien zur Gesundheitskompetenz (Schaeffer et al., 2019, S. 43). Das erweckt den Eindruck, dass Krankenkassen nicht zur Erhöhung der Gesundheitskompetenz beitragen, aber das Gegenteil ist der Fall und soll später erörtert werden.

Kriterien guter Gesundheitsinformationen

Der Umgang mit gesundheitsrelevanten Informationen will gelernt sein. Deshalb sollte die Frage erlaubt sein, was eine gute Gesundheitsinformation eigentlich ausmacht. Dabei sind die verschiedenen Informationsquellen zu betrachten. Als Informationskanäle kommen alle Kommunikationsmittel infrage. Dabei kann es sich um persönliche, telefonische oder schriftliche Informationen und ebenso um digitale Formate wie zum Beispiel Internetanwendungen handeln. Insbesondere die sogenannten evidenzbasierten Gesundheitsinformationen (EBGI) sind ein Schlüsselfaktor. Der ursprünglich aus der Medizin stammende Begriff der Evidenzbasierung ist in der Leitlinie für evidenzbasierte Gesundheitsinformation wie folgt beschrieben: „EBGI stellen unter Berücksichtigung der aktuellen wissenschaftlichen Beweislage relevante Informationen zu Gesundheitsentscheidungen umfassend, verständlich, transparent, unverzerrt und objektiv dar. Sie beinhalten Informationen zu Verlauf und Auswirkungen von Erkrankungen, Maßnahmen zur Gesunderhaltung (Prävention und Gesundheitsförderung), Früherkennung, Diagnostik, Behandlung, Palliation, Rehabilitation, Nachsorge, Pflege oder Krankheitsbewältigung. Der Nutzen und Schaden von Maßnahmen wird anhand patientenrelevanter Ergebnisparameter wie Mortalität, Morbidität und gesundheitsbezogene Lebensqualität dargestellt" (Lühnen, Albrecht, Mühlhauser & Steckelberg, 2017, S. 10).

Im Jahr 2018 hat das Institut für Qualität und Wirtschaftlichkeit im Gesundheitswesen (IQWiG) im Auftrag des Bundesministeriums für Gesundheit (BMG) einen Entwurf für das Konzept eines nationalen Gesundheitsportals veröffentlicht. In diesem Bericht wurden Vorschläge für mögliche Module einer Internetplattform unterbreitet. Dazu gehören beispielsweise Erläuterungen der Strukturen des deutschen Gesundheitswesens, evidenzbasierte Gesundheits- und Präventionsangebote und verschiedene Navigatoren zu Beratungsangeboten, Angeboten der Gesundheitsversorgung sowie Informationen zu laufenden klinischen Studien. Alle Informationen sollen dabei qualitätsgesichert, nicht kommerziell und werbefrei sein (Institut für Qualität und Wirtschaftlichkeit im Gesundheitswesen [IQWiG], 2018).

Nach dem IQWiG-Konzept hat das BMG das „Nationale Gesundheitsportal" eingerichtet. Das Portal mit seinen evidenzbasierten Informationen ist seit November 2020 online. Ziel des Nationalen Gesundheitsportals „ist die zuverlässige und verständliche Vermittlung von gesundheitsbezogenem Wissen". Das Angebot dient dazu, die Gesundheitskompetenz und Selbstbestimmung von Bürger*innen zu fördern. Zu diesem Zweck hält die Internetseite „www.gesund.bund.de" wichtige Informationen zu Gesundheitsthemen, Krankheitsbildern und Behandlungsmöglichkeiten bereit, die auf ausgewählten wissenschaftlichen und evidenzbasierten Quellen beruhen (Bundesministerium für Gesundheit [BMG], 2021b). Zudem stehen die Informationen auch in unterschiedlichen Sprachen zur Verfügung.

8.3 Strategien und Methoden der Krankenkassen und weiterer Akteure

Jede einzelne Person kann sich zwar in gewissem Maße selbst helfen und über verschiedene Kanäle mehr über das Gesundheitssystem erfahren. Grundsätzlich ist es aber eine gesamtgesellschaftliche Aufgabe, die Gesundheitskompetenz zu erhöhen sowie die Wahrnehmung und Nutzung von Präventions- und Gesundheitsförderungsangeboten zu ermöglichen. „Die Förderung der Gesundheitskompetenz ist eine wichtige Aufgabe, die alle Bereiche des gesellschaftlichen Lebens berührt und das Engagement vieler Akteure fordert – im Gesundheitswesen ebenso wie in den Bereichen Erziehung, Bildung, Arbeit, Forschung, Kommunikation oder Konsum" (Schaeffer et al., 2018, S. 5).

Seit Anfang 2018 empfiehlt der „Nationale Aktionsplan Gesundheitskompetenz" des BMG entsprechend, die Gesundheitskompetenz zur Bewältigung des Alltags mit chronischer Erkrankung zu fördern.

Verortung der nationalen Gesundheitsziele

Auf Basis des WHO-Gesundheitszieleprogramms „Gesundheit für alle", das im Jahr 1977 beschlossen wurde, haben sich in den europäischen Ländern wie in Deutschland Strukturen gebildet, in denen Gesundheitsziele erarbeitet wurden. In Deutschland hat sich die Gesellschaft für Versicherungswissenschaft und -gestaltung e. V. (GVG) um das Thema verdient gemacht. Mit der Einrichtung des Forums „gesundheitsziele.de" bei der GVG hat Deutschland im Jahr 2000 den Anschluss an diese europäische und internationale Zieledebatte gefunden. Gesundheitsziele sind ein ergänzendes Steuerungsinstrument im Gesundheitswesen. Sie streben die Verbesserung der individuellen Gesundheit oder der Gesundheit bestimmter Gruppen in definierten Bereichen an und setzen sich auch für eine Stärkung von gesundheitsfördernden Strukturen ein. Gerade in einem komplexen Gesundheitswesen wie in Deutschland, das durch eine Vielzahl von Akteuren, Verantwortlichen und Regelungen geprägt ist, können sie zu einer angemessenen Qualität in Prävention, Kuration und Rehabilitation sowie zu einem wirtschaftlichen Ressourceneinsatz beitragen. Gesundheitsziele sind auch von Bedeutung, um Prioritäten und langfristige Perspektiven im Gesundheitswesen zu entwickeln sowie sektorübergreifende Handlungsfelder zu definieren und zu vernetzen" (BMG, 2021a).

Zwischen 2000 und 2006 wurde „gesundheitsziele.de" zunächst auf Initiative des Bundesministeriums für Gesundheit (BMG) und der Gesundheitsministerkonferenz (GMK) als Modellprojekt aus Bundesmitteln und einem Eigenbeitrag der GVG finanziert. Danach konstituierte sich 2007 ein Kooperationsverbund zur Weiterentwicklung des nationalen Gesundheitszielprozesses und übernahm auch dessen Finanzierung (Hess, 2012, S. 18). An der Finanzierung des Kooperationsverbundes, der Festlegung und Entwicklung von nationalen Gesundheitszielen und ihrer Umsetzung im deutschen Versorgungsalltag waren alle Kassenarten beteiligt.

Nach den zunächst erarbeiteten ersten fünf exemplarischen Gesundheitszielen kam es zu einer Systematisierung des Gesundheitszieleprozesses. Die Systematisierung bestand zunächst in einer auf Lebensphasen bezogenen Zieldefinition. Die krankheitsbezogenen Ziele umfassen präventive Strategien zur Gesundheitsvorsorge, Krankheitsverhütung und Krankheitsfrüherkennung (Hess, 2012, S. 17).

Die vom Forum bis 2015 entwickelten Gesundheitsziele, die sowohl diagnose- wie verhaltens- bzw. lebenszyklusbezogen sind, wurden im Rahmen der Gesetzgebung zum Präventionsgesetz im Jahr 2015 aufgewertet und in § 20 (3) als Basis für die Zielausrichtung der primärpräventiven Arbeit der Krankenkassen sowie der Arbeit der Nationalen Präventionskonferenz (NPK) normiert.

Interventionen der gesetzlichen Krankenversicherung zur Erhöhung der Gesundheitskompetenz

Auf der Suche nach passenden Studien fragt man sich bisweilen, warum die gesetzlichen Krankenkassen in den Untersuchungen nicht oder nur in geringem Maße erwähnt werden bzw. gar nicht wahrgenommen werden, also nicht im Fokus der Wissenschaftler*innen stehen.

Dabei zielen alle primärpräventiven Angebote nach § 20 SGB V der Krankenkassen darauf ab, Versicherte zu einer Erhöhung der Gesundheitskompetenz zu befähigen. Gerade die Handlungsfelder und Maßnahmen der Primärprävention wirken Zivilisationserkrankungen entgegen. So sind die Handlungsfelder und Präventionsprinzipien der Primärprävention im „Leitfaden Prävention" klar umschrieben und zielen darauf ab, Zivilisationserkrankungen zu vermeiden. Sie beschäftigen sich mit den Themen Ernährung, Bewegung, Stressreduktion, Entspannung, Stärkung psychischer Ressourcen sowie Vermeidung/Verhinderung des Einstiegs in den Konsum von Genuss- und Suchtmitteln. In der Betrieblichen Gesundheitsförderung kommt noch die gesundheitsförderliche Gestaltung von Arbeit und Arbeitsbedingungen, die gesundheitsgerechte Führung und die gesundheitsförderliche Gestaltung betrieblicher Rahmenbedingungen hinzu (GKV-Spitzenverband, 2020a).

Darüber hinaus gibt es auch weitere Maßnahmen der GKV, die aber letztlich öffentlich keine entsprechende Würdigung erfahren. So wurde etwa im Rahmen der Gesundheitsreform des Jahres 2000 die „Unabhängige Patientenberatung (§ 65b SGB V)" eingerichtet, die von der GKV mit jährlich 10 Mio. Euro finanziert wird. Für die Förderung der Selbsthilfe (die ja auch das Ziel hat, die Gesundheitskompetenz der bereits Erkrankten zu stärken) haben die Kassen im Jahr 2019 bereits ein Fördervolumen von mehr als 83 Mio. Euro zur Verfügung gestellt, was einer Fördersumme von 1,13 Euro pro versicherte Person entspricht (eigene Berechnung gemäß § 20h SGB V).

Für primärpräventive Leistungen nach § 20 SGB V (Gesundheitskurse, Betriebliche Gesundheitsförderung und nichtbetriebliche Settings) haben die Kassen im Jahr 2019 631 Mio. Euro verausgabt. Ausgehend von einem Orientierungswert von 7,52 Euro je versicherte Person haben die Krankenkassen diesen Richtwert um 1,12 Euro übertroffen (auf 8,64 Euro je versicherte Person). Insgesamt erreicht die GKV jährlich mehr als 11 Mio. Menschen über ihre Gesundheitskurse zum Beispiel in Schulen, Pflegeheimen oder über Angebote in Betrieben. Der Präventionsbericht der Krankenkassen zeigt auch auf, dass 110 767 Menschen in 2000 stationären Pflegeeinrichtungen direkt erreicht wurden. Die hierfür von der Pflegeversicherung aufgebrachten Mittel betragen immerhin mehr als 17 Mio. Euro, die dazu beigetragen haben, die Gesundheitskompetenz auch im Bereich der Pflege zu verbessern (Medizinischer Dienst des Spitzenverbandes Bund der Krankenkassen [MDS] & GKV-Spitzenverband, 2020).

Durch weitere gesetzliche Initiativen wurde auch die Beratung im Bereich der Rehabilitation (z. B. Patientenschulung nach § 43 Abs. 1 Nr. 2 SGB V) und der Pflege (Pflegestützpunkte § 7c SGB XI) ausgebaut. Im Jahr 2015 wurden nicht nur die nationalen Gesundheitsziele in das Fünfte Buch Sozialgesetzbuch aufgenommen, sondern auch die Bundeszentrale für gesundheitliche Aufklärung durch eine entsprechende Finanzierung in die bereits erwähnte nationale Präventionsstrategie integriert. Zuletzt wurden die Kassen über § 20k SGB V verpflichtet, die digitale Gesundheitskompetenz zu verbessern, indem sie in ihrer Satzung Leistungen zur Förderung für ihre Versicherten anbieten.

Unbestreitbar sind die gesetzlichen Krankenkassen die Hauptfinanzierer, wenn es um die Gesundheitskompetenz geht. Sie kümmern sich auch außerhalb des gesetzlichen Rahmens durch Informationen in Mitgliedszeitschriften, mit entsprechenden Internetauftritten und medizinischen Versichertenhotlines darum, die Gesundheitskompetenz zu erhöhen und Beratungsleistungen anzubieten.

Völlig verkannt wird dabei auch die Bedeutung der seit 2002 in Deutschland eingeführten strukturierten Behandlungsprogramme: die Disease-Management-Programme (DMP). In Zusammenarbeit mit Ärzt*innen finanzieren die Krankenkassen regelmäßige ärztliche Besuche mit speziellen Screenings, Behandlungen und Beratungsgesprächen sowie die Vermittlung von Hintergrundinformationen zur Erhöhung der Gesundheitskompetenz (z. B. Schulungen für das entsprechende Krankheitsbild). Derzeit gibt es in Deutschland Disease-Management-Programm-Angebote für Menschen mit den folgenden chronischen Erkrankungen: Asthma, chronisch obstruktive Lungenerkrankungen (COPD), Brustkrebs, Diabetes Typ 1 und 2 sowie koronare Herzerkrankungen mit einem Modul der chronischen Herzinsuffizienz. Gerade bei den DMP ist der Bezug zu den Zivilisationserkrankungen sehr groß. Nicht zuletzt wurden sie mit dem Ziel eingeführt, die ärztliche Behandlung und die Gesundheitskompetenz der Betroffenen langfristig zu verbessern (Gemeinsamer Bundesausschuss [G-BA], 2021).

Wenngleich die GKV nicht immer selbst aktiv wird (d. h. sie finanziert die Leistung durch externe (Kurs-)Anbieter und Dienstleister), so ist sie zumindest in dreistelliger Millionenhöhe an der Finanzierung zur Förderung von Gesundheitskompetenz direkt und indirekt beteiligt, wie es beispielsweise auch bei der Selbsthilfeförderung der Fall ist.

Soziale Netzwerke, Selbstmanagement und Selbsthilfe
Durch die wachsende Zahl von Einpersonenhaushalten und die gesamtgesellschaftlichen Entwicklungen hin zu einer „Individualisierung" von Lebenslagen, werden die Strukturen in der Gesellschaft im Allgemeinen und im Gesundheitswesen im Besonderen herausgefordert. Traditionelle Netzwerke brechen zunehmend weg und der Förderung von sekundären Netzwerken (z. B. die Selbsthilfe) und tertiären Netzwerken (professionelle Hilfssysteme, z. B. die Unabhängige Patientenberatung) kommt eine immer stärkere Bedeutung zu.

Netzwerke unterstützen bei der Bewältigung von Krankheiten und fördern die Gesundheit sowohl auf individueller als auch auf lokaler Ebene. So haben epidemiologische Untersuchungen gezeigt, dass auch die soziale Unterstützung dazu beiträgt, die Gesundheitskompetenz zu erhöhen und ebenfalls mit einer geringeren Krankheitshäufigkeit und höheren Lebenserwartung einhergeht (Trojan & Kofahl, 2016).

Schätzungen zufolge gibt es bundesweit ca. 70 000 bis 100 000 Selbsthilfegruppen mit etwa 3,5 Millionen Engagierten zu fast jedem gesundheitlichen und sozialen Thema (Nationale Kontakt- und Informationsstelle zur Anregung und Unterstützung von Selbsthilfegruppen [NAKOS]. Mehr als 350 Bundesverbände stellen jährlich einen Antrag auf Pauschalförderung bei der „GKV-Gemeinschaftsförderung Selbsthilfe auf Bundesebene".

Zu den Aufgaben der Selbsthilfe gehört der Austausch von Informationen und Erfahrungen, die Vermittlung von Fachinformationen und Expertenwissen, Hilfestellung bei der Bewältigung der Erkrankung und der damit verbundenen täglichen Herausforderung, die Interessenvertretung für Betroffene sowie die Beteiligung an der Gestaltung des Gesundheitssystems. Insbesondere der gesundheitsbezogenen Selbsthilfeförderung kommt in Deutschland eine besondere Bedeutung zu. In keinem anderen Land der Welt wird die organisierte, gesundheitsbezogene Selbsthilfe von den Krankenkassen mit einem Budget von mehr als 87 Millionen Euro (1,19 Euro pro versicherte Person für das Jahr 2021) finanziell unterstützt (GKV-Spitzenverband, 2020c).

Die Fördervoraussetzungen der Krankenkassen werden im „Leitfaden Selbsthilfeförderung" des GKV-Spitzenverbandes in Zusammenarbeit mit den Kassenverbänden auf Bundesebene und den maßgeblichen Spitzenorganisationen festgelegt. Dazu zählen u. a. (GKV-Spitzenverband, 2020b, S. 16–19):

- neutrale Ausrichtung und Unabhängigkeit der Selbsthilfeaktivitäten von wirtschaftlichen Interessen
- Bereitschaft zur partnerschaftlichen Zusammenarbeit mit den Krankenkassen und ihren Verbänden unter Wahrung der Neutralität und Unabhängigkeit der Selbsthilfe
- Interessenwahrnehmung durch Betroffene: Die Selbsthilfearbeit in den Gruppen und Vereinsorganen wird von Betroffenen getragen.
- Gesundheitsbezogene Selbsthilfeaktivitäten stehen im Mittelpunkt der Arbeit: Die Aktivitäten sind auf die gemeinsame Bewältigung chronischer Krankheiten und/oder Behinderungen ausgerichtet, von denen die Mitglieder selbst oder als Angehörige betroffen sind.

- Herstellung von Transparenz über die Finanzsituation (auch Einnahmequellen) und Mittelverwendung gegenüber den Krankenkassen und ihren Verbänden in den Antragsunterlagen

Somit zählt die organisierte Selbsthilfe für die Krankenkassen zu einem wichtigen Partner zur Förderung der Gesundheitskompetenz bei Menschen mit chronischen Erkrankungen und für die Versicherten haben Selbsthilfegruppen einen hohen Stellenwert (Schaeffer et al., 2019, S. 31).

8.4 Schlussfolgerung

Auch wenn sich durch die Coronapandemie der Blick auf die übertragbaren Krankheiten wieder geschärft hat, darf im Einsatz gegen die Zivilisationskrankheiten nicht nachgelassen werden. Nach wie vor stehen sie an der Spitze der Haupttodesursachen, auch wenn Krebserkrankungen zunehmend an Einfluss gewinnen. Dabei kommt der Gesundheitskompetenz eine wichtige Rolle zu. Eine eingeschränkte Gesundheitskompetenz hat nicht nur negative Auswirkungen auf den Gesundheitszustand und das Gesundheitsverhalten der einzelnen Person, sondern schlägt sich auch auf die Nutzung und die Kosten der Gesundheitsversorgung nieder. Hierauf machen Jordan und Hoebel (2015) zu Recht aufmerksam. Der Gesundheitskompetenz kommt eine entscheidende Bedeutung im Zusammenhang mit Compliance und Empowerment auf der einen Seite und mit Modellen des Shared Decision-Making auf der anderen Seite zu. Studien der Universität Bielefeld bzw. der Hertie School Berlin haben gezeigt, dass sich die Gesundheitskompetenz in den letzten Jahren nicht entscheidend verbessert hat, und nach wie vor die deutliche Mehrheit von sich behauptet, Schwierigkeiten beim Verstehen, Bewerten und Anwenden von Gesundheitsinformationen zu haben und auch Probleme im Hinblick auf ein Zurechtfinden in den Strukturen des Gesundheitswesens zugeben. Dies zeigt die Dringlichkeit des Problems. Angesichts eines immer komplexer werdenden Gesundheitssystems und einer unüberschaubareren Menge an verfügbaren Gesundheitsinformationen und -angeboten gilt es hier, kurz-, mittel- und langfristig zu Verbesserungen zu kommen. Das im November 2020 online gestellte Nationale Gesundheitsportal des BMG kann sich zu einem wichtigen Meilenstein entwickeln, wenn es gelingt, die qualitätsgesicherten, nicht kommerziellen und werbefreien Informationen im Netz durchzusetzen. Angesichts der Fülle an nicht qualitätsgesicherten und kommerziellen Angeboten ist dies eine nicht gerade einfache Aufgabe, der sich das BMG durch eine Vereinbarung mit Google zu stellen versucht hat.

Aus Sicht der Krankenkassen erstaunt es, dass ihre Angebote zur Stärkung der Gesundheitskompetenz eher selten im Fokus von Studien stehen. Hier überwiegen Akteure wie Ärzt*innen und Apotheker*innen, allgemein das Internet oder das soziale Umfeld und nicht zuletzt Selbsthilfeeinrichtungen und sonstige unabhängige Beratungsstellen. Dabei sind die Krankenkassen unbestreitbar die Hauptfinanzierer, wenn es um die Frage der Einwicklung von Gesundheitskompetenz geht. Wenngleich die GKV nicht immer selbst aktiv wird, so ist sie zumindest in dreistelliger Millionenhöhe an der Finanzierung von Strukturen zur Förderung von Gesundheitskompetenz beteiligt.

Das vielfältige Engagement der GKV in diesem Zusammenhang darf aber nicht davon ablenken, dass die Förderung von Gesundheitskompetenz eine gesamtgesellschaftliche Aufgabe darstellt. Deshalb ist es richtig, dass sich das BMG Anfang 2018 auf einen „Nationalen Aktionsplan Gesundheitskompetenz" verständigt hat und dabei auch das Thema „Bewältigung des Alltags mit chronischen Erkrankungen" in den Fokus genommen hat. Ebenfalls positiv zu bewerten ist, dass die von „gesundheitsziele.de" erarbeiteten nationalen Gesundheitsziele durch ihre Berücksichtigung im Präventionsgesetz im Jahr 2015 aufgewertet wurden und nun für die Zielausrichtung der Arbeit der Krankenkassen und der Arbeit der Nationalen Präventionskonferenz normiert wurden.

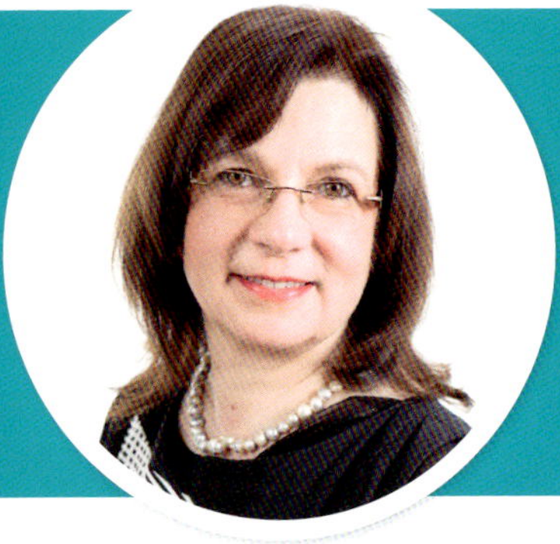

WALTRAUD WAGNER

Waltraud Wagner, Diplom-Pflegewirtin, ist seit 2009 Referentin für Versicherungs- und Leistungsrecht beim IKK e. V. sowie Netzwerkvertreterin des IKK-Systems für den Bereich Prävention und Gesundheitsförderung. 2008 war sie Referentin für Gesundheitspolitik beim Sozialverband Deutschland (SoVD). Von 2002 bis 2007 war sie als Patientenberaterin bei der Unabhängigen Patientenberatung Deutschland tätig. Vor ihrem Studium hat sie acht Jahre lang als Kinderkrankenschwester im Deutschen Herzzentrum Berlin gearbeitet.

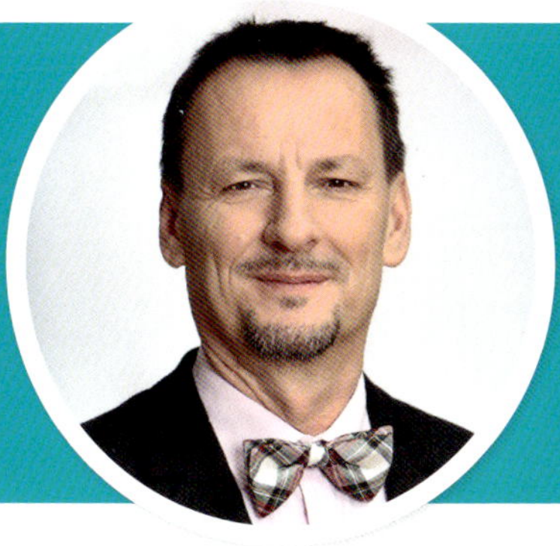

JÜRGEN HOHNL

Der Germanist (M. A.) leitet seit 2009 als Geschäftsführer die Geschicke des IKK e. V., der Interessenvertretung der Innungskrankenkassen auf Bundesebene. Der Verein, der 2008 gegründet wurde, vertritt die Interessen von allen Innungskrankenkassen und deren 5,1 Millionen Versicherten sowie Arbeitgebern gegenüber den wesentlichen Beteiligten des Gesundheitswesens.

Von 2003 bis 2008 leitete er die Abteilung Marketing des IKK-Bundesverbandes. Von 1996 bis 2003 war er Leiter des Stabs Verwaltungsrat des IKK-Bundesverbandes. In der Zeit von 2000 bis 2003 war Jürgen Hohnl zusätzlich verantwortlich für die Koordination der Geschäftsprozesse im Vorstand des IKK-Bundesverbandes.

Literatur

Abel, T., Sommerhalder, K. & Bruhin, E. (2018). Health Literacy/Gesundheitskompetenz. Zugriff am 11.01.2021. Verfügbar unter: https://doi.org/10.17623/BZGA:224-I065-2.0

Brandes, S. & Stark, W. (2016). Empowerment. In Bundeszentrale für gesundheitliche Aufklärung (BZgA) (Hrsg.), Leitbegriffe der Gesundheitsförderung. Ergänzungsband 2016. Glossar zu Konzepten, Strategien und Methoden. Grafling: Verlag für Gesundheitsförderung. Verfügbar unter: https://doi.org/10.17623/BZGA:224-i010-1.0

Bundesinstitut für Bevölkerungsforschung. (2021). Todesursachenspezifische Sterbeziffern in Deutschland nach Geschlecht (1980–2018). Zugriff am 01.04.2021. Verfügbar unter: https://www.bib.bund.de/Permalink.html?id=10259356

Bundesministerium für Gesundheit. (2021a). Gesundheitsziele. Zugriff am 30.03.2021. Verfügbar unter: https://www.bundesgesundheitsministerium.de/themen/gesundheitswesen/gesundheitsziele.html

Bundesministerium für Gesundheit. (2021b). Über gesund.bund.de. Qualitätsgesicherte, neutrale und verständliche Gesundheitsinformationen. Zugriff am 15.04.2021. Verfügbar unter: https://gesund.bund.de/ueber-uns/ueber-gesund-bund-de

Eichler, K., Wieser, S. & Brügger, U. (2009). The costs of limited health literacy: a systematic review. International Journal of Public Health, 54 (5), 313–324. Verfügbar unter: https://doi.org/10.1007/s00038-009-0058-2

Faltermaier, T. (2018). Gesundheitsverhalten, Krankheitsverhalten, Gesundheitshandeln. In Bundeszentrale für gesundheitliche Aufklärung (BZgA) (Hrsg.), Leitbegriffe der Gesundheitsförderung und Prävention. Glossar zu Konzepten, Strategien und Methoden (S. 545–549). Köln: Bundeszentrale für gesundheitliche Aufklärung.

Gemeinsamer Bundesausschuss. (2021). Disease-Management-Programme, Gemeinsamer Bundesausschuss. Zugriff am 22.04.2021. Verfügbar unter: https://www.g-ba.de/themen/disease-management-programme/

GKV-Spitzenverband. (2020a). Kriterien zur Zertifizierung digitaler Präventions- und Gesundheitsförderungsangebote gemäß Leitfaden Prävention 2020, Kapitel 7, Stand Dezember 2020. Zugriff am 10.03.2021. Verfügbar unter: https://www.gkv-spitzenverband.de/media/dokumente/krankenversicherung_1/praevention__selbsthilfe__beratung/praevention/praevention_leitfaden/Kriterien_zur_Zertifizierung_digitaler_Angebote_12_2020.pdf

GKV-Spitzenverband. (2020b). Leitfaden zur Selbsthilfeförderung. Grundsätze des GKV-Spitzenverbandes zur Förderung der Selbsthilfe gemäß § 20h SGB V vom 10. März 2000 in der Fassung vom 27. August 2020. Zugriff am 25.02.2021. Verfügbar unter: https://www.gkv-spitzenverband.de/media/dokumente/krankenversicherung_1/praevention__selbsthilfe__beratung/selbsthilfe/Leitfaden_Selbsthilfeforderung_ab_2021_barrierefrei.pdf

GKV-Spitzenverband. (2020c). Orientierungs- und Mindestausgabewerte für das Jahr 2021. Rundschreiben RS 2020/644. Berlin: GKV-Spitzenverband.

Hess, R. (2012). Gesundheitsziele.de – Ein sinnvoller Prozess mit strukturellen Hürden. GGW, 12 (2), 16–23.

Hurrelmann, K., Klinger, J. & Schaeffer, D. (2020). Gesundheitskompetenz der Bevölkerung in Deutschland: Vergleich der Erhebungen 2014 und 2020. Bielefeld: Universität Bielefeld, Interdisziplinäres Zentrum für Gesundheitskompetenzforschung. Verfügbar unter: https://doi.org/10.4119/UNIBI/2950303

Institut für Qualität und Wirtschaftlichkeit im Gesundheitswesen. (2018, 31. August). Konzept für ein nationales Gesundheitsportal (Version 1.2) (IQWiG-Berichte Nr. 654). Köln.

Jordan, S. & Hoebel, J. (2015). Gesundheitskompetenz von Erwachsenen in Deutschland. Bundesgesundheitsblatt – Gesundheitsforschung – Gesundheitsschutz, 58 (9), 942–950. Verfügbar unter: https://doi.org/10.1007/s00103-015-2200-z

Lühnen, J., Albrecht, M., Mühlhauser, I. & Steckelberg, A. (2017). Leitlinie evidenzbasierte Gesundheitsinformation. Evidenzbasierte Leitlinie. Berlin: Deutsches Netzwerk Evidenzbasierte Medizin. Zugriff am

09.07.2019. Verfügbar unter: http://www.leitlinie-gesundheitsinformation.de/wp-content/uploads/2017/07/Leitlinie-evidenzbasierte-Gesundheitsinformation.pdf

Medizinischer Dienst des Spitzenverbandes Bund der Krankenkassen & GKV-Spitzenverband. (2020). Präventionsbericht 2020. Leistungen der gesetzlichen Krankenversicherung: Primärprävention und Gesundheitsförderung. Leistungen der sozialen Pflegeversicherung: Prävention in stationären Pflegeeinrichtungen. Berichtsjahr 2019. Essen.

Medizinischer Dienst des Spitzenverbandes Bund der Krankenkassen (MDS); GKV-Spitzenverband. Zugriff am 26.11.2020. Verfügbar unter: https://www.gkv-spitzenverband.de/media/dokumente/krankenversicherung_1/praevention__selbsthilfe__beratung/praevention/praeventionsbericht/2020_GKV_MDS_Praeventionsbericht.pdf

Nationale Kontakt- und Informationsstelle zur Anregung und Unterstützung von Selbsthilfegruppen. Verbreitung von Selbsthilfe. Zugriff am 25.02.2021. Verfügbar unter: https://www.nakos.de/informationen/fachwissen/deutschland/key@4227

Robert Koch-Institut (Hrsg.). (2011). Kompetenz und Souveränität im Gesundheitswesen – Die Nutzerperspektive (GBE kompakt 2/2011). Berlin. Zugriff am 09.07.2019. Verfügbar unter: http://www.rki.de/DE/Content/Gesundheitsmonitoring/Gesundheitsberichterstattung/GBEDownloadsK/2011_2_patientensouveraenitaet.pdf?__blob=publicationFile

Schaeffer, D., Berens, E.-M., Gille, S., Griese, L., Klinger, J., Sombre, S. de et al. (2021). Gesundheitskompetenz der Bevölkerung in Deutschland vor und während der Coronapandemie. Ergebnisse des HLS-GER 2. Zugriff am 03.02.2021. Verfügbar unter: https://pub.uni-bielefeld.de/download/2950305/2950403/HLS-GER%202_Ergebnisbericht.pdf https://doi.org/10.4119/UNIBI/2950305

Schaeffer, D., Hurrelmann, K., Bauer, U. & Kolpatzik, K. (Hrsg.). (2018). Nationaler Aktionsplan Gesundheitskompetenz. Die Gesundheitskompetenz in Deutschland stärken. Berlin: KomPart.

Schaeffer, D., Vogt, D. & Gille, S. (2019). Gesundheitskompetenz – Perspektive und Erfahrungen von Menschen mit chronischer Erkrankung. Verfügbar unter: https://doi.org/10.4119/UNIBI/2933026

Sommerhalder, K. & Abel, T. (2007). Gesundheitskompetenz: Eine konzeptuelle Einordnung. Bern: Universität Bern Institut für Sozial- und Präventivmedizin.

Statistisches Bundesamt, Wissenschaftszentrum Berlin für Sozialforschung & Bundesinstitut für Bevölkerungsforschung (Hrsg.). (2021). Datenreport 2021. Ein Sozialbericht für die Bundesrepublik Deutschland. Bonn: Bundeszentrale für politische Bildung.

Stiftung Gesundheitswissen. (2020). Auf Augenhöhe mit dem Arzt? Warum Sie von einer gemeinsamen Entscheidungsfindung profitieren. Zugriff am 30.03.2021. Verfügbar unter: https://www.stiftung-gesundheitswissen.de/gesundes-leben/patient-arzt/patient-und-partner

Trojan, A. & Kofahl, C. (2016, 29. Juni). Selbsthilfe, Selbsthilfegruppen und Selbsthilfeförderung. Zugriff am 25.02.2021. Verfügbar unter: https://leitbegriffe.bzga.de/alphabetisches-verzeichnis/selbsthilfe-selbsthilfegruppen-und-selbsthilfefoerderung/

World Health Organization. (2014). Global status report on noncommunicable diseases 2014. Geneva: World Health Organization.

KAPITEL 9

DER ZWEITE GESUNDHEITSMARKT – VOLKSWIRTSCHAFTLICHE EFFEKTE SPORTLICHER AKTIVITÄT

WIDO GEIS-THÖNE & AXEL PLÜNNECKE

Eigene empirische Auswertungen auf Basis des Sozio-oekonomischen Panels (SOEP) machen deutlich, dass der zweite Gesundheitsmarkt für Wohlstand und gesellschaftlichen Zusammenhalt von hoher Bedeutung ist. Die positiven Effekte der sportlichen Aktivität zeigen sich dabei auch zeitversetzt und nach Kontrolle anderer Variablen. So schätzen sportlich aktive Menschen ihren Gesundheitszustand signifikant besser ein, haben weniger Schwierigkeiten beim Treppensteigen, fühlen sich ausgeglichener und empfinden mehr Energie. Sie haben mehr soziale Kontakte, enge Freunde, sind geselliger und leben nach einer Zeit als Singles häufiger in einer festen Partnerschaft. Sportlich aktive Menschen sind auch am Arbeitsmarkt erfolgreicher, weisen eine höhere Erwerbstätigenquote auf, sind seltener von Arbeitslosigkeit betroffen und haben einen höheren Bruttostundenlohn, eine höhere Arbeitszufriedenheit und eine höhere allgemeine Lebenszufriedenheit.

9.1 Einleitung

Neben dem klassischen Gesundheitswesen, das meist erst aktiv wird, wenn bereits Krankheiten oder sonstige gesundheitliche Einschränkungen aufgetreten sind, gibt es einen wachsenden zweiten Gesundheitsmarkt, dessen Angebote präventiv wirken, um die physische und psychische Leistungsfähigkeit zu steigern. Ein wichtiger Teilbereich hiervon sind die Fitnessdienstleistungen, die von Fitnessstudios, Personal Trainer*innen und Sportvereinen erbracht werden.

Die physische und psychische Leistungsfähigkeit hat für die Positionierung der Erwerbspersonen am Arbeitsmarkt und ihre Karriereperspektiven eine hohe Bedeutung. So wurde bei der Entwicklung der Humankapitaltheorie in den 1960er-Jahren neben dem Qualifikationsniveau der Bevölkerung auch ihr Gesundheitszustand als wichtige Determinante der Leistungsfähigkeit von Volkswirtschaften identifiziert (Mushkin, 1962). Jedoch wurde dieses Thema bei der sehr umfangreichen, aus ihr abgeleiteten bildungsökonomischen Forschung kaum weiterverfolgt und der Fokus vor allem auf die Bedeutung des Erwerbs von Wissen und Fertigkeiten für Wachstum und Wohlstand gelegt.

Nimmt die Förderung der Kinder in den Bereichen Bewegung und Körperlichkeit in der frühkindlichen Bildung noch einen zentralen Stellenwert ein (Bahr et al., 2016), wird dem Schulsport häufig vorwiegend die Aufgabe zugeschrieben, den Kindern und Jugendlichen Aktivitätsräume zu bieten und einen Ausgleich zum langen, konzentrierten Arbeiten und Sitzen in der Schule zu schaffen. Für das spätere Leben relevante Fähigkeiten, wie etwa das Schwimmen oder der richtige Umgang mit Hanteln und weiteren Hilfsmitteln für Individualsportarten, oder Hintergrundwissen über die Auswirkungen verschiedener Bewegungsformen und -intensitäten auf die physische und psychische Gesundheit werden im Schulsport hingegen nicht ausreichend vermittelt. Auch könnte die Motivation für lebenslange sportliche Aktivitäten einen größeren Fokus beim Schulsport erhalten. Diese im Schulsport entstandenen Lücken können durch Anbieter des zweiten Gesundheitsmarktes geschlossen werden. Wie groß die Bedeutung des zweiten Gesundheitsmarktes für die gesellschaftliche und wirtschaftliche Entwicklung in Deutschland ist, soll durch empirische Untersuchungen dargestellt werden, die die Effekte sportlicher Aktivität abbilden.

9.2 Daten und Methodik

Betrachtet man den Zusammenhang zwischen sportlicher Aktivität und Gesundheit, dem Arbeitsmarkterfolg im Leben oder der Stärkung privater Netzwerke, besteht zunächst immer ein „Henne-Ei-Problem“. So kann etwa auch ein starkes soziales Netzwerk dazu führen, dass Menschen mehr Sport treiben. Um dennoch aussagekräftige Ergebnisse zu erhalten, kann für die Analysen eine spezifische Struktur gewählt werden, die diese umgekehrte Wirkungsrichtung möglichst weitgehend ausschließt. Mit dem Sozio-oekonomischen Panel (SOEP; Goebel et al., 2019) ist dies möglich. So kann anstatt der aktuellen die sportliche Aktivität in der Vergangenheit in den Blick genommen und in multivariaten Analysen für den damaligen Stand bei der jeweils betrachteten erklärten Variable kontrolliert werden. Als zeitliche Distanz bieten sich dabei fünf Jahre an. Bei kürzeren Spannen sind die möglichen Veränderungen bei den erklärten Variablen über die Zeit zu klein und bei längeren Zeitspannen besteht das Problem, dass sich die sportliche Aktivität in der Zwischenzeit deutlich anders als zum Beobachtungszeitpunkt entwickelt haben kann. Zudem nimmt mit der zeitlichen Distanz die Zahl der Stichprobenausfälle stark zu, was die Aussagekraft der Ergebnisse beeinträchtigt.

Bereits bei der Fünfjahresspanne werden die Fallzahlen so klein, dass es sich anbietet, nicht nur mit einem konkreten Beobachtungszeitpunkt zu arbeiten, sondern alle im SOEP verfügbaren Angaben zu verwenden und in multivariaten Analysen für das Beobachtungsjahr zu kontrollieren. Wie viele Beobachtungsfälle vorliegen, ist je nach erklärter Variable sehr unterschiedlich, da die zugrunde liegenden Fragen den SOEP-Teilnehmenden teilweise nicht jährlich, sondern in längeren Abständen gestellt wurden. Bei der im Bereich der sozialen Beziehungen betrachteten Geselligkeit mit Familien und befreundeten Personen ist es vor dem Hintergrund dieser zeitlichen Erhebungsstrukturen nicht möglich, einen Fünfjahresabstand zur sportlichen Aktivität zu erreichen, sodass hier auf sechs Jahre ausgewichen werden musste. Neben der sportlichen

Aktivität und dem Stand bei der jeweils erklärten Variable vor fünf Jahren wurde immer auch das Alter der Person, ihr Geschlecht, ihr Bildungsstand sowie das aktuelle Vorliegen einer Partnerschaft und das Vorhandensein von Kindern kontrolliert, wobei bei letzterem die biologische Elternschaft und nicht „Kinder im Haushalt" zugrunde gelegt wurde. Diese Faktoren können starken Einfluss auf die verschiedenen Dimensionen des Erfolgs im Leben haben und lassen sich im SOEP für jedes Beobachtungsjahr ermitteln. Auf weitere erklärende Variablen wurde gezielt verzichtet, um die multivariaten Analysen möglichst einfach und einheitlich zu halten und keine Beobachtungen zu verlieren.

Auch wenn eine umgekehrte Wirkungsrichtung weitgehend ausgeschlossen ist, muss die sportliche Aktivität nicht tatsächlich ursächlich für den späteren Erfolg im Leben sein. So können auch Persönlichkeitseigenschaften wie Willensstärke und Durchhaltevermögen, die sich an beiden Stellen positiv auswirken, eine Rolle spielen. Allerdings können auch diese durch physische Aktivitäten beeinflusst werden (Stephan et al., 2018), sodass sie ebenfalls einen Wirkungskanal vom Sport zu den verschiedenen Aspekten des Erfolgs im Leben darstellen können. Kontrolliert man, wie im Folgenden, für den Stand bei den Erfolgsindikatoren vor fünf Jahren, ist dieser Punkt weniger problematisch, da damit auch alle statischen Effekte sich über die Zeit nicht verändernder unbeobachteter Faktoren abgefangen werden. In diesem Kontext ist auch darauf hinzuweisen, dass verschiedene Aspekte der aktuellen Lebenssituation, wie insbesondere das Alter, einen Einfluss darauf haben können, in welcher Weise und wie stark sich der Sport in verschiedenen Bereichen auswirkt. Daher wird im Folgenden auch nach den Altersgruppen der unter 45-Jährigen, der 45- bis 64-Jährigen sowie der 65-Jährigen und älter differenziert. Die auf den ersten Blick relativ breite erste Kategorie erklärt sich damit, dass die den Analysen zugrunde liegende Frage zur sportlichen Aktivität im SOEP nur Volljährigen gestellt wird und die betrachteten Personen fünf Jahre nach der empirisch untersuchten sportlichen Aktivität entsprechend mindestens 23 Jahre alt sind.

Die ausgewertete Frage im SOEP zu aktivem Sport lautet: „Welche der folgenden Tätigkeiten üben Sie in Ihrer freien Zeit aus? Geben Sie bitte zu jeder Tätigkeit an, wie oft Sie das machen: jede Woche, jeden Monat, seltener oder nie?", wobei die mittleren beiden Kategorien für die folgenden Analysen zu „seltener als wöchentlich" zusammengefasst wurden. Um welche Aktivitäten es sich genau handelt und mit welcher Intensität sie ausgeübt werden, ist nicht bekannt. Dabei kann auch dies von großer Bedeutung sein, wie Lechner und Downward (2017) für den Zusammenhang zwischen Sport und Arbeitsmarkterfolg gezeigt haben.

Für die Darstellung der Ergebnisse wurden Projektionen der verschiedenen Erfolgsindikatoren für die Gesamtbevölkerung im Jahr 2018 unter den Modellannahmen, dass vor fünf Jahren alle Personen wöchentlich, seltener und gar keinen Sport gemacht hätten, gewählt. Ergänzend hierzu werden in den Abbildungen jeweils auch die Konfidenzbänder auf dem 95-Prozent Niveau zu den Projektionen ausgewiesen. Überlappen sie sich nicht, bedeutet dies, dass die sportliche Aktivität an der entsprechenden Stelle einen hoch signifikanten Effekt hat, während sich dies andernfalls nicht mit Gewissheit sagen lässt.

9.3 Effekte auf die physische und psychische Leistungsfähigkeit

Möchte man ein umfassendes Bild der Bedeutung sportlicher Aktivitäten für ein erfolgreiches Leben der einzelnen Personen und damit auch für die soziale und wirtschaftliche Entwicklung insgesamt erhalten, kann man die physische und psychische Leistungsfähigkeit nicht vollständig außer Acht lassen. Gleichzeitig würde eine detaillierte Darstellung der medizinischen Aspekte von Bewegungsaktivitäten den Rahmen der vorliegenden Betrachtung deutlich sprengen und wäre mit dem SOEP auch nur sehr bedingt möglich. Daher wird im Folgenden nicht auf die konkreten Wirkungszusammenhänge eingegangen, sondern anhand einer Reihe unterschiedlicher Aspekte der physischen und psychischen Konstitution aufgezeigt, wie universell die Wirkung der sportlichen Aktivitäten in diesem Bereich ist.

Zunächst ist in Abbildung 9.1 der selbst eingeschätzte Gesundheitszustand dargestellt, der im SOEP anhand der Frage „Wie würden Sie Ihren gegenwärtigen Gesundheitszustand beschreiben?" mit den Antwortmöglichkeiten „sehr gut", „gut", „zufriedenstellend", „weniger gut" und „schlecht" erfasst wird. Hier zeigen die Projektionen für die Gesamtstichprobe und die unter 45- sowie 45- bis 64-Jährigen bei regelmäßiger sportlicher Aktivität deutlich höhere Anteile für die ersten beiden Antwortmöglichkeiten und geringere für die letzten drei. In der Altersgruppe „65-Jährige und älter" ist bei sportlicher Aktivität neben den Kategorien „sehr gut" und „gut" auch „zufriedenstellend" häufiger genannt und die Antwortmöglichkeiten „weniger gut" und „schlecht" sind seltener. Bei der Interpretation dieser und der weiteren Ergebnisse ist immer im Blick zu behalten, dass die Frage zu den sportlichen Aktivitäten sehr allgemein gehalten ist und keine Einschränkungen im Hinblick auf Art und Intensität vorgenommen wurden. Würde man nur besonders gesundheitsförderliche Trainingsformen in den Blick nehmen, dürfte der Effekt hier noch deutlich größer sein.

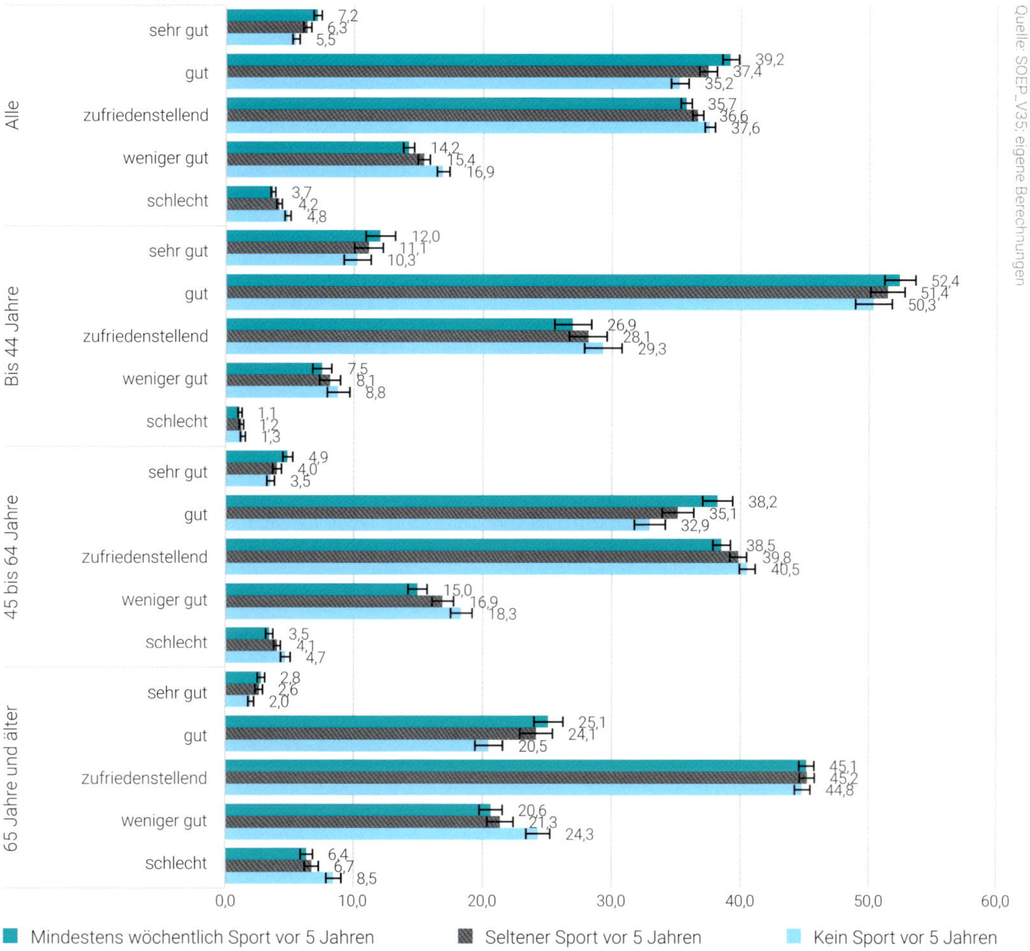

Abb. 9.1: Selbst eingeschätzter guter Gesundheitszustand nach sportlicher Aktivität (projizierte Anteile für das Jahr 2018 unter der Annahme der entsprechenden sportlichen Niveaus für alle Personen sowie Konfidenzintervalle auf dem 95-Prozent-Niveau auf Basis von Ordered Logit-Regressionen unter Kontrolle für das Beobachtungsjahr, das Alter (jeweils Indikatorvariablen), den Bildungsstand, das Vorhandensein von Kindern und/oder Partner*innen, das Geschlecht und den Gesundheitszustand vor fünf Jahren; Größe der betrachteten (Gesamt-)Stichprobe: 173.262)

Da der selbst eingeschätzte Gesundheitszustand immer auch sehr stark die Situationswahrnehmung der befragten Personen widerspiegelt, sollten grundsätzlich auch weitere Maße für die körperliche Fitness in den Blick genommen werden. Optimal sind dabei Leistungstests, die im SOEP allerdings nicht durchgeführt werden, sodass man sich entsprechend mit den verfügbaren Angaben der Befragten behelfen muss. Besonders aussagekräftig ist hier die Frage:

„Wenn Sie Treppen steigen müssen, also mehrere Stockwerke zu Fuß hochgehen, beeinträchtigt Sie dabei Ihr Gesundheitszustand stark, ein wenig oder gar nicht?" Diese nimmt nicht nur einen bedeutenden Aspekt der physischen Leistungsfähigkeit in den Blick, sondern ist auch vergleichsweise objektiv beantwortbar. Projektionen zu den entsprechenden Anteilen bei den verschiedenen Niveaus sportlicher Aktivität vor fünf Jahren sind in Abbildung 9.2 dargestellt. Ihnen zufolge liegt die Wahrscheinlichkeit, keine Schwierigkeiten beim Treppensteigen zu haben, bei mindestens wöchentlicher sportlicher Aktivität vor fünf Jahren um 8,9 Prozent höher als bei fehlender sportlicher Aktivität und die Größenordnung dieses Effekts ist für die unter 45-Jährigen, die 45- bis 64-Jährigen und die über 64-Jährigen ähnlich, obwohl sich die Anteile selbst stark unterscheiden. Hingegen ist bei fehlender sportlicher Aktivität bei den Jüngeren eine leichte und bei den Älteren eine starke Beeinträchtigung deutlich häufiger.

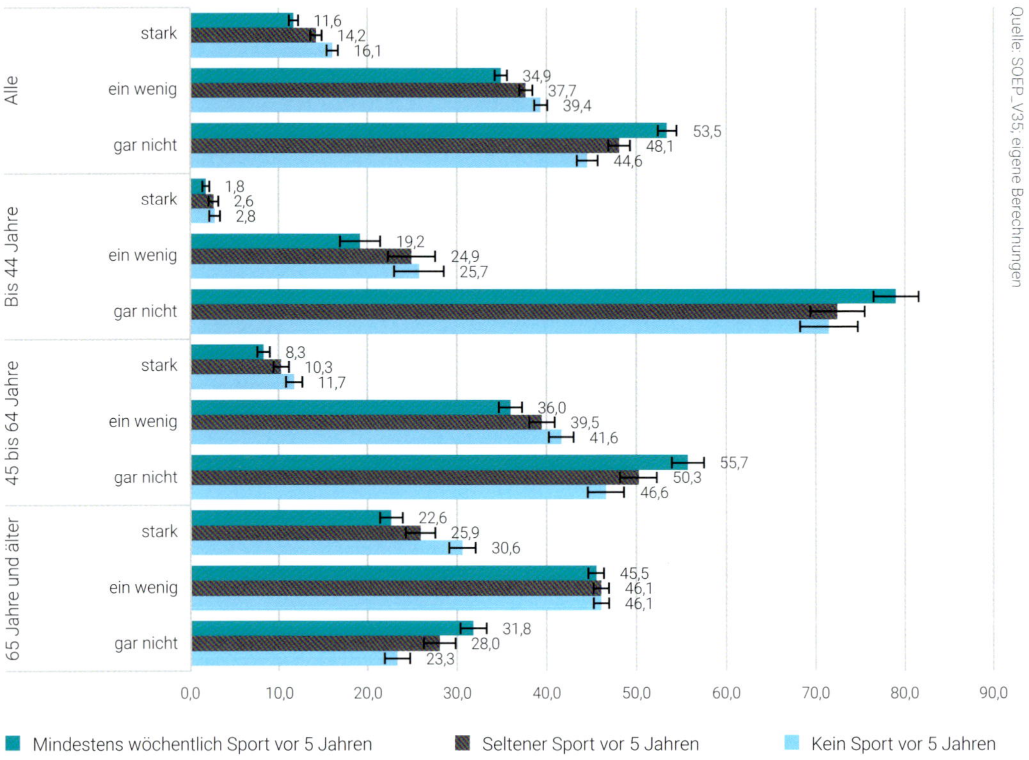

Abb. 9.2: Schwierigkeiten beim Treppensteigen (projizierte Anteile für das Jahr 2018 unter der Annahme der entsprechenden sportlichen Niveaus für alle Personen sowie Konfidenzintervalle auf dem 95-Prozent-Niveau auf Basis von Ordered Logit-Regressionen unter Kontrolle für das Beobachtungsjahr, das Alter (jeweils Indikatorvariablen), den Bildungsstand, das Vorhandensein von Kindern und/oder Partner*innen, das Geschlecht und die Probleme beim Treppensteigen vor fünf Jahren; Größe der betrachteten (Gesamt-)Stichprobe: 68.863)

Wie die körperliche Fitness ist auch die psychische Leistungsfähigkeit für ein erfolgreiches Leben von großer Bedeutung. Daher sollen an dieser Stelle auch zwei Schlaglichter auf die Auswirkungen sportlicher Aktivitäten in diesem Bereich gerichtet werden. Zunächst wird in Abbildung 9.3 die Frage: „Bitte denken Sie einmal an die letzten vier Wochen, wie oft kam es in dieser Zeit vor, dass Sie sich ruhig und ausgeglichen fühlten?" mit den Antwortmöglichkeiten „immer", „oft", „manchmal", „fast nie" und „nie" betrachtet. Hier zeigt sich sowohl für die Gesamtstichprobe als auch für die einzelnen Altersgruppen bei einer regelmäßigen sportlichen Aktivität vor fünf Jahren eine deutliche Verschiebung von „fast nie" und „manchmal" zu „immer", was auf einen starken Effekt schließen lässt.

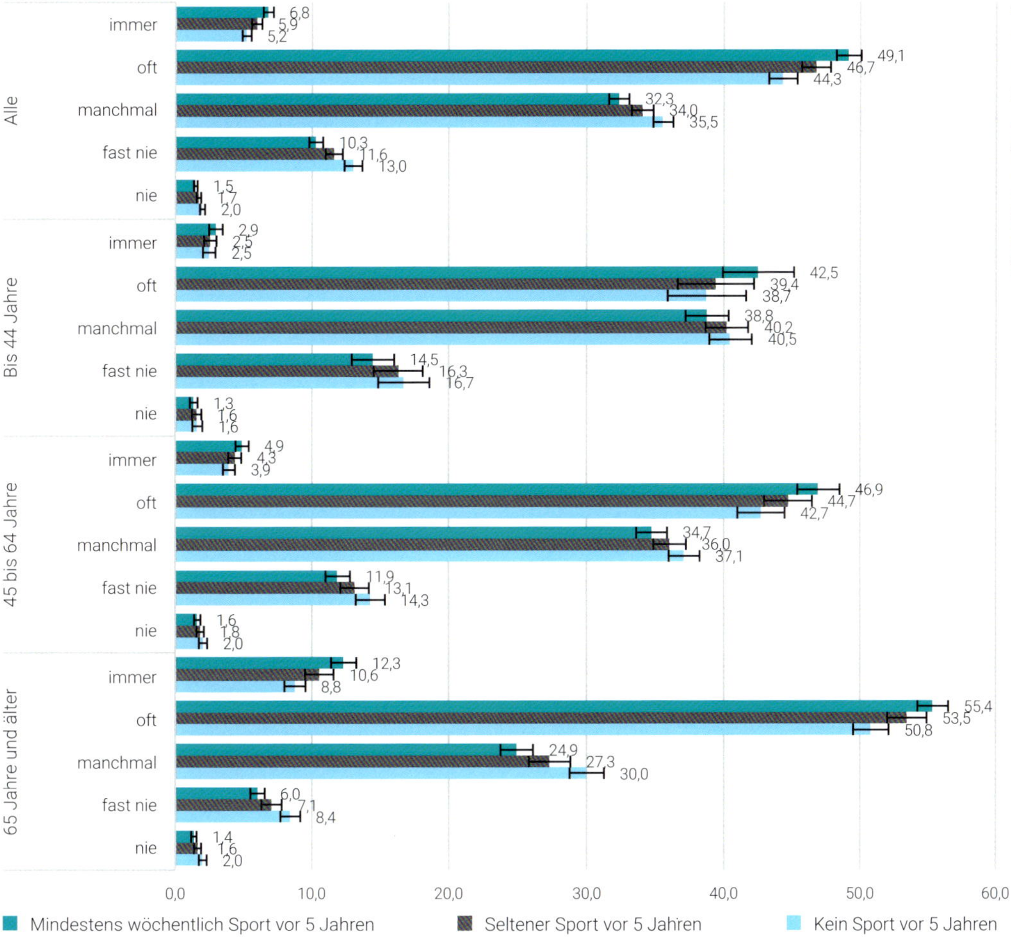

Quelle: SOEP_V35, eigene Berechnungen

Abb. 9.3: Ruhe und Ausgeglichenheit (projizierte Anteile für das Jahr 2018 unter der Annahme der entsprechenden sportlichen Niveaus für alle Personen sowie Konfidenzintervalle auf dem 95-Prozent-Niveau auf Basis von Ordered Logit-Regressionen unter Kontrolle für das Beobachtungsjahr, das Alter (jeweils Indikatorvariablen), den Bildungsstand, das Vorhandensein von Kindern und/oder Partner*innen, das Geschlecht und die Ruhe und Ausgeglichenheit vor fünf Jahren; Größe der betrachteten (Gesamt-)Stichprobe: 68.640)

Als Zweites wird in Abbildung 9.4 die sich ebenfalls auf die letzten vier Wochen vor der Erhebung beziehende Frage: „Wie oft kam es in dieser Zeit vor, dass Sie jede Menge Energie verspürten?" in den Blick genommen. Hier sind bei einer wöchentlichen sportlichen Aktivität vor fünf Jahren die Anteile von „oft" deutlich höher und von „fast nie" und „nie" niedriger als bei fehlender sportlicher Aktivität, wobei der Effekt bei den Älteren stärker ausgeprägt ist als bei den Jüngeren. Dazu ist anzumerken, dass das Verspüren von Energie nicht unbedingt nur eine rein psychi-sche Eigenschaft ist, sondern auch aus einer guten physischen Konstitution hervorgehen kann, sodass die Frage beide Bereiche tangiert.

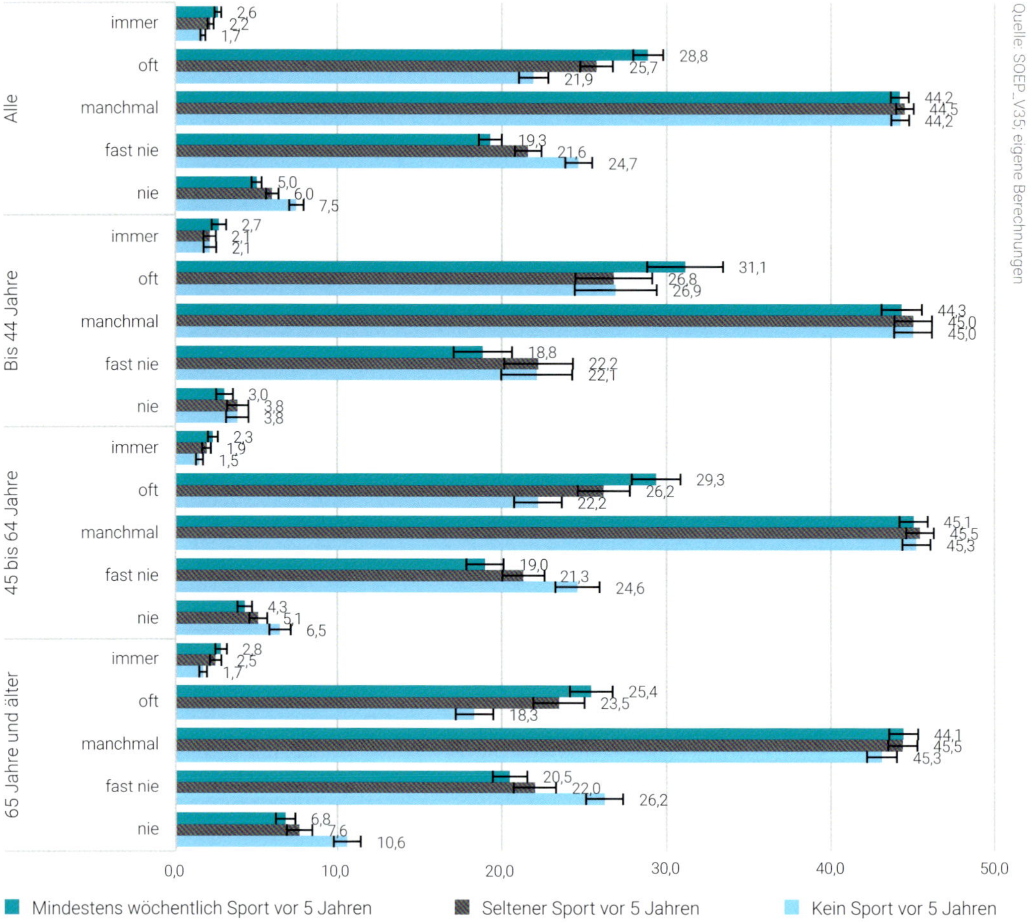

Abb. 9.4: Empfundene Energie (projizierte Anteile für das Jahr 2018 unter der Annahme der entsprechenden sportlichen Niveaus für alle Personen sowie Konfidenzintervalle auf dem 95-Prozent-Niveau auf Basis von Ordered Logit-Regressionen unter Kontrolle für das Beobachtungsjahr, das Alter (jeweils Indikatorvariablen), den Bildungsstand, das Vorhandensein von Kindern und/oder Partner*innen, das Geschlecht und die Energie vor fünf Jahren; Größe der betrachteten (Gesamt-)Stichprobe: 68.450)

Auch wenn die betrachteten Fragen kein vollständiges Bild der physischen und psychischen Leistungsfähigkeit zeichnen, weisen die Ergebnisse darauf hin, dass sportliche Aktivitäten nicht nur punktuell wirken, sondern den Zustand der aktiven Personen umfassend verbessern. Dies deckt sich auch mit den Ergebnissen der bestehenden Literatur zu den Zusammenhängen zwischen Sport und Gesundheit (Cabane & Lechner, 2015). Damit handelt es sich nicht nur um einen rein medizinischen, sondern um einen wirtschaftlich und gesellschaftlich hoch relevanten Effekt, der insbesondere auch im Hinblick auf seine weiteren Folgen eine entsprechend breite Betrachtung verdient.

9.4 Effekte auf die sozialen Kontakte

Sportliche Aktivitäten können sich verschiedenartig auf die sozialen Kontakte auswirken. Sie können den Austausch von Personen fördern, indem sie ihnen einen Rahmen für Zusammen-künfte und Gesprächsthemen bieten. Sportliche Aktivitäten können ferner die Selbstwahrneh-mung von Personen beeinflussen und so auch einen Einfluss darauf haben, wie sie auf andere zugehen und mit diesen interagieren. Über die verbesserte physische und psychische Konstitution und die gegebenenfalls erfolgten Verhaltensänderungen können sportliche Aktivitäten auch verändern, wie Personen von anderen gesehen werden und wie diese auf sie zugehen. Dabei können auch objektive Faktoren, wie die Eignung einer Person für gemeinsame körperlich fordernde Aktivitäten, eine Rolle spielen. Diese drei Punkte umfassen jeweils eine Vielzahl verschiedener konkreter Wirkungskanäle, die an dieser Stelle nicht im Detail betrachtet werden können. Allerdings ist darauf hinzuweisen, dass die Wirkmechanismen sich gegenseitig verstärken können und daher nicht unabhängig voneinander zu sehen sind.

Ein zentraler Aspekt der sozialen Kontakte ist die Größe des Freundeskreises. Diese wird im SOEP mit der Frage: „Wie viele enge Freunde haben Sie?" erfasst, die die Befragten mit der genauen Anzahl beantworten. Auf Basis dieser Angaben könnte eine Mittelwertbetrachtung stattfinden. Allerdings unterscheidet sich die Bedeutung zusätzlicher Freunde für ein erfolgreiches Leben je nach Ausgangswert sehr stark und das Optimum liegt nicht unbedingt beim Maximum. Daher wurden die Ergebnisse für die Auswertungen zu den vier Kategorien „keine Freunde", „bis zu drei Freunde", „vier bis sieben Freunde" und „mehr Freunde" zusammengefasst und deren Anteile verglichen. Wie Abbildung 9.5 zeigt, sind bei mindestens wöchentlicher sportlicher Aktivität vor fünf Jahren die Anteile der Personen ohne Freunde und mit einem kleinen Freundeskreis von bis zu drei Personen deutlich niedriger und die Anteile derer mit größeren Freundeskreisen deutlich höher, wobei die Unterschiede in den projizierten Werten beim Vergleich mit den überhaupt nicht sportlich aktiven Personen auch statistisch signifikant sind und sich bei einer Differenzierung nach Altersgruppen jeweils ein ähnliches Muster findet. Diese Ergebnisse lassen nicht nur darauf schließen, dass sich Sport tatsächlich auf die Größe des Freundeskreises auswirkt, sondern auch, dass er die besonders problematische Situation eines vollständigen Fehlens von Freunden seltener macht.

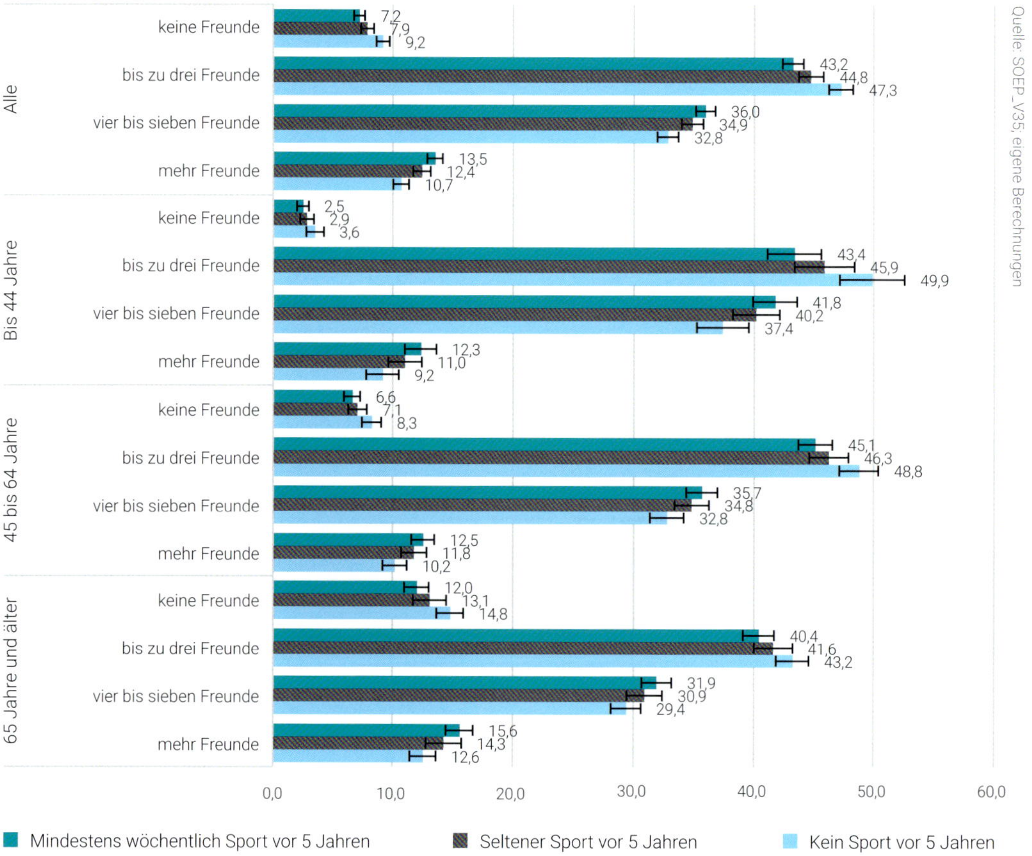

Abb. 9.5: Zahl der engen Freunde (projizierte Anteile für das Jahr 2018 unter der Annahme der entsprechenden sportlichen Niveaus für alle Personen sowie Konfidenzintervalle auf dem 95-Prozent-Niveau auf Basis von Ordered Logit-Regressionen unter Kontrolle für das Beobachtungsjahr, das Alter (jeweils Indikatorvariablen), den Bildungsstand, das Vorhandensein von Kindern und/oder Partner*innen, das Geschlecht und die Zahl der engen Freunde vor fünf Jahren; Größe der betrachteten (Gesamt-)Stichprobe: 39.418)

Da Freundschaften ein sehr unterschiedliches Maß an gemeinsamen Aktivitäten beinhalten können, lässt sich aus der Größe des Freundeskreises nicht direkt auf den Umfang der sozialen Kontakte schließen. Daher wurde die Frage: „Welche der folgenden Tätigkeiten üben Sie in Ihrer freien Zeit aus? – Geselligkeit mit Freunden, Verwandten oder Nachbarn" mit den Antwortmöglichkeiten „jede Woche", „jeden Monat", „seltener" und „nie" ebenfalls betrachtet. Die entsprechenden Projektionen sind in Abbildung 9.6 dargestellt, wobei das Bezugsjahr an dieser Stelle 2017 ist, da die Frage 2018 nicht gestellt wurde. Auch hier zeigt sich ein Einfluss regelmäßiger sportlicher Aktivitäten, die die Antwort „jede Woche" deutlich häufiger und die anderen Antworten seltener machen. Damit lässt sich klar feststellen, dass diese sich auch positiv auf die Intensität der sozialen Beziehungen auswirken. Ob sie die Kontakte dabei nur quantitativ oder auch qualitativ verbessern, lässt sich mit den vorliegenden Daten allerdings nicht feststellen. Letzteres wäre bei einer größeren Zahl an (potenziellen) Interaktionspartner*innen jedoch naheliegend.

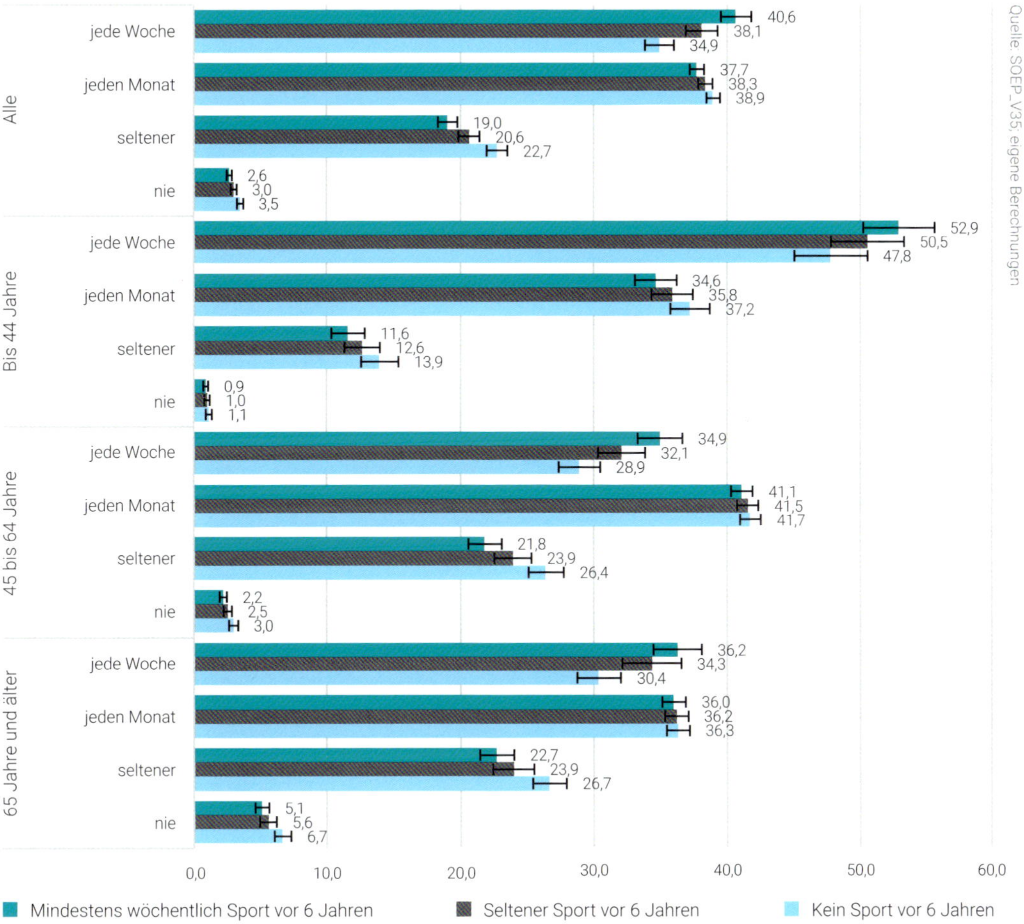

Abb. 9.6: Häufigkeit von Geselligkeit mit Freunden, Verwandten und Nachbarn (projizierte Anteile für das Jahr 2017 unter der Annahme der entsprechenden sportlichen Niveaus für alle Personen sowie Konfidenzintervalle auf dem 95-Prozent-Niveau auf Basis von Ordered Logit-Regressionen unter Kontrolle für das Beobachtungsjahr, das Alter (jeweils Indikatorvariablen), den Bildungsstand, das Vorhandensein von Kindern und/oder Partner*innen, das Geschlecht und die Häufigkeit von Geselligkeit vor sechs Jahren; Größe der betrachteten (Gesamt-)Stichprobe: 74.702)

Eine besonders intensive Form des sozialen Kontakts stellt die Partnerschaft dar, die sich von einer reinen Freundschaft in vielfacher Hinsicht stark unterscheidet. Daher sollen die Auswirkungen sportlicher Aktivitäten an dieser Stelle ebenfalls kurz angerissen werden. Sinnvollerweise betrachtet man dabei nicht den Beziehungsstatus, sondern nur die Übergänge in eine Partnerschaft, da sich in ersterem ein großer Teil der bisherigen Lebensgeschichte widerspiegeln kann. Vor diesem Hintergrund wurde die Stichprobe hier auf Personen, die vor fünf Jahren keine*n Partner*in hatten, eingeschränkt. Diese befinden sich den in Abbildung 9.7 dargestellten Projektionen zufolge heute deutlich häufiger in einer Partnerschaft, wenn sie vor fünf Jahren regelmäßig Sport getrieben haben. Allerdings gilt das vorwiegend für die jüngeren Altersgruppen. Hingegen findet sich bei den über 64-Jährigen, bei insgesamt deutlich niedrigeren Anteilen an Personen, die eine neue Partnerschaft eingehen, der höchste Wert bei den „seltener als wöchentlich" sportlichen Aktiven. Dazu ist anzumerken, dass bei den Jüngeren Partnerschaft und Familie in einem engen Zusammenhang stehen, was bei den Älteren nicht mehr in diesem Maß gegeben ist.

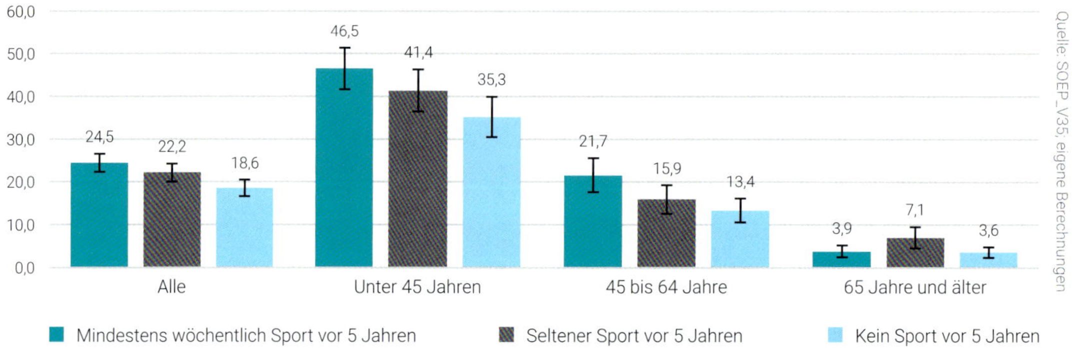

Abb. 9.7: Partnerschaft von Personen ohne Partner*in vor fünf Jahren (projizierte Anteile für das Jahr 2018 unter der Annahme der entsprechenden sportlichen Niveaus für alle Personen sowie Konfidenzintervalle auf dem 95-Prozent-Niveau auf Basis von Ordered Logit-Regressionen unter Kontrolle für das Beobachtungsjahr, das Alter (jeweils Indikatorvariablen), den Bildungsstand, das Vorhandensein von Kindern und das Geschlecht; Größe der betrachteten (Gesamt-)Stichprobe: 39.201)

9.5 Effekte auf den Erfolg am Arbeitsmarkt

Indem sportliche Aktivitäten die physische und psychische Leistungsfähigkeit erhöhen, können sie auch die Produktivität von Erwerbstätigen am Arbeitsmarkt steigern. Damit einhergehend haben sie auch einen Einfluss darauf, welche Tätigkeiten ihnen Arbeitgeber*innen zutrauen, obschon sie selbst in der Regel kein Kriterium für die Auswahl von Stellenbewerber*innen sind. Allerdings hängt es stark vom Berufsfeld ab, welche Aspekte konkret relevant sind. Ist für Tätigkeiten, bei denen schwerere Lasten gehoben werden müssen, in der Regel eine hohe Muskelkraft besonders hilfreich, ist es bei eher monotonen Tätigkeiten am Bildschirm die Konzentrationsfähigkeit und im Umgang mit „schwierigen" Kund*innen die Ruhe und Ausgeglichenheit. Daher sind die konkreten Wirkungskanäle an dieser Stelle auch sehr fallspezifisch und komplex. Hinzu kommt, dass auch die mit dem Sport gegebenenfalls einhergehenden Veränderungen bei Selbstbild, Verhalten, Fremdwahrnehmung und sozialem Netzwerk (Geis, 2018) nicht nur für das Verhältnis zwischen Arbeitnehmer*innen und Vorgesetzten, sondern auch für die Ausübung der Tätigkeit selbst relevant sein können, wie dies etwa der Fall ist, wenn Beschäftigte im Umgang mit Kund*innen ein hohes Maß an Kompetenz ausstrahlen müssen.

Indikatoren zum Erfolg am Arbeitsmarkt lassen sich zumeist nur für Personen, die tatsächlich im Erwerbsleben stehen, sinnvoll interpretieren. Daher wurde die Stichprobe hier auf Personen im Alter zwischen 25 und 64 Jahren eingeschränkt, da die Jüngeren häufig noch in der Ausbildung und die Älteren in der Regel bereits im Ruhestand sind. Dafür wurde eine Differenzierung zwischen Frauen und Männern vorgenommen, da ihre Erwerbsbiografien nach der Familiengründung nach wie vor strukturell anders verlaufen. Zunächst wurden in Abbildung 9.8 Projektionen zu den Erwerbstätigenquoten, also den Anteilen der am Arbeitsmarkt aktiven Personen an der Gesamtbevölkerung, vorgenommen. Diese zeigen einen substanziellen, positiven Effekt einer sportlichen Aktivität vor fünf Jahren, der bei den Männern stärker als bei den Frauen und bei den Älteren stärker als bei den Jüngeren ausgeprägt ist.

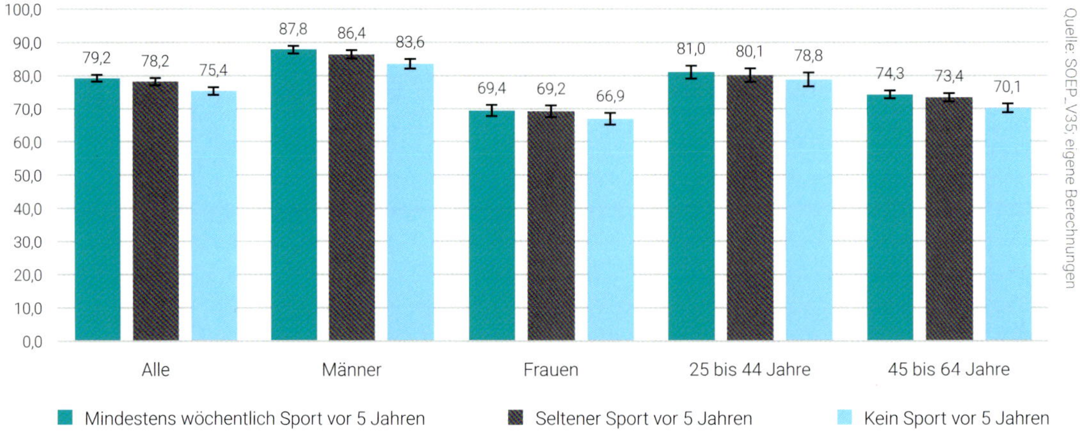

Abb. 9.8: Erwerbstätigenquoten von 25- bis 64-Jährigen (projizierte Anteile für das Jahr 2018 unter der Annahme der entsprechenden sportlichen Niveaus für alle Personen sowie Konfidenzintervalle auf dem 95-Prozent-Niveau auf Basis von Ordered Logit-Regressionen unter Kontrolle für das Beobachtungsjahr, das Alter (jeweils Indikatorvariablen), den Bildungsstand, das Vorhandensein von Kindern, das Geschlecht und die Beschäftigung vor fünf Jahren; Größe der betrachteten (Gesamt-)Stichprobe: 113.860)

Allerdings ist im Blick zu behalten, dass nicht alle Personen im erwerbsfähigen Alter auch tatsächlich einer Erwerbstätigkeit nachgehen möchten und der Verzicht auf eine aktive Teilhabe am Arbeitsmarkt insbesondere im Kontext einer aktiven Familienphase und eines vorzeitigen Ruhestands auch selbst gewählt sein kann. Daher wurden ergänzend zu den Erwerbstätigenquoten in Abbildung 9.9 auch Projektionen zu den Arbeitslosenquoten vorgenommen. Hier zeigt sich ebenfalls ein starker Effekt einer sportlichen Aktivität vor fünf Jahren. Bei den Arbeitslosenquoten besteht zwischen den „nie“ und „mindestens wöchentlich“ sportlich Aktiven ein Unterschied von 2,7 Prozentpunkten, der etwas niedriger als der Unterschied bei den Erwerbstätigenquoten von 3,8 Prozentpunkten ist. Dies ist auch naheliegend, da die positiven Effekte sportlicher Aktivitäten auf die physische und psychische Leistungsfähigkeit ein Ausscheiden aus dem Arbeitsmarkt aus gesundheitlichen Gründen weniger wahrscheinlich machen.

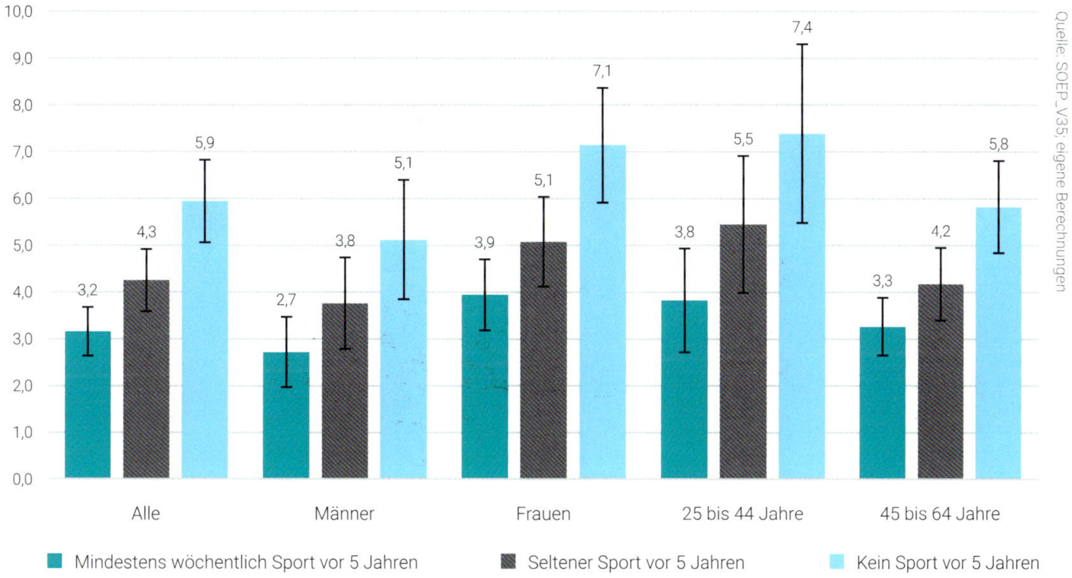

Abb. 9.9: Arbeitslosenquoten von 25- bis 64-Jährigen (projizierte Anteile für das Jahr 2018 unter der Annahme der entsprechenden sportlichen Niveaus für alle Personen sowie Konfidenzintervalle auf dem 95-Prozent-Niveau auf Basis von Ordered Logit-Regressionen unter Kontrolle für das Beobachtungsjahr, das Alter (jeweils Indikatorvariablen), den Bildungsstand, das Vorhandensein von Kindern, das Geschlecht und die Arbeitslosigkeit vor fünf Jahren; Größe der betrachteten (Gesamt-)Stichprobe 113.860)

Gehen Personen einer Erwerbstätigkeit nach, ist die Höhe des hierbei erzielten Einkommens ein zentraler Aspekt ihres Erfolgs am Arbeitsmarkt. Am besten vergleichbar sind dabei die Bruttostundenlöhne, da sich in den Nettobeträgen über die Höhe der Steuerabzüge auch die Familiensituation widerspiegelt und die Monats- sowie Jahreswerte insbesondere bei Teilzeittätigkeit stark vom Umfang der Arbeitszeit abhängen. Allerdings ist die Vereinbarung von Stundenlöhnen in Arbeitsverträgen in Deutschland eher unüblich und das SOEP erfasst auch nur die Bruttomonatslöhne, sodass die vereinbarten wöchentlichen Arbeitsstunden mit herangezogen werden mussten, um diese zu ermitteln. Anders als bei den anderen betrachteten Indikatoren wurden in Abbildung 9.10 Durchschnittswerte und keine Anteile verschiedener Gruppen projiziert. Der Unterschied zwischen „keiner" und einer „wöchentlichen" sportlichen Aktivität vor fünf Jahren liegt für die Gesamtstichprobe bei 1,11 Euro und bei der Differenzierung nach Geschlecht und Altersgruppen finden sich sehr ähnliche Werte. Dies entspricht einem relativen Anstieg um etwa fünf Prozent, was sich mit den Ergebnissen von Cornelißen & Pfeifer (2008) deckt. Hingegen findet Geis-Thöne (2019) für eine jüngere Kohorte und einen längeren Zeitraum einen noch wesentlichen stärkeren Effekt. Dies ist auch plausibel, da sich die positiven Effekte der sportli-chen Aktivitäten bei der gewählten Betrachtungsweise mit der Zeit immer weiter verstärken.

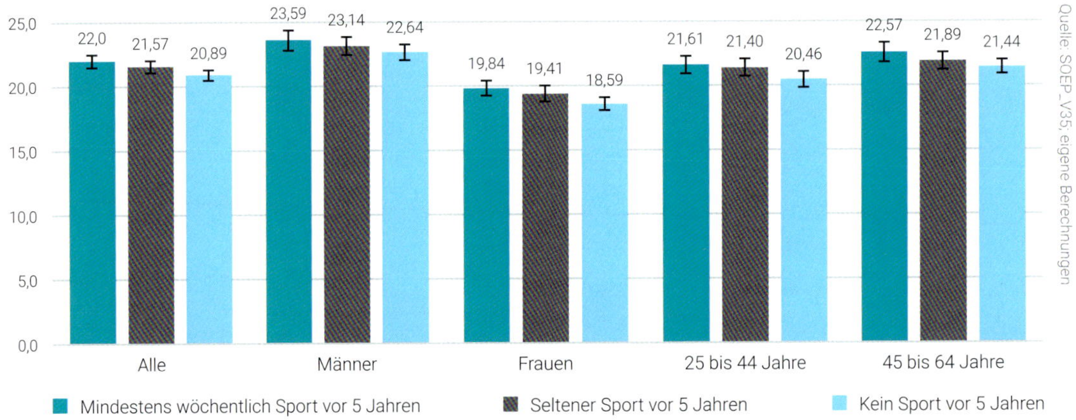

Abb. 9.10: Bruttostundenlöhne von 25- bis 64-Jährigen (projizierte Durchschnittswerte für das Jahr 2018 unter der Annahme der entsprechenden sportlichen Niveaus für alle Personen sowie Konfidenzintervalle auf dem 95-Prozent-Niveau auf Basis von Ordered Logit-Regressionen unter Kontrolle für das Beobachtungsjahr, das Alter (jeweils Indikatorvariablen), den Bildungsstand, das Vorhandensein von Kindern, das Geschlecht und den Stundenlohn vor fünf Jahren (kontinuierliche Variable); Größe der betrachteten (Gesamt-)Stichprobe 113.860)

Neben dem Einkommen spielen immer auch die Arbeitsbedingungen eine Rolle für die Bewertung eines Arbeitsverhältnisses. Allerdings ist die Situation hier je nach Berufsfeld vielfach sehr unterschiedlich, sodass die Werte nur beschränkt vergleichbar sind. Ein eindrückliches Beispiel hierfür ist die befristete Beschäftigung, die bei Führungskräften anders als bei einfachen Tätigkeiten nicht auf eine unsichere Perspektive im Unternehmen, sondern auf eine besonders herausgehobene Position hindeutet. Daher soll an dieser Stelle nur noch die Zufriedenheit mit der Arbeit betrachtet werden. Diese hängt zwar stark von der Situationswahrnehmung der Befragten ab, hat aber den Vorteil, dass sie das Erwerbsverhältnis in seiner Gesamtheit in den Blick nimmt und in Bezug zu den Bedürfnissen und Wünschen der Befragten setzt. Dies ist vor allem dann wichtig, wenn man Erfolg am Arbeitsmarkt als einen Zustand begreift, bei dem das Beschäftigungsverhältnis den Erwerbstätigen einen möglichst großen Nutzen stiftet, und nicht anhand objektiv messbarer Kriterien definiert. Im SOEP wird die Zufriedenheit mit der Arbeit auf einer Skala von 0 (ganz und gar unzufrieden) bis 10 (ganz und gar zufrieden) erfasst. Daraus wurden für die Projektionen in Abbildung 9.11 die vier Kategorien „unzufrieden" (0–3), „weder noch" (4–6), „zufrieden" (7–8) und „sehr zufrieden" (9–10) gebildet, wobei sich die geringere Differenzierung bei den negativen Antworten mit ihrer weitaus geringeren Häufigkeit erklärt. Die auf diese Weise resultierenden Ergebnisse zeigen, dass vor fünf Jahren sportlich aktive Menschen mit ihrer Arbeit deutlich häufiger „zufrieden" oder „sehr zufrieden" und seltener „unzufrieden" sind oder in der Mitte zwischen den beiden Alternativen stehen. Dabei sind die Unterschiede bei den Jüngeren deutlich größer als bei den Älteren, was auch so zu erwarten ist, da diese ihre konkreten beruflichen Positionen häufiger noch verändern. Zusammengenommen bestätigen die Ergebnisse den Befund, dass sich Sport am Arbeitsmarkt sehr positiv auswirkt (Cabane & Lechner, 2015).

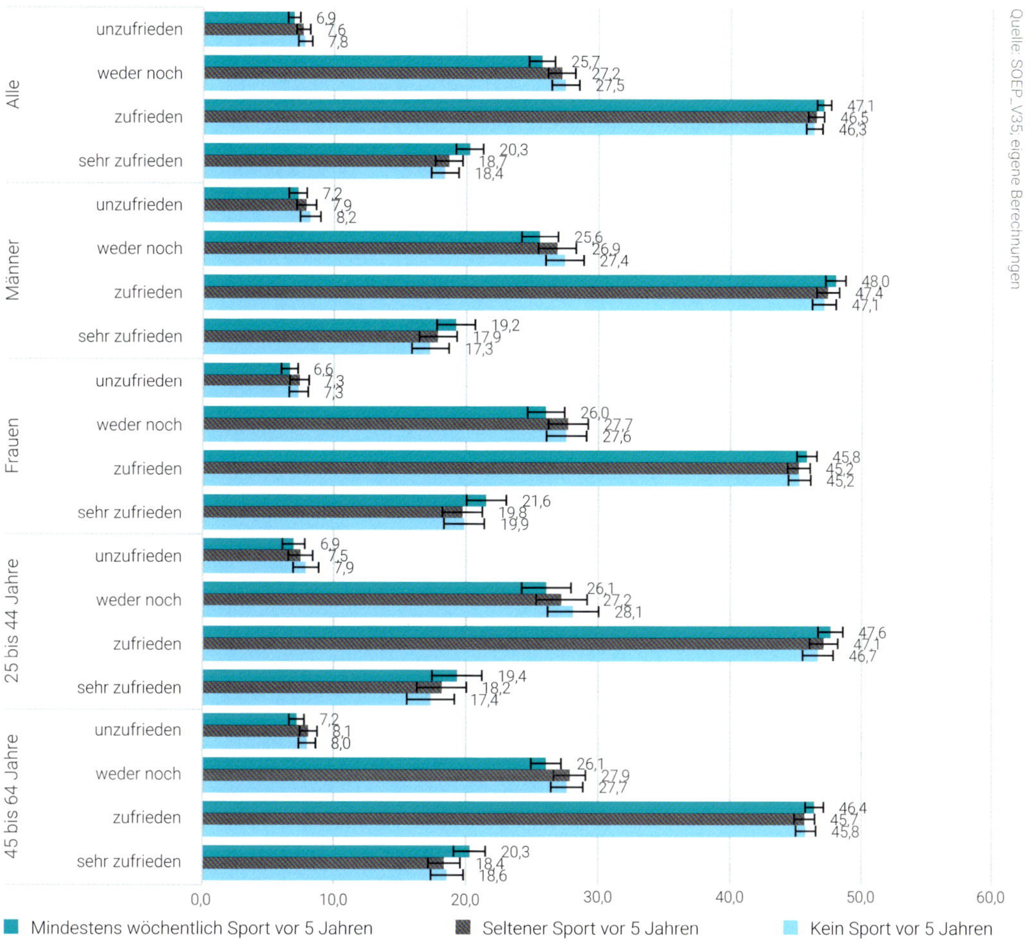

Abb. 9.11: Zufriedenheit mit der Arbeit von 25- bis 64-Jährigen (projizierte Anteile für das Jahr 2018 unter der Annahme der entsprechenden sportlichen Niveaus für alle Personen sowie Konfidenzintervalle auf dem 95-Prozent-Niveau auf Basis von Ordered Logit-Regressionen unter Kontrolle für das Beobachtungsjahr, das Alter (jeweils Indikatorvariablen), den Bildungsstand, das Vorhandensein von Kindern und/oder Partner*innen, das Geschlecht und die Zufriedenheit mit der Arbeit vor fünf Jahren; Größe der betrachteten (Gesamt-)Stichprobe 101.290)

9.6 Effekte auf ein glückliches Leben

Neben einer guten physischen und psychischen Konstitution, einem starken sozialen Netzwerk und einer guten Positionierung am Arbeitsmarkt ist auch wichtig, dass der Sport es den Menschen leichter macht, ihr Leben entsprechend ihrer Bedürfnisse und Wünsche zu führen. Daher muss im Rahmen einer umfassenden Betrachtung auch auf seinen Zusammenhang mit dem Glück der Menschen eingegangen werden, das in der einschlägigen Forschung typischerweise anhand von

Erhebungen zur allgemeinen Lebenszufriedenheit erfasst wird (Enste et al., 2019). Im SOEP wird dazu die Frage gestellt: „Wie zufrieden sind Sie gegenwärtig, alles in allem, mit Ihrem Leben?", die die Teilnehmenden auf einer Skala von 0 (ganz und gar unzufrieden) bis 10 (ganz und gar zufrieden) beantworteten. Wie bei der Zufriedenheit mit der Arbeit wurden für die multivariaten Analysen hieraus die vier Kategorien „unzufrieden" (0–3), „weder noch" (4–6), „zufrieden" (7–8) und „sehr zufrieden" (9–10) gebildet. Die in Abbildung 9.12 dargestellten Projektionen auf dieser Basis zeigen deutlich, dass sich Sport sehr positiv auf die Lebenszufriedenheit auswirkt. So liegt der projizierte Anteil der „sehr Zufriedenen" bei einer mindestens wöchentlichen sportlichen Aktivität vor fünf Jahren um 4,5 Prozentpunkte höher als bei fehlender sportlichen Aktivität und beim Anteil der „Zufriedenen" beträgt der Unterschied nochmals 1,3 Prozentpunkte, sodass sich insgesamt eine Verschiebung um 5,8 Prozentpunkte ergibt. Dabei ist der Effekt bei den Älteren etwas stärker ausgeprägt als bei Jüngeren.

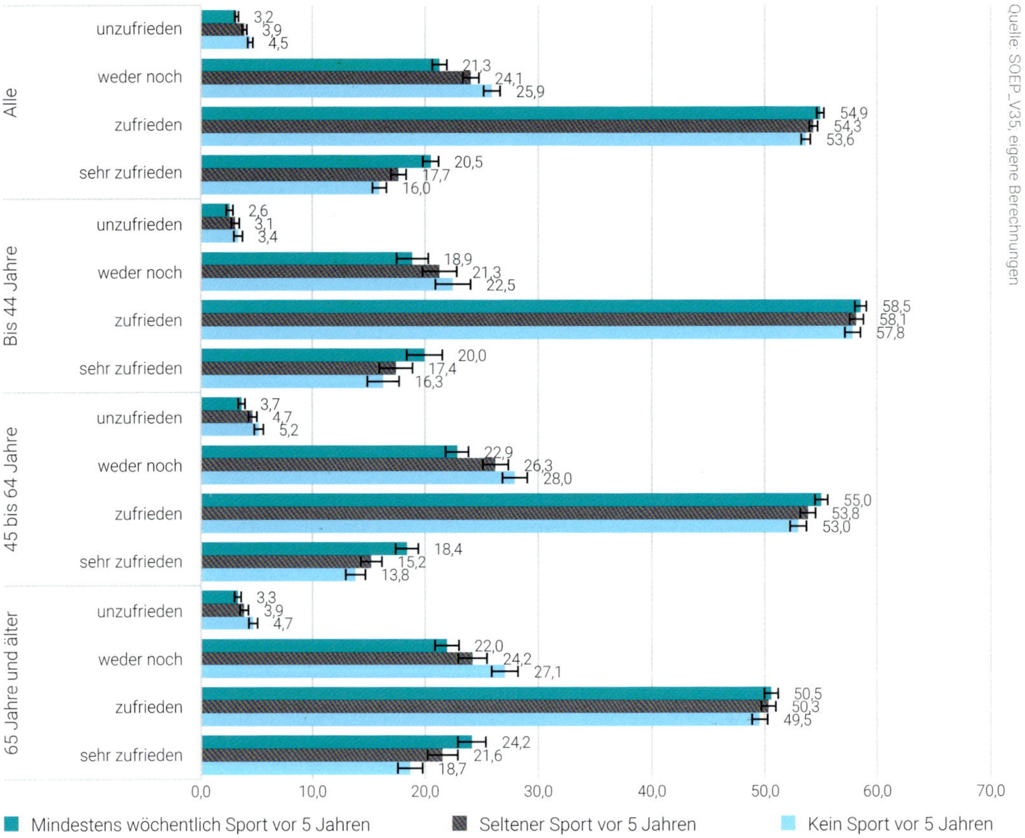

Abb. 9.12: Allgemeine Lebenszufriedenheit (projizierte Anteile für das Jahr 2018 unter der Annahme der entsprechenden sportlichen Niveaus für alle Personen sowie Konfidenzintervalle auf dem 95-Prozent-Niveau auf Basis von Ordered Logit-Regressionen unter Kontrolle für das Beobachtungsjahr, das Alter (jeweils Indikatorvariablen), den Bildungsstand, das Vorhandensein von Kindern und/oder Partner*innen, das Geschlecht und die Lebenszufriedenheit vor fünf Jahren; Größe der betrachteten (Gesamt-)Stichprobe 202.525)

9.7 Ableitungen für die Politik

Von sportlichen Aktivitäten profitieren nicht nur die Menschen selbst, sondern auch die Gesellschaft insgesamt. Sportliche Aktivitäten schaffen in vielen Bereichen einen tatsächlichen Mehrwert und bewirken nicht nur eine Verschiebung von Strukturen. Dies wäre etwa der Fall, wenn sie nur einen Einfluss auf die Auswahl von Arbeitskräften, nicht aber auf deren Leistungsfähigkeit hätten.

Zentrale Punkte sind dabei:

- Stärkung der wirtschaftlichen Entwicklung und des Wohlstands: Indem sportliche Aktivitäten die physische und psychische Leistungsfähigkeit der Erwerbsbevölkerung erhöhen, stärken sie auch das Produktions- und Innovationspotenzial der Wirtschaft.
- Verbesserung des gesellschaftlichen Zusammenhalts: Starke soziale Netzwerke haben in vielfacher Hinsicht einen sehr positiven Einfluss auf das Funktionieren der Gesellschaft. So sind sie etwa nicht nur für den Austausch der Menschen miteinander, sondern auch für die gegenseitige Unterstützung von großer Bedeutung. Daher hat der Sport auf diesem Weg auch einen positiven gesamtgesellschaftlichen Effekt.

An dieser Stelle soll weder eine Quantifizierung noch eine detailliertere Darstellung dieser teils hochkomplexen Wirkungszusammenhänge erfolgen. Dennoch muss bei den Ableitungen für die Politik im Blick behalten werden, dass sie existieren und gegebenenfalls nicht nur die Personen, die sportlich aktiv sind oder werden, selbst hiervon profitieren.

Wie bereits in der Humankapitaltheorie zu erwarten, zeigen sportliche Aktivität und Investitionen in die Bildung ähnliche empirische Effekte auf Lebenszufriedenheit, Produktivität und Gesundheit. Durch die Verdeutlichung der empirischen Zusammenhänge von Bildungsrendite und begleitenden Investitionen in das Bildungssystem ist es gelungen, den Anteil der Hochschulabsolvent*innen an einem Altersjahrgang von rund 16 Prozent im Jahr 2000 auf rund 32 Prozent im Jahr 2018 zu verdoppeln. Dabei wurde die Durchlässigkeit des Bildungssystems gestärkt (Anger & Plünnecke, 2021a). Mit der Coronapandemie kam es jedoch zu Schulschließungen, die zu einer „verlorenen Corona-Generation" führen dürften, wenn nicht durch erhebliche Zusatzinvestitionen des Staates gezielt gegengesteuert wird. Hierbei ist zunächst eine genaue Anamnese bei den Schüler*innen vorzunehmen (Anger & Plünnecke, 2021b).

Auch bei der sportlichen Aktivität in Fitnessstudios ist es ähnlich wie bei der Akademisierung gelungen, einen deutlich höheren Anteil an Aktiven zu gewinnen. Die Anzahl der Mitglieder in Fitnessstudios hat sich von 5 Millionen im Jahr 2005 auf 11,7 Millionen im Jahr 2019 mehr als verdoppelt. Im Jahr 2020 gab es im Zuge der Coronakrise jedoch einen deutlichen Einbruch auf 10,3 Millionen bzw. 9,8 Millionen ohne stillgelegte Mitgliedschaften (DSSV et al., 2021). Eine Studie der Deutschen Hochschule für Prävention und Gesundheitsmanagement zeigt, dass die Auswirkungen des zweiten Lockdowns auf die Trainierenden in Fitness- und Gesundheitsanlagen stärker als im ersten Lockdown waren, die Mitglieder einen Einbruch an Motivation und eine Verschlechterung ihres körperlichen Befindens beklagten (DHfPG, 2021). Neben den Fitnessstudios wurde im Rahmen der Lockdown-Beschlüsse auch der Vereinssport stark eingeschränkt. Es ist somit davon auszugehen, dass es 2020 bis 2021 zu einem starken Einbruch sportlicher Aktivitäten und einem Stau an präventiven Maßnahmen gekommen ist. Daher sollte auch im Bereich des Sports ein großes Maßnahmenpaket beschlossen werden, dass aufbauend auf einer Anamnese gezielt helfen kann, entstandene Lücken an sportlicher Aktivität zu schließen. Die Fitnessbranche ist dabei aufgrund der bestehenden hohen Anamnese-Kompetenz und der möglichen Breite an gezielten Maßnahmen eng in die Maßnahmenpläne einzubeziehen.

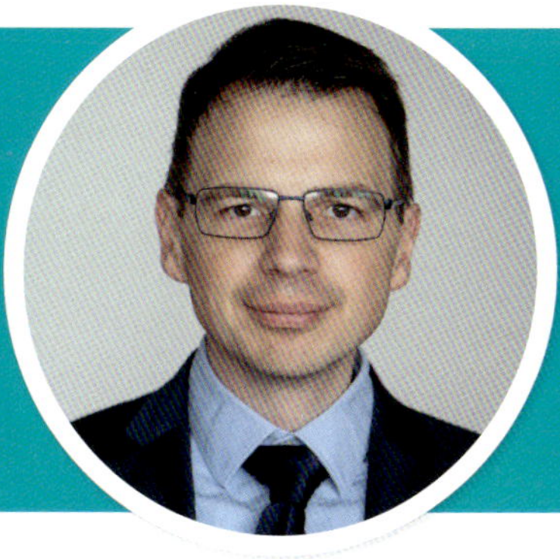

DR. WIDO GEIS-THÖNE

Dr. rer pol. Wido Geis-Thöne absolvierte ein Studium der Volkswirtschaftslehre und promovierte anschließend in Tübingen. Seit 2011 ist er am Institut der deutschen Wirtschaft als Senior Economist im Kompetenzfeld „Bildung, Zuwanderung und Innovation“ im Einsatz.

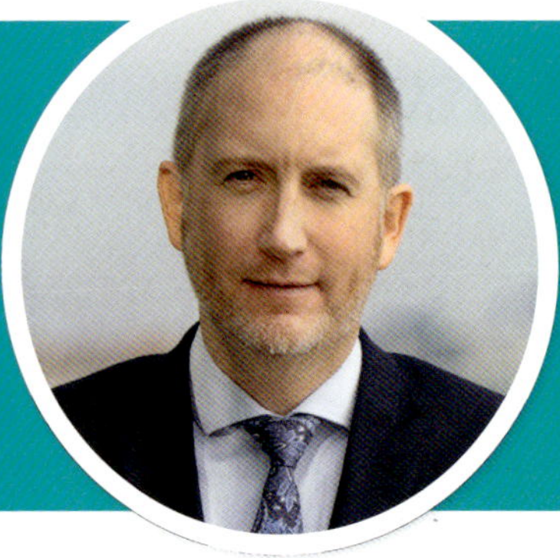

PROF. DR. AXEL PLÜNNECKE

Prof. Dr. rer. pol. Axel Plünnecke absolvierte ein Studium der Volkswirtschaftslehre in Göttingen mit anschließender Promotion in Braunschweig. Seit 2003 ist er am Institut der deutschen Wirtschaft als Leiter des Kompetenzfelds „Bildung, Zuwanderung und Innovation" tätig. Seit 2010 lehrt er zudem als Professor für Wirtschaftswissenschaften an der Deutschen Hochschule für Prävention und Gesundheitsmanagement in Saarbrücken.

Literatur

Anger, C. & Plünnecke, A. (2021a). Bildungsgerechtigkeit. Herausforderung für das deutsche Bildungssystem. IW-Analysen Nr. 140. Köln.

Anger, C. & Plünnecke, A. (2021b). Bildung: Verschärfung der Ungleichheit durch Schulschließungen vermeiden. IW-Kurzberichte 19/2021. Köln.

Bahr, S., Stahl von Zabern, J., Zabern von, L. (2016). Bewegungsverständnis in Bildungsplänen und der Frühpädagogen. In K. Fischer, G. Hölter, W. Beudels, C. Jasmund, A. Krus & S. Kuhlenkamp (Hrsg.), Bewegung in der frühen Kindheit (S. 131–143). Wiesbaden: Springer.

Cabane, C. & Lechner, M. (2015). Physical Activity of Adults: A Survey of Correlates, Determinants, and Effects. Jahrbücher für Nationalökonomie und Statistik, 235 (4–5), 376–402.

Cornelißen, T. & Pfeifer, C. (2008). Sport und Arbeitseinkommen: Individuelle Ertragsraten von Sportaktivitäten in Deutschland. Jahrbuch für Wirtschaftswissenschaften, 59 (3), 244–255.

DHfPG, 2021, Auswirkungen der Corona-Krise auf das Trainingsverhalten. Verfügbar unter: https://www.fitnessmanagement.de/fileadmin/user_upload/Bilder_news/2021/01_januar/19_bis_20/Ergebnisbericht_dhfpg.pdf [06.04.2021]

DSSV/Deloitte/DHfPG (2021). Eckdaten der deutschen Fitness-Wirtschaft 2021. Hamburg.

Enste, D., Eyerund, T., Suling, L. & Tschörner, A. C. (2019). Glück für Alle? – Ein interdisziplinärer Ansatz zur Lebenszufriedenheit. Berlin: De Gruyter Oldenburg.

Geis, W. (2018). Sport und gesunde Ernährung in jungen Jahren zahlen sich aus. Gesundheitsbewusstes Verhalten und Karriereeinstieg. IW-Report 1/2018, 02.01.2018. Köln: Institut der Deutschen Wirtschaft.

Geis-Thöne, W. (2019). Karriere-Booster Sport. IW-Kurzbericht Nr. 36/2019, 11. Juni 2019. Köln: Institut der Deutschen Wirtschaft.

Goebel, J., Grabka, M., Liebig, S., Kroh, M., Richter, D., Schröder, C. & Schupp, J. (2019). The German Socio-Economic Panel Study (SOEP). Jahrbücher für Nationalökonomie und Statistik, 239 (2), 345–360.

Lechner, M. & Downward, P. (2017). Heterogeneous sports participation and labour market outcomes in England. Applied Economics, 49 (4), 335–348.

Mushkin, S. (1962). Health as an Investment. Journal of Political Economy, 70 (5), Part 2, 129–157.

Käll, L., Nilsson, M. & Lindén, T. (2014). The Impact of a Physical Activity Intervention Program on Academic Achievement in a Swedish Elementary School Setting. Journal of School Health, 84 (8), 473–480.

Stephan, Y., Sutin, A., Luchetti, M., Bosselut, G. & Terracciano, A. (2018). Physical activity and personality development over twenty years: Evidence from three longitudinal samples. Journal of Research in Personality, 73, 173–179.

KAPITEL 10
GEWOHNHEITEN & AUTOMATISMEN – ANLEITUNG FÜR EINEN GESUNDEN LEBENSSTIL

OLIVER SCHUMANN

Der vorliegende Beitrag fokussiert auf die Entwicklung und Veränderung von Gewohnheiten als einen Lösungsansatz zum Auf- und Ausbau eines gesunden Lebensstils. Hintergrund ist die Effizienz und Effektivität, mit denen Gewohnheiten wirken. Neben einem Verständnis von Gewohnheiten und ihren Wirkweisen wird eingehend beschrieben, wie gesunde Gewohnheiten gezielt entwickelt und schlechte Angewohnheiten erfolgreich verändert werden können. Dabei nimmt insbesondere das Barrierenmanagement eine exponierte Rolle ein, denn gerade dem Wunsch und dem Bedürfnis nach gesunden Gewohnheiten – oftmals in Form von initialen Vorsätzen zu Anfang des Jahres – stehen insbesondere Barrieren und Alltagshindernisse im Weg, denen strukturiert und vor allem präventiv durchdacht zu begegnen ist.

10.1 Einleitung

Ein Hauptgegenstand des vorliegenden Werkes, insbesondere des zweiten Kapitels „Strategien und Methoden", ist der Auf- und Ausbau persönlicher Gesundheitskompetenzen mit dem Ziel einer nachhaltigen positiven Verhaltensänderung. Um sich dieser Zielsetzung zu nähern, bedarf es u. a. eines Verständnisses, was mit Gesundheitskompetenz gemeint ist. Gesundheitskompetenz umfasst nämlich nicht nur das Wissen „was" (z. B. „was eine negative Kalorienbilanz ist" oder „was Vitamin C für eine Rolle spielt"), sondern vor allem auch das Wissen „wie", zum Beispiel „wie ich nach einer intensiven Krafteinheit regeneriere" oder „wie ich aus einer demotivierenden Phase rauskomme" (Abel & Sommerhalder, 2015, S. 923). Insbesondere das „Wie" spielt eine zentrale Rolle, damit die umgangssprachlichen Wissensriesen nicht zu Umsetzungszwergen degenerieren oder anfänglich Motivierte nicht Opfer der Intentions-Verhaltens-Lücke werden (Sheeran & Webb, 2016, S. 503). Und vor allem: Dass eine Verhaltensänderung nachhaltig ist bzw. wie weiter vorne stehend formuliert, es zum Aufbau eines gesunden Lebensstils kommt: „Der Lebensstil stellt die miteinander verbundenen Einstellungen und Aktivitäten dar, durch die das Verhalten eines Konsumenten ein spezifisches Profil erhält" (Kroeber-Riel & Gröppel-Klein, 2013, S. 639).

Vorliegend werden Gewohnheiten und Automatismen als Lösungsansatz herangezogen, einen gesunden Lebensstil auf- und auszubauen, und dafür näher betrachtet. Folgende ausgewählte Gründe sprechen dafür:

- Etablierte Gewohnheiten bieten das Potenzial für Nachhaltigkeit.
- Der Aufbau von gesunden Gewohnheiten steigert die für die Gesundheitskompetenz so relevante Selbstwirksamkeit.
- Das Wissen zur strukturierten Entwicklung und zur systematischen Veränderung von Gewohnheiten ist der beste Schutz gegen den Rückfall in gesundheitsschädliche Gewohnheiten.

Der Logik folgend wird in diesem Kapitel erläutert, worum es sich bei Gewohnheiten handelt, wie sie entstehen, welche Rolle sie im Aufbau eines gesunden Lebensstils spielen und wie sie strukturiert entwickelt oder erfolgreich verändert werden können. Eine exponierte Rolle wird das Barrierenmanagement einnehmen, denn sowohl die Entwicklung als auch die Veränderung von Gewohnheiten kann je nach Ausgangssituation ein mehrmonatiger Prozess sein, der anfällig für Rückfälle und entsprechend zu schützen ist.

Gewohnheiten organisieren unseren persönlichen Alltag, den Arbeitsrhythmus von Unternehmen und die Lebensstruktur von ganzen Gesellschaften (Schumann, 2020, S. 39). Sie machen das mit höchster Effizienz und tragen damit maßgeblich zur Leistungsfähigkeit bis hin zur Excellence bei. Gleichzeitig stellen sie aber auch die größten Verhinderer in der Entwicklung und Umsetzung von Neuem oder Veränderungsprozessen dar (Schumann, 2020, S. 41–42). Damit kann Gewohnheiten das Merkmal der Ambivalenz zugeordnet werden.

Gewohnheiten agieren aus dem Schatten des Bewusstseins und sind so selten offensichtlich. Über 40 Prozent unseres täglichen Handelns werden über Gewohnheiten und nicht über bewusste Entscheidungen koordiniert (Duhigg, 2014, S. 48) – mit positiven und gleichzeitig fatalen Konsequenzen. So sind die automatisiert ablaufenden Handlungen auf der einen Seite energiesparend und zahlen damit auf das Konto der Effizienzsteigerung ein. Auf der anderen Seite sind unbewusst ablaufende Gewohnheiten oftmals der Grund für Naschen, Alkoholkonsum und Rauchen – die fatale Seite von Konsequenzen.

10.2 Verständnis von Gewohnheiten

„Eine Gewohnheit ist etwas – Wahrnehmen, Denken, Sprechen, Tun –, das regelmäßig und in gleicher Form, ausgelöst durch einen Reiz, wiederholt wird und in einem tief verankerten Prozess unbewusst, maximal mit minimaler Aufmerksamkeit und daher oft ohne willentliche Kontrolle abläuft, mit dem Ziel, dadurch einen Nutzen zu erfahren" (Schumann, 2020, S. 62). Gewohnheiten stellen ein Muster dar, was in den Basalganglien gebildet wird. Bei den Basalganglien handelt es sich um einen stark vernetzten Verbund aus Nervenzellen, der auf der Höhe der Ohrenspitzen und von dort zeigefingerlang entfernt im Inneren des Kopfes sitzt (Huggenberger et al., 2019, S. 100). Zusammen mit dem limbischen System bilden sie das sogenannte basale

Vorderhirn – die Kommandozentrale in unserem Kopf. Dort wird entschieden, was wir als Nächstes tun (Schröger, 2010, S. 78 ff.). Das ist insofern eine starke Aussage, da es verständlich macht, weswegen wir Handlungen oftmals unbewusst durchführen. Konkret: Das Stück Schokolade, das wir im Kühlschrank sehen, ist schneller im Mund, als wir darüber nachdenken können (Schumann, 2020, S. 71).

Gewohnheiten werden oftmals in Kategorien eingeteilt: „Gewohnheiten sind gut" oder es handelt sich um „schlechte Angewohnheiten". Gewohnheiten sind jedoch weder gut noch schlecht, sondern schlichtweg funktional. „Sie gelten als nützlich und hilfreich im Leben und Alltag, da sie die Komplexität im Alltag reduzieren und Halt, Ruhe sowie Geborgenheit und Sicherheit geben" (Schumann, 2020, S. 58).

Durch die Gewohnheitsbildung wird das Bewusstsein entlastet und man kann sich auf andere Sachen konzentrieren. Gleichzeitig sparen Gewohnheiten Energie ein – perfekt für den auf Energiesparen ausgelegten Menschen, kurz Homo oeconomicus (WPGS, 2021), denn: Das Auseinandersetzen mit neuen und komplizierten Dingen erfordert Bewusstsein, Aufmerksamkeit, Konzentration und damit Energie. Durch die Entwicklung von Gewohnheiten kann jedoch nicht nur Energie eingespart werden für andere Sachen, sondern es können auch in einer weiteren Folge Routinen entwickelt werden, die unreflektiert ablaufen – so wie zum Beispiel ein gesundes Bewegungsverhalten, was nicht mehr hinterfragt, sondern verinnerlicht gelebt wird. Das Szenario: Sport treiben wird zu einem Hygienefaktor, der genauso zum Alltag gehört, wie mit geputzten Zähnen morgens das Haus zu verlassen.

10.3 Gezielter Aufbau von Gewohnheiten

Vorliegend wird wie folgt unterschieden: Die Entwicklung von Gewohnheiten ist ein bewusst entschiedener Prozess. In ihrer Reinform wird die Gewohnheitsentwicklung als etwas Neues verstanden: einen sportlichen Lebensstil entwickeln, achtsamer werden oder sich mehr Raum für das Nachdenken im Arbeitsalltag einräumen. Bei der im Anschluss vorzustellenden Veränderung von Gewohnheiten soll eine alte Gewohnheit durch eine neue ersetzt werden: Unordentlichkeit durch Ordentlichkeit, Faulheit durch Bewegungsfreude, Unachtsamkeit durch Achtsamkeit. Je älter man wird, desto mehr Gewohnheiten hat der Mensch jedoch entwickelt und desto geringer ist die Wahrscheinlichkeit, eine ausschließlich neue Gewohnheit „wie auf einer grünen Wiese" zu entwickeln.: Wenn ich mir beispielsweise einen sportlichen Lebensstil angewöhnen will, der insbesondere auf einer gesunden Ernährung basiert, dann ist die Wahrscheinlichkeit hoch, dass für diesen sportlichen Lebensstil auf der Basis einer gesunden Ernährung „eine andere Gewohnheit weichen" muss – wie zum Beispiel die bequeme Couch am Abend, die leckeren, aber ungesunden Tortellini aus der Packung und als Nachtisch Gummibärchen. Die Entwicklung von Gewohnheiten hat zwar einen Grenzbereich mit Gewohnheitsveränderungen, doch die Letztgenannten benötigen wiederum eine teilweise andere Behandlung und vielmehr noch einen anderen Schutz im aktiven Gewohnheitsveränderungsprozess.

Gewohnheiten entstehen durch ein Schleifenprinzip von Reiz, Tun und Belohnung (Zeug, 2013). Durch das wiederkehrende Durchlaufen dieser drei Phasen entstehen auf diese Weise Gewohnheiten. (Neuro-)Wissenschaftler mit Marketingbezug haben sich diese Gewohnheitsschleife zur Grundlage genommen und daraus das Hakenmodell entwickelt. Dieses hat noch eine weitere Facette, und zwar die der „Investition":

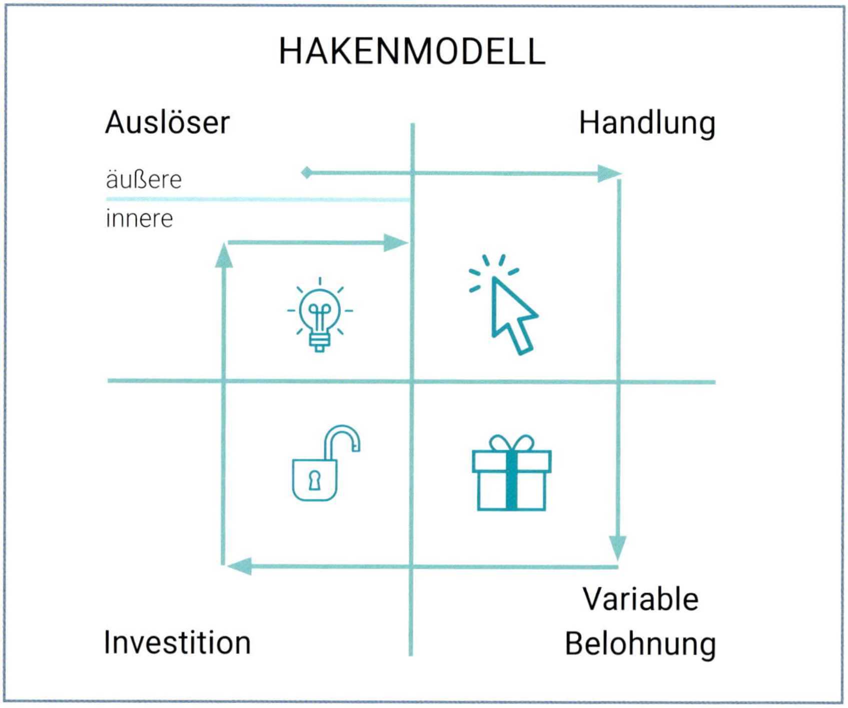

Abb. 10.1: Hakenmodell (eigene Darstellung, modifiziert nach Eyal, 2014, S. 13)

Das dargestellte Modell wird folgend in seinen Bestandteilen vorgestellt und gleichzeitig auf die Entstehung eines „gesunden Verhaltens" übertragen.

Auslöser (Reiz): Ihrem Namen nach initiieren sie eine Handlung. Sie haben entweder einen internen (z. B. Neugierde) oder externen Charakter (z. B. eine bestimmte Uhrzeit). Meist ist es nicht nur ein Reiz, sondern ein ganzer Kontext, in welchen die Handlung eingebettet ist: So lösen ein spezieller Ort, eine bestimmte Zeit, eine gewisse Stimmungslage, ausgewählte Menschen etc. eine Handlung aus. Nach Schumann (2020, S. 85) sind Auslöser für gute Gewohnheiten bekannter als Auslöser für schlechte Gewohnheiten wie Rauchen, Trinken oder ungesundes Essen. Und: Gute Gewohnheiten sind weitaus sinnesspezifischer als schlechte Gewohnheiten, bei denen die Sinne kaum eine Rolle zu spielen scheinen (Schumann, 2020, S. 85). Auslöser zu identifizieren und bewusst zu implementieren, ist der erste relevante Schritt sowohl in der Gewohnheitsentwicklung als auch in der Gewohnheitsveränderung: Bewegung immer zu einer bestimmten Uhrzeit, an jedem Werktag oder stets im direkten Anschluss an die Arbeit mit der gepackten Sporttasche im Auto.

Handlung: Die Handlung geht einher mit einer positiven Aussicht in der nahegelegenen Zukunft, denn bei Erfolg der Handlung springt das Belohnungssystem des Gehirns an, zum Beispiel das gute Gefühl (Belohnung) nach einer Bewegungseinheit (Handlung), der leckere Eiweißshake (Belohnung) nach dem Sport (Handlung) oder ein leichter Salat (Belohnung) nach einem langen Spaziergang (Handlung). Dabei muss die Handlung von zwei Merkmalen geprägt sein: Einfachheit und innere Motivation. Je besser sich eine Handlung standardisieren und öfter wiederholen lässt, desto vorteiliger ist die Gewohnheitsentwicklung im Gegensatz zu ungewohnten, komplexen und weniger oft durchzuführenden Handlungen (Schumann, 2020, S. 88): zehn Minuten nach jeder Mittagspause um den Block gehen ist mehr wert als die Absicht von zwei Stunden Sport jeden Tag.

Belohnung: Was ist der Grund, warum eine Handlung durchgeführt wird? Und vor allem: immer wieder? Es ist die Belohnung, die man anfänglich dafür bekommt. Die erlebte Attraktivität der Belohnung ist damit genauso individuell wie der entsprechende Grund, eine Handlung immer wieder durchzuführen (Schumann, 2020, S. 88). Erst die Belohnung – oft in Form des guten Gefühls – steigert die Aussicht auf Wiederholung. Und erst die wiederholte Handlung formt sich zur Gewohnheit. Alles beruht bei der erfolgreichen Entwicklung von Gewohnheiten auf dem Prinzip der Wiederholung. Auch der Mensch ist ein System, das sich – nach dem systemischen Ansatz – durch positive Verstärkung stabilisiert. Der Trick dabei ist, dass unser Gehirn das, was es kennt, irgendwann verstärkt. Die Belohnung stellt demnach einen entscheidenden Faktor dar. Schließlich ist es die Belohnung, die man durch die Handlung bekommt, die fasziniert, überrascht und animiert, die Handlung erneut durchzuführen. Das erhält oder steigert sogar das Interesse an der Handlung und mündet in der vierten Stufe, der Investition. So eine Belohnung kann schon das glückliche Erkennen von „Ich kann es" sein, zum Beispiel ein bestimmtes Gewicht im Training zu bewältigen. Entscheidend ist bei der Belohnung, darauf zu achten, dass sie variabel ist, d. h. sie muss sich verändern. Würde sie das nicht tun und man immer wieder die gleiche Belohnung erhalten, dann würde wiederum die Belohnung zur Gewohnheit und damit der Nutzungskreislauf durch mangelnden Anreiz unterbrochen werden. Belohnungen müssen sich auch in ihren Abständen vergrößern können, sodass die Handlung und vor allem die anschließende Investition auch ohne Belohnung funktionieren. So kann in der Folge aus der Gewohnheit eine Routine entstehen.

Investition: Nach dem Auslöser, der Handlung und der variablen Belohnung ist die Investition die vierte Stufe in der Gewohnheitsentwicklung. Sie bedeutet in diesem Zusammenhang, dass der Einzelne etwas tun muss, zum Beispiel seine Zeit in ein Training oder Geld in eine Mitgliedschaft investieren etc. Je attraktiver die Aussicht, dass sich die Investition lohnt, desto höher ist die Wahrscheinlichkeit, dass die nächste Gewohnheitsschleife mit Auslöser, Handlung und Belohnung angegangen wird. Man will schließlich, dass sich die eigene Investition rentiert. Dieses „Sich-Einbringen" durch u. a. monetäre Investitionen verstärkt bei jedem Zyklus die einzelnen Phasen und stärkt übergeordnet die Gewohnheitsbildung.

Ziel der Gewohnheitsentwicklung ist, folgende Kette aufzubauen: ***Denken – Tun – anderes Denken – nicht mehr denken.*** Dann ist eine Routine entstanden.

Das vorgestellte Prinzip ist nun auf die Entwicklung einer gesunden Gewohnheit zu übertragen, u. a. ein gesundes Bewegungsverhalten oder den Aufbau von gesunden Ernährungsgewohnheiten.

Bei aller Einfachheit von drei bzw. vier Phasen, die es zu durchlaufen gilt, scheint der Aufbau insbesondere gesunder Gewohnheiten jedoch nicht einfach und ist oftmals auch von Misserfolgen und Frustration begleitet. Das zeigt sich auch am Beispiel von Vorsätzen und genauer beim Blick auf jeweils „Top 5-Vorsätze" der letzten Jahre (Nier, 2019 und 2018 sowie Brandt, 2017).

2020:
- mehr Sport treiben
- weniger Zeit in sozialen Medien verbringen
- gesünder ernähren
- Vegetarier*in/Veganer*in werden
- mit dem Rauchen aufhören

Nun ein Blick auf die Vorsätze von 2019:
- Stress vermeiden oder abbauen
- mehr Zeit für Familie/Freunde
- mehr bewegen/Sport
- mehr Zeit für sich selbst
- gesünder ernähren

Die Vorsätze von 2018:
- Stress vermeiden oder abbauen
- mehr Zeit für Familie/Freunde
- mehr bewegen/Sport
- mehr Zeit für sich selbst
- gesünder ernähren

Es fällt auf, dass viele der Vorsätze, zum Beispiel Sport und Bewegung oder eine gesündere Ernährung, zum jährlichen Repertoire der beschlossenen Vorsätze gehören. Vorsatzbeschlüsse sind nicht nur kritisch zu betrachten, sondern es ist auch auf die Qualität der Vorsatzumsetzung zu schauen. So berichtete schon Aristoteles vom Scheitern, und noch heute weist das Thema Vorsatz folgende Werte auf (Handelsblatt, 2017):

- Nur 30 Prozent der Vorsätze haben eine realistische Überlebenschance, d. h. werden verinnerlicht und gelebt.
- Nach drei Wochen geben die Ersten auf.
- Nach zwei bis drei Monaten ist nur noch die Hälfte dabei.
- Zwölf Prozent halten ein Jahr durch.

Was sind die Gründe für diese Zahlen und Fakten des Misserfolgs von Vorsätzen, die nicht selten in gesunde Gewohnheiten münden sollen?

Ein Erklärungsansatz könnte sein, dass diese Vorhaben meistens moralischer und vernünftiger Natur sind. Wenn Vorhaben das Ergebnis einer kalkulierten Vernunft sind („Ich muss mich endlich mehr bewegen, sonst bekomme ich Rückenschmerzen"), dann müssen sie mit Disziplin und Willen umgesetzt werden und die Energie dafür ist irgendwann aufgebraucht. Neben dem Konstrukt des Willens, der eine zentrale Rolle in der Gewohnheitsentwicklung spielt, sind es noch die (positiven) Emotionen und die volle Überzeugung für eine Handlung (Schlagwort „Commitments"). Denn: Wer eine Gewohnheit entwickeln und vor allem ändern will, muss zu 100 Prozent von seiner neuen Gewohnheit überzeugt sein. Zur Prüfung der absoluten Überzeugung hilft die Technik des Mentalen Kontrastierens. Sie prüft, ob man zu 100 Prozent überzeugt von seinen Zielen ist, die Hindernisse nicht zu groß sind und man deshalb sein Ziel nicht ggf. anpassen muss. Ein Beispiel:

Zunächst stellt sich die Person die positiven Ergebnisse der Zielerreichung vor, zum Beispiel „mindestens fünfmal die Woche 30 Minuten Sport treiben, immer nach der Arbeit um 18 Uhr und sich danach wohlfühlen". Im Anschluss werden mögliche Szenarien über diese Zielsetzung gelegt, zum Beispiel: Es kommt eine Einladung zum Abendessen mit den besten Freunden um 18 Uhr. Was passiert dann mit dem Sporttreiben? Verzichtet man aufgrund dieses Anlasses auf das Sporttreiben? Dann wird überlegt, wie das Hindernis überwunden werden kann, u. a. mithilfe von „Wenn-dann-Plänen" (Allianz, 2021).

Tipps zum Aufbau von gesunden Gewohnheiten und zur Vermeidung der größten Fehler

Zentrale Fehler beim Aufbau von Gewohnheiten sind beispielsweise (Schumann, 2020, S. 148):

1. **Zu rational:** Man versucht schlechte Gewohnheiten mit sachlichen Argumenten und Appellen an die Vernunft zu ändern („Rauchen schadet Ihrer Gesundheit!").
2. **Zu negativ:** Die Absicht ist nicht positiv, sondern negativ ausgerichtet („Du sollst nie mehr Süßigkeiten essen").
3. **Zu abstrakt:** Die Vorstellung ist zu allgemein („Ich werde jetzt sportlicher") und erfährt keine Konkretisierung (wann genau, wie oft etc.).
4. **Zu komplex:** Man will zu viele Gewohnheiten auf einmal verändern.
5. **Zu schlechter Zeitpunkt:** Die Gewohnheit ist zu stark, um „sie mal eben schnell ab morgen" zu ändern.

Es handelt sich bei dieser Fehlerdarstellung nicht um eine vollständige Liste, sondern um eine Auswahl von häufig vorkommenden Fehlern. Insbesondere auf den letztgenannten Punkt „Zu schlechter Zeitpunkt" soll noch einmal vertiefend eingegangen werden. Gerade an Silvester werden Vorsätze gefasst, die bereits am Ersten des neuen Jahres umgesetzt werden sollen. Doch speziell für die gesunden Vorsätze wie „mehr Bewegung", „weniger süß essen" oder „abnehmen" ist der Anfang des neuen Jahres nicht gleichzeitig der beste Zeitpunkt. Oftmals ist es draußen zu kalt und vom natürlichen Biorhythmus her fordert die Jahreszeit allein evolutionär bedingt ein „Zurückziehen und lieber mehr Kalorien aufnehmen als weniger". Wenn die Vorsätze dann noch ohne professionelle Begleitung wie beispielsweise den Anbietern aus der Fitness- und Gesundheitsbranche (Fitnessstudios oder Personal Trainer*innen) umgesetzt werden sollen, ist der Abbruch nicht selten schon fast vorbestimmt – mit den dazugehörigen mentalen Konsequenzen von u. a. Frustration.

Entsprechend lohnt sich der Blick auf die Auswahl von Tipps und wirksamen Strategien in der gezielten Entwicklung von Gewohnheiten. Dazu gehören eben auch die passenden Zeitpunkte, die in der Gewohnheitsforschung als „teachable moments" bezeichnet werden (Zeug, 2013). Bei diesen Momenten handelt es sich um Veränderungen im menschlichen (Er-)Leben wie einem Job- oder Führungswechsel oder privat einer Scheidung oder dem Erleiden einer schweren Krankheit. Aber auch Veränderungen oder Unterbrechungen wie Urlaub (allein schon ein verlängertes Wochenende), ein Umzug (es reicht schon aus, vom dritten in den fünften Stock zu ziehen) oder eine neue Arbeitsumgebung (auch im gleichen Unternehmen) können Anlässe genug sein, alte Gewohnheiten wegzulassen und neue zu initiieren.

Top-Empfehlung „teachable moments": Die Entwicklung und Veränderung von Gewohnheiten in parallel stattfindende Veränderungen einbetten.

Bei der Frage „wann" eine Gewohnheit verändert werden soll, muss allerdings immer auch berücksichtigt werden, „wie umfangreich die Veränderung der Gewohnheit ist". Hier geht es um die „Geschichte" der zu verändernden Gewohnheit in Form von Tiefe, Umfang und Zeitraum, zum Beispiel:

- Wie lange existiert diese Gewohnheit schon?
- Wie wichtig ist die Gewohnheit?
- Wie verwoben ist die Gewohnheit mit anderen Gewohnheiten?

Um Gewohnheiten hinsichtlich ihrer Tiefe und ihres Umfangs zu diagnostizieren, mit dem Ziel, das „Wann" zu bestimmen, können u. a. ihre Stärke über zahlreiche Annäherungsmodelle und Tests erfasst werden. So kann beispielsweise mithilfe des sogenannten Self Report Habit Index (kurz: SRHI) die Stärke einer Gewohnheit anhand mehrerer Facetten dargestellt werden, u. a. Regelmäßigkeit, Bewusstheit, Automatismus und Kontrolle (Verplanken & Orbell, 2003). Eine andere Variante ist der Habitual Exercise Questionnaire (kurz: HEQ) von Grove und Zillich (2003). Der HEQ wurde zur Erfassung der Gewohnheitsstärke insbesondere körperlicher Aktivität entwickelt. Im Fokus sind die Automatizität, die Auslösung durch

Doch nicht nur die Beharrungskräfte alter Gewohnheiten, sondern auch die facettenreichen Belohnungen in Form von Verlockungen und Ablenkungen, die u. a. der „innere Schweinehund" einstreut, bilden eine einflussreiche Spange um den Wunsch zur Entwicklung neuer Gewohnheiten.

So herrschen permanent – hier sind zwei beispielhaft beschrieben – Gefahren, dass die alten Gewohnheiten wieder durchbrechen: man wieder zur Zigarette greift oder man schlichtweg wieder (zu viel) Lust auf Gegrilltes und ein kühles Bier dazu hat. Genau für diese und noch viele weitere knifflige Situationen wird eben ein fundiertes, konsequentes und geplantes Barrierenmanagement benötigt. Hierbei geht es darum, eine Verhaltensabsicht gegenüber auftretenden Hindernissen abzuschirmen und in das tatsächliche Verhalten umzusetzen. Es geht aber weiter auch darum, konstruktiv und kreativ mit diesen Hindernissen umzugehen:

„Auch aus Steinen, die einem in den Weg gelegt werden,
kann man Schönes bauen."
(Goethe)

Das Barrierenmanagement umfasst zur zielorientierten Umsetzung der Absicht die strukturierte Abschirmung von Störungen. Dafür entwickelt es Mechanismen sowie diverse Strategien und überprüft auch deren Qualität. Ein systematisches Barrierenmanagement lässt sich in verschiedene Schritte unterteilen.

Erster Schritt im Barrierenmanagement: Analyse der Barrieren
Der Mensch ist voll von Wünschen und Zielen – viel stärker als die (Anziehungs-)Kraft von menschlichen Wünschen und unternehmerischen Zielen ist jedoch die (Verhinderungs-)Kraft von zahlreichen Barrieren, die eine Zielerreichung blockieren (Schumann, 2020, S. 112). Damit sind die Beachtung, Einhaltung und Förderung von Erfolgsfaktoren eben nur die eine Seite der Medaille. Da können die Ziele noch so attraktiv sein. Die Beachtung und das Ausschalten der Störfaktoren, der Barrieren sowie der Sandkörner sind die andere Seite der Medaille und oft die entscheidende für einen erfolgreichen Prozess (Schumann, 2021). Es sind eben die Barrieren – sowohl individuell beim Menschen als auch kollektiv-institutionell von Unternehmen und Gesellschaften –, welche die Ausführung oder die notwendige Qualität verhindern. Barrieren können in zwei Gruppen unterschieden werden (Geidl, 2015, S. 57):

- **Externe Barrieren** liegen im Umfeld begründet, zum Beispiel sind es der/die Partner*in oder die Kolleg*innen, die jemanden von etwas abhalten.
- **Interne Barrieren** wiederum liegen in der Person begründet, wie zum Beispiel ein schwacher Wille, eine eingeschränkte Motivation oder ein ausgeprägter innerer Schweinehund.

Barrieren können in Umsetzungsprozessen auch zeitlich unterschieden werden – je nachdem, wann sie auftreten. „Ex-ante-Barrieren" treten im Rahmen der Absichtsbildung und damit vor Umsetzungsprozessen auf. „Ex-post-Barrieren" wirken demnach im Umsetzungsprozess und damit zum späteren Zeitpunkt. Die Grenzen zwischen den Zeitpunkten sind sicherlich fließend und die im Folgenden vorzustellenden Barrieren-Arten können zu mehreren Zeitpunkten auftreten. Hier eine beispielhafte Aufteilung:

Ex-ante-Barrieren als Motivations- und Willensbarrieren
„Motivation" bedeutet motiviert sein und ist ein „Ja" für etwas: Darauf habe ich Lust; das will ich! Sich allerdings zwangsweise für etwas zu motivieren oder gar von jemandem motiviert zu werden – bekannt auch als extrinsische Motivation – hat allerdings nicht nur eine kurze Halbwertszeit, sondern verstärkt sogar langfristig das Problem, immer weiter motiviert zu werden. Für eine intensive Gewohnheitsveränderung wird der Wille essenziell. „Wille" bedeutet das Durchhalten und die Fähigkeit, auch gegen Widerstände etwas Geplantes umzusetzen, zum Beispiel bei Angst vor Veränderung oder dem Wunsch, am Status quo festzuhalten (Niermann, 2010, S. 14). Beides verfestigt eine Verweigerungshaltung, welche die Umsetzung – ohne einen festen Willen – bereits in der Entstehung verhindern kann. Hier sind demnach Ex-ante-Willensbarrieren am Werk, die allerdings auch im Verlauf noch wirken und damit eine erfolgreiche Umsetzung verhindern können.

Ex-post-Barrieren als situative Barrieren
Situative Barrieren treten in der Umsetzung auf und sind demnach Hindernisse, die uns vom Tun abhalten. Sie treten ihrem Namen nach situationsabhängig auf. Dabei kann es sich um physikalische, soziale oder auch psychologische Barrieren handeln, die die Umsetzung einer Verhaltensabsicht erschweren bzw. gefährden können. Eine beispielhafte und damit unvollständige Auswahl daraus sind:

1. Ausreden
2. körperliche Barrieren
3. Fähigkeits- oder Wissensbarrieren
4. Widerstand
5. psychosoziale Barrieren, u. a. in Form von alten Gewohnheiten

Auch Pausen können als Ex-post-Barrieren kategorisiert werden und gelten beispielsweise als toxisch bei der Gewohnheitsveränderung. Das ist der Grund, warum u. a. Fitnessstudios gute Möglichkeiten haben, durch eine hohe Besuchsfrequenz, Gewohnheiten aufzubauen – mehr als beispielsweise die angesprochenen Flugunternehmen, da Reisen oftmals eine geringere Nutzung aufweist (Schumann, 2020, S. 87).

Zweiter Schritt im Barrierenmanagement: Planung
Zur Planung gehört zum einen die klassische Handlungsplanung („action planning") und damit, was ich genau wann, wie mache (Sniehotta, Scholz & Schwarzer, 2006, S. 25), u. a.:

- konkreter Plan, im Sinne von wann, wo, was, wie etc.
- dem Vorhaben und insbesondere dem „Vorankommen" ausreichend Zeit einräumen
- konkrete und realistische Ziele definieren
- variable und vor allem individuelle Belohnungssysteme zur Festigung der Gewohnheit entwickeln

Zur Planung gehört aber auch die Bewältigungsplanung („coping planning“) (Sniehotta, Schwarzer, Scholz und Schüz, 2005, S. 567–568). Bei der Bewältigungsplanung handelt es sich um eine mentale Vorwegnahme, wie man mit auftretenden Barrieren, Risikosituationen und Rückfallwahrscheinlichkeiten umgehen wird. Schon seit Langem ist bekannt, dass die Rückfallwahrscheinlichkeit in Risikosituationen reduziert werden kann, wenn die Person über bestimmte Bewältigungsstrategien verfügt. Zwei bewährte Strategieansätze sind dabei (Schumann, 2021):

1. eine potenziell gefährliche Situation zu umgehen („get around“, z. B. einen anderen Weg um das Hindernis nehmen)
2. durch eine Risikosituation durchzugehen („get through“, das Hindernis bekämpfen, clever nutzen etc.)

Stellen sich einer Verhaltensabsicht keine Barrieren in den Weg, kann sie ohne Reibungsverluste in das entsprechende Verhalten umgesetzt werden. Werden jedoch relevante Barrieren antizipiert oder treten diese in der aktuellen Situation der Handlungsrealisierung überraschend auf, wird insbesondere die beschriebene Selbstwirksamkeit zu einer entscheidenden Steuerungsgröße für den weiteren Handlungsablauf (Krämer & Fuchs, 2010, S. 7–8). Selbstwirksamkeit umfasst auch das Konstrukt der Handhabbarkeit und bedeutet, die Ressourcen zu besitzen, um Anforderungen entgegenzustehen (Csmarich, 2015, S. 60–78). Somit wird Selbstwirksamkeit zum elementaren Bestandteil im Barrierenmanagement. Sie spiegelt sich in der Fähigkeit des Überwindens von Barrieren wider, weil die Person die Überzeugung hat, dass das eigene Barrierenmanagement ausreicht, mit potenziell auftretenden Barrieren umzugehen.

Beispielhafte Get-around-Strategien sind u. a.:

1. Wenn-dann-Pläne

Wenn-dann-Pläne sind Szenario-Pläne: Was passiert, wenn? Was passiert, wenn es plötzlich regnet oder wenn unerwarteter Besuch auftaucht? Für solche Fälle, welche die Gewohnheitsveränderung in ihrem Erfolg gefährdet, werden diese Art von Plänen benötigt. Sie gelten als eine der wirksamsten Maßnahmen im Bereich der Gewohnheitsveränderung, da man eine schlechte Gewohnheit mit ihren eigenen Waffen schlägt. Wenn-dann-Pläne steuern das Handeln direkt aus den evolutionär ältesten Tiefen des Gehirns. Das macht diese Strategie auch so wirksam, da damit genau die Gehirnareale aktiviert sind, die für situativ gesteuertes Handeln verantwortlich sind. Im Vergleich dazu ist das Verfolgen eines Ziels ein komplexer, behäbiger mentaler „Top-down“-Vorgang, da dabei das Großhirn denkt und lenkt (Schumann, 2020, S. 118).

Ein Beispiel für die Funktionsweise von „Wenn-dann-Plänen“ wäre: Man überlegt sich eine Situation, welche die neue, gute Gewohnheit (z. B. keine Süßigkeiten mehr am Abend naschen) gefährden könnte (z. B. Lust und Langeweile locken zum Schrank mit den Süßigkeiten). Wenn diese Situation eintritt (alte Gewohnheit), dann ist ihr eine andere Gewohnheit entgegenzustellen, zum Beispiel einen Tee kochen und trinken. So setzt man dem Automatismus der Gewohnheit, Süßigkeiten zu naschen, den Automatismus des Teezelebrierens entgegen.

Die Effektivität einer Gewohnheitsveränderung wird erhöht, wenn die dargestellten Tipps kombiniert werden, beispielsweise die Kombination von „absolutem Commitment" und leistungsstarken „Wenn-dann-Plänen".

2. Kontext verändern/umgehen

Eine der wirksamsten Get-around-Strategien ist die Vermeidung auslösender Situationen (Schumann, 2021). Da Gewohnheiten situationsgetrieben sind, hilft es bei einer Schwäche für Fast Food schon, den Weg zur Arbeit von der „Pommesbude" weg zu verlegen: Der einfachste Weg, eine schlechte Gewohnheit abzustellen, besteht darin, die auslösenden Situationen zu vermeiden oder den ganzen Kontext zu ändern, in denen sonst die Gewohnheiten ablaufen. Ein Smartphone, das zum Beispiel in einem Workshop nicht mehr auf dem Tisch liegt, ist ein auslösender Reiz weniger. Wechseln Menschen ihre Umgebung, etwa durch Umzug oder Urlaub, stellen sie leichter Gewohnheiten ein oder verändern diese. Oftmals reicht schon eine neue Arbeitsumgebung oder ein neuer Computer-Desktop, um Veränderungen von Arbeitsprozessen zu unterstützen, um Barrieren zu begegnen und insbesondere alte Gewohnheiten abzulegen. Wenn man jedoch störende Reize nicht vermeiden kann oder will, hilft es nur zu versuchen, den Reiz mit einer neuen Tätigkeit zu verknüpfen. Damit das gelingt, muss ein Verlangen nach dieser neuen Tätigkeit erzeugt werden.

3. Soziales Umfeld

Der/die Partner*in, der Freundes- und Kollegenkreis – all das sind Beispiele aus dem sozialen Umfeld, die man gerade auch bei Rückschlägen aktivieren und um Unterstützung bitten kann und die in letzter Instanz Ressourcen darstellen.

Bei Get-through-Strategien geht es darum, Gewohnheitsveränderung mit Kraft und Energie zu verteidigen und umzusetzen. Beispiele sind u. a. die Gedanken-Stopp-Technik (Bender & Draksal, 2010, S. 71). Sobald Bilder und Gedanken auftreten, die von der Umsetzung abhalten können, wird bei dieser Technik ein imaginäres Stoppschild hochgehoben, was mental Einhalt bieten soll. Bei starken Barrieren, u. a. in Form von Verlockungen, können dann positive Bilder bewusst eingesetzt werden. Diese visualisieren die eigenen Ressourcen für eine Zielerreichung (Allgäuer, 2019).

Dritter Schritt im Barrierenmanagement: Strategien in der handlungswirksamen Umsetzung

Neue Gewohnheiten müssen mit großem Bewusstseinsaufwand betrieben werden, bis sie verinnerlicht sind, und dabei müssen sie gegen die alten Gewohnheiten abgeschirmt werden. Für diesen energiereichen Prozess braucht es generell Motivation, Wille und als Ausgangspunkt das „unbedingte Ja" (Commitment) für die Gewohnheitsveränderung sowie das erfolgreiche Anwenden der aufgezeigten Strategien von „get around" und „get through".

Vierter Schritt im Barrierenmanagement: Kontrolle & Faktencheck

Bei erfolgreich absolvierten Gewohnheitsveränderungen sollte immer eine anschließende Reflexion zur Qualität des Barrierenmanagements erfolgen. Also: Was hat gewirkt – was nicht? Denn: Die Veränderung von Gewohnheiten ist individuell. Diese Reflexion erfolgt zum einen am

Ende im Sinne einer Kontrolle. Sie ist jedoch zum anderen idealerweise auch Bestandteil des begleitenden Steuerungsprozesses. Die Gewohnheitsveränderung ist ein Prozess von mindestens zwei Monaten. Diesen gilt es durchzuhalten und gegen Barrieren, oftmals in Form alter Gewohnheiten, abzuschirmen. Wenn das gelingt, dann ist eine neue Gewohnheit installiert oder die alte Gewohnheit deaktiviert.

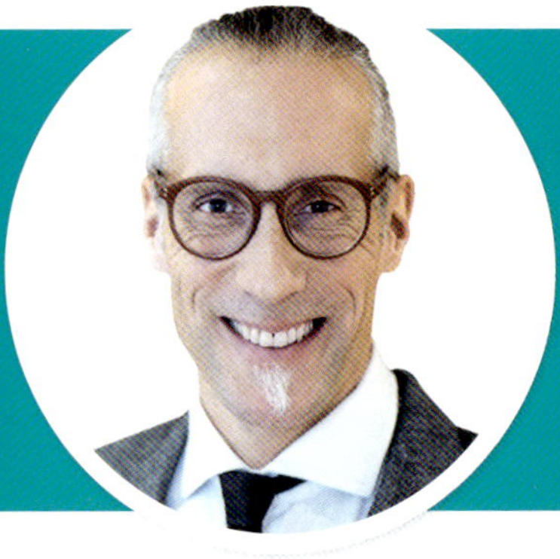

PROF. DR. OLIVER SCHUMANN

Prof. Dr. Oliver Schumann, Diplom-Sportökonom (Universität Bayreuth), promovierte auf dem Fachgebiet der Neuen Institutionenökonomie. Nach Forschungsaufenthalten in Mexiko und Japan arbeitete er bei N24, Berlin, und in der ZDF-Sportredaktion, Mainz. Zu seinen beruflichen Stationen gehört auch die Arbeit in einer Fitnessstudio AG. Für den Olympiastützpunkt Rheinland-Pfalz/Saarland ist er als Honorarsportpsychologe (bdp-asp) im Einsatz. Zudem ist er seit 2006 als Dozent, Autor und Tutor an der BSA-Akademie tätig. 2010 erhielt er eine Professur an der Deutschen Hochschule für Prävention und Gesundheitsmanagement in Saarbrücken mit den Forschungsschwerpunkten Strategisches Management und Neurokommunikation.

Literatur

Abel, T. & Sommerhalder, K. (2015). Gesundheitskompetenz/Health Literacy. Bundesgesundheitsblatt, 58, 923–929.

Allgäuer, W. (2019, 3. Dezember). So erreichen Sie Ihre Ziele schneller. Zugriff am 24.04.2021. Verfügbar unter: https://www.capital.de/karriere/10-gebote-der-zielerreichung

Allianz (2021). Die MCII-Methode. Zugriff am 23.04.2021. Verfügbar unter: https://gesundheitswelt.de/gesundheit-ernaehrung/seelische-gesundheit/mcii-methode.html#so-funktioniert-es

Bender, C. & Draksal, M. (2010). Das Lexikon der Mentaltechniken: Die besten Methoden von A bis Z (2. Aufl.). Leipzig: Draksal Fachverlag GmbH.

Bergmann, R. & Bungert, M. (2012). Strategische Unternehmensführung: Perspektiven, Konzepte, Strategien. Berlin, Heidelberg: Springer Gabler.

Brandt, M. (2017, 12. Dezember). Die guten Vorsätze der Deutschen. Statista. Zugriff am 22.04.2021. Verfügbar unter: https://de.statista.com/infografik/781/gute-vorsaetze-fuer-das-neue-jahr/

Csmarich, W. (2015). Der „gesunde" Selbstwert. Zugriff am: 24.04.2021. Verfügbar unter: https://www.researchgate.net/publication/285582957

Duhigg, C. (2014). Wie sich Gewohnheiten verändern lassen. PSYCHOLOGIE HEUTE compact, 14 (2014), 46–55.

Ersche, K., Ward, L. & Stochl, J. (2017). Creature of Habit: A selfreport measure of habitual routines and automatic tendencies in everyday life. Personality and Individual Differences, 116 (2017), 73–85.

Eyal, N. (2014). Hooked: How to build habit-forming products. München: Redline.

Geidl, W. (2015). Aufbau eines körperlich aktiven Lebensstils in der Rehabilitation chronischer Erkrankungen – Verhaltensbezogene Bewegungstherapie und die Bedeutung der affektiven Einstellungskomponente gegenüber Sporttreiben. Zugriff am 27.04.2021. Verfügbar unter: https://opus4.kobv.de/opus4-fau/frontdoor/index/index/docId/6200

Grove, J. R. & Zillich, I. (2003). Conceptualisation and measurement of habitual exercise. In: M. Katsiktis (Ed.). Proceedings ot the 28th Annual Conference of the Australian Psychological Society (88–92). Melbourne: Australia Psychological Society.

Handelsblatt (2017, 31. Dezember). Warum gute Vorsätze scheitern – und was man dagegen tun kann. Zugriff am 22.04.2021. Verfügbar unter: https://www.handelsblatt.com/arts_und_style/aus-aller-welt/neujahrs-psychologie-warum-gute-vorsaetze-scheitern-und-was-man-dagegen-tun-kann/20796692.html?ticket=ST-1878718-by7Z9niWIn4Ag96uQoEH-ap4

Huggenberger, S., Moser, N., Schröder, H., Cozzi, B., Granato, A. & Merighi, A. (2019) Basalganglien. In: Neuroanatomie des Menschen (S. 99–104). Springer-Lehrbuch. Berlin, Heidelberg: Springer.

Kroeber-Riel, W. & Gröppel-Klein, A. (2013). Konsumentenverhalten. München: Vahlen.

Krämer, L., & Fuchs, R. (2010). Barrieren und Barrierenmanagement im Prozess der Sportteilnahme: zwei neue Messinstrumente. Zeitschrift für Gesundheitspsychologie, 18(4), S. 170–182.

Lally, P., van Jaarsveld, C., Potts, H., Wardle, J. (2009). How are habits formed: Modelling habit formation in the real world. European Journal of Social Psychology, 40 (6), 998–1009.

Lewin, K. (1963). Feldtheorien in den Sozialwissenschaften. Göttingen: Hogrefe.

Nier, H. (2019). Die guten Vorsätze für 2020. Zugriff am 22.04.2021. Verfügbar unter: https://de.statista.com/infografik/20341/umfrage-beliebteste-vorsaetze-fuer-2020/

Nier, H. (2018). Die guten Vorsätze für 2019. Zugriff am 22.04.2021. Verfügbar unter: https://de.statista.com/infografik/16460/gute-vorsaetze/

Niermann, C. (2010). Vom Wollen und Handeln. Dissertation zur Erlangung des Doktorgrades der Philosophischen Fakultät der Christian-Albrechts-Universität zu Kiel. Zugriff am 24.04.2021. Verfügbar unter: https://macau.uni-kiel.de/servlets/MCRFileNodeServlet/dissertation_derivate_00003261/diss_niermann.pdf

Schröger, E. (2010). Biologische Psychologie. Wiesbaden: VS Verlag für Sozialwissenschaften.

Schumann (2020). Gewohneinheiten. Verstehen. Entwickeln. Verändern. Mit und ohne Corona. Bad Sobernheim: being to inspire.

Schumann (2021). Barrierenmanagement: Den Weg frei machen für die Zielerreichung / 5 Bewältigungsstrategien. Zugriff am 24.04.2021. Verfügbar unter: https://www.haufe.de/personal/haufe-personal-office-platin/barrierenmanagement-den-weg-frei-machen-fuer-die-zielerr-5-bewaeltigungsstrategien_idesk_PI42323_HI14375900.html

Sheeran, P., Webb, T. L. (2016). The intention-behavior gap. Social and personality psychology compass, 10(9), 503–518.

Sniehotta, F., Scholz, U. & Schwarzer, R. (2006). Action plans and coping plans for physical exercise: A longitudinal intervention study in cardiac rehabilitation. British Journal of Health Psychology, 11, 23–37.

Sniehotta, F., Schwarzer, R., Scholz, U. & Schüz, B. (2005). Action planning and coping planning for long-term lifestyle change: Theory and Assessment. European Journal of Social Psychologie, 35, 565–576.

Verplanken, B. & Orbell, S. (2003). Reflections on past behaviour: A self-report index of habit strength. Journal of Applied Social Psychology, 33(6), 1313–1330.

WPGS Fachtexte (2021). Der Homo oeconomicus. Zugriff am 22.04.2021. Verfügbar unter: https://wpgs.de/fachthomoexte/wirtschaftspsychologie/der-homo-oeconomicus/

Zeug, K. (2013, 12. Februar). Mach es anders! ZEIT Wissen. Zugriff am 22.04.2021. Verfügbar unter: https://www.zeit.de/zeit-wissen/2013/02/Psychologie-Gewohnheiten/komplettansicht

Zinkant, K. (2014, 16. November). Einmal probieren kann für immer süchtig machen. ZEIT ONLINE. Zugriff am 23.04.2021. Verfügbar unter: https://www.zeit.de/wissen/gesundheit/2014-03/drogen-sucht-genetische-veranlagung/komplettansicht

KAPITEL 11
PERSÖNLICHES GLÜCK FINDEN – TIPPS UND TRICKS AUS DER WISSENSCHAFT

EVA MÖHLER

Ein gesunder Geist in einem gesunden Körper – so sagten es die Römer, aber heute wissen wir, dass es sich auch und vor allem andersherum verhält: Nur mit einer gesunden Seele können wir langfristig einen gesunden Körper haben! Diese Erkenntnis ist fundamental und noch gar nicht so alt. Erst in diesem Jahrtausend konnten Daten generiert werden, die zeigen, wie stark seelische Belastungen in der Kindheit die langfristige seelische und vor allem körperliche Gesundheit schädigen. Menschen mit solchen Erfahrungen kämpfen oft ihr Leben lang gegen Stress, Angst und Versagenserwartungen an. Sie entwickeln häufiger psychische Erkrankungen als Menschen, denen diese Schicksale in der Kindheit erspart geblieben sind. Die Studienbefunde sind so frappierend, evident und so viel gewichtiger als alle anderen identifizierbaren Risikofaktoren, dass sich daraus ein eigener Forschungszweig, die sogenannte ACE-Forschung, etabliert hat. ACE steht dabei für Adverse Childhood Experiences.

11.1 Einleitung

Einen Artikel zum Thema „Glück" mit aversiven Lebensereignissen zu beginnen, ist sicherlich ein wenig ungewöhnlich. Dennoch muss der aktuelle Stand der Wissenschaft damit gewürdigt werden. Die Daten einer großen amerikanischen Versicherungsgesellschaft (Kaiser Permanente) haben diesen wissenschaftlichen „Landslide" der Ärzt*innen und Psycholog*innen dieses Jahrtausends ausgelöst. Kaiser Permanente erfasste die aversiven Kindheitserfahrungen ihrer Versicherten mit einem kurzen Screening-Fragebogen, dem sogenannten Adverse Childhood Experiences Questionnaire, und wies nach, dass Herz-Kreislauf-Erkrankungen, Übergewicht, Diabetes und Krebserkrankungen im Erwachsenenalter signifikant mit der Anzahl der ACEs in der Kindheit ihrer Versicherten korrelierten.

Die seelische Gesundheit – das Korrelat, das aus wissenschaftlicher Sicht dem Begriff Glück und dem Thema dieses Artikels am nächsten kommt, korrelierte wiederum negativ mit den aversiven Kindheitserfahrungen. Dabei waren die Zusammenhänge nicht schwach, sondern ausgesprochen stark. Und ACEs waren bei den Versicherten, also der Allgemeinbevölkerung, nicht selten, sondern häufig anzutreffen!

Hier nur einige Zahlen: Stoltenborgh et al. (2015) berichten zum Beispiel in Bezug auf Misshandlungserfahrungen in der Kindheit eine weltweite Prävalenz von ca. 24 Prozent. In einer repräsentativen deutschen Studie mit 2531 Teilnehmenden wurden neben epidemiologischen Daten zu aversiven Kindheitserfahrungen auch die psychosozialen Folgen dieser Erfahrungen untersucht (Witt et al., 2019). 43,7 Prozent der Teilnehmenden berichteten von mindestens einem ACE und 8,9 Prozent von mindestens vier ACEs. Im Vergleich zur Gruppe mit minimaler Belastung (≤ 1 ACE) berichtete die hochbelastete Gruppe (≥ 4 ACEs) über eine klinisch relevante psychische Symptomatik (insb. Depressivität, Angst und physische Aggression) sowie eine geringere Lebenszufriedenheit, also weniger Glück. Es ließen sich insgesamt vier Teilgruppen identifizieren: eine Gruppe ohne oder mit minimalen ACEs (77,1 %), eine Gruppe mit dysfunktionaler Herkunftsfamilie (10,7 %), eine Gruppe mit Misshandlungserfahrungen in der Kindheit (7,4 %) und eine Gruppe mit multiplen ACEs (4,8 %). Insbesondere die Gruppe mit multiplen ACEs wies schwerwiegende psychosozialen Folgen auf, u. a. durch das Erleben physischer Gewalt.

Die konkreten Auswirkungen aversiver Kindheitserfahrungen auf das persönliche Glück sind vielfältig und reichen von einem erhöhten Risiko für körperliche Erkrankungen (z. B. kardiovaskuläre Erkrankungen) über ein hohes Risiko für psychische Störungen (Möhler, 2020) bis zu einem erhöhten Risiko frühzeitiger Mortalität im Erwachsenenalter (Brown et al., 2009). Das emotionale Erleben ist häufig durch intensive Angst, Schuld, Scham, Traurigkeit, Ärger oder auch emotionale Taubheit geprägt. Häufig existieren Entfremdungsgefühle, sozialer Rückzug, Symptome von Übererregung, zum Beispiel eine erhöhte Reaktionsbereitschaft, starke Schreckreaktionen, Reizbarkeit, Konzentrationsprobleme, Schlafstörungen und Albträume. Darüber hinaus haben zum Beispiel frühe Gewalterfahrungen einen drastischen Einfluss auf die Entwicklung sozio-emotionaler Funktionen. So zeigen Studien, dass Erwachsene mit aversiven Kindheitserfahrungen Defizite im Erkennen emotionaler Gesichtsausdrücke aufweisen (Pfaltz et al., 2019). Außerdem weisen experimentelle Studien darauf hin, dass sie größere räumliche Distanzen zu sozialen Interaktionspartner*innen präferieren und auf soziale Berührung mit Unwohlsein und Angst reagieren (Maier et al., 2020). Des Weiteren zeigen Betroffene von frühen aversiven Erfahrungen eine niedrigere Empathiefähigkeit (Mielke et al., 2017). Es ist evident, dass sich diese Defizite in der sozio-emotionalen Entwicklung in direkter Weise auf das persönliche Glück auswirken.

Neben diesen Einschränkungen zeigt sich bei Erwachsenen mit aversiven und unbehandelten Kindheitserfahrungen auch ein gravierendes Defizit in den exekutiven Funktionen, die das Fundament einer adäquaten Handlungssteuerung und Impulskontrolle bilden (Gould et al., 2012). Diese Defizite beeinträchtigen zum einen die Fähigkeit, ein vorhersagbares, gesundes, strukturiertes Alltagsleben für sich selbst und gegebenenfalls die Familie zu etablieren. Zum anderen weisen Betroffene insbesondere durch eine reduzierte Inhibitionskontrolle Defizite in der Impulskontrolle auf, die zu Substanzkonsum, übermäßigem und ungesundem Essen, Reizbarkeit, Schlafstörungen, Rauchen, übermäßigem Alkoholkonsum und starken Gefühlsausbrüchen bis hin zu körperlicher Gewalt führen können.

Erste Befunde legen nahe, dass Defizite in der exekutiven Kontrolle somit in direkter Weise zur starken Minderung des persönlichen Glücks beitragen (Fontaine & Nolin, 2012). Jene Defizite werden weiter verstärkt durch Beeinträchtigungen der Schlafqualität, unter denen bis zu 60 Prozent der Betroffenen leiden (Abajobir et al., 2017). Neben einer Vielzahl neurokognitiver Funktionen reguliert der Schlaf insbesondere Regenerationsprozesse in präfrontalen Hirnarealen und wirkt sich damit direkt auf die Aufrechterhaltung einer exekutiven Kontrolle im Wachzustand aus. Entsprechend zeigt sich auch ein Einfluss mangelnder Schlafqualität auf die seelische Stabilität (Kamphuis et al., 2012).

Zu den häufigsten Beeinträchtigungen der seelischen Gesundheit und des Glücks gehören Depressionen, emotional instabile Persönlichkeitsstörungen und die Posttraumatische Belastungsstörung (PTBS). Die PTBS ist dabei die einzige reine Traumafolgestörung und tritt bei ca. fünf Prozent der Betroffenen von körperlicher Misshandlung auf (Kessler et al., 2017). Die Symptomatik der PTBS ist geprägt durch wiederkehrende, ungewollte Erinnerungen an das Trauma, die scheinbar ohne Zusammenhang im Alltagsleben auftreten (Michael et al., 2018). Bei schweren Krankheitsverläufen können sich diese Erinnerungen zu komplexen Wiedererlebensepisoden (sog. Flashbacks) steigern, während die Betroffenen in ihrer Wahrnehmung ganz im vergangenen Geschehen versunken sind und beispielsweise nicht mehr auf äußere Ansprache reagieren (Sopp et al., 2019). Des Weiteren können Betroffene unter Übererregungssymptomen, Reizbarkeit, ausgeprägtem Rückzug und Vermeidung sowie unter verzerrten Annahmen und Erwartungen gegenüber der Welt (z. B. „Ich bin nirgends sicher") und anderen Personen (z. B. „Andere Menschen wollen mir immer nur Böses") leiden. Diese Symptomatik wird im Wesentlichen bedingt und aufrechterhalten durch eine mangelnde Qualität der autobiografischen Gedächtnisspur, die während des Traumas gebildet wurde (Ehlers & Clark, 2000).

Zusammengefasst bedeutet dies: Menschen mit Misshandlungserfahrungen, Bezugspersonenverlust durch Tod oder Scheidung oder psychisch kranken Eltern kämpfen ihr Leben lang oft gegen Stress, Angst, Versagenserwartungen, Schuld, Resignation, Wut und Hoffnungslosigkeit. Zudem entwickeln sie häufiger Depressionen, Essstörungen, Schlafstörungen, Süchte und andere psychische Erkrankungen.

Dass dies mit persönlichem Glück nicht kompatibel ist, versteht sich von selbst. Aber schließt es dieses aus? Nicht nach unseren Ergebnissen. Es erfordert nur sehr viel mehr persönliche Arbeit, nach einer belasteten Kindheit ein glücklicher und gesunder Mensch zu werden als nach einer unbelasteten. Ein einfaches „be positive" hilft diesen Menschen nicht zu ihrem Glück, denn oft ist ihr tägliches Leben von Scham und Schuldgefühlen oder einer permanenten Überwachsamkeit vor Gefahren erfüllt, die sie mit Alkohol oder anderen ungesunden Strategien der Anspannungsreduktion zu regulieren versuchen. Oder: Nach massiven frühen Vertrauensbrüchen verliert ein Mensch die grundlegende Fähigkeit, anderen Menschen zu vertrauen oder er fühlt sich permanent zurückgewiesen und zurückgesetzt, was es ihm im Alltag wiederum sehr schwer macht, stabile funktionierende Beziehungen zu haben – eine unbedingte Voraussetzung zum Glück!

Aber: Es gibt Hilfe, je früher, desto besser. Auch dies weisen Forschungsdaten bereits mehrfach nach (Krüsmann et al., 2003). Und weil dies eine so unabdingbare Voraussetzung ist für eine Person, die Schweres erlebt hat und dennoch ihr Glück finden will, seien die Möglichkeiten der Behandlung, die auch nach Belastungen zu einem glücklichen Leben führen können, hier skizziert:

Der folgende Abschnitt erläutert exemplarisch einige der speziell traumabezogenen Verfahren, die potenziell zur Anwendung kommen können. Zur Behandlung der PTBS liegen Kriterien in Form von AWMF-Leitlinien („Leitlinien" der Wissenschaftlichen Medizinischen Fachgesellschaften, 2017) und Empfehlungen der DeGPT e. V. (Deutschsprachige Gesellschaft für Psychotraumatologie, 2017) vor.

11.2 Behandlungsstruktur und deren Phasen

Die Behandlungsstruktur lässt sich in drei zentrale Phasen gliedern: Stabilisierungsphase, Traumabearbeitungsphase und Integrationsphase. Die Dauer der Phasen hängt von dem psychischen, emotionalen und physischen Zustand der betroffenen Kinder, Jugendlichen oder Erwachsenen ab (Steil & Rosner, 2010).

Stabilisierung
Bevor mit einer Traumabearbeitung begonnen werden kann, soll zunächst eine „innere und äußere Sicherheit" gewährleistet sein. Mit „äußerer Sicherheit" ist gemeint, dass die potenziell traumatisierende Situation wie zum Beispiel das Fortbestehen sexueller und physischer Gewalt zuerst herausgefunden werden muss. Differentialdiagnostisch müssen vor Beginn einer Traumabearbeitung Suizidalität, Psychosen, eine schwere Suchtproblematik und eine extreme, mitunter letal gefährdende Selbstschädigung ausgeschlossen werden.

Nach erfolgter Diagnostik und Psychoedukation zum besseren Verständnis der vorliegenden Störung und der vorhandenen Symptome ist es in dieser Phase wichtig, grundlegende Fertigkeiten zu erarbeiten. Der Umgang mit Krisen, die Wiedererlangung der Verhaltenskontrolle, der Umgang mit Dissoziationen, die Verbesserung der Selbstwahrnehmung und Selbstfürsorge sowie eine Ressourcenaktivierung sind in dieser Phase zentral.

Die „innere Sicherheit" wird durch den Einsatz von Distanzierungs- und Stabilisierungstechniken geübt. Hierzu gehören zum Beispiel die 5-4-3-2-1-Methode, Skills zur Ablenkung, imaginative Techniken wie die „Übung zum sicheren Ort", Entspannungstechniken, die progressive Muskelrelaxation (PMR) und Yoga.

Traumabearbeitung
Nach ausreichender Stabilisierung kann mit der Traumaexposition begonnen werden. Zuvor sollte eine erneute Abwägung der Exposition und Psychoedukation zum Thema „Trauma" erfolgen.

Geeignete Metaphern helfen, die Themen „Trauma" und „Vermeidung" zu erklären. Bekannt ist der metaphorische Vergleich von Traumafolgen mit einer „Wunde".

Kleiner Exkurs: Es wird erklärt, dass eine Wunde, die nicht gesäubert wird, immer wieder zu Beschwerden oder sehr unangenehmen Infizierungen mit weitergehenden Beschwerden und Einschränkungen führen kann. Reinigt man die Wunde, dann kann dies zunächst etwas schmerzhaft, aber auf Dauer auch heilsam sein und zur Beschwerdefreiheit führen. Die Analogie zum Trauma besteht in dem Entschluss, die Vermeidung aufzugeben und sich mit den traumatischen Erfahrungen auseinanderzusetzen. Dies wird ähnlich der Wundreinigung als aversiv und angstbesetzt erlebt.

Die Interventionen der Traumabearbeitung haben Exposition und Konfrontation mit den traumatischen Erlebnissen als zentralen Fokus. In der Exposition wird die nochmalige Konfrontation mit dem Traumaereignis und allen dazugehörenden Gefühlen, Gedanken, Überzeugungen und Wahrnehmungen angestrebt. Die im Gehirn als fragmentiert abgespeicherten Erinnerungsbruchstücke sollen miteinander verbunden werden. Das traumatische Geschehnis soll im Prinzip wie ein „alter, vergangener Film" im autobiografischen Gedächtnis seinen Platz finden. Dabei soll der Bezug zwischen dem traumatischen Ereignis und den oft dysfunktionalen und meist negativen Gedanken – zum Beispiel der eigenen Scham und Schuld – erkannt, aufgearbeitet und möglicherweise relativiert werden. Letztlich kann so der Aufrechterhaltung der Traumasymptomatik entgegengewirkt werden und dysfunktionale Überzeugungen sowie Grundannahmen können bearbeitet werden (Ehlers & Clark, 2000).

Integration

Trotz Therapie wird ein einzelnes belastendes Ereignis (ggf. auch mehrere) im Leben der Betroffenen eine Bedeutung behalten. In der Integrationsphase wird daran gearbeitet, die traumatischen Ereignisse in den Kontext der eigenen Lebensgeschichte einzuordnen. So wird zeitlich und räumlich ein autobiografischer Zusammenhang hergestellt. Traumatisierte Menschen orientieren sich oft an den Ereignissen der Vergangenheit, was das Selbstbild, zum Beispiel Opfer zu sein, mit allen negativen Grundüberzeugungen und Traumasymptomen verbindet. Die autobiografische Einordnung soll nach der Traumabearbeitung dazu beitragen, das Traumaereignis als in der Vergangenheit liegend zu betrachten. Die lebensgeschichtliche Betrachtung fokussiert dabei auch positive Ereignisse. Die Aufmerksamkeit auf das gegenwärtige Erleben soll so gefördert werden, der Blick in die Zukunft unter anderem auch dem Aktivitätenaufbau in der Gegenwart dienen und zukünftige Ziele in den Fokus rücken. Letztlich geht es neben der Einordnung der traumatischen Erlebnisse in der Vergangenheit um die Neuorientierung in der aktuellen Lebenssituation und in der Zukunft. Die Akzeptanz der Vergangenheit und die Auseinandersetzung mit der Gegenwart sind Teil dieser Phase.

Auf Basis des Grundmusters von drei Phasen bei der Behandlung wurden in der Medizin verschiedene Verfahren der Behandlung entwickelt, die nachfolgend beschrieben werden.

11.3 Traumafokussierte kognitive Verhaltenstherapie (TF-KVT)

Die traumafokussierte kognitive Verhaltenstherapie wurde 2005 von Judith Cohen, Anthony Mannarino und Esther Deblinger in Pittsburgh für die Behandlung von traumatisierten Kindern und Jugendlichen entwickelt. Die TF-KVT ist ein evidenzbasiertes Verfahren – Psychoedukation, Stabilisierungstechniken, Affektmodulation, kognitive Verarbeitung und Bewältigung sind Bestandteile der Therapie. Die TF-KVT basiert dabei auf Expositionsverfahren, deren Kernstück die Durcharbeitung eines Trauma-Narrativs ist. Die Therapie ist auf zwölf Wochen ausgelegt und modular aufgebaut. Die TF-KVT bezieht nach Möglichkeit Eltern oder wichtige Bezugspersonen der Kinder bzw. Jugendlichen als „Caregiver" in den Therapieprozess mit ein. Ziele der TF-KVT sind die Reduktion der Traumafolgesymptomatik, die Integration belastender Ereignisse in die Lebensgeschichte sowie eine Verbesserung der Lebensqualität und des allgemeinen Funktionsniveaus. Auch in der TF-KVT ist das Erstellen eines Trauma-Narrativs die zentrale Intervention.

Komponenten der TF-KVT:

1. Psychoedukation und Elternfertigkeiten
2. Entspannung
3. Ausdruck und Modulation von Affekten
4. Kognitive Verarbeitung und Bewältigung
5. Trauma-Narrativ
6. Kognitive Verarbeitung und Bewältigung II
7. In-vivo-Bewältigung von traumatischen Erinnerungen
8. Förderung künftiger Sicherheit und Entwicklung

11.4 Narrative Expositionstherapie (NET)

Die Narrative Exposure Therapy (Schauer et al., 2011) wurde ursprünglich für die Behandlung von Opfern organisierter Gewalt, multipler Traumatisierungen, beispielsweise durch Krieg, Folter, sexuellen und physischen Missbrauch, und zur Behandlung von Kriegsflüchtlingen entwickelt. NET ist universell und kulturunabhängig anwendbar. Die Wirksamkeit für die Behandlung von Menschen mit Kriegserfahrungen konnte in randomisierten Studien (Neuner et al., 2004) nachgewiesen werden. NET kombiniert im Wesentlichen zwei Therapieverfahren: zum einen die expositionsbasierte kognitive Verhaltenstherapie und zum anderen die Testimony-Therapie (TT). Die TT wurde zur Behandlung von Menschen, die als Verfolgte durch das Regime von Pinochet in Chile traumatisiert wurden, entwickelt. Der TT liegt eine detaillierte Erarbeitung und Dokumentation der vollständigen Lebensgeschichte zugrunde. Expositionsbasierte Interventionen aus der Verhaltenstherapie basieren auf der Annahme, dass durch die Exposition des betroffenen Menschen mit den belastenden Erinnerungen eine Gewöhnung (Habituation) eintritt und die Belastungen so erträglicher werden können. Dabei spielt das Gedächtnis mit seinen Funktionen eine bedeutsame Rolle. Die Interventionen von NET stützen sich auf neurowissenschaftliche Erfahrungen (Ehlers et al., 2006). Grundlegend ist dabei, dass Erlebnisse in zwei verschiedenen Gedächtnissystemen gespeichert werden. Das autobiografische Gedächtnis ist für die Zeitdimension (chronologische Abfolge) und die räumliche Verortung von Erlebnissen verantwortlich. Im Falle einer Traumatisierung wird angenommen, dass es zu einer fehlerhaften Speicherung der Erlebnisse kommt und nur fragmentierte Ereignisse ohne chronologische Zuordnung abgespeichert werden. Der Hippocampus wird quasi in seiner Arbeit mehr oder weniger blockiert. Die Erlebnisse bleiben in der Traumasituation stecken (Ruf et al., 2008). Das assoziative Gedächtnis übernimmt als zweites Gedächtnissystem das Abspeichern von Sinneswahrnehmungen, Gedanken und Gefühlen. Die Amygdala ist sozusagen für das assoziative Gedächtnis zuständig. Alle Gefühle und sinnlichen Wahrnehmungen werden enger miteinander verknüpft. Treten jetzt Bedrohungen auf, dann schüttet der Körper vermehrt Stresshormone aus. Stresshormone haben Auswirkungen auf die Amygdala (Schauer et al., 2008). Die Entstehung eines traumabedingten „Furchtnetzwerkes" wird initiiert. Beide Gedächtnissysteme bilden eine Netzwerkstruktur und arbeiten normalerweise vernetzt zusammen. Das Gehirn kann keine Integration in der autobiografischen Gedächtnisstruktur für den Zeitraum der traumatischen Erfahrung herstellen. Traumaassoziierte Auslöser – Trigger – wie zum Beispiel Geräusche, Berührungen, Gefühle oder visuelle Reize schaffen es nunmehr, dass die vergangene traumatische Situation mit allen Symptomen wie etwa Herzrasen und Angst begleitet und die Gegenwart bedrohlich erlebt wird. Das „Furchtnetzwerk" wird aktiv und interpretiert, getriggert von einem Reiz oder Auslöser, dass eine gegenwärtige Bedrohung besteht. Ein Beispiel: Mina, ein zwölfjähriges Mädchen, hatte mitangesehen, wie ihr Stiefvater ihre Mutter brutal geschlagen hatte. Er trug an diesem Tag eine rote Trainingsjacke. Sie fuhr mit einem Bus in die Stadt und an einer Haltestelle stieg ein ihr unbekannter Mann mit roter Jacke zu. Es bestand keinerlei gegenwärtige Bedrohung durch den Mann. Aber die ähnlichen optischen Signale versetzten Mina in einen Ausnahmezustand, ihr „Furchtnetzwerk" war aktiviert. Sie verließ den Bus in voller Panik an der nächsten Haltestelle. Das Ziel von NET ist die autobiografische Einordnung der traumatisierenden Ereignisse in die Gedächtnisstruktur, um so vergangene und gegenwärtige Erfahrungen richtig zuzuordnen. NET ist als Kurzzeittherapie konzipiert und wird auch in Flüchtlingslagern oder nach einer Naturkatastrophe angewendet. KIDNET wurde für traumatisierte Kinder adaptiert. Hauptmerkmal dabei sind andere Formen des narrativen Darstellens. Neben dem Erzählen können auch Eindrücke durch Spielen, Nachspielen und Malen der traumatischen Erlebnisse die narrative Auseinandersetzung mit dem Trauma fördern.

NET wird in acht Sitzungen durchgeführt. Nach der Psychoedukation zur expositionsbasierten Therapie werden die Kinder und Jugendlichen gebeten, eine metaphorische „Lifeline" zu legen. Ein Seil oder Faden bildet dabei symbolisch die Lifeline. Die Symbole „Flowers" stehen für positive Lebensereignisse, wohingegen „Stones" in den Sitzungen für belastende Ereignisse gelegt werden. Die Lebensgeschichte stellt den Rahmen für die Narration. Das „Durchprozessieren" der „Hotspots" (belastende Ereignisse) ermöglicht die Habituation. Wiederholtes Vorlesen der Narration im Sinne von Exposition und Einfügen von Details fördern den Habituationsprozess. Die Lifeline wirkt am Ende als Gesamtnarration und dient als Grundlage der Integration. „Zukunftsblumen" liegen für Hoffnungen und Wünsche. Als letzter Schritt erfolgt die Übergabe der Narration.

11.5 Eye Movement Desensitization and Reprocessing (EMDR)

Eye Movement Desensitization and Reprocessing wurde 1987 von Francine Shapiro als traumazentrierte Psychotherapie entwickelt. Eine zufällige Entdeckung von Shapiro wurde die Grundlage der Therapieentwicklung. Shapiro selbst hatte ein Krebsleiden und machte bei einem Spaziergang in einem Park die Erfahrung, dass rhythmisches, links und rechts Hin-und-her-Blicken einen Verarbeitungsprozess von belastenden Gefühlen förderte. Das Erleben der Belastungen ging nachhaltig zurück. Shapiro entwickelte ein standardisiertes Traumatherapieverfahren.

EMDR konzentriert sich auf die innere Wahrnehmung und kann als psychodynamisch-behaviorale Behandlungsmethode beschrieben werden.

In der Reprozessierung werden vergangene traumatisierende Erfahrungen und Trigger, die das gegenwärtige Problemverhalten auslösen, fokussiert. Außerdem wird ein auf die Zukunft gerichtetes positives Verhaltensmodell erarbeitet und unter bilateraler Stimulierung verankert. EMDR wurde auch für die Behandlung von Kindern und Jugendlichen adaptiert (Hensel, 2004, Greenwald, 2002).

Seit 2014 wird EMDR vom Bundesausschuss der Ärzte und Krankenkassen (G-BA) als Methode zur Behandlung der PTBS bei Erwachsenen anerkannt. EMDR ist nach Analyse aller relevanten wissenschaftlichen Studien eine effektive Behandlungsmethode bei PTBS (Shapiro, F., 2014, Schulz et al., 2015). Sie scheint auch für die Behandlung weiterer Störungsbilder wirksam (Hase et al., 2013). Hensel (2012) schlägt vor, bei Jugendlichen zunächst eine aktuelle Problemsituation zu prozessieren, die als „nicht so belastend empfunden wird" und dann erst die Traumata zu prozessieren. Da bei kleineren Kindern die kognitiven Prozesse noch nicht so ausgeprägt sind, werden Traumainhalte, zum Beispiel Bildergeschichten, fokussiert.

EMDR gliedert sich in acht Phasen. Zentral ist bei der Bearbeitung von traumaassoziierten Erinnerungen die „bilaterale Stimulation". Die traumatisierte Person folgt dabei mit Augenbewegungen links/rechts den therapeutischen Handbewegungen, alternativ können auch taktile Stimuli („Tapping") oder auditive bilaterale Stimuli eingesetzt werden, um den Informationsverarbeitungsprozess im Gehirn zu aktivieren. Durch die bilaterale Stimulation soll eine beschleunigte Informationsverarbeitung im Gehirn zur Stressentlastung führen. Die Bearbeitung von Traumaerfahrungen erklärt Shapiro (2003) nach dem AIP-Modell. Demnach führen Traumata zu „steckengebliebenen" und unabgeschlossenen Symbolisierungsprozessen, die wiederum chronischen und traumatischen Stress zur Folge haben. Durch Auf- oder Nachbereitung mittels EMDR soll eine Integration dieser Informationen stattfinden. Das Besondere an EMDR ist, dass Patient*innen nicht alle traumabezogenen Inhalte erzählen müssen, sondern diese während des Prozessierens imaginativ erfahrbar werden. Viele Patient*innen empfinden dies daher angenehmer und entlastend. EMDR ist eine klar strukturierte Methode. Dies macht es für viele Patient*innen einfacher und greifbarer.

Zum Ablauf einer EMDR-Behandlung

Die Gesamtdauer der EMDR-Behandlung variiert je nach Komplexität der Störung. Wie bereits oben erwähnt, wird EMDR in acht Schritten durchgeführt. Phase 1 „Behandlungsplanung/Diagnostik/Anamnese" und Phase 2 „Innere und äußere Stabilisierung" entsprechen den allgemeinen Prinzipien der Psychotraumatherapie. In Phase 3 werden Belastung und Symptome bewertet. Die Belastung wird auf einer Skala von 0 bis 10 erfasst, wobei „0" bedeutet, dass das Ereignis gegenwärtig nichts mehr ausmacht und „10" eine extreme Belastung anzeigt wie zum Beispiel: Daran möchte ich am liebsten gar nicht denken. Die Höhe des vegetativen Arousals wird eingeschätzt. Auch ein positiver Gedanke im Sinne von: Was würde ich jetzt lieber denken im Vergleich zum negativen Gedanken? wird erfragt. Phase 4 ist die Kernphase der Neuverarbeitung und Präzisierung der relevanten Belastungen und der aktuellen Symptomatik im Hinblick auf die Behandlung. Dabei soll die traumatisierte Person mit ihren Erinnerungen in Kontakt treten und sich diese erneut vorstellen. Die bilaterale Simulation soll dabei den Verarbeitungsprozess unterstützen. Ziel ist es, eine Reduzierung der Belastung zu erarbeiten und quasi eine Desensibilisierung zu erreichen. In Phase 5 soll der erreichte Entlastungszustand und der positive Gedanke aus Phase 3 wie zum Beispiel „Ich kann jetzt damit zurechtkommen" bzw. „Es ist vorbei" aufgegriffen und entsprechend verankert werden. In Phase 6 (Körpertest) wird zudem auf der Körperebene nach Belastungen fokussiert. Die zu behandelnde Person wird aufgefordert, nochmals die Aufmerksamkeit auf ihren gesamten Körper zu richten und zu überprüfen, ob noch eine „Unruhe" als vegetatives Arousal zu spüren ist. Falls ja, wird hieran weitergearbeitet. Phase 7 stellt die Behandlungsabschlussphase dar mit der Vermittlung von weiteren stützenden Verfahren. Phase 8 dient schließlich der Überprüfung von Behandlungsergebnissen und der Neubewertung.

11.6 Persönliches Glück finden

Natürlich benötigt nicht jeder Mensch diese doch aufwendigen Behandlungen. Angesichts der Prävalenz aversiver Kindheitsereignisse ist sie jedoch mindestens bei einem Viertel der Patient*innen indiziert (Stoltenborgh et al., 2004). Und es lohnt sich. Angesichts der immens hohen gesellschaftlichen Folgekosten, die für dysfunktionale Emotionsregulationsstrategien wie Rauchen, Alkohol bzw. zu viel Essen ausgegeben werden, lohnt es sich, die grundlegende Anspannung ACE-belasteter Menschen durch die hier beschriebenen Therapieverfahren nachweislich zu mindern und somit die seelische Notwendigkeit für den Einsatz dysfunktionaler Strategien zu reduzieren.

Ein zweiter Ansatz, der nun wiederum jeder Person zugutekommt (auch den Menschen ohne aversive Kindheitserfahrungen), ist der Ersatz dysfunktionaler Emotionsregulationsstrategien durch funktionale. Denn was ist „Glück" anderes als die Fähigkeit, Emotionen auszuhalten, ohne sich mit Alkohol, Rauchen oder Essen betäuben zu müssen, also in der Lage zu sein, sich selbstwirksam selbst zu regulieren? Wenn jemand sich selbst regulieren kann, ohne Eskalationen, ohne Sucht und andere gesellschaftliche Ausgrenzungen, dann macht das stolz, stabil, sicher und gesund. Und das ist so ungefähr das, was dem persönlichen Glück am nächsten kommt.

Insofern widmet sich der zweite Teil des Beitrags den Strategien, sich selbst selbstwirksam durch Krisen, Anstrengungen, Frustrationen und Enttäuschungen zu steuern. Denn die gibt es im Leben und „Glück" bedeutet auch nicht die Abwesenheit von „Frust", sondern die Fähigkeit, diesen zu ertragen.

In der Fachsprache bezeichnen wir das als Stressresilienz. Um diese Stressresilienz zu erhöhen, gibt es Strategien, die in einem mittlerweile international publizierten Manual zusammengefasst wurden. Der folgende Abschnitt skizziert die wesentlichen Elemente:

11.7 Stress-Traumasymptoms-Arousal-Regulation-Treatment (START)

START wurde von Andrea Dixius und Prof. Dr. Eva Möhler (2016) zunächst für unbegleitete minderjährige Flüchtlinge entwickelt, die unter gravierenden traumatischen Ereignissen und dadurch unter somatischen und psychischen Belastungen (Miller et al., 2011, Witt et al., 2015; Möhler et al., 2015; Dixius & Möhler, 2017a, Walg, 2017) wie Ängste, Depressionen, Dissoziationen, Intrusionen, Schlafstörungen und Albträume leiden.

Wie sich später zeigte: Auch Menschen ohne Migrationshintergrund, die schwer belastet sind und sich zunächst nicht für eine längerfristige Therapie entscheiden können, profitieren von START (Dixius et al., 2017).

Aufgrund dieser Erfahrung wurde START kulturintegrativ konzipiert, was auf diese Weise Integration und soziale Fertigkeiten zusätzlich stärkt und fördert. Menschen in emotionalen und psychischen Notsituationen setzen häufig maladaptive und „dysfunktionale" Regulationsstrategien (Dixius & Möhler, 2018) wie zum Beispiel Substanzkonsum und selbstverletzendes Verhalten ein oder geraten in suizidale oder emotionale Krisen und Ausnahmezustände.

Nicht selten hat dies bedeutsame Folgen für ihre Integration in sozialen Kontexten wie zum Beispiel Schule, Ausbildungsstelle, Wohngruppe oder für die Integration in der Peergroup.

Eine weitere Stärke des Konzepts besteht darin, dass START nicht nur für den psychotherapeutischen und klinisch-psychiatrischen Bereich konzipiert wurde, sondern explizit für den Einsatz in psychosozialen Einrichtungen am Arbeitsplatz, in Jugendhilfeeinrichtungen und Schulen. Dies hat den Vorteil, dass die Menschen dort Fertigkeiten zur Arousal-Regulation selbstwirksam üben können, wo sie auch dauerhaft benötigt werden – in ihrem Lebensalltag. So eröffnen sich einfache Zugangswege auch über pädagogische Fachkräfte. Die Maßnahmen verringern das Risiko, psychische Folgeerkrankungen nach belastenden Ereignissen zu entwickeln (Krüsmann et al., 2003, 2005, Hodes et al., 2009, Miller et al., 2011).

Das primäre Ziel des Stressresilienztrainings ist es, Menschen zu helfen, Krisen und Stress gut zu überstehen. Im zweiten Schritt fokussiert START auf die Förderung von Selbstwirksamkeit und die Stärkung von Schutzfaktoren wie dem Selbstwert. Erfahrungen aus evidenzbasierten Therapieverfahren wie der Dialektisch-Behavioralen Therapie (Linehan, 1996, 2015; Rathus & Miller, 2015, von Auer, Bohus, 2017), der traumafokussierten kognitiven Verhaltenstherapie (Cohen, Mannarino, Deblinger, 2009) und der psychodynamisch-behavioralen Behandlungsmethode EMDR (Shapiro, 1999) wurden in START aufgegriffen und adaptiert. Auch Basisübungen zum Umgang mit Albträumen, angelehnt an Thünker und Pietrowsky (2010), werden berücksichtigt. Das Manual besteht aus fünf Modulen und kann im Gruppen- oder Einzelsetting durchgeführt werden. START ist in leicht verständlicher Sprache verfasst und bietet einen niedrigschwelligen und teilweise spielerischen Zugang. In den Modulen 1 bis 4 werden Übungen zur Achtsamkeit, Stressregulation und Emotionsregulation durchgeführt sowie die Selbstwirksamkeit gefördert (Dixius & Möhler, 2017). Das Modul 5 ist fakultativ einsetzbar und bietet Unterstützung zum Umgang mit Albträumen. Für die praktische Durchführung stehen alle Informations- und Übungsblätter auf Arabisch, Dari, Deutsch und Englisch zur Verfügung. Sie sind mit reichhaltigem Bildmaterial ausgestattet. Zusätzlich liegen sie als mehrsprachige Audiodateien auf der START-DVD vor. Bereits während der Entwicklungsphase des Programms wurden Rückmeldungen von belasteten Jugendlichen zur Akzeptanz und Wirksamkeit der Übungen berücksichtigt.

Positiv erschien die einfache Anwendbarkeit und die unmittelbare Wirksamkeit sowie die leichte Integration in den Alltag der Jugendlichen (z. B. einfache Skills für unterwegs wie Musik, Übungen zur Ablenkung). Im Gruppenkontext wird durch eine gezielte Auswahl von Übungen (z. B. aktive, spielerische Achtsamkeitsübungen) ein positives soziales Klima gefördert, was den sozialen Support und das gemeinsame Üben unterstützt.

Dazu gehört natürlich auch, zu erkennen, was der Seele gerade guttut, also auch die Fähigkeit, sich selbst zu „lesen". Was bedeutet die Härte in meinem Nacken, das Kribbeln im Bauch, die „Hitze im Kopf"? In Schritt eins sollten wir uns selbst wert genug sein, unseren Körper und unsere Seele zu allen Zeitpunkten achtsam im Auge zu haben. Und wenn festgestellt wird, da verhärtet sich etwas, da spannt sich etwas an, da tut etwas weh, seelisch oder körperlich, dann ist es eine grundlegende Fähigkeit, dies zunächst zu erkennen und zu benennen. Dadurch ist es natürlich noch nicht therapiert, aber es wird „validiert" und ein Gefühl, das validiert wird, ist nachgewiesenermaßen viel weniger schlimm als eines, das invalidiert wird – und sei es auch nur durch zu geringe Selbstaufmerksamkeit.

Mich selbst so gut und auch so wohlwollend zu beobachten, wie einen Menschen, in den ich mich gerade unsterblich verliebt habe, das ist Schritt eins und von den beiden nötigen Schritten der größte und wichtigste. Und wenn dieser Mensch, in den ich mich gerade unsterblich verliebt habe, dieser Körper, in dem ich stecke, ein schlechtes Gefühl empfindet, dann hat dies einen Grund. Und wenn ich den Grund nicht beseitigen kann, dann ist er es immerhin wert, getröstet zu werden, und da gibt es viel Besseres und genauso Wirksames wie Nikotin, Substanzen, Alkohol und Essanfälle. Dies sind die sogenannten Skills, die Schritt zwei zum Glück bedeuten: Zu den Skills gehört alles, was der Seele guttut, aber dem Organismus nicht schadet.

Schöne Musik, Lieblingsgerüche, spezielle Gewürze – wir Menschen sind mit so vielen Sinnesorganen ausgestattet, die wir unbedingt nutzen sollten, um das volle Spektrum der in uns angelegten Erlebnismöglichkeiten auszukosten – denn jeder Sinneskanal hat eine Verschaltung zu unseren dopaminergen „Belohnungszentren", der neurobiologischen Heimat des „Glücks".

Um nun zu erkennen, welche Sinnesorgane uns in diesem Bereich besonders gut helfen, ist es wichtig, sich selbst genauso gut kennenzulernen wie einen geliebten anderen Menschen. Wichtig ist, es sich wert zu sein, auf das zu schauen, was der eigenen Seele hilft, denn Menschen sind verschieden, d. h. es gibt hier kein Patentrezept und keinen „Patentglückstipp", sondern es gilt, sich selbst und die eigene Reaktion auf Sinneserfahrungen kennenzulernen.

Die Welt ist vielfältig und bietet einen so reichen Schatz, gleichzeitig ist der Mensch als Produkt einer langen Evolution so filigran und wahrnehmungsfähig angelegt, dass wir den für uns möglichen breiten Schatz an Wahrnehmungen durch mehr Achtsamkeit, vor allem für uns selbst, um vieles erfahrbarer und kostbarer machen können. Einige Skills seien hier beispielhaft erwähnt, sie sind aber nur ein winziger Auszug aus unendlich vielen Möglichkeiten:

So kann ich zum Beispiel meine Wut mit einem Handtuch abarbeiten, in das ich einen Knoten gemacht habe. Ich kann es so lange auf einen Stuhl schlagen, bis der Knoten auf ist. Anspannung kann mit einem Legostein im Schuh, Trauer oder Leeregefühle mit Chilischoten oder anderen deutlichen Geschmacksreizen reguliert und Angst kann mit schöner entspannender Musik abgebaut werden.

An dieser Stelle sei jeder ermutigt, seiner eigenen Skills-Kreativität freien Lauf zu lassen.

11.8 Beziehungen

Last, not least gehören gesunde Beziehungen zu einer glücklichen Seele, konkret: Es nützt nichts, Traumata aufzuarbeiten und Anspannung gut regulieren zu können, wenn ich parallel weiter in meiner Partnerschaft Gewalt erfahre oder entwertet werde. Jeder Mensch sollte darauf achten, mit wem er sich umgibt. Und auch wenn Geschmäcker hier sehr verschieden sind und Vorlieben unterschiedlich sein sollen und dürfen, so gibt es doch ein paar Basics, die wir für unser persönliches Glück in unserer unmittelbaren Umgebung brauchen und auf die wir hinarbeiten sollten:

Eine nicht wertende Grundhaltung, eine achtsame Fehlerkultur und auch klare Grenzen – jedoch ohne Drohungen – sind Grundpfeiler, an denen gute Beziehungen gemessen werden können. Gleichzeitig ist das eine tägliche Herausforderung und eine „Dauerbaustelle", zu der natürlich immer auch der eigene Beitrag gehört. Veränderungen in Beziehungen sind immer eine Chance für Bewegung, machen aber dadurch auch Angst und können alte Ohnmachts- und Hilflosigkeitsgefühle wiedererwecken. Daher ist es wichtig, dass wir kommunizieren können und uns trauen, unsere Bedürfnisse angemessen zu formulieren und zu erklären, denn keine nahestehende Person kann hellsehen. Das Erleben von Selbstwirksamkeit durch Kommunikation kann helfen, zukünftigen Herausforderungen und schwierigen Situationen in Beziehungen, egal ob in der Partnerschaft oder im Freundeskreis, mit einer inneren Sicherheit zu begegnen.

Weder von uns selbst noch von anderen Menschen können wir hier Perfektion erwarten. Aber wann immer wir können, sollten wir versuchen, echte Vorbilder zu sein: im ressourcenorientierten und wertschätzenden Umgang mit anderen Menschen, in der kritischen Selbstreflexion und dem souveränen Umgang mit externer Kritik oder bei erlebten Angriffen und in der Regulation von Emotionen. Also alles, was wir uns von anderen wünschen, sollten wir auch vorleben.

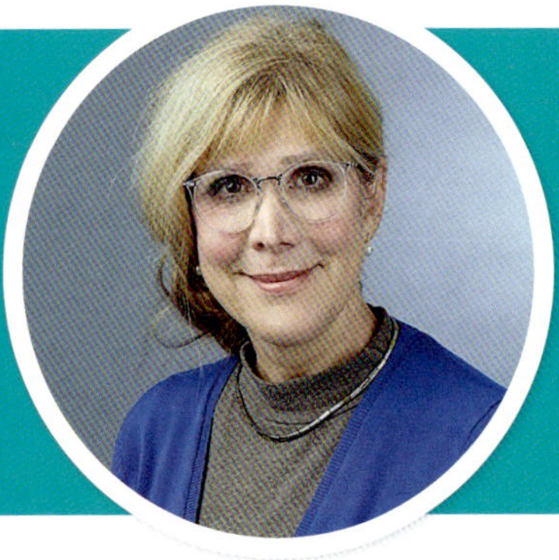

PROF. DR. MED. EVA MÖHLER

Prof. Dr. med. Eva Möhler ist Lehrstuhlinhaberin für Kinder- und Jugendpsychiatrie am Universitätsklinikum des Saarlandes. Sie ist zugleich Chefärztin der dortigen Klinik und der SHG-Kliniken für Kinder- und Jugendpsychiatrie. Zuvor war sie stellvertretende ärztliche Direktorin der Klinik für Kinder- und Jugendpsychiatrie der Universität Heidelberg. 2008 erhielt sie die Venia Legendi der medizinischen Fakultät Heidelberg. In ihrer Habilitationsschrift sowie in den anschließenden Forschungsprojekten widmet sie sich den Themen Early Life Stress, Misshandlung und Trauma.

Literatur

Adler, N. E., David, H. P., Major, B. N., Roth, S. H., Russo, N. F., Wyatt, G. E. (1990). Psychological responses after abortion. Science: 248 (4951), 41–44.

Aldao, A., Nolen-Hoeksema, S. & Schweizer, S. (2010). Emotion-regulation strategies across psychopathology: A meta-analytic review. Clinical Psychology Review, 30(2), 217–237. Verfügbar unter: https://doi.org/10.1016/j.cpr.2009.11.004

Auer, A. K. von & Bohus, M. (2018). Interaktives Skillstraining für Jugendliche mit Problemen der Gefühlsregulation (DBT-A): Das Therapeutenmanual. Klett-Cotta.

Axelson, D., Findling, R. L., Fristad, M. A., Kowatch, R. A., Youngstrom, E. A., Horwitz, S. M., Arnold, L. E., Frazier, T. W., Ryan, N., Demeter, C., Gill, M. K., Hauser-Harrington, J. C., Depew, J., Kennedy, S. M., Gron, B. A., Rowles, B. M. & Birmaher, B. (2012). Examining the proposed disruptive mood dysregulation disorder diagnosis in children in the Longitudinal Assessment of Manic Symptoms study. The Journal of clinical psychiatry, 73(10), 1342–1350. Verfügbar unter: https://doi.org/10.4088/JCP.12m07674

Bengel, Jürgen / Meinders-Lücking, Frauke / Rottmann, Nina. Bundeszentrale für gesundheitliche Aufklärung (Hrsg.) (2009): Schutzfaktoren bei Kindern und Jugendlichen. Stand der Forschung zu psychosozialen Schutzfaktoren für Gesundheit. Band 35. Köln: BZgA.

Biegel, G. M., Brown, K. W., Shapiro, S. L. & Schubert, C. M. (2009). Mindfulness-based stress reduction for the treatment of adolescent psychiatric outpatients: A randomized clinical trial. Journal of Consulting and Clinical Psychology, 77(5), 855–866. Verfügbar unter: https://doi.org/10.1037/a0016241

Böttche, M., Stammel, N. & Knaevelsrud, C. J. D. N. (2016). Psychotherapeutic treatment of traumatized refugees in Germany. Der Nervenarzt, 87(11), 1136–1143.

Bohus, M. & Schmahl, C. (2007). Psychopathologie und Therapie der Borderline-Persönlichkeitsstörung. Der Nervenarzt, 78(9), 1069–1081. Verfügbar unter: https://doi.org/10.1007/s00115-007-2341-x

Campion, J., Bhui, K. & Bhugra, D. (2012). European Psychiatric Association (EPA) guidance on prevention of mental disorders. European Psychiatry, 27(2), 68–80. Verfügbar unter: https://doi.org/10.1016/j.eurpsy.2011.10.004

Cohen, J. A., Mannarino, A. P. & Deblinger, E. (2009). Traumafokussierte kognitive Verhaltenstherapie bei Kindern und Jugendlichen. Springer-Verlag. Verfügbar unter: https://www.springer.com/de/book/9783540885702

De Bellis, M. D. (2001). Developmental traumatology: The psychobiological development of maltreated children andits implications for research, treatment and policy. Development and Psychopathology, 13(3), 539–564. Verfügbar unter: https://doi.org/10.1017/S0954579401003078

Dixius, A. & Möhler, E. (2016). START-Stress-Traumasymptoms-Arousal-Regulation-Treatment: Manual zur Erststabilisierung und Arousal-Modulation für stark belastete Kinder und Jugendliche und minderjährige Flüchtlinge. www.startyourway.de.

Dixius, A. & Möhler, E. (2017a). START – Entwicklung einer Intervention zur Erststabilisierung und Arousal-Modulation für stark belastete minderjährige Flüchtlinge. Praxis der Kinderpsychologie und Kinderpsychiatrie, 66(4), 277–286. Verfügbar unter: https://doi.org/10.13109/prkk.2017.66.4.277

Dixius, A. & Möhler, E. (2017b). Ein neues Therapie-Konzept validiert die besonderen Bedürfnisse geflüchteter Kinder und Jugendlicher: START – Stress-Traumasymptoms-Arousal-Regulation-Treatment. Psychotherapie Forum, 22(3), 76–85. Verfügbar unter: https://doi.org/10.1007/s00729-017-0095-x

Dixius, A. & Möhler, E. (2018). Stress-Traumasymptoms-Arousal-Regulation-Treatment (START). Pädiatrie & Pädologie, 53(1), 34–38. Verfügbar unter: https://doi.org/10.1007/s00608-018-0585-2

Dixius, A. & Möhler, E. (2019). Stress und Traumafolgen bei Kindern und Jugendlichen: Stabilisierende Interventionen nach Gewalt, Missbrauch und Flucht. Kohlhammer Verlag.

Dixius, A. & Möhler, E. Feasibility and Effectiveness of a New Short-Term Psychotherapy Concept for Adolescents With Emotional Dysregulation. Front Psychiatry. 2021 Jan 21; 11:585250. doi: 10.3389/fpsyg.2020.585250. PMC: 33551862; PMCID: PMC7858646.

Felitti, V. J., Anda, R. F., Nordenberg, D., Williamson, D. F., Spitz, A. M., Edwards, V., Koss, M. P. & Marks, J. S. (1998). Relationship of Childhood Abuse and Household Dysfunction to Many of the Leading Causes of Death in Adults. American Journal of Preventive Medicine, 14(4), 245–258. Verfügbar unter: https://doi.org/10.1016/S0749-3797(98)00017-8

Fergus, S. & Zimmerman, M. A. (2005). Adolescent Resilience: A Framework for Understanding Healthy Development in the Face of Risk. Annual Review of Public Health, 26(1), 399–419. Verfügbar unter: https://doi.org/10.1146/annurev.publhealth.26.021304.144357

Fischer, G. & Riedesser, P. (2009). Lehrbuch der Psychotraumatologie. Mit 20 Tabellen (4., aktualisierte und erw. Aufl). Reinhardt.

Fthenakis, W. E. & Wustmann, C. (2004). Resilienz: Widerstandsfähigkeit von Kindern in Tageseinrichtungen fördern (1st ed.). Beltz.

Goldschmidt, S., Berth, H., Grob, A. und Smolenski, C. 2006 FEEL-KJ. Fragebogen zur Erhebung der Emotionsregulation bei Kindern und Jugendlichen Diagnostica 52(4): 208–212

Gross, J. & Jazaieri, H. (2014). Emotion, Emotion Regulation, and Psychopathology: An Affective Science Perspective. Clinical Psychological Science, 2, 387–401. Verfügbar unter: https://doi.org/10.1177/2167702614536164

Gross, J. J. & Thompson, R. A. (2007). Emotion Regulation: Conceptual Foundations. In J. J. Gross (Ed.), Handbook of emotion regulation (p. 3–24). The Guilford Press.

Hampel, P. & Petermann, F. (2006). Perceived stress, coping, and adjustment in adolescents. Journal of Adolescent Health, 38(4), 409–415. Verfügbar unter: https://doi.org/10.1016/j.jadohealth.2005.02.014

Heeren, M., Mueller, J., Ehlert, U. (2012). Mental health of asylum seekers. A cross-sectional study of psychiatric disorders. BMC Psychiatry; 17: 114.

Helgeland, M. I. & Torgersen, S. (2004). Developmental antecedents of borderline personality disorder. Comprehensive Psychiatry, 45(2), 138–147. Verfügbar unter: https://doi.org/10.1016/j.comppsych.2003.09.001

Hensel, T. (2017). Stressorbasierte Psychotherapie. Belastungssymptome wirksam transformieren – ein integrativer Ansatz. Stuttgart: Kohlhammer.

Herman, J. L., Perry, J. C. & van der Kolk, B. A. (1989). Childhood trauma in borderline personality disorder. The American Journal of Psychiatry, 146(4), 490–495. Verfügbar unter: https://doi.org/10.1176/ajp.146.4.490

Iacoviello, B. M. & Charney, D. S. (2014). Psychosocial facets of resilience: Implications for preventing post-trauma psychopathology, treating trauma survivors, and enhancing community resilience. European Journal of Psychotraumatology, 5 (s4), 23970. Verfügbar unter: https://doi.org/10.3402/ejpt.v5.23970

ICD-10-GM Version 2020. Verfügbar unter: https://www.dimdi.de/dynamic/de/klassifikationen/icd/icd-10-gm/(last access: 10.10.2020)

In-Albon, T. (2013). Emotionsregulation und psychische Störungen im Kindes- und Jugendalter: Grundlagen, Forschung und Behandlungsansätze (1. Aufl.). W. Kohlhammer GmbH.

In-Albon, T. (2015). Nonsuicidal Self-Injury in Adolescents. European Psychologist, 20(3), 167–175. Verfügbar unter: https://doi.org/10.1027/1016-9040/a000229

Johnson, J. G., Cohen, P., Brown, J., Smailes, E. M. & Bernstein, D. P. (1999). Childhood Maltreatment Increases Risk for Personality Disorders During Early Adulthood. Archives of General Psychiatry, 56(7), 600. Verfügbar unter: https://doi.org/10.1001/archpsyc.56.7.600

Johnson, P. A. & Herpertz, C. (2003). Understanding Emotion Regulation in Borderline Personality Disorder: Contributions of Neuroimaging. J Neuropsychiatry Clin Neurosci, 6.

Klein-Heßling, J. & Lohaus, A. (2012). Stresspräventionstraining für Kinder im Grundschulalter: Arnold Lohaus (3. aktualisierte und erweiterte Auflage). Hogrefe Verlag.

Klonsky, E. D. (2011). Non-suicidal self-injury in United States adults: Prevalence, sociodemographics, topography and functions. Psychological Medicine, 41(9), 1981–1986. Verfügbar unter: https://doi.org/10.1017/S0033291710002497

Kolk, Bessel van der. (2014). The body keeps the score: Mind, brain and body in the transformation of trauma. New York: Penguin Books

Krüsmann, M. & Müller-Cyran, A. (2005). Trauma und frühe Interventionen: Möglichkeiten und Grenzen von Krisenintervention und Notfallpsychologie. Klett-Cotta.

Linehan, M. M. (1996). Trainingsmanual zur Dialektisch-Behavioralen Therapie der Borderline-Persönlichkeitsstörung. CIP-Medien.

Linehan, M. M. (2014). DBT Skills Training Manual: Second Edition. Verfügbar unter: https://www.guilford.com/books/DBT-Skills-Training-Manual/Marsha-Linehan/9781462516995/reproducibles

Lohaus, A., Beyer, A. & Klein-Heßling, J. (2004). Stresserleben und Stresssymptomatik bei Kindern und Jugendlichen. Zeitschrift für Entwicklungspsychologie und Pädagogische Psychologie, 36(1), 38–46. Verfügbar unter: https://doi.org/10.1026/0049-8637.36.1.38

Maercker, A. & Michael, T. (2009). Posttraumatische Belastungsstörungen. In J. Margraf & S. Schneider (Eds.), Lehrbuch der Verhaltenstherapie: Band 2: Störungen im Erwachsenenalter – Spezielle Indikationen – Glossar (pp. 105–124). Springer. Verfügbar unter: https://doi.org/10.1007/978-3-540-79543-8_6.

Maercker, A., Heim, E., Hecker, T. & Thoma, M. V. (2017). Soziale Unterstützung nach Traumatisierung. Der Nervenarzt, 88(1), 18–25.

Meiser-Stedman, R., Smith, P., Bryant, R., Salmon, K., Yule, W., Dalgleish, T. & Nixon, R. D. V. (2009). Development and validation of the Child Post-Traumatic Cognitions Inventory (CPTCI). Journal of Child Psychology and Psychiatry, and Allied Disciplines, 50(4), 432–440. Verfügbar unter: https://doi.org/10.1111/j.1469-7610.2008.01995.x

Mielke E. L., Neukel C., Bertsch K., Reck C., Möhler E., Herpertz S. C. (2016). Maternal sensitivity and the empathic brain: Influences of early life maltreatment. Journal of psychiatric research 77: 59–66

Möhler, E. & Resch, F. (2018). Maternal Salivary Cortisol in Pregnancy and Pre-, Peri- and Postnatal Medical Complications. 2018(01), 2.

Möhler, E., Parzer, P., Brunner, R., Wiebel, A. & Resch, F. (2006). Emotional stress in pregnancy predicts human infant reactivity. Early Human Development, 82(11), 731–737. Verfügbar unter: https://doi.org/10.1016/j.earlhumdev.2006.02.010

Möhler, E. & Resch, F. (2019). Early Life Stress. Praxis der Kinderpsychologie und Kinderpsychiatrie, 68(7), 575–591. Verfügbar unter: https://doi.org/10.13109/prkk.2019.68.7.575

Möhler, E. (2020) Transmission von Trauma, Neurobiologie und Psychodynamik dysfunktionaler Eltern-Kind-Beziehungen, Vandenhoeck und Ruprecht.

Nigg, J. T. (2017). Annual Research Review: On the relations among self-regulation, self-control, executive functioning, effortful control, cognitive control, impulsivity, risk-taking, and inhibition for developmental psychopathology. Journal of Child Psychology and Psychiatry, and Allied Disciplines, 58(4), 361–383. Verfügbar unter: https://doi.org/10.1111/jcpp.12675

Paris, J. (1994). The etiology of borderline personality disorder: A biopsychosocial approach. Psychiatry, 57(4), 316–325.

Piesker, I., Glaesmer, H., Kaiser, M., Sierau, S. & Nesterko, Y. (2018). Sequentielle Traumatisierungsprozesse bei unbegleiteten minderjährigen Geflüchteten. Trauma & Gewalt, 12(1), 14–27.

Petermann, F. (2017). Emotionsregulation. Kindheit und Entwicklung, 26(3), 129–132. Verfügbar unter: https://doi.org/10.1026/0942-5403/a000224

Plener, P. L., Fegert, J. M. & Freyberger, H. J. (2012). Nicht-suizidale Selbstverletzung (NSSV) und Suizidalität in der Adoleszenz. Zeitschrift für Psychiatrie, Psychologie und Psychotherapie, 60(1), 027–034. Verfügbar unter: https://doi.org/10.1024/1661-4747/a000095

Priebe, K. (2018). Evaluation der Dialektisch-Behavioralen Therapie der Posttraumatischen Belastungsstörung nach sexueller Gewalt in Kindheit und Jugend. 182.

Rathus, J. H. & Miller, A. (2015). DBT Skills Manual for Adolescents, by J. H. Rathus & A. L. Miller: New York, NY: Guilford Press, xvi + 392 pp., $38.00 (paperback). Child & Family Behavior Therapy, 37, 179–187. Verfügbar unter: https://doi.org/10.1080/07317107.2015.1035996

Resch, F. & Parzer, P. (2015). Entwicklungspsychopathologie und Psychotherapie: Kybernetische Modelle zur funktionellen Diagnostik bei Jugendlichen. Springer. Verfügbar unter: https://doi.org/10.1007/978-3-658-08935-1

Resch, F., Parzer, P. & Brunner, R. (2008). Entwicklungspsychopathologie der Persönlichkeitsstörungen. Zeitschrift für Psychiatrie, Psychologie und Psychotherapie, 56(4), 275–284. Verfügbar unter: https://doi.org/10.1024/1661-4747.56.4.275

Rönnau-Böse, M. & Fröhlich-Gildhoff, K. (2015). Resilienz und Resilienzförderung über die Lebensspanne. W. Kohlhammer GmbH.

Rosner, R. & Steil, R. (2014). Posttraumatische Belastungsstörung häufig mit chronischem Verlauf. Pädiatrie: Kinder- und Jugendmedizin hautnah, 26(5), 327–335. Verfügbar unter: https://doi.org/10.1007/s15014-014-0482-5

Rutter, Michael & Sroufe, L. A. (2000). Developmental psychopathology: Concepts and challenges. Development and Psychopathology, 12(3), 265–296. Verfügbar unter: https://doi.org/10.1017/S0954579400003023

Sachser, C., Berliner, L., Holt, T., Jensen, T. K., Jungbluth, N., Risch, E., Rosner, R. & Goldbeck, L. (2017). International development and psychometric properties of the Child and Adolescent Trauma Screen (CATS). Journal of Affective Disorders, 210, 189–195. Verfügbar unter: https://doi.org/10.1016/j.jad.2016.12.040

Sachser, C. & Goldbeck, L. (2017). Angst, Depression und Trauma – transdiagnostische Effekte der traumafokussierten kognitiven Verhaltenstherapie (TF-KVT). Kindheit und Entwicklung, 26(2), 93–99. Verfügbar unter: https://doi.org/10.1026/0942-5403/a000220

Sayed, S., Iacoviello, B. M. & Charney, D. S. (2015). Risk Factors for the Development of Psychopathology Following Trauma. Curr Psychiatry Rep 17, 70. Verfügbar unter: https://doi.org/10.1007/s11920-015-0612-y

Schauer, M., Neuner, F. Elbert, T. (2011). Narrative Exposure Therapy. A short-term treatment for traumatic disorders. 2nd revised and expanded edition. Göttingen: Hogrefe.

Schubbe, O. (Hrsg.) (2004). Traumatherapie mit EMDR. Ein Handbuch für die Ausbildung. Göttingen: Vandenhoeck-Ruprecht.

Shapiro, F. (2001). Eye Movement Desensitization and Reprocessing – Basic principles, protocols and procedures. New York, Guilford.

Shapiro, F. (1999). EMDR. Grundlagen und Praxis. Handbuch zur Behandlung traumatisierter Menschen. Paderborn: Junfermann.

Schmid, M., Fegert, J. M. & Petermann, F. (2010). Traumaentwicklungsstörung: Pro und Contra. Kindheit und Entwicklung.

Shapiro, F. (2012). EMDR – Grundlagen und Praxis: Handbuch zur Behandlung traumatisierter Menschen. Überarbeitete Auflage (T. Kierdorf, H. Höhr & D. Mallett, Trans.; 3rd ed.). Junfermann Verlag.

Smith, C. & Carlson, B. E. (1997). Stress, Coping and Resilience in Children and Youth. Social Service Review, 71(2), 231–256. JSTOR.

Staufenbiel SM, Penninx BWJH, Spijker AT, Elzinga BM, van Rossum EFC. (2013). Hair cortisol, stress exposure, and mental health in humans: A systematic review. Psychoneuroendocrinology 38 (8): 1220–1235. Verfügbar unter: doi:https://doi.org/10.1016/j.psyneuen.2012.11.015

Stoltenborgh M, Bakermans-Kranenburg MJ, Alink LR, van Ijzendoorn MH. (2015). The prevalence of child maltreatment across the globe: Review of a series of meta-analyses. Child Abuse Review 24 (1): 37–50

Steil, R., Dittmann, C., Müller-Engelmann, M., Dyer, A., Maasch, A.-M. & Priebe, K. (2018). Dialectical behaviour therapy for posttraumatic stress disorder related to childhood sexual abuse: A pilot study in an outpatient treatment setting. European Journal of Psychotraumatology, 9(1). Verfügbar unter: https://doi.org/10.1080/20008198.2018.1423832

Steil, R., Dyer, A., Priebe, K., Kleindienst, N. & Bohus, M. (2011). Dialectical behavior therapy for posttraumatic stress disorder related to childhood sexual abuse: A pilot study of an intensive residential treatment program. Journal of Traumatic Stress, 24(1), 102–106. Verfügbar unter: https://doi.org/10.1002/jts.20617

Steil, R. & Rosner, R. (2010). Posttraumatische Belastungsstörung (2. Auflage 2009). Hogrefe Verlag.

Thünker, J., Pietrowsky, R. (2011). Alpträume. Ein Therapiemanual. Göttingen: Hogrefe.

Vervliet, M., Lammertyn, J., Broekaert, E. & Derluyn, I. (2014). Longitudinal Follow-up of the Mental Health of Unaccompanied Refugee Minors. European Child & Adolescent Psychiatry, 23(5), 337–346. Verfügbar unter: doi: 10.1007/s00787-013-0463-1.

Witt, A., Rassenhofer, M., Fegert, J. M. & Plener, P. L. (2015). Hilfebedarf und Hilfsangebote in der Versorgung von unbegleiteten minderjährigen Flüchtlingen. Kindheit und Entwicklung, 24(4), 209–224. Verfügbar unter: https://doi.org/10.1026/0942-5403/a000177

KAPITEL 12
BEWEGUNG ZUR FÖRDERUNG VON GESUNDHEIT UND VERMEIDUNG VON KRANKHEIT

MARKUS WANJEK

Regelmäßige körperliche Aktivität ist eine der wirksamsten Maßnahmen sowohl zur allgemeinen Gesundheitsförderung als auch zur Prävention und Behandlung von Zivilisationskrankheiten. Bewegungsmangel ist hingegen ein zentraler Risikofaktor für die Entstehung dieser Krankheiten. Trotz dieser Erkenntnisse ist Bewegungsmangel in Deutschland in allen Bevölkerungsgruppen weit verbreitet und stellt ein ernst zu nehmendes Public-Health-Problem dar. Aufgrund des potenziell großen individuellen, kollektiven und gesundheitsökonomischen Nutzens eines körperlich aktiven Lebensstils sind Maßnahmen zur bewegungsbezogenen Gesundheitsförderung und Prävention in allen Lebensphasen und Gesellschaftsbereichen dringend erforderlich. Der nachfolgende Beitrag zeigt die Notwendigkeit und das Potenzial von Bewegung als Strategie zur Förderung von Gesundheit und zur wirksamen Bekämpfung von Zivilisationskrankheiten auf.

12.1 Bewegung und Gesundheit – Begriffsklärungen

Zu Beginn des Kapitels werden verschiedene Fachbegriffe, die für das grundlegende Verständnis der Kapitelinhalte notwendig sind, definiert bzw. kurz erläutert. Die Begriffe Bewegung und körperliche Aktivität werden im Kontext dieses Kapitels synonym verwendet.

Unter körperlicher Aktivität (engl. physical activity) wird jegliche Form von Bewegung verstanden, die durch Kontraktion der Skelettmuskulatur hervorgebracht wird und zu einer substanziellen Steigerung des Energieverbrauchs über den Ruheumsatz hinaus führt (Caspersen, Powell & Christenson, 1985). Korperliche Aktivität kann mit unterschiedlicher Intensität (leicht, moderat, anstrengend) und in verschiedenen Ausprägungen durchgeführt werden (Fonds Gesundes Österreich [FGÖ], 2020). Je nach Ausübungskontext bzw. Zweck wird körperliche Aktivität in alltags-/haushaltsbezogene, berufsbezogene, transportbezogene und freizeitbezogene Aktivitäten klassifiziert (Bouchard, Blair & Haskell, 2012; Samitz & Baron, 2002).

Unter gesundheitsförderlicher bzw. gesundheitswirksamer körperlicher Aktivität (engl. health enhancing physical activity, HEPA) wird jede Form der körperlichen Aktivität verstanden, die die Gesundheit verbessert und kein übermäßiges gesundheitliches Risiko beinhaltet (Foster, 2000). Bei der Bestimmung des gesundheitlichen Nutzens von körperlicher Aktivität orientiert sich das HEPA-Konzept am zusätzlichen Energieverbrauch (gemessen in metabolischen Äquivalenten, MET). Zudem liegt dem HEPA-Konzept eine lebensweltliche Betrachtung von Bewegung im Sinne eines aktiven Lebensstils zugrunde, d. h. es wird nicht nur körperliche Aktivität mit ausreichender Intensität in der Freizeit (z. B. Sport, Training), sondern auch im Kontext von Beruf, Haushalt und zu Fortbewegungs- bzw. Transportzwecken berücksichtigt (Brehm, 2006; Geuter & Hollederer, 2012a). Zu den gesundheitswirksamen körperlichen Aktivitäten gehören Ausdaueraktivitäten und muskelkräftigende Aktivitäten sowie knochenstärkende, gleichgewichts- und beweglichkeitsfördernde Aktivitäten (U.S. Department of Health & Human Services [USDHHS], 2018; World Health Organization [WHO], 2020).

Körperliches Training (engl. exercise) ist eine Subkategorie der freizeitbezogenen körperlichen Aktivität. Training ist geplant, strukturiert, muss wiederholt durchgeführt werden und zielt auf den Erhalt und die Verbesserung von einer oder mehreren Komponenten der körperlichen Fitness (z. B. Kraft, Ausdauer) und/oder der Gesundheit ab (Bouchard et al., 2012; USDHHS, 2018; WHO, 2020). Training kann als zielgerichtet durchgeführte gesundheitsförderliche Aktivität verstanden werden (Pfeifer & Sudeck, 2020).

Unter körperlicher Inaktivität bzw. Bewegungsmangel (engl. physical inactivity) wird ein unzureichendes körperliches Aktivitätsniveau verstanden, bei dem die gesundheitsbezogenen Bewegungsempfehlungen nicht erreicht werden (Thivel et al., 2018; Tremblay et al., 2017). Das bedeutet, neben Basisaktivitäten zur Bewältigung alltäglicher Aufgaben und Routinen (körperliche Aktivität mit geringer Intensität bis 2,9 MET) wird keine weitere körperliche Aktivität mit moderater oder anstrengender Intensität (≥ 3 MET) in ausreichendem Umfang (ausdauerorientierte Bewegung ≥ 150 Minuten mit moderater Intensität bzw. 75 Minuten mit anstrengender Intensität pro Woche) ausgeübt (Rütten & Pfeifer, 2016; USDHHS, 2018).

Unter sedentärem Verhalten (engl. sedentary behaviour) werden alle Verhaltensweisen im Wachzustand verstanden, die in sitzender, zurückgelehnter oder liegender Körperposition stattfinden und mit einem geringen Energieverbrauch (≤ 1,5 MET) einhergehen (Thivel et al., 2018; Tremblay et al., 2017). Sedentäres Verhalten stellt einen eigenständigen Risikofaktor dar, der unabhängig vom Ausmaß der körperlichen Aktivität die Gesundheit gefährdet (Buksch & Schlicht, 2014). Sedentäres Verhalten ist daher nicht automatisch mit körperlicher Inaktivität bzw. Bewegungsmangel gleichzusetzen. So kann eine Person die gesundheitswirksamen Bewegungsempfehlungen erreichen und damit als körperlich aktiv gelten, aber dennoch im Tagesverlauf sehr lange Sitzzeiten aufweisen (Buksch & Schlicht, 2014).

In Abbildung 12.1 sind die unterschiedlichen Intensitätsbereiche von körperlicher Aktivität anhand des Energieverbrauches in MET klassifiziert.

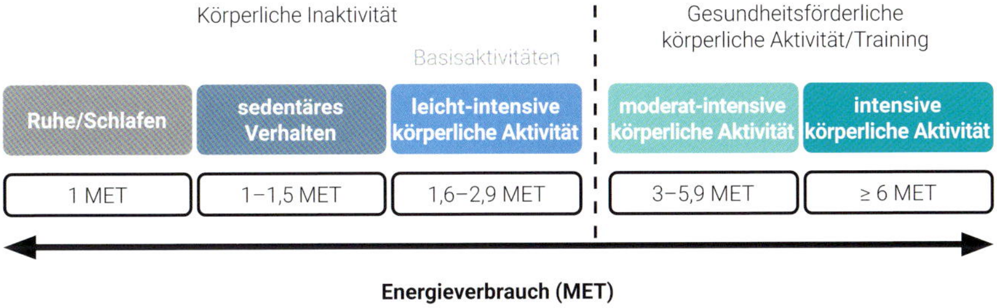

Abb. 12.1: Intensitätsbereiche von körperlicher Aktivität modifiziert nach Rütten und Pfeifer (2016, S. 20) sowie Vondung und Bucksch (2019, S. 297)

12.2 Zivilisationskrankheiten durch Bewegungsmangel

Noncommunicable Diseases (NCDs)

Zivilisationskrankheiten bzw. nichtübertragbare Erkrankungen (engl. noncommunicable diseases, NCDs) bestimmen das Krankheitsgeschehen in Deutschland. Über 90 Prozent der Todesfälle und der Krankheitslast (Disability Adjusted Life Years, DALYs) sind auf NCDs zurückzuführen (Institute for Health Metrics and Evaluation [IHME], 2021a; Plass et al., 2014; WHO, 2018b). Zu den bedeutendsten Krankheitsgruppen gehören Herz-Kreislauf-, Krebs-, Stoffwechsel- (z. B. Diabetes mellitus Typ 2), chronische Atemwegs- (z. B. COPD) und Muskel-Skelett-Erkrankungen (MSE) sowie psychische Erkrankungen (z. B. Depressionen) (IHME, 2021c; Plass et al., 2014). NCDs sind oftmals langwierig bzw. weisen einen chronischen Verlauf auf (Center of Disease Control and Prevention [CDC], 2013). Sie verursachen den Großteil der Krankheitskosten im deutschen Gesundheitswesen (Statistisches Bundesamt [Destatis], 2019).

Risikofaktor Bewegungsmangel

Die Entstehung von NCDs steht in einem engen Zusammenhang mit dem individuellen Lebensstil bzw. dem Gesundheitsverhalten (Ezzati & Riboli, 2013). Neben verschiedenen Ernährungsfaktoren und dem Genussmittelkonsum (Tabak, Alkohol) gehört Bewegungsmangel zu den Hauptrisikofaktoren für NCDs (Booth, Roberts & Laye, 2012; Booth, Roberts, Thyfault, Ruegsegger & Toedebusch, 2017; Deutsche Allianz Nichtübertragbarer Krankheiten [DANK], 2016; WHO, 2014, 2021b). Bewegungsmangel begünstigt auch die Entstehung von Übergewicht/Adipositas und des Metabolischen Syndroms (Ford, Kohl, Mokdad & Ajani, 2005; Jebb & Moore, 1999; WHO, 2021a). Diese metabolischen Risikofaktoren fördern ihrerseits die Entstehung von bestimmten NCDs (CDC, 2013; WHO, 2005).

Folgen von Bewegungsmangel

Bewegungsmangel zählt zu den führenden Risikofaktoren für einen vorzeitigen Tod (Carlson, Adams, Yang & Fulton, 2018; WHO, 2009a). Weltweit ist er für vier bis fünf Millionen vermeidbare Todesfälle pro Jahr verantwortlich (Katzmarzyk, Friedenreich, Shiroma & Lee, 2021; Lee et al., 2012; WHO, 2020). In Deutschland werden 7,5 Prozent der Todesfälle und 5 bis 8 Prozent der Krankheitslast für die vier häufigsten NCDs (Koronare Herzkrankheit [KHK], Diabetes mellitus Typ 2, Brust- und Darmkrebs) durch mangelnde Bewegung verursacht (Lee et al., 2012). Weitere relevante Folgen von Bewegungsmangel sind eine verminderte körperliche Leistungsfähigkeit bzw. Belastbarkeit, Beeinträchtigungen der gesundheitsbezogenen Lebensqualität und die Gefährdung eines gesunden Alterns (Cunningham, O' Sullivan, Caserotti & Tully, 2020; FGÖ, 2020; Hart & Kang, 2014). Die Zahl der verlorenen gesunden Lebensjahre aufgrund von unzureichender körperlicher Aktivität wird für Deutschland für das Jahr 2017 auf ca. 380 000 DALYs geschätzt (IHME, 2021b). In diesem Zusammenhang ist auf die gesundheitsschädliche Wirkung von sedentärem Verhalten hinzuweisen, die unabhängig vom körperlichen Aktivitätsniveau festzustellen ist (Biswas et al., 2015; Park, Moon, Kim, Kong & Oh, 2020; Patterson et al., 2018; WHO, 2020).

Neben einer erhöhten Morbidität und Mortalität hat Bewegungsmangel auch erhebliche ökonomische Auswirkungen (z. B. erhöhte medizinische Behandlungskosten, Produktivitätsverluste am Arbeitsmarkt durch Krankenstand) (Ding et al., 2016; FGÖ, 2020; Heron, O'Neill, McAneney, Kee & Tully, 2019). Die Gesamtkosten, die durch Bewegungsmangel in Deutschland entstehen, werden auf circa 14,5 Milliarden Euro pro Jahr geschätzt (Centre for Economic and Business Research [Cebr], 2015).

Insgesamt betrachtet sind die gesundheitlichen und ökonomischen Folgen von Bewegungsmangel sowohl für die einzelne Person als auch für die Gesellschaft gravierend.

Bewegungsmangel – ein Public-Health-Problem

Bewegungsmangel ist ein wachsendes globales Gesundheitsproblem, das längst einen Pandemiestatus erreicht hat (Kohl et al., 2012). Weltweit sind 81 Prozent der Jugendlichen (11–17 Jahre) und etwa 28 Prozent der Erwachsenen körperlich unzureichend aktiv (Guthold, Stevens, Riley & Bull, 2018, 2020). Das höchste Inaktivitätsniveau ist bei Erwachsenen in westlichen Industrieländern zu verzeichnen und hat zwischen 2001 und 2016 um etwa sechs Prozent zugenommen. Deutschland belegt dabei einen Spitzenplatz unter den Industrienationen. Körperliche Inaktivität wird als eines der größten Public-Health-Probleme des 21. Jahrhunderts angesehen (Blair, 2009; Trost, Blair & Khan, 2014).

12.3 Bedeutung von Bewegung für die Gesundheit

Regelmäßige Bewegung ist für die Gesundheit in jedem Lebensalter essenziell (USDHHS, 2018; WHO, 2020). Die vielfältigen gesundheitsförderlichen, präventiven und therapeutischen Effekte von körperlicher Aktivität sind wissenschaftlich gut belegt. Mit hoher Evidenz ist nachgewiesen, dass durch regelmäßige körperliche Aktivität/Training sowohl das allgemeine als auch das kardiovaskuläre Sterblichkeitsrisiko deutlich gesenkt wird. Auch den häufigsten NCDs (KHK, Brust- und Darmkrebs, Diabetes mellitus Typ 2 etc.) kann wirksam vorgebeugt werden. Ebenso lassen sich zahlreiche kardiometabolische Risikofaktoren wie z. B. Übergewicht/Adipositas, Hypertonie und Dyslipidämie positiv beeinflussen. Bei bereits bestehenden chronischen Erkrankungen kann die Krankheitsprogression verlangsamt oder sogar gestoppt, die Beschwerdesymptomatik und gesundheitsbezogene Lebensqualität verbessert und das Mortalitätsrisiko gesenkt werden (Pedersen & Saltin, 2015; Physical Activity Guidelines Advisory Committee [PAGAC], 2008, 2018; Warburton, Charlesworth, Ivey, Nettlefold & Bredin, 2010; Wiskemann & Friedmann-Bette, 2015). Die therapeutische Wirksamkeit von Training ist bei einer Vielzahl von Erkrankungen vergleichbar oder teilweise sogar noch besser als die von Medikamenten (Löllgen, 2013; Naci & Ioannidis, 2015; Thompson et al., 2020). Aufgrund des breiten gesundheitlichen Wirkungsspektrums wird körperliche Aktivität bzw. Training auch als „Polypille" bezeichnet (Fiuza-Luces, Garatachea, Berger & Lucia, 2013). Es gibt kein Medikament, das so viele menschliche Organsysteme positiv beeinflusst wie körperliche Aktivität (Manini, 2015). Zudem gibt es kaum gesundheitliche Risiken bzw. Nebenwirkungen und die Kosten sind vergleichsweise niedrig (Fiuza-Luces et al., 2013). „Exercise is Medicine", so fasst das American College of Sports Medicine (ACSM) die vielfältigen Gesundheitseffekte von körperlicher Aktivität/Training zusammen (Thompson et al., 2020).

Gesundheitseffekte von Bewegung

Die Tabellen 12.1 bis 12.4 geben einen zusammenfassenden Überblick über die zentralen präventiven und therapeutischen Effekte von gesundheitswirksamer körperlicher Aktivität bzw. Training im Hinblick auf die bedeutendsten NCDs (Herz-Kreislauf-, Krebs-, Stoffwechsel- und Muskel-Skelett-Erkrankungen).

Tab. 12.1: Effekte von körperlicher Aktivität/Training auf die Herz-Kreislauf-Gesundheit (PAGAC, 2008, 2018; Warburton et al., 2010)

Herz-Kreislauf-Erkrankungen	Gesundheitseffekte von körperlicher Aktivität/Training
Hypertonie	• Erhalt eines normalen Blutdrucks • Senkung eines erhöhten Blutdrucks bei Hypertonie • Schutz vor weiteren Herz-Kreislauf-Erkrankungen bei Hypertonie
Koronare Herzkrankheit (KHK)	• Senkung des Erkrankungsrisikos um ca. 25 %
Schlaganfall	• Senkung des Erkrankungsrisikos um ca. 25 %
Mortalität (Vorzeitiger Tod)	• Senkung des allgemeinen Sterblichkeitsrisikos um ca. 30 % • Senkung des kardiovaskulären Sterblichkeitsrisikos um ca. 20 bis 35 % • Zugewinn an Lebensjahren (ca. 2–5 Jahre)

Tab. 12.2: Effekte von körperlicher Aktivität/Training auf das Gewichtsmanagement und die Stoffwechselgesundheit (American College of Sports Medicine [ACSM], 2018; Colberg et al., 2010; Deutsche Gesellschaft für Kardiologie [DGK], 2020; Katzmarzyk & Lear, 2012; Ostman et al., 2017; Pedersen & Saltin, 2015; PAGAC, 2008, 2018)

Stoffwechselerkrankungen	Gesundheitseffekte von körperlicher Aktivität/Training
Übergewicht/Adipositas	• Prävention von Übergewicht/Adipositas (Erhalt eines normalen Körpergewichtes) • Gewichtsreduktion • Gewichtsstabilisierung nach einer Gewichtsreduktion • Verbesserung der Körperzusammensetzung (Fettmasse ⇩, Muskelmasse ⇧) • Reduzierung von viszeralem Fett • Positive Beeinflussung von Folge- und Begleiterkrankungen (z. B. Hypertonie, Typ-2-Diabetes)
Fettstoffwechselstörungen	• Verbesserung der Blutfettwerte (Triglyzeride ⇩, HDL-Cholesterin ⇧)
Diabetes mellitus Typ 2	• Senkung des Erkrankungsrisikos um ca. 25 bis 35 % • Verbesserung der Blutzuckerlage • Senkung von Risikofaktoren für eine Krankheitsprogression • Positive Beeinflussung von Folge- und Begleiterkrankungen • Senkung des kardiovaskulären Sterblichkeitsrisikos um ca. 30 bis 40 %
Metabolisches Syndrom	• Senkung des Erkrankungsrisikos um ca. 30 bis 40 % • Verbesserung des Risikoprofils (Bauchfett ⇩, Blutdruck ⇩, Triglyzeride ⇩, HDL-Cholesterin ⇧, Nüchternblutzucker ⇩)

Tab. 12.3: Effekte von körperlicher Aktivität/Training im Hinblick auf Krebserkrankungen (Campbell et al., 2019; Patel et al., 2019; PAGAC, 2018)

Krebserkrankungen	Gesundheitseffekte von körperlicher Aktivität/Training
Prävention	• Senkung des Erkrankungsrisikos für Dickdarm-, Brust-, Gebärmutter-, Speiseröhren-, Magen-, Nieren-, Blasen- und Lungenkrebs
Therapie und Nachsorge	• Verbesserung der Prognose (Senkung des Sterberisikos bei Brust-, Prostata- und Darmkrebs) • Positive Beeinflussung von häufigen Krankheitsfolgen und Nebenwirkungen der Krebstherapie (z. B. Fatigue ⇩, Depressivität ⇩, Ängstlichkeit ⇩, körperliche Funktionseinschränkungen ⇩, Lymphödeme obere Extremität ⇩) • Verbesserung der Lebensqualität • Senkung des Rezidivrisikos

Tab. 12.4: Effekte von körperlicher Aktivität/Training auf die Muskel-Skelett-Gesundheit (Ebeling, Daly, Kerr & Kimlin, 2013; Kraus et al., 2019; Niederer, Vogt & Banzer, 2018; PAGAC, 2008; Shiri, Coggon & Falah-Hassani, 2018; Vuori, 2001)

Muskel-Skelett-Erkrankungen	Gesundheitseffekte von körperlicher Aktivität/Training
Rückenschmerz[1]	• Senkung des Erkrankungsrisikos für akute, chronische und rezidivierende Rückenschmerzen • Verbesserung der Beschwerdesymptomatik bei subakuten und chronischen Rückenschmerzen (Schmerz ⇩, körperliche Funktionseinschränkungen ⇧) • Verbesserung der Lebensqualität
Arthrose (Knie/Hüfte)	• Verbesserung der Beschwerdesymptomatik (Schmerz ⇩, körperliche Funktionseinschränkungen ⇧) • Verbesserung der Lebensqualität
Osteoporose	• Senkung des Erkrankungsrisikos • Erhöhung der Knochendichte, Knochenfestigkeit • Verlangsamung des Knochenmasseverlustes • Senkung des Sturzrisikos • Senkung des Frakturrisikos

[1]unspezifische lumbale Rückenschmerzen (Low Back Pain)

Neben den hier dargestellten Effekten hat körperliche Aktivität zahlreiche weitere Gesundheitswirkungen. Dazu gehören positive Effekte auf die körperliche Fitness, die psychische Gesundheit (Wohlbefinden, Lebensqualität, Schlafqualität, kognitive Funktionen, Demenzrisiko, Depressionen, Ängstlichkeit) und auf verschiedene Einflussfaktoren des gesunden Alterns (Sarkopenie, körperliche Funktionsfähigkeit, Sturzrisiko, selbstständige Lebensführung). Auch die Gesundheit im Kindes- und Jugendalter sowie die von Frauen während und nach der Schwangerschaft wird in vielfältiger Weise positiv beeinflusst (ACSM, 2021; Banzer, 2017; PAGAC, 2008, 2018).

In den „Physical Activity Guidelines for Americans" wird regelmäßige körperliche Aktivität als eine der wirksamsten und wichtigsten Maßnahmen bezeichnet, die jede einzelne Person für die eigene Gesundheit tun kann (USDHHS, 2018). Die Förderung von körperlicher Aktivität kann als eine Schlüsselstrategie zur allgemeinen Gesundheitsförderung und zur Prävention von Zivilisationskrankheiten angesehen werden (Thompson et al., 2020).

12.4 Evidenzbasierte Bewegungsempfehlungen

Basierend auf den wissenschaftlichen Erkenntnissen über den Dosis-Wirkungs-Zusammenhang von körperlicher Aktivität und Gesundheit wurden von verschiedenen Fachgesellschaften, Institutionen und Ländern evidenzbasierte Bewegungsempfehlungen formuliert. Bewegungsempfehlungen geben Orientierung darüber, welche Art von körperlicher Aktivität und welche Dosis (Häufigkeit, Dauer, Intensität, Umfang) für welche Ziel- bzw. Bevölkerungsgruppen notwendig bzw. geeignet ist, um bedeutsame Gesundheitseffekte zu erzielen und bestehende Gesundheitsrisiken zu reduzieren (Bull et al., 2020). Der Fokus von Bewegungsempfehlungen liegt sowohl auf der Prävention von NCDs als auch auf der allgemeinen Gesundheitsförderung der Bevölkerung (USDHHS, 2018). Bewegungsempfehlungen sind eine wichtige Grundlage für die Entwicklung von Public-Health-Maßnahmen. Sie richten sich an alle relevanten Akteure im Feld der Bewegungsförderung (z. B. Gesundheitspolitik, Gesundheitswesen, Sportsektor, Bewegungsfachberufe) (Rütten & Pfeifer, 2016).

International bedeutsame Bewegungsempfehlungen stammen von der Weltgesundheitsorganisation (WHO, 2010, 2020), dem U.S. Department of Health & Human Services (USDHHS, 2018) sowie dem ACSM (Garber et al., 2011; Haskell et al., 2007; Nelson et al., 2007). Sie haben für viele Länder Orientierungscharakter hinsichtlich der Entwicklung und Aktualisierung von nationalen Bewegungsempfehlungen. Nachfolgend werden die aktuellen „Guidelines on Physical Acitivity and Sedentary Behaviour" der WHO näher vorgestellt (Bull et al., 2020; WHO, 2020). Diese berücksichtigen die neueste wissenschaftliche Datenlage.

WHO-Empfehlungen

Die WHO-Empfehlungen orientieren sich an dem Lebenslaufansatz und sind für die drei folgenden Hauptzielgruppen formuliert: Kinder und Jugendliche (5–17 Jahre), Erwachsene (18–64 Jahre) und Ältere (≥ 65 Jahre). Darüber hinaus werden auch Empfehlungen für Menschen mit chronischen Erkrankungen und Behinderungen sowie für Frauen während und nach der Schwangerschaft ausgesprochen. Die Bewegungsempfehlungen decken damit fast alle Bevölkerungsgruppen ab.

In Tabelle 12.5 sind exemplarisch die zentralen gesundheitsbezogenen Bewegungsempfehlungen für Erwachsene dargestellt. Abgesehen von diversen Modifikationen gelten diese generischen Empfehlungen im Wesentlichen auch für alle anderen Zielgruppen im Erwachsenenalter. Abweichend davon wird Kindern und Jugendlichen ein höheres Aktivitätspensum empfohlen (WHO, 2020).

Tab. 12.5: Bewegungsempfehlungen für Erwachsene (18–64 Jahre) modifiziert nach WHO (2020)

Allgemeine Empfehlung	• Alle Erwachsenen sollten regelmäßig körperlich aktiv sein.
Aerobe körperliche Aktivität (z. B. Walking, Radfahren)	• Erwachsene sollten mindestens 150 bis 300 Minuten pro Woche eine moderat-intensive oder mindestens 75 bis 150 Minuten pro Woche eine intensive Ausdaueraktivität oder eine Kombination aus beiden Intensitäten durchführen, um substanzielle Gesundheitseffekte zu erzielen. • Zusätzliche Gesundheitseffekte können erreicht werden, wenn der Aktivitätsumfang über 300 (moderat-intensiv) bzw. 150 Minuten (intensiv) pro Woche hinaus gesteigert wird.
Muskelkräftigende Aktivitäten (z. B. gerätegestütztes Krafttraining)	• Erwachsene sollten außerdem mindestens zweimal pro Woche muskelkräftigende Aktivitäten mit moderater oder höherer Intensität für alle großen Muskelgruppen durchführen, da dadurch zusätzliche Gesundheitseffekte erzielt werden.
Sedentäres Verhalten (z. B. langes Sitzen, Liegen)	• Erwachsene sollten den Zeitraum sedentären Verhaltens einschränken. • Die im Sitzen/Liegen verbrachte Zeit durch körperliche Aktivität mit jeglicher Intensität (leicht, moderat, intensiv) zu ersetzen, bietet zahlreiche gesundheitliche Vorteile. • Um die gesundheitsschädlichen Effekte von sedentärem Verhalten zu kompensieren, sollte versucht werden, die empfohlenen Level für moderate bzw. anstrengende körperliche Aktivität zu überschreiten.

Im Zentrum der Bewegungsempfehlungen steht die regelmäßige Ausübung von Ausdaueraktivitäten und muskelkräftigenden Aktivitäten mit moderater bis anstrengender Intensität. Da beide Aktivitätsformen sowohl unabhängige als auch kumulative Gesundheitseffekte aufweisen, sollten die diesbezüglichen Empfehlungen gleichermaßen umgesetzt werden (WHO, 2020). Um die besondere Bedeutung von muskelkräftigenden Aktivitäten bzw. Krafttraining für die Gesundheit hervorzuheben, werden die diesbezüglichen Empfehlungen in den englischen und österreichischen Guidelines vor den ausdauerorientierten Bewegungsempfehlungen genannt (Department of Health and Social Care [DHSC], 2019; FGÖ, 2020).

Bezüglich der Aktivitätsdosis für Ausdaueraktivitäten gibt es nur Richtwerte zur Intensität und zum wöchentlichen Umfang, da beide Faktoren die größte Bedeutung für die Erzielung von Gesundheitseffekten haben. Es werden keine konkreten Vorgaben zur Häufigkeit und Dauer von Bewegungseinheiten innerhalb einer Woche gemacht. Die WHO betont, dass Bewegungsperioden von jeglicher Dauer gesundheitsrelevant sind und im Wochenverlauf auf unterschiedliche Art akkumuliert werden können (WHO, 2020).

Der empfohlene Bewegungsumfang von 150 bis 300 Minuten moderate Intensität bzw. 75 bis 150 Minuten anstrengende Intensität weist auf Bevölkerungsebene hinsichtlich der Erzielung einer Risikoreduktion für verschiedene Erkrankungen (z. B. Hypertonie, Diabetes mellitus Typ 2, Brust- und Darmkrebs) und einer vorzeitigen Mortalität das beste Aufwand-Nutzen-Verhältnis auf. Mit steigendem Bewegungsumfang (≥ 300 Minuten moderate Intensität bzw. 150 Minuten anstrengende Intensität pro Woche) nimmt der Gesundheitsnutzen weiter zu. Relevante Gesundheitseffekte werden aber auch dann erzielt, wenn das empfohlene Bewegungsausmaß noch nicht erreicht wird. Die zentrale Botschaft lautet: Jede Bewegung ist besser als keine Bewegung! Der größte gesundheitliche Nutzen entsteht, wenn vormals körperlich inaktive Personen in geringem Umfang körperlich aktiv werden. Diejenigen, die das empfohlene Bewegungsausmaß noch nicht erreichen, sollten mit geringen Dosen körperlicher Aktivität beginnen und die Häufigkeit, Dauer und Intensität graduell steigern (WHO, 2020).

Die Umsetzung der Bewegungsempfehlungen kann in verschiedenen alltäglichen Lebenskontexten und Settings erfolgen (z. B. in Form von strukturierten Trainingsprogrammen in der Freizeit, mit dem Fahrrad zur Arbeit fahren oder Gartenarbeit im häuslichen Umfeld) (WHO, 2020).

Gesundheitseffekte können grundsätzlich in jedem Alter und unabhängig vom Geschlecht und Körpergewichtsstatus erzielt werden. Auch ältere Menschen und Menschen mit chronischen Erkrankungen oder Behinderungen, bei denen keine Kontraindikationen für Bewegung vorliegen, sollten versuchen, trotz bestehender Einschränkungen die Bewegungsempfehlungen bestmöglich zu erreichen. Der gesundheitliche Nutzen von regelmäßiger körperlicher Aktivität ist größer als die potenziellen Risiken (WHO, 2020).

Durch die Umsetzung der Bewegungsempfehlungen können die bereits beschriebenen vielfältigen Gesundheitseffekte erzielt werden.

Neben den Bewegungsempfehlungen enthalten die WHO-Guidelines auch Empfehlungen zur Reduzierung von sedentärem Verhalten. Die im Sitzen bzw. Liegen verbrachte Zeit sollte so weit wie möglich eingeschränkt und durch körperliche Aktivität egal welcher Intensität ersetzt werden. Die negativen Gesundheitsfolgen von langen Sitzzeiten können durch hohe Bewegungsumfänge kompensiert werden. Derzeit besteht keine ausreichende Evidenz, um genaue Zeitvorgaben zur Reduzierung von sedentärem Verhalten zu geben (WHO, 2020).

Nationale Bewegungsempfehlungen

Für Deutschland wurden 2016 erstmals „Nationale Empfehlungen für Bewegung und Bewegungsförderung" (NEBB) vorgelegt (Rütten & Pfeifer, 2016). Die Hauptzielgruppen und Kernempfehlungen stimmen mit den aktuellen WHO-Guidelines weitgehend überein, berücksichtigen jedoch noch nicht alle neueren wissenschaftlichen Erkenntnisse (siehe Tabelle 12.6). Eine Überarbeitung bzw. Aktualisierung der NEBB ist geplant. Sie ist turnusmäßig alle fünf Jahre vorgesehen (Pfeifer, 2020).

Tab. 12.6: Nationale Bewegungsempfehlungen für Deutschland; Mindestempfehlungen für gesunde Erwachsene (18–65 Jahre), Ältere (> 65 Jahre) und Erwachsene mit einer chronischen Erkrankung (modifiziert nach Füzéki, Vogt & Banzer, 2017; Geidl, Abu-Omar, Weege, Messing & Pfeifer, 2020; Rütten & Pfeifer, 2016).

Allgemeine Empfehlungen	• Erwachsene, Erwachsene mit einer chronischen Erkrankung und Ältere sollten regelmäßig körperlich aktiv sein.
Aerobe körperliche Aktivität	• mindestens 150 Minuten pro Woche mit moderater Intensität oder • mindestens 75 Minuten pro Woche mit anstrengender Intensität oder • eine Kombination beider Intensitäten
Muskelkräftigende körperliche Aktivitäten	• zusätzlich mindestens zweimal pro Woche muskelkräftigende Aktivitäten
Dauersitzen	• Lange, ununterbrochene Sitzphasen sollten möglichst vermieden werden. Nach Möglichkeit sollte das Sitzen regelmäßig durch körperliche Aktivität unterbrochen werden.

ACSM-Empfehlungen

Evidenzbasierte Bewegungsempfehlungen zum Erhalt, zur Verbesserung und Wiederherstellung der Gesundheit von verschiedenen Zielgruppen werden auch vom American College of Sports Medicine regelmäßig veröffentlicht (ACSM, 2021; Garber et al., 2011). Die ACSM-Guidelines richten sich vorrangig an Bewegungsfachkräfte und beinhalten spezifische Handlungsempfehlungen zur Gestaltung von strukturierten individualisierten Trainingsprogrammen für gesunde Erwachsene, Kinder und Jugendliche, Ältere, Schwangere und insbesondere für Menschen mit verschiedensten Risikofaktoren, Gesundheitsproblemen und chronischen Erkrankungen. Wissenschaftliche Empfehlungsgrundlage sind sowohl die aktuellen Public-Health-Bewegungsempfehlungen des USDHHS (2018) als auch verschiedene Positionspapiere des ACSM und anderer Fachgesellschaften (ACSM, 2021). Die ACSM-Empfehlungen weisen hinsichtlich der gesundheitsförderlichen Aktivitätsdosis (Art, Häufigkeit, Dauer, Intensität, Umfang und Progression der körperlichen Aktivität) einen deutlich höheren Konkretisierungsgrad als die Public-Health-Bewegungsempfehlungen auf und ermöglichen eine individualisierte Belastungsdosierung. Strukturierte Trainingsprogramme eignen sich besonders gut zur Ansteuerung spezifischer Gesundheitseffekte, insbesondere, wenn sie professionell begleitet werden. Zudem weisen sie ein günstiges Aufwand-Nutzen-Verhältnis auf. Das ACSM (2021) betont in seinen Guidelines, dass für die meisten Erwachsenen ein strukturiertes Trainingsprogramm, das sowohl ein Ausdauer- als auch ein Krafttraining beinhaltet, zum Erhalt und zur Verbesserung von Fitness und Gesundheit unverzichtbar ist.

12.5 Bewegungsverhalten der Bevölkerung

Aus Public-Health-Sicht besteht ein hohes Interesse, den Anteil der Bevölkerungsgruppen zu identifizieren, der nicht ausreichend körperlich aktiv ist bzw. die gesundheitsförderlichen Bewegungsempfehlungen nicht erreicht (Abu-Omar & Rütten, 2012). Alter, Geschlecht und Sozialstatus sind wichtige Determinanten für körperliche Aktivität (Abu-Omar et al., 2021; Jordan, Weiss, Krug & Mensink, 2012). Auch der individuelle Gesundheitszustand wie zum Beispiel der Körpergewichtstatus und bestehende chronische Erkrankungen sind für das Bewegungsverhalten von Bedeutung (Bennie, Cocker & Tittlbach, 2021; Sudeck et al., 2021).

Erreichung der Bewegungsempfehlungen

Aktuelle repräsentative Daten zur Einhaltung der gesundheitsförderlichen Bewegungsempfehlungen in der deutschen Erwachsenenbevölkerung liefert die GEDA 2014/2015-EHIS-Studie (Bennie et al., 2021; Finger, Mensink, Lange & Manz, 2017; Sudeck et al., 2021) (siehe Tabelle 12.7).

Tab. 12.7: Prävalenz von gesundheitsförderlicher körperlicher Aktivität in der Freizeit bei Erwachsenen in Deutschland (Finger et al., 2017); Anteil der Befragten, der die Bewegungsempfehlungen der WHO (2010) erfüllt

	Ausdaueraktivität[a]	Muskelkräftigung[b]	Beides[c]
Gesamt	45,3 %	29,4 %	22,6 %
Geschlecht			
Männer	48,0 %	31,2 %	24,7 %
Frauen	42,6 %	27,6 %	20,5 %
Alter			
18–29 Jahre	51,0 %	39,2 %	30,8 %
30–44 Jahre	41,8 %	24,8 %	19,4 %
45–64 Jahre	46,7 %	27,8 %	21,9 %
≥ 65 Jahre	42,4 %	29,3 %	20,5 %

[a] mindestens 150 Minuten pro Woche moderat-intensive Ausdaueraktivitäten
[b] mindestens 2-mal pro Woche muskelkräftigende Aktivitäten
[c] Erfüllung beider Bewegungsempfehlungen

Die Befragungsergebnisse zeigen, dass 45 Prozent der Erwachsenen (≥ 18 Jahre) in Deutschland die Bewegungsempfehlungen für Ausdaueraktivitäten (≥ 150 Minuten pro Woche) und 29 Prozent die Empfehlungen für muskelkräftigende Aktivitäten (mindestens zweimal pro Woche) erreichen. Beide Empfehlungen gleichzeitig werden nur von etwa 23 Prozent der Erwachsenen umgesetzt. Männer weisen gegenüber Frauen in allen Altersklassen einen etwas höheren Aktivitätsgrad auf. In der Altersgruppe der unter 30-Jährigen zeigt sich bei allen drei Empfehlungen das höchste Aktivitätsniveau. Danach reduziert sich das Aktivitätslevel.

Ein genereller Alterstrend ist dabei jedoch nicht zu beobachten. Je niedriger der Bildungsgrad bzw. der sozioökonomische Status, umso seltener werden die Bewegungsempfehlungen erreicht (Bennie et al., 2021; Finger et al., 2017). Auch mit steigendem Übergewicht (Body-Mass-Index ≥ 25,0) reduziert sich das Aktivitätsniveau, wie eine aktuelle Studie von Bennie et al. (2021) zeigt. Menschen mit einer oder mehreren chronischen Erkrankungen (z. B. Diabetes mellitus Typ 2, Adipositas, KHK, COPD), die von gesundheitsförderlicher Aktivität besonders profitieren würden, erreichen die Bewegungsempfehlungen im Vergleich zur Allgemeinbevölkerung ebenfalls seltener. Dieser Umstand gilt jedoch nicht für jede Erkrankung gleichermaßen (Sudeck et al., 2021).

Verlässliche Aussagen zu den zeitlichen Trends von Prävalenzen hinsichtlich der Umsetzung der ausdauer- und kraftbezogenen Bewegungsempfehlungen bei Erwachsenen können derzeit nicht getroffen werden. In früheren Gesundheitssurveys wurden die kraftbezogenen Bewegungsempfehlungen nicht erfasst. Bei der Erhebung der ausdauerbezogenen Empfehlungen ist durch die Verwendung unterschiedlicher Befragungsinstrumente eine Vergleichbarkeit der Daten erschwert (Bennie et al., 2021; Finger et al., 2017). Ein einheitliches nationales Gesundheitsmonitoring für körperliche Aktivität befindet sich erst im Aufbau (Abu-Omar et al., 2021). Daten zum Bewegungsverhalten von Kindern und Jugendlichen liefert die KIGGS-Studie. Die Ergebnisse zeigen, dass nur 26 Prozent der Kinder und Jugendlichen (3–17 Jahre) in Deutschland die Bewegungsempfehlungen der WHO (2010) erfüllen (mindestens 60 Minuten moderat-intensive oder anstrengende körperliche Aktivität pro Tag) und der Erreichungsgrad in den letzten Jahren leicht gesunken ist (Finger, Varnaccia, Borrmann, Lange & Mensink, 2018; Manz et al., 2014).

Sedentäres Verhalten

Aus einer gesundheitlichen Perspektive sind neben Erkenntnissen zum Bewegungsverhalten auch Daten zum sedentärem Verhalten von Interesse. Verschiedene bevölkerungsrepräsentative Untersuchungen ergaben für Erwachsene in Deutschland eine durchschnittliche Sitzdauer von circa fünf Stunden pro Tag (31 Prozent der Wachzeit) (Bennie et al., 2013; Loyen, van der Ploeg, Bauman, Brug & Lakerveld, 2016; Wallmann-Sperlich, Bucksch, Hansen, Schantz & Froböse, 2013). Daten des DAK-Reports 2018 dokumentieren eine durchschnittliche Sitzdauer von 7,5 Stunden pro Werktag (47 Prozent der Wachzeit) (Froböse, Biallas & Wallmann-Sperlich, 2018).

Für Kinder und Jugendliche (4–20 Jahre) konnte eine Untersuchung von Huber und Köppel (2017) eine mittlere Sitzzeit von 10,6 Stunden an Wochentagen (71 Prozent der Wachzeit) und 7,5 Stunden pro Wochenendtag (54 Prozent der Wachzeit) ermitteln.

Zu beachten ist, dass es sich bei den erhobenen Daten zum Sitzverhalten zumeist um Selbstangaben handelt. Im Vergleich zu objektiven Erfassungsmethoden wird die Sitzzeit unterschätzt (Loyen et al., 2016; Wallmann-Sperlich et al., 2013). Im Rahmen der KORA-Studie wurde das Aktivitätsverhalten mittels Accelerometer gemessen. Hier zeigte sich bei Erwachsenen mittleren Alters (48–68 Jahre) eine durchschnittliche Inaktivitätsdauer von 9,3 Stunden pro Tag. Dies entspricht einen Anteil von 61 Prozent der täglichen Wachzeit (Luzak et al., 2017).

Erkenntnisse zu den zeitlichen Trends von sedentärem Verhalten bei Erwachsenen liefern die Daten des Europabarometers. Hier zeigt sich für Deutschland zwischen 2002 und 2017 eine signifikante Zunahme bei der Prävalenz von sedentärem Verhalten (López-Valenciano et al., 2020).

Zusammenfassend lässt sich aus den Untersuchungsergebnissen zum Bewegungsverhalten ein hohes, bisher nicht ausgeschöpftes Potenzial zur Bewegungsförderung für fast alle Bevölkerungsgruppen in Deutschland ableiten. Handlungsbedarf für eine gezielte Bewegungsförderung besteht vor allem bei Kindern und Jugendlichen, Menschen mit niedrigem sozioökonomischem Status, Älteren (> 60 Jahre) sowie bei Menschen mit Adipositas und bestimmten chronischen Erkrankungen (Abu-Omar et al., 2021; Bennie et al., 2021; Finger et al., 2018; Luzak et al., 2017; Sudeck et al., 2021). Der spezifischen Förderung von muskelkräftigenden Aktivitäten sollte künftig mehr Aufmerksamkeit geschenkt werden, da derzeit nur 30 Prozent der Erwachsenen die diesbezüglichen Empfehlungen erreichen. Aufgrund des hohen Anteils von sedentärem Verhalten, der bei bis zu 50 bis 70 Prozent der täglichen Wachzeit liegt, besteht aus Public-Health-Sicht auch ein spezifischer Interventionsbedarf für Maßnahmen zur Reduzierung von langen Sitzzeiten (Bucksch, Wallmann-Sperlich & Kolip, 2015; Vondung & Bucksch, 2019).

12.6 Bewegungsförderung als Public-Health-Strategie

Um den Gesundheitszustand der Bevölkerung nachhaltig zu verbessern und die Krankheitslast durch NCDs zu verringern, ist es erforderlich, dass möglichst viele Menschen die gesundheitsförderlichen Bewegungsempfehlungen regelmäßig und dauerhaft umsetzen. Zudem sollte das Ausmaß sedentären Verhaltens reduziert werden (WHO, 2020). Um diese Ziele zu erreichen, bedarf es zielgerichteter wirksamer Interventionsmaßnahmen zur Bewegungsförderung, die an den veränderbaren Determinanten von körperlicher Aktivität und einem sitzenden Lebensstil ansetzen (Ahrens, 2016).

Einflussfaktoren auf das Bewegungsverhalten

Die Änderung des Bewegungsverhaltens, d. h. die Aufnahme, Ausübung und Aufrechterhaltung von gesundheitswirksamer körperlicher Aktivität, stellt eine große Herausforderung dar (Fuchs, Göhner & Seelig, 2007). Das individuelle Bewegungsverhalten wird von zahlreichen Einflussfaktoren auf unterschiedlichen Hierarchieebenen bestimmt. Dazu gehören personenbezogene und soziokulturelle Faktoren sowie Faktoren der physischen Lebensumwelt und gesellschaftspolitische Rahmenbedingungen (FGÖ, 2012; Landesinstitut für Gesundheit und Arbeit des Landes Nordrhein-Westfalen [LIGA.NRW], 2010; Sallis et al., 2006; WHO, 2006). Auf der individuellen Ebene hängt das Bewegungsverhalten unter anderem von bewegungsbezogenem Wissen und der praktischen Ausübungskompetenz sowie von der Motivation ab. Des Weiteren spielen die unterschiedlichen Ausübungskontexte (Haushalt, Transport, Beruf, Freizeit) und

Lebenswelten (Familie, Kita, Schule, Betrieb, Kommune etc.) und die sich dort bietenden Bewegungsmöglichkeiten eine Rolle. Die Bewegungsverhältnisse sind wiederum von bestimmten Umweltbedingungen und politischen Regularien abhängig (Bundeszentrale für gesundheitliche Aufklärung [BZgA], 2017; Geuter & Hollederer, 2012b). Zu berücksichtigen ist dabei auch, das je nach Bevölkerungs- bzw. Zielgruppe unterschiedliche Bedürfnisse, Handlungsmöglichkeiten und Herausforderungen in Bezug auf Bewegung und Bewegungsförderung bestehen (Geuter & Hollederer, 2012b; WHO, 2016).

Mehrebenen-Interventionsansatz

Ausgehend von einem sozioökologischen Modell erfordern Interventionen zur gesundheitsbezogenen Bewegungsförderung einen komplexen, multifaktoriellen strategischen Mehrebenenansatz (Fuchs, 2003; Geuter & Hollederer, 2012b; Höner, 2007; Rütten, Abu-Omar & Messing, 2017; WHO, 2006). Dieser umfassende, integrative Ansatz zielt darauf ab, sowohl verhaltens- als auch verhältnisbezogene Strategien und Maßnahmen zur Bewegungsförderung einzusetzen und auf den verschiedenen Einflussebenen des Bewegungsverhaltens zu intervenieren (Brand, 2007; FGÖ, 2012). Dazu gehören unter anderem eine hohe Lebensweltorientierung und die Berücksichtigung eines Lebensverlaufansatzes (Geuter & Hollederer, 2012b; WHO, 2016). Ebenfalls von strategischer Bedeutung sind der Aufbau von bewegungsförderlichen Strukturen und die Identifikation, Einbindung und Vernetzung der relevanten Akteure im Feld der Bewegungsförderung auf Bundes-, Landes- und Kommunalebene sowie eine koordinierte sektorenübergreifende Zusammenarbeit (FGÖ, 2012; Gohres & Kolip, 2017; Wäsche, Peters, Appelles & Woll, 2018).

Gemäß den Prinzipien und Handlungsstrategien der Ottawa-Charta der Gesundheitsförderung (WHO, 1986) sollten Interventionen zur Bewegungsförderung auf die folgenden Handlungsebenen bzw. -bereiche ausgerichtet sein (Rütten, Abu-Omar & Messing, 2017, S. 41; Schlicht & Brand, 2007):

1. Bewegungsförderung durch individuelle Befähigung (z. B. durch Information, Bewegungsberatung zum gesundheitlichen Nutzen von körperlicher Aktivität, gezielte Bewegungsprogramme)
2. Förderung eines sozialen und organisatorischen Handelns, das zu mehr Bewegung in der Bevölkerung beiträgt (z. B. durch gemeindebezogene Interventionen und Bildung organisatorischer Kapazitäten)
3. Entwicklung einer bewegungsförderlichen Umwelt (z. B. durch entsprechende Infrastrukturentwicklung)
4. Entwicklung einer gesundheitsförderlichen Politik (z. B. durch intersektorale Ansätze)

Handlungsempfehlungen für die Entwicklung und Umsetzung eines umfassenden strategischen Ansatzes bzw. nationalen Aktionsplans zur populationsbezogenen Bewegungsförderung wurden u. a. in der Toronto-Charta für Bewegung (International Society for Physical Activity and Health [ISPAH], 2010) und ihrem Begleitdokument (ISPAH, 2011, 2020; Milton et al., 2021) sowie in verschiedenen WHO-Publikationen (WHO, 2006, 2007a, 2007b, 2009b, 2016, 2018a) formuliert.

Evidenzbasierte Interventionen

Grundsätzlich sollten im Bereich der Bewegungsförderung nur Interventionsmaßnahmen implementiert werden, für deren kausale Wirksamkeit eine ausreichende Evidenz vorliegt (Rütten, Abu-Omar & Messing, 2017). Zudem sollte durch die Maßnahme ein bestmöglicher Public-Health-Impact erzielt werden, d. h. die Förderung von Gesundheit auf Bevölkerungsebene. Entscheidende Faktoren sind dabei die Alltagstauglichkeit, d. h. die Umsetzbarkeit der Maßnahmen in verschiedenen Umgebungskontexten (Real World Settings) und die Wirkungsbreite, d. h. es sollten möglichst viele Menschen durch eine Intervention erreicht werden (Rütten & Pfeifer, 2016; Rütten, Abu-Omar & Messing, 2017). Ebenso sind Aspekte der Kosteneffektivität (Kosten-Nutzen-Relation) und der sozialen Chancengleichheit zu berücksichtigen (Rütten & Pfeifer, 2016; Rütten, Abu-Omar & Messing, 2017; Rütten, Abu-Omar, Burlacu, Schätzlein & Suhrcke, 2017). Darüber hinaus hängt der Erfolg von Maßnahmen zur Bewegungsförderung von der Qualität ihrer Implementierung ab (Abu-Omar et al., 2019).

Nationale Empfehlungen für Bewegung und Bewegungsförderung (NEBB)

Für Deutschland liefern die „Nationalen Empfehlungen für Bewegung" evidenzbasierte Handlungsempfehlungen zur Bewegungsförderung (Abu-Omar et al., 2019; BZgA, 2017; Rütten & Pfeifer, 2016). Die Empfehlungen richten sich an Fachleute, Organisationen, Institutionen, Entscheidungsträger und Multiplikatoren, die auf nationaler, regionaler und lokaler Ebene einen direkten oder indirekten Einfluss auf die Entwicklung, Implementierung und Umsetzung von Maßnahmen zur gesundheitsbezogenen Bewegungsförderung haben (Abu-Omar et al., 2019; BZgA, 2017). Die Veröffentlichung der NEBB sind ein wichtiger Baustein auf dem Weg zu einer nationalen Bewegungsförderungsstrategie.

Die Interventionsempfehlungen zur Bewegungsförderung sind analog den Bewegungsempfehlungen für die Zielgruppen Kinder/Jugendliche, Erwachsene, Ältere und Menschen mit chronischen Erkrankungen formuliert. Innerhalb jeder Zielgruppe sind die empfohlenen Maßnahmen nach relevanten Lebenswelten strukturiert, um eine Verbreitung bzw. deren praktische Umsetzung bestmöglich zu unterstützen. Darüber hinaus gibt es auch spezielle Empfehlungen, die auf die gesamte Bevölkerung bezogen sind. Die Empfehlungen für die Gesamtbevölkerung sind nach den verschiedenen Interventionstypen gegliedert. Sie umfassen populationsbezogene Informationsansätze, gemeindebezogene Interventionen sowie umwelt- und politikbezogene Ansätze. Ergänzend zu den evidenzbasierten Interventionen werden für alle Zielgruppen auch Empfehlungen zur Kosteneffektivität, sozialen Chancengleichheit und zu Qualitätskriterien der Maßnahmenimplementierung gegeben (BZgA, 2017).

In den Tabellen 12.8 und 12.9 sind exemplarisch die evidenzbasierten Empfehlungen zur Bewegungsförderung für die Gesamtbevölkerung und für Erwachsene dargestellt. Für alle empfohlenen Interventionen besteht eine moderate wissenschaftliche Evidenz (Rütten & Pfeifer, 2016).

Tab. 12.8: Evidenzbasierte Empfehlungen zur Bewegungsförderung für die Gesamtbevölkerung (modifiziert nach Abu-Omar et al., 2019; BZgA, 2017, 2019; Rütten & Pfeifer, 2016)

	Gesamtbevölkerung
Interventionen (mittlere Evidenzlage)	• Massenmediale Kampagnen als Teil eines Mehrkomponentenansatzes (z. B. TV-Spots für Bewegung und Verknüpfung mit gezielten Bewegungsangeboten) • Motivationale Entscheidungshilfen als Teil eines Mehrkomponentenansatzes (z. B. Hinweise zur Benutzung von Treppen anstelle von Aufzügen) • Gemeindebezogene Mehrkomponentenansätze (z. B. Aufbau von Bewegungsinfrastruktur [Spielplätze, Radwege], Schaffung von kontextbezogenen Bewegungsangeboten) • Umweltbezogene Ansätze (z. B. räumliche Nähe, Durchmischung und Vernetzung von Wohnen, Einkaufen, Lernen/Arbeiten; Zugang zu wohnungsnahen Bewegungsgelegenheiten wie Sport- und Freizeitanlagen, Parks) • Politikbezogene Ansätze (z. B. bewegungsförderliche Politik als Teil der Stadt- und Raumplanung, Verkehrspolitik, Grünflächen- und Sportraumpolitik)
Kosteneffektivität	• Gute Kosten-Nutzen-Relation insbesondere für regulative und infrastrukturelle Maßnahmen
Qualitätskriterien zur Maßnahmenimplementierung	• Bei der Auswahl von Maßnahmen auf soziale Chancengleichheit achten • Angemessene Beteiligung sozial benachteiligter Gruppen sicherstellen • Allianzen bilden zur Umsetzung politik- und umweltbezogener Ansätze
Auswirkungen auf die soziale Chancengleichheit	• Keine ausreichende Evidenz für Empfehlungen

Interventionen zur Bewegungsförderung, die auf die gesamte Bevölkerung ausgerichtet sind, haben aufgrund ihrer möglichen Wirkungsbreite und des günstigen Kosten-Nutzen-Verhältnisses ein hohes Potenzial für Public Health (BZgA, 2017; Rütten, Abu-Omar, Burlacu et al., 2017). Die Wirksamkeit von populationsbezogenen Einzelinterventionen ist zumeist begrenzt. Eine Veränderung des Bewegungsverhaltens wird häufig nur dann erzielt, wenn die hier empfohlenen Maßnahmen als Teil eines Mehrkomponentenansatzes eingesetzt werden (BZgA, 2017). Für die Entwicklung und Umsetzung von Mehrkomponenten-Interventionen zur Bewegungsförderung wird für Deutschland ein großer Handlungsbedarf gesehen (Jordan et al., 2012).

Als ein vielversprechender, bisher jedoch nur unzureichend erforschter Ansatz zur populationsbezogenen Bewegungsförderung wird die Bewegungsförderung durch Sportorganisationen angesehen. Hier wird die Empfehlung ausgesprochen, die wissenschaftliche Forschung zum möglichen Beitrag des Sportsektors zur Förderung gesundheitswirksamer körperlicher Aktivität besonders zu fördern (BZgA, 2017, S. 78). Während der organisierte Sport mit seinen Bewegungsangeboten seit Langem als ein wichtiger Bestandteil einer gesundheitsbezogenen Bewegungsförderung in Deutschland etabliert ist (Bundesvereinigung Prävention und Gesundheitsförderung e. V. [BVPG], 2020; GKV-Spitzenverband, 2018), wird das Public-Health-

Potenzial von kommerziellen Fitness- und Gesundheitseinrichtungen bisher kaum berücksichtigt. Fitnesseinrichtungen besitzen eine ausgezeichnete Infrastruktur, um die gesundheitsförderlichen Bewegungsempfehlungen umzusetzen. Mit rund 9540 Fitness- und Gesundheitsanlagen und 10,3 Millionen Mitgliedern weisen Fitnessstudios ein flächendeckendes Angebot und einen hohen Erreichungsgrad bezogen auf die Gesamtbevölkerung auf (Reaktionsquote von 12,4 %) (Arbeitgeberverband Deutscher Fitness- und Gesundheits-Anlagen [DSSV], 2021). Damit ist Fitnesstraining die mitgliedsstärkste Sportart in Deutschland (DSSV, 2021, S. 14). Fitnessstudios gehören mittlerweile zu den wichtigsten Bewegungsanbietern. Aktuelle Ergebnisse des Sportsatellitenkontos Deutschland (SSK) zeigen, dass Fitnesstraining einen wesentlichen Beitrag zur Erfüllung der ausdauerbezogenen Bewegungsempfehlungen der WHO bei den Erwachsenen leistet (2HMforum, 2020).

Tab. 12.9: Evidenzbasierte Empfehlungen zur Bewegungsförderung für Erwachsene (modifiziert nach Abu-Omar et al., 2019; BZgA, 2017, 2019; Rütten & Pfeifer, 2016)

	Setting Betrieb	**Bewegungsberatung und Bewegungsprogramme in verschiedenen Lebenswelten**
Interventionen (mittlere Evidenzlage)	Mehrkomponentenansätze zur Bewegungsförderung mit folgenden Elementen: • Kursangebote (Bewegungsprogramme) • Umgestaltung betrieblicher Abläufe (z. B. Bewegungspausen) • Schaffung von bewegungsförderlichen Infrastrukturen (z. B. Fitnessräume, Fahrradstellplätze)	• Durchführung von Bewegungsberatung und Bewegungsprogrammen in verschiedenen Settings • Kurzberatungen können schon einen Nutzen haben; intensivere Beratungen (längere Dauer, mehr Termine) sind wirksamer • Kombination von Bewegungsberatung mit konkreten Maßnahmen der Aktvierung, z. B. der Einsatz von Schrittzählern
Kosteneffektivität	• Bewegungsinterventionen mit einem Mehrkomponentenansatz sind kosteneffektiv	• Kurzberatungen sind kosteneffektiv, jedoch weniger wirksam • Für spezielle Zielgruppen (sozial Benachteiligte, Menschen mit Risikofaktoren) wird die Durchführung von kostenintensiveren umfassenderen Bewegungsberatungen und Bewegungsprogrammen empfohlen
Qualitätskriterien zur Maßnahmen-implementierung	• Theoretische Fundierung der Maßnahmen • Angemessene Qualifizierung des Personals • Einsatz verschiedener Interventionsstrategien (Mehrkomponentenansatz)	
Auswirkungen auf die soziale Chancen-gleichheit	• Keine ausreichende Evidenz für Empfehlungen	

Für die Zielgruppe der Erwachsenen existiert bisher nur für Interventionen zur Bewegungsförderung im Setting Betrieb und in Einrichtungen der gesundheitlichen Versorgung eine ausreichende Evidenzlage, um konkrete Handlungsempfehlungen auszusprechen. Im betrieblichen Kontext haben sich Maßnahmen zur Bewegungsförderung als wirksam erwiesen, die einen Mehrkomponentenansatz verfolgen. Im Bereich der gesundheitlichen Versorgung (z. B.

Arztpraxis) stellen Bewegungsberatungen eine effektive Interventionsmaßnahme dar. Neben gezielten Informationen zum gesundheitlichen Nutzen von Bewegung und konkreten Bewegungsempfehlungen kann diese auch mit einer gezielten Anleitung zur Bewegung bzw. mit Bewegungsprogrammen verbunden sein. Bewegungsberatung als Interventionsansatz zur Bewegungsförderung wird auch für weitere Settings empfohlen (BZgA, 2017). Für andere Interventionsarten und freizeitbezogene Lebenswelten wird die Evidenzlage speziell im Hinblick auf die Zielgruppe der Erwachsenen derzeit als nicht ausreichend eingestuft. Hier wird konkreter Forschungsbedarf gesehen (BZgA, 2017).

Verbreitung und Umsetzung der NEBB

Die Entwicklung der NEBB war ein wichtiger Meilenstein zur Stärkung der Bewegungsförderung in Deutschland (Abu-Omar et al., 2019). Ihre Existenz allein reicht jedoch nicht aus, um das körperliche Aktivitätsniveau der Bevölkerung substanziell zu steigern. Von entscheidender Bedeutung ist die gezielte koordinierte Verbreitung der NEBB unter den Schlüsselakteuren mithilfe geeigneter Kommunikationsstrategien sowie die Entwicklung und erfolgreiche Umsetzung von flächendeckenden Maßnahmen in den relevanten Settings (Bull et al., 2020; Milton et al., 2020).

Seit 2017 wird in einer vom Bundesministerium für Gesundheit (BMG) beauftragten Fachgruppe „AG Bewegungsförderung im Alltag" an einer evidenzbasierten Strategie zur gezielten Dissemination und Implementierung der NEBB gearbeitet. In einem ersten Schritt wurden am Beispiel des Dach-Settings Kommune (Projekt KOMBINE) erste passfähige Verbreitungs- und Implementierungsstrategien entwickelt und zielgruppengerechte Medien und Materialien für Multiplikatoren entworfen (Pfeifer, 2020). 2018 haben die NEBB Eingang in die Bundesrahmenempfehlungen der Nationalen Präventionskonferenz (Nationale Präventionskonferenz [NPK], 2018) und in den „Leitfaden Prävention" des GKV-Spitzenverbandes (GKV-Spitzenverband, 2018, 2020) gefunden. In Zusammenarbeit mit der Bundeszentrale für gesundheitliche Aufklärung (BZgA) wurde 2019 eine spezielle Informationsbroschüre für Multiplikatoren veröffentlicht („Menschen in Bewegung bringen"), die eine praktische Umsetzung der NEBB in verschiedenen Lebenswelten unterstützen soll (BZgA, 2019).

Im Rahmen des SAMBA-Projektes (Wäsche et al., 2018) konnten relevante Akteure und künftige Multiplikatoren aus den unterschiedlichsten Gesellschaftsbereichen (Politik/Verwaltung, Gesundheit, Sport [non-profit, for-profit], Bildung/Forschung, Wirtschaft, Familie/Soziales, Medien) und Administrationsebenen (Bund, Länder, Kommunen) identifiziert werden, die im Feld der Bewegungsförderung von strategischer Bedeutung sind. Die bisherige strukturelle Vernetzung der Akteure erwies sich dabei als sehr schwach ausgeprägt, weshalb der Aufbau eines nationalen Netzwerkes für Bewegungsförderung von der Expert*innengruppe empfohlen wurde, um eine koordinierte Zusammenarbeit unter den Akteuren zukünftig zu verbessern (Wäsche et al., 2018).

In einem jüngst abgeschlossenen Folgeprojekt (Wolbring et al., 2021) konnten durch die Befragung von Schlüsselmultiplikatoren (siehe SAMBA-Projekt), die als Rollenvorbilder, wissensvermittelnde Instanzen und/oder Entscheidungsträger in der Bewegungsförderung fungieren, wichtige Handlungsempfehlungen entwickelt werden, wie Bewegungsförderung in verschiedenen Settings und für verschiedene Zielgruppen zukünftig flächendeckend und nachhaltig umgesetzt werden kann. Aus Sicht der Multiplikatoren sind für eine flächendeckende Implementierung der NEBB im Wesentlichen die neun folgenden Handlungsbereiche relevant (Wolbring et al., 2021):

1. Stärkung von politischem Willen und Kooperation
2. bessere Verfügbarkeit öffentlich zugänglicher Bewegungsmöglichkeiten
3. Verbesserung der öffentlichen Wahrnehmung und Aufklärung hinsichtlich der Bedeutung von Bewegung für die Gesunderhaltung
4. Personalqualifizierung
5. Schaffung von finanziellen Anreizen
6. Entwicklung und Bereitstellung von spezifischen Bewegungsprogrammen und bewegungsförderlichen Strukturen in verschiedenen Settings
7. Auf- bzw. Ausbau von Ressourcen
8. besserer Transfer der wissenschaftlichen Erkenntnisse in die Praxis
9. Kommunikation der Bewegungsempfehlungen an die Gesamtbevölkerung

Bis 2022 werden im Rahmen von zehn Modellprojekten verschiedene praxisnahe Strategien zur Implementierung der NEBB in unterschiedlichen Settings erprobt (Bundesministerium für Gesundheit [BMG], 2021). Die weiteren Entwicklungen auf dem Weg zu einer flächendeckenden Dissemination der NEBB bleiben unter dem erschwerten Einfluss der Coronapandemie abzuwarten.

12.7 Fazit

Regelmäßige körperliche Aktivität besitzt ein enormes Gesundheitspotenzial. Durch die Steigerung des körperlichen Aktivitätsniveaus in der Bevölkerung entsprechend den Bewegungsempfehlungen wären eine Vielzahl der heute vorherrschenden Zivilisationskrankheiten und vorzeitigen Todesfälle weitgehend vermeidbar (Strain et al., 2020; WHO, 2020). Dies wäre auch mit substanziellen ökonomischen Nutzen verbunden (Hafner et al., 2020). Die Förderung von körperlicher Aktivität gilt daher als eine Schlüsselstrategie zur Bekämpfung von NCDs (Abu-Omar et al., 2021; DANK, 2016; WHO, 2013, 2017). Ziel der WHO ist es, die Prävalenz von Bewegungsmangel bei Erwachsenen und Jugendlichen weltweit bis 2025 um 10 Prozent und bis 2030 um 15 Prozent reduzieren (WHO, 2013, 2018a).

Um die WHO-Ziele in den nächsten fünf bis zehn Jahren in Deutschland annähernd zu erreichen, bedarf es einer deutlichen Intensivierung der bisherigen Bemühungen im Bereich der gesundheitsbezogenen Bewegungsförderung (BVPG, 2020). Zwar wurden in der Vergangenheit mit der Initiierung des „Nationalen Aktionsplans IN FORM" (Bundesministerium für Ernährung, Landwirtschaft und Verbraucherschutz [BMELV] & BMG, 2008), der Verabschiedung des Präventionsgesetzes (Deutscher Bundestag, 2015) und der Veröffentlichung der „Nationalen Empfehlungen für Bewegung und Bewegungsförderung" (Rütten & Pfeifer, 2016) wichtige Schritte unternommen (Abu-Omar et al., 2021), die bisherigen Maßnahmen sind jedoch noch nicht ausreichend. Von dem empfohlenen Ausmaß an gesundheitswirksamer körperlicher Aktivität ist die deutsche Bevölkerung derzeit noch weit entfernt (Bennie et al., 2021; Finger et al., 2018).

Von Expertenseite wird nach wie vor ein starker Bedarf an einer koordinierten und strukturell verankerten Bewegungsförderung in Deutschland gesehen (BVPG, 2020; Gohres & Kolip, 2017). Bewegungsförderung muss als gesamtgesellschaftliche Querschnittsaufgabe verstanden werden, bei der Akteure aus allen Gesellschaftsbereichen (Politik, Gesundheit, Sport, Bildung & Forschung, Wirtschaft, Familie, Soziales & Umwelt, Medien) und über alle föderalen Aktionsebenen hinweg effektiv zusammenarbeiten (BVPG, 2020; Nationale Präventionskonferenz [NPK], 2018). Eine entscheidende Rolle hinsichtlich der Umsetzung einer nachhaltigen Bewegungsförderung wird vor allem bei den politisch-administrativen Akteuren auf Bundes-, Landes- und kommunaler Ebene gesehen (Gohres & Kolip, 2017; Wäsche et al., 2018). In erster Instanz bedarf es also des politischen Willens, der Bewegungsförderung in Deutschland eine deutlich höhere Priorität als bisher zu verleihen und mehr Ressourcen in die Umsetzung zu investieren (Gohres & Kolip, 2017; Wolbring et al., 2021). In diesem Zusammenhang wäre die Entwicklung eines eigenen nationalen Gesundheitsziels „Bewegung fördern" richtungsweisend (BVPG, 2020; Gohres & Kolip, 2017). Dies hätte eine wichtige Signalwirkung und würde dem Stellenwert von Bewegung hinsichtlich seiner gesundheitlichen Relevanz und Notwendigkeit in der öffentlichen Wahrnehmung mehr Gewicht verleihen.

Ein weiterer wichtiger Schritt wäre die strukturelle Verankerung von Bewegungsförderung in Form einer Fachinstitution für Bewegung auf Bundesebene und damit eine klare Verortung von Verantwortung und Zuständigkeit (Bundesministerium für Ernährung und Landwirtschaft [BMEL] & BMG, 2019; Gohres & Kolip, 2017). Bezeichnenderweise hat Bewegungsförderung bis heute keine ministeriale Heimat in Deutschland. Es gibt für Bewegung keinen unmittelbar zuständigen Minister bzw. keine Ministerin (BVPG, 2020). Analog zum Bundeszentrum für Ernährung (BZfE) sollte daher ein Bundeszentrum für Bewegung bzw. ein Nationales Zentrum für Bewegungsförderung etabliert werden (BMEL & BMG, 2019; Pfeifer, 2020). Um die zielgerichtete Umsetzung von Maßnahmen zur Bewegungsförderung mit einer entsprechenden Priorität voranzutreiben, wäre auch die Entwicklung eines eigenständigen „Nationalen Aktionsplans Bewegung" sowie daraus abgeleitet, die Entwicklung von spezifischen Landesaktionsplänen zu befürworten. Derzeit ist das Thema „Bewegung" als Handlungsfeld zusammen mit dem Thema „Ernährung" in den „Nationalen Aktionsplan IN FORM" integriert. Bezüglich Umfang und Intensität der Maßnahmenausgestaltung bestand in der Vergangenheit ein erhebliches Ungleichgewicht zuungunsten des Bewegungsthemas (BMEL & BMG, 2019; BVPG, 2020).

Nicht zuletzt benötigt Bewegungsförderung auf allen Entscheidungs- und Handlungsebenen qualifiziertes Personal. Die Themen Bewegung und Bewegungsförderung sollten daher verpflichtende Bestandteile der Curricula entsprechender Ausbildungen und Studiengänge sein

(z. B. Gesundheitsberufe, Lehramt, Erzieher*innen). Derzeit spielt Bewegungsförderung dort kaum eine Rolle (Gohres & Kolip, 2017). Ebenso bedarf es einer kontinuierlichen Fort- und Weiterbildung des für Bewegungsförderung in verschiedenen Settings, Institutionen und Organisationen zuständigen Personals. In diesem Zusammenhang ist die Initiierung von geeigneten Multiplikatoren-Schulungskonzepten notwendig (GKV-Spitzenverband, 2020). Hier wäre zum Beispiel eine Qualifikationsmaßnahme zur „Fachkraft für Gesundheits- und Bewegungsförderung" denkbar.

Abschließend ist noch anzumerken, dass bei allen zukünftigen Bemühungen zur Bewegungsförderung in Deutschland der spezifischen Förderung von muskelkräftigenden Aktivitäten bzw. Krafttraining mehr Beachtung geschenkt werden sollte. Die WHO weist im Zusammenhang mit der Veröffentlichung ihrer aktuellen Guidelines explizit auf die hohe gesundheitliche Bedeutung von Krafttraining hin (Bull et al., 2020). In der Vergangenheit lag der Interventionsfokus in vielen Ländern fast ausschließlich auf der Förderung von Ausdaueraktivitäten. Die Förderung von Krafttraining wurde entweder vergessen oder vollständig ignoriert. Als Folge spiegelt sich dies in den durchweg geringen Prävalenzraten hinsichtlich der regelmäßigen Ausübung von Krafttraining wider. Diese liegen in Deutschland sowie in anderen EU-Staaten unter 30 Prozent (Bennie, Shakespear-Druery & Cocker, 2020; Bennie, Cocker, Smith & Wiesner, 2020; Bennie et al., 2021).

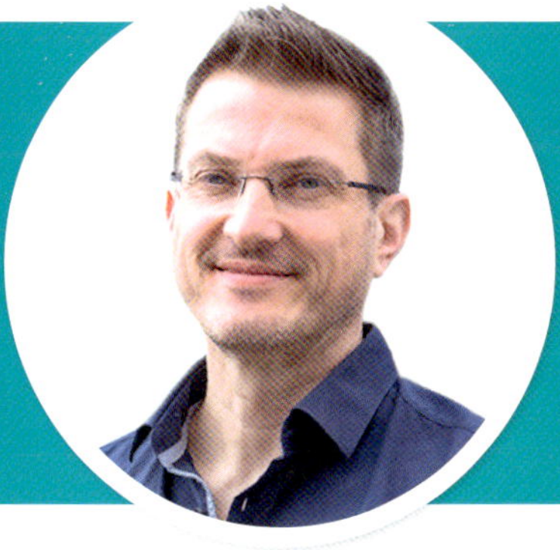

PROF. DR. MARKUS WANJEK

Prof. Dr. Markus Wanjek ist stellvertretender Fachbereichsleiter Gesundheitswissenschaften und Dozent bzw. Referent an der Deutschen Hochschule für Prävention und Gesundheitsmanagement (DHfPG) und BSA-Akademie in Saarbrücken. Ein zentraler Forschungs- und Arbeitsschwerpunkt liegt im Bereich von Bewegung und Gesundheit. Seit über 20 Jahren verbindet er Wissenschaft und Praxis im Rahmen von unterschiedlichen Projekten zur Bewegungsförderung.

Literatur

2HMforum. (2020). Der Beitrag des Sports zur Erfüllung der WHO-Empfehlungen für körperliche Aktivität. Sportsatellitenkonto. Aktuelle Daten zur Sportwirtschaft April 2020. Mainz. Zugriff am 10.07.2021. Verfügbar unter: https://www.bisp-sportinfrastruktur.de/SharedDocs/Downloads/DE/Sportentwicklung/who_empfehlung.pdf?__blob=publicationFile&v=1

Abu-Omar, K., Messing, S., Sarshar, M., Gelius, P., Ferschl, S., Finger, J. et al. (2021). Sociodemographic correlates of physical activity and sport among adults in Germany: 1997–2018. German Journal of Exercise and Sport Research, 51 (2), 170–182.

Abu-Omar, K. & Rütten, A. (2012). Körperliche Aktivität und Public Health. Bundesgesundheitsblatt, Gesundheitsforschung, Gesundheitsschutz, 55, 66–72.

Abu-Omar, K., Rütten, A., Messing, S., Pfeifer, K., Ungerer-Röhrich, U., Goodwin, L. et al. (2019). The German recommendations for physical activity promotion. Journal of Public Health, 27 (5), 613–627.

Ahrens, W. (2016). Die Epidemiologie körperlicher Aktivität – welche Forschungslücken gilt es zu schließen? Deutsche Zeitschrift für Sportmedizin, 2016 (06), 129–130.

American College of Sports Medicine. (2018). ACSM's guidelines for exercise testing and prescription (10th edition). Philadelphia: Wolters Kluwer Health.

American College of Sports Medicine. (2021). ACSM's guidelines for exercise testing and prescription (11th edition). Philadelphia: Wolters Kluwer Health.

Arbeitgeberverband Deutscher Fitness- und Gesundheits-Anlagen. (2021). Eckdaten der deutschen Fitness-Wirtschaft 2021. Hamburg: DSSV.

Banzer, W. (Hrsg.). (2017). Körperliche Aktivität und Gesundheit. Präventive und therapeutische Ansätze der Bewegungs- und Sportmedizin. Berlin: Springer.

Bennie, J. A., Chau, J. Y., van der Ploeg, H. P., Stamatakis, E., Do, A. & Bauman, A. (2013). The prevalence and correlates of sitting in European adults – a comparison of 32 Eurobarometer-participating countries. The international journal of behavioral nutrition and physical activity, 10, 107.

Bennie, J. A., Cocker, K. de, Smith, J. J. & Wiesner, G. H. (2020). The epidemiology of muscle-strengthening exercise in Europe: A 28-country comparison including 280,605 adults. PLoS One, 15 (11), e0242220.

Bennie, J. A., Cocker, K. de & Tittlbach, S. (2021). The epidemiology of muscle-strengthening and aerobic physical activity guideline adherence among 24,016 German adults. Scandinavian journal of medicine & science in sports, 31 (5), 1096–1104.

Bennie, J. A., Shakespear-Druery, J. & Cocker, K. de. (2020). Muscle-strengthening Exercise Epidemiology: a New Frontier in Chronic Disease Prevention. Sports medicine – open, 6 (1), 40.

Biswas, A., Oh, P. I., Faulkner, G. E., Bajaj, R. R., Silver, M. A., Mitchell, M. S. et al. (2015). Sedentary time and its association with risk for disease incidence, mortality, and hospitalization in adults: a systematic review and meta-analysis. Annals of Internal Medicine, 162 (2), 123–132.

Blair, S. N. (2009). Physical inactivity: the biggest public health problem of the 21st century. British Journal of Sports Medicine, 43 (1), 1–2.

Booth, F. W., Roberts, C. K. & Laye, M. J. (2012). Lack of exercise is a major cause of chronic diseases. Comprehensive Physiology, 2 (2), 1143–1211.

Booth, F. W., Roberts, C. K., Thyfault, J. P., Ruegsegger, G. N. & Toedebusch, R. G. (2017). Role of Inactivity in Chronic Diseases: Evolutionary Insight and Pathophysiological Mechanisms. Physiological reviews, 97 (4), 1351–1402.

Bouchard, C., Blair, S. N. & Haskell, W. L. (2012). Why Study Physical Activity and Health? In C. Bouchard, S. N. Blair & W. L. Haskell (Hrsg.), Physical Activity and Health (2nd Edition, S. 3–20). Human Kinetics.

Brand, R. (2007). Bevölkerungsbezogene Interventionen und Kampagnen. In R. Fuchs, W. Göhner & H. Seelig (Hrsg.), Aufbau eines körperlich-aktiven Lebensstils (S. 195–212). Göttingen: Hogrefe.

Brehm, W. (2006). Gesundheitssport – Kernziele, Programme, Evidenzen. In W. Kirch & B. Badura (Hrsg.), Prävention. Ausgewählte Beiträge des Nationalen Präventionskongresses Dresden, 1. und 2. Dez. 2005 (S. 243–265). Heidelberg: Springer.

Bucksch, J., Wallmann-Sperlich, B. & Kolip, P. (2015). Führt Bewegungsförderung zu einer Reduzierung von sitzendem Verhalten? Prävention und Gesundheitsförderung, 10 (4), 275–280.

Buksch, J. & Schlicht, R. (2014). Sitzende Lebensweise als ein gesundheitlich riskantes Verhalten. Deutsche Zeitschrift für Sportmedizin, 65 (1), 15–21.

Bull, F. C., Al-Ansari, S. S., Biddle, S., Borodulin, K., Buman, M. P., Cardon, G. et al. (2020). World Health Organization 2020 guidelines on physical activity and sedentary behaviour. British Journal of Sports Medicine, 54 (24), 1451–1462.

Bundesministerium für Ernährung und Landwirtschaft & Bundesministerium für Gesundheit. (2019). Abschlussbericht der Evaluation des Nationalen Aktionsplans IN FORM. Deutschlands Initiative für gesunde Ernährung und mehr Bewegung. Nationaler Aktionsplan zur Prävention von Fehlernährung, Bewegungsmangel, Übergewicht und damit zusammenhängenden Krankheiten. Berlin: BMEL. Zugriff am 18.07.2021. Verfügbar unter: https://www.in-form.de/fileadmin/Dokumente/PDF/01BMEL_IN_FORM_Abschlussbericht_Web-PDF_barrierefrei.pdf

Bundesministerium für Ernährung, Landwirtschaft und Verbraucherschutz & Bundesministerium für Gesundheit. (2008). INFORM – Deutschlands Initiative für gesunde Ernährung und mehr Bewegung. Der nationale Aktionsplan zur Prävention von Fehlernährung, Bewegungsmangel, Übergewicht und damit zusammenhängenden Krankheiten. Berlin: BMELV.

Bundesministerium für Gesundheit. (2021). Bewegung und Bewegungsförderung – Förderschwerpunkt. Zugriff am 18.07.2021. Verfügbar unter: https://www.bundesgesundheitsministerium.de/service/begriffe-von-a-z/b/bewegung-und-bewegungsfoerderung.html

Bundesvereinigung Prävention und Gesundheitsförderung e. V. (2020). Bewegung und Bewegungsförderung. Dokumentation 19. Statuskonferenz, Frankfurt/Main, 5. März 2020. BVPG. Zugriff am 10.07.2021. Verfügbar unter: https://bvpraevention.de/newbv/images/Publikationen/BVPG_Dokumentation_19_Statuskonferenz.pdf

Bundeszentrale für gesundheitliche Aufklärung. (2017). Nationale Empfehlungen für Bewegung und Bewegungsförderung. Forschung und Praxis der Gesundheitsförderung – Sonderheft 03. Köln: BZgA.

Bundeszentrale für gesundheitliche Aufklärung. (2019). Menschen in Bewegung bringen. Strukturen schaffen, Bewegung fördern, lebenslang bewegen. Köln: BZgA.

Campbell, K. L., Winters-Stone, K. M., Wiskemann, J., May, A. M., Schwartz, A. L., Courneya, K. S. et al. (2019). Exercise Guidelines for Cancer Survivors: Consensus Statement from International Multidisciplinary Roundtable. Medicine and Science in Sports and Exercise, 51 (11), 2375–2390.

Carlson, S. A., Adams, E. K., Yang, Z. & Fulton, J. E. (2018). Percentage of Deaths Associated With Inadequate Physical Activity in the United States. Preventing chronic disease, 15, E38.

Caspersen, C. J., Powell, K. E. & Christenson, G. M. (1985). Physical activity, exercise and physical fitness: definitions and distinctions for health-related research. Public Health Reports, 100 (2), 126–131.

Center of Disease Control and Prevention. (2013). Overview of Noncommunicable Diseases and Related Risk Factors, Center of Disease Control and Prevention. Zugriff am 25.06.2021. Verfügbar unter: https://www.cdc.gov/globalhealth/healthprotection/fetp/training_modules/new-8/overview-of-ncds_ppt_qa-revcom_09112013.pdf

Centre for Economic and Business Research. (2015). The economic cost of physical inactivity in Europe. An ISCA/Cebr report. Zugriff am 25.06.2021. Verfügbar unter: https://inactivity-time-bomb.nowwemove.com/download-report/The%20Economic%20Costs%20of%20Physical%20Inactivity%20in%20Europe%20(June%202015).pdf

Colberg, S. R., Albright, A. L., Blissmer, B. J., Braun, B., Chasan-Taber, L., Fernhall, B. et al. (2010). Exercise and type 2 diabetes. American College of Sports Medicine and the American Diabetes Association: Joint Position Statement. Medicine and Science in Sports and Exercise, 42 (12), 2282–2303.

Cunningham, C., O' Sullivan, R., Caserotti, P. & Tully, M. A. (2020). Consequences of physical inactivity in older adults: A systematic review of reviews and meta-analyses. Scandinavian journal of medicine & science in sports, 30 (5), 816–827.

Department of Health and Social Care. (2019). UK Chief Medical Officers' Physical Activity Guidelines. Zugriff am 12.07.2021. Verfügbar unter: https://assets.publishing.service.gov.uk/government/uploads/system/uploads/attachment_data/file/832868/uk-chief-medical-officers-physical-activity-guidelines.pdf

Deutsche Allianz Nichtübertragbare Krankheiten. (2016). Prävention nichtübertragbarer Krankheiten – eine gesamtgesellschaftliche Aufgabe. Grundsatzpapier der Deutschen Allianz Nichtübertragbare Krankheiten (DANK). Berlin: Deutsche Allianz Nichtübertragbare Krankheiten (DANK). Zugriff am 25.06.2021. Verfügbar unter: https://www.dank-allianz.de/files/content/dokumente/DANK-Grundsatzpapier_ES.pdf

Deutsche Gesellschaft für Kardiologie. (2020). Diagnostik und Therapie von Dyslipidämien. ESC/EAS Pocket Guidelines. Version 2019. Zugriff am 28.06.2021. Verfügbar unter: https://leitlinien.dgk.org/files/19_2019_pocket_leitlinien_dyslipidaemien_korrigiert.pdf

Deutscher Bundestag. (2015). Gesetz zur Stärkung der Gesundheitsförderung und der Prävention (Präventionsgesetz – PrävG). Bundesgesetzblatt, 31, 1368–1379. Zugriff am 18.07.2021. Verfügbar unter: https://www.bgbl.de/xaver/bgbl/start.xav?startbk=Bundesanzeiger_BGBl&jumpTo=bgbl115s1368.pdf#__bgbl__%2F%2F*%5B%40attr_id%3D%27bgbl115s1368.pdf%27%5D__1626621074438

Ding, D., Lawson, K. D., Kolbe-Alexander, T. L., Finkelstein, E. A., Katzmarzyk, P. T., van Mechelen, W. et al. (2016). The economic burden of physical inactivity: a global analysis of major non-communicable diseases. The Lancet, 388 (10051), 1311–1324.

Ebeling, P. R., Daly, R. M., Kerr, D. A. & Kimlin, M. G. (2013). Building healthy bones throughout life: an evidence-informed strategy to prevent osteoporosis in Australia. The Medical journal of Australia, 199 (S7), S1–S46.

Ezzati, M. & Riboli, E. (2013). Behavioral and dietary risk factors for noncommunicable diseases. The New England journal of medicine, 369 (10), 954–964.

Finger, J., Mensink, G. B. M., Lange, C. & Manz, K. (2017). Gesundheitsfördernde körperliche Aktivität in der Freizeit bei Erwachsenen in Deutschland. Journal of Health Monitoring, 2 (2), 37–44.

Finger, J. D., Varnaccia, G., Borrmann, A., Lange, C. & Mensink, G. B. M. (2018). Körperliche Aktivität von Kindern und Jugendlichen in Deutschland – Querschnittergebnisse aus KiGGS Welle 2 und Trends. Journal of Health Monitoring, 3 (1), 24–31.

Fiuza-Luces, C., Garatachea, N., Berger, N. A. & Lucia, A. (2013). Exercise is the real polypill. Physiology, 28 (5), 330–358.

Fonds Gesundes Österreich. (2012). Österreichische Empfehlungen für gesundheitswirksame Bewegung. Band Nr. 8 aus der Reihe WISSEN. Wien. Zugriff am 11.07.2021. Verfügbar unter: https://fgoe.org/sites/fgoe.org/files/2017-10/2012-10-17.pdf

Fonds Gesundes Österreich. (2020). Österreichische Bewegungsempfehlungen. (Wissensband 17). Wien. Zugriff am 28.06.2021. Verfügbar unter: https://fgoe.org/sites/fgoe.org/files/2020-06/WB17_bewegungsempfehlungen_bfrei.pdf

Ford, E. S., Kohl, H. W., Mokdad, A. H. & Ajani, U. A. (2005). Sedentary behavior, physical activity, and the metabolic syndrome among U.S. adults. Obesity research, 13 (3), 608–614.

Foster, C. (2000). Guidelines for Health-Enhancing Physical Activity Promotion Programmes. The European Network for the Promotion of Health-Enhancing Physical Activity. Tampere: UKK Institute.

Froböse, I., Biallas, B. & Wallmann-Sperlich, B. (2018). Der DKV-Report 2018: Wie gesund lebt Deutschland?

Düsseldorf. Zugriff am 17.06.2021. Verfügbar unter: https://www.ergo.com/de/dkv-report

Fuchs, R. (2003). Sport, Gesundheit und Public Health. Göttingen: Hogrefe.

Fuchs, R., Göhner, W. & Seelig, H. (Hrsg.). (2007). Aufbau eines körperlich-aktiven Lebensstils. Göttingen: Hogrefe.

Füzéki, E., Vogt, L. & Banzer, W. (2017). Nationale Bewegungsempfehlungen für Erwachsene und ältere Erwachsene – Methodisches Vorgehen, Datenbasis und Begründung. Gesundheitswesen, 79 (S 01), S20–S28.

Garber, C. E., Blissmer, B., Deschenes, M. R., Franklin, B. A., Lamonte, M. J., Lee, I.-M. et al. (2011). American College of Sports Medicine position stand. Quantity and quality of exercise for developing and maintaining cardiorespiratory, musculoskeletal, and neuromotor fitness in apparently healthy adults: guidance for prescribing exercise. Medicine and Science in Sports and Exercise, 43 (7), 1334–1359.

Geidl, W., Abu-Omar, K., Weege, M., Messing, S. & Pfeifer, K. (2020). German recommendations for physical activity and physical activity promotion in adults with noncommunicable diseases. The international journal of behavioral nutrition and physical activity, 17 (1), 12.

Geuter, G. & Hollederer, A. (2012a). Bewegungsförderung und Gesundheit – eine Einführung. In G. Geuter & A. Hollederer (Hrsg.), Handbuch Bewegungsförderung und Gesundheit (1. Auflage, S. 9–19). Bern: Hans Huber.

Geuter, G. & Hollederer, A. (Hrsg.). (2012b). Handbuch Bewegungsförderung und Gesundheit (1. Auflage). Bern: Hans Huber.

GKV-Spitzenverband. (2018). Leitfaden Prävention – Handlungsfelder und Kriterien nach § 20 Abs. 2 SGB V. Leitfaden Prävention in stationären Pflegeeinrichtungen nach § 5 SGB XI. Berlin: GKV-Spitzenverband.

GKV-Spitzenverband. (2020). Leitfaden Prävention – Handlungsfelder und Kriterien nach § 20 Abs. 2 SGB V. Leitfaden Prävention in stationären Pflegeeinrichtungen nach § 5 SGB XI. Berlin. Zugriff am 16.07.2021. Verfügbar unter: https://www.gkv-spitzenverband.de/media/dokumente/krankenversicherung_1/praevention__selbsthilfe__beratung/praevention/praevention_leitfaden/Leitfaden_Pravention_2020_barrierefrei.pdf

Gohres, H. & Kolip, P. (2017). Strukturen der Bewegungsförderung in Deutschland. Prävention und Gesundheitsförderung, 12 (3), 203–210.

Guthold, R., Stevens, G. A., Riley, L. M. & Bull, F. C. (2018). Worldwide trends in insufficient physical activity from 2001 to 2016: a pooled analysis of 358 population-based surveys with 1·9 million participants. The Lancet Global Health, 6 (10), e1077-e1086.

Guthold, R., Stevens, G. A., Riley, L. M. & Bull, F. C. (2020). Global trends in insufficient physical activity among adolescents: a pooled analysis of 298 population-based surveys with 1·6 million participants. The Lancet Child & Adolescent Health, 4 (1), 23–35.

Hafner, M., Yerushalmi, E., Stepanek, M., Phillips, W., Pollard, J., Deshpande, A. et al. (2020). Estimating the global economic benefits of physically active populations over 30 years (2020–2050). British Journal of Sports Medicine, 54 (24), 1482–1487.

Hart, P. D. & Kang, M. (2014). Physical Inactivity and Health-Related Quality of Life among U.S. Adult Men and Women. Journal of Women's Health Care, 3 (6), 1–5.

Haskell, W. L., Lee, I.-M., Pate, R. R., Powell, K. E., Blair, S. N., Franklin, B. A. et al. (2007). Physical activity and public health: updated recommendation for adults from the American College of Sports Medicine and the American Heart Association. Medicine & Science in Sports & Exercise, 39 (8), 1423–1434.

Heron, L., O'Neill, C., McAneney, H., Kee, F. & Tully, M. A. (2019). Direct healthcare costs of sedentary behaviour in the UK. Journal of epidemiology and community health, 73 (7), 625–629.

Höner, O. (2007). Interventionen zur Förderung körperlicher Aktivität. In R. Fuchs, W. Göhner & H. Seelig (Hrsg.), Aufbau eines körperlich-aktiven Lebensstils (S. 45–67). Göttingen: Hogrefe.

Huber, G. & Köppel, M. (2017). Analyse der Sitzzeiten von Kindern und Jugendlichen zwischen 4 und 20 Jahren. Deutsche Zeitschrift für Sportmedizin, 2017 (04), 101–106.

Institute for Health Metrics and Evaluation. (2021a). GBD Compare. Viz Hub. Treemap (causes) Germany. Both sexes, All ages, 2019, Deaths, University of Washington. Zugriff am 25.06.2021. Verfügbar unter: https://vizhub.healthdata.org/gbd-compare/

Institute for Health Metrics and Evaluation. (2021b). GBD Results Tool. DALYs (Disability-Adjusted Life Years) Non-communicable Disease (causes) from Low Physical Activity (risk) for Germany (location) 2017 (year) (all ages, both sexes). University of Washington. Zugriff am 28.06.2021. Verfügbar unter: http://ghdx.healthdata.org/gbd-results-tool?params=gbd-api-2017-permalink/cc3d33b772486e46238155a861d32350

Institute for Health Metrics and Evaluation. (2021c). Health Data Germany. Top 10 causes of death and disability (DALYs) in 2019. University of Washington. Zugriff am 25.06.2021. Verfügbar unter: http://www.healthdata.org/germany

International Society for Physical Activity and Health. (2010). The Toronto Charter for Physical Activity: A Global Call to Action. International Society for Physical Activity and Health. Zugriff am 07.07.2021. Verfügbar unter: https://ispah.org/wp-content/uploads/2019/08/Toronto_Charter_English.pdf

International Society for Physical Activity and Health. (2011). NCD Prevention: Investments that Work for Physical Activity. International Society for Physical Activity and Health. Zugriff am 07.07.2021. Verfügbar unter: https://ispah.org/wp-content/uploads/2019/08/Investments_English.pdf

International Society for Physical Activity and Health. (2020). ISPAH's Eight Investments That Work for Physical Activity. International Society for Physical Activity and Health. Zugriff am 07.07.2021. Verfügbar unter: https://www.ispah.org/wp-content/uploads/2020/11/English-Eight-Investments-That-Work-FINAL.pdf

Jebb, S. A. & Moore, M. S. (1999). Contribution of a sedentary lifestyle and inactivity to the etiology of overweight and obesity: current evidence and research issues. Medicine & Science in Sports & Exercise, 31 (11 Suppl), S534–41.

Jordan, S., Weiss, M., Krug, S. & Mensink, G. B. M. (2012). Überblick über primärpräventive Maßnahmen zur Förderung von körperlicher Aktivität in Deutschland. Bundesgesundheitsblatt, Gesundheitsforschung, Gesundheitsschutz, 55 (1), 73–81.

Katzmarzyk, P. T. & Lear, S. A. (2012). Physical activity for obese individuals: a systematic review of effects on chronic disease risk factors. Obesity Reviews, 13 (2), 95–105.

Katzmarzyk, P. T., Friedenreich, C., Shiroma, E. J. & Lee, I.-M. (2021). Physical inactivity and non-communicable disease burden in low-income, middle-income and high-income countries. British Journal of Sports Medicine, 1–7.

Kohl, H. W., Craig, C. L., Lambert, E. V., Inoue, S., Alkandari, J. R., Leetongin, G. et al. (2012). The pandemic of physical inactivity: global action for public health. The Lancet, 380 (9838), 294–305.

Kraus, V. B., Sprow, K., Powell, K. E., Buchner, D., Bloodgood, B., Piercy, K. et al. (2019). Effects of Physical Activity in Knee and Hip Osteoarthritis: A Systematic Umbrella Review. Medicine and Science in Sports and Exercise, 51 (6), 1324–1339.

Landesinstitut für Gesundheit und Arbeit des Landes Nordrhein-Westfalen. (2010). Bewegungsförderung 60+. Theorien zur Veränderung des Bewegungsverhaltens im Alter – eine Einführung. LIGA.Fokus 10. Düsseldorf: Landesinstitut für Gesundheit und Arbeit des Landes Nordrhein-Westfalen. Zugriff am 06.07.2021. Verfügbar unter: https://www.lzg.nrw.de/_php/login/dl.php?u=/_media/pdf/liga-fokus/LIGA_Fokus_10.pdf

Lee, I.-M., Shiroma, E. J., Lobelo, F., Puska, P., Blair, S. N. & Katzmarzyk, P. T. (2012). Effect of physical inactivity on major non-communicable diseases worldwide: an analysis of burden of disease and life expectancy. The Lancet, 380 (9838), 219–229.

Löllgen, H. (2013). Bedeutung und Evidenz der körperlichen Aktivität zur Prävention und Therapie von Erkrankungen. Deutsche Medizinische Wochenschrift, 138 (44), 2253–2259.

Lopez-Valenciano, A., Mayo, X., Liguori, G., Copeland, R. J., Lamb, M. & Jimenez, A. (2020). Changes in sedentary behaviour in European Union adults between 2002 and 2017. BMC Public Health, 20, 1206.

Loyen, A., van der Ploeg, H. P., Bauman, A., Brug, J. & Lakerveld, J. (2016). European Sitting Championship: Prevalence and Correlates of Self-Reported Sitting Time in the 28 European Union Member States. PLoS One, 11 (3), e0149320.

Luzak, A., Heier, M., Thorand, B., Laxy, M., Nowak, D., Peters, A. et al. (2017). Physical activity levels, duration pattern and adherence to WHO recommendations in German adults. PLoS One, 12 (2), e0172503.

Manini, T. M. (2015). Using physical activity to gain the most public health bang for the buck. Journal of the American Medical Association – Internal Medicine, 175 (6), 968–969.

Manz, K., Schlack, R., Poethko-Müller, C., Mensink, G., Finger, J. & Lampert, T. (2014). Körperlich-sportliche Aktivität und Nutzung elektronischer Medien im Kindes- und Jugendalter: Ergebnisse der KiGGS-Studie – Erste Folgebefragung (KiGGS Welle 1). Bundesgesundheitsblatt, 57 (7), 840–848.

Milton, K., Bauman, A. E., Faulkner, G., Hastings, G., Bellew, W., Williamson, C. et al. (2020). Maximising the impact of global and national physical activity guidelines: the critical role of communication strategies. British Journal of Sports Medicine, 54 (24), 1463–1467.

Milton, K., Cavill, N., Chalkley, A., Foster, C., Gomersall, S., Hagstromer, M. et al. (2021). Eight Investments That Work for Physical Activity. Journal of Physical Activity and Health, 18, 625–630.

Naci, H. & Ioannidis, J. P. A. (2015). Comparative effectiveness of exercise and drug interventions on mortality outcomes: metaepidemiological study. British Journal of Sports Medicine, 49 (21), 1414–1422.

Nationale Präventionskonferenz. (2018). Bundesrahmenempfehlungen nach § 20d Abs. 3 SGB V. Berlin. Zugriff am 18.07.2021. Verfügbar unter: https://www.npk-info.de/fileadmin/user_upload/ueber_die_npk/downloads/1_bundesrahmenempfehlung/bundesrahmenempfehlung_BRE_praevention_barrierefrei.pdf

Nelson, M. E., Rejeski, W. J., Blair, S. N., Duncan, P. W., Judge, J. O., King, A. C. et al. (2007). Physical activity and public health in older adults: recommendation from the American College of Sports Medicine and the American Heart Association. Medicine & Science in Sports & Exercise, 39 (8), 1435–1445.

Niederer, D., Vogt, L. & Banzer, W. (2018). Physical activity, training and exercise in the prevention of low back pain: a focus review with special emphasis on motor control. Deutsche Zeitschrift für Sportmedizin, 69 (7–8), 262–266.

Ostman, C., Smart, N. A., Morcos, D., Duller, A., Ridley, W. & Jewiss, D. (2017). The effect of exercise training on clinical outcomes in patients with the metabolic syndrome: a systematic review and meta-analysis. Cardiovascular diabetology, 16 (1), 110.

Park, J. H., Moon, J. H., Kim, H. J., Kong, M. H. & Oh, Y. H. (2020). Sedentary Lifestyle: Overview of Updated Evidence of Potential Health Risks. Korean journal of family medicine, 41 (6), 365–373.

Patel, A. V., Friedenreich, C. M., Moore, S. C., Hayes, S. C., Silver, J. K., Campbell, K. L. et al. (2019). American College of Sports Medicine Roundtable Report on Physical Activity, Sedentary Behavior, and Cancer Prevention and Control. Medicine and Science in Sports and Exercise, 51 (11), 2391–2402.

Patterson, R., McNamara, E., Tainio, M., Sá, T. H. de, Smith, A. D., Sharp, S. J. et al. (2018). Sedentary behaviour and risk of all-cause, cardiovascular and cancer mortality, and incident type 2 diabetes: a systematic review and dose response meta-analysis. European journal of epidemiology, 33 (9), 811–829.

Pedersen, B. K. & Saltin, B. (2015). Exercise as medicine – evidence for prescribing exercise as therapy in 26 different chronic diseases. Scandinavian journal of medicine & science in sports, 25 Suppl 3, 1–72.

Pfeifer, K. (2020). Die Nationalen Empfehlungen für Bewegung und Bewegungsförderung – Stand der Dinge, Frankfurt/Main. Zugriff am 30.06.2021. Verfügbar unter: https://bvpraevention.de/newbv/images/Statuskonferenz/BVPG_Statuskonferenz_2020_Bewegung_Praesentation_Pfeifer.pdf

Pfeifer, K. & Sudeck, G. (2020). Körperliche Aktivität. In J. Bengel & O. Mittag (Hrsg.), Psychologie in der medizinischen Rehabilitation. Somatopsychologie und Verhaltensmedizin (2. Auflage, S. 249–264). Berlin: Springer.

Physical Activity Guidelines Advisory Committee. (2008). Physical Activity Guidelines Advisory Committee Report, 2008. Washington D.C.: U.S. Department of Health & Human Services. Zugriff am 20.01.2021. Verfügbar unter: https://health.gov/sites/default/files/2019-10/CommitteeReport_7.pdf

Physical Activity Guidelines Advisory Committee. (2018). 2018 Physical Activity Guidelines Advisory Committee Scientific Report. Washington D.C.: U.S. Department of Health & Human Services. Zugriff am 04.09.2018. Verfügbar unter: https://health.gov/paguidelines/second-edition/report/pdf/PAG_Advisory_Committee_Report.pdf

Plass, D., Vos, T., Hornberg, C., Scheidt-Nave, C., Zeeb, H. & Krämer, A. (2014). Trends in disease burden in Germany: results, implications and limitations of the Global Burden of Disease study. Deutsches Ärzteblatt International, 111 (38), 629–638.

Rütten, A. & Pfeifer, K. (2016). Nationale Empfehlungen für Bewegung und Bewegungsförderung. Erlangen: Friedrich-Alexander-Universität Erlangen-Nürnberg.

Rütten, A., Abu-Omar, K., Burlacu, I., Schätzlein, V. & Suhrcke, M. (2017). Sind Präventionsmaßnahmen zur Bewegungsförderung kosteneffektiv? Ein systematischer Review von Überblicksarbeiten. Gesundheitswesen, 79 (S 01), S51–S59.

Rütten, A., Abu-Omar, K. & Messing, S. (2017). Empfehlungen für Bewegungsförderung: Theorie und Evidenzbasierung. Gesundheitswesen, 79 (S 01), S40–S44.

Sallis, J. F., Cervero, R. B., Ascher, W., Henderson, K. A., Kraft, M. K. & Kerr, J. (2006). An ecological approach to creating active living communities. Annual review of public health, 27, 297–322.

Samitz, G. & Baron, R. (2002). Epidemiologie der körperlichen Aktivität. Definitionen, Klassifikationen, Methoden und Konzepte. In G. Samitz & G. Mensink (Hrsg.), Körperliche Aktivität in der Prävention und Therapie. Evidenzbasierter Leitfaden für Klinik und Praxis (S. 11–31). München: Hans Marseille GmbH.

Schlicht, W. & Brand, R. (2007). Körperliche Aktivität, Sport und Gesundheit. Eine interdisziplinäre Einführung. Weinheim: Juventa.

Shiri, R., Coggon, D. & Falah-Hassani, K. (2018). Exercise for the Prevention of Low Back Pain: Systematic Review and Meta-Analysis of Controlled Trials. American journal of epidemiology, 187 (5), 1093–1101.

Statistisches Bundesamt. (2019). Statistisches Jahrbuch 2019. Kapitel 4 C Gesundheit. Wiesbaden: Statistisches Bundesamt. Zugriff am 28.06.2021. Verfügbar unter: https://www.destatis.de/DE/Themen/Querschnitt/Jahrbuch/statistisches-jahrbuch-2019-dl.pdf?__blob=publicationFile

Strain, T., Brage, S., Sharp, S. J., Richards, J., Tainio, M., Ding, D. et al. (2020). Use of the prevented fraction for the population to determine deaths averted by existing prevalence of physical activity: a descriptive study. The Lancet Global Health, 8 (7), e920–e930.

Sudeck, G., Geidl, W., Abu-Omar, K., Finger, J. D., Krauß, I. & Pfeier, K. (2021). Do adults with non-communicable diseases meet the German physical activity recommendations? A cross-sectional analysis of the GEDA 2014/2015 Survey. German Journal of Exercise and Sport Research, 51, 183–193.

Thivel, D., Tremblay, A., Genin, P. M., Panahi, S., Rivière, D. & Duclos, M. (2018). Physical Activity, Inactivity, and Sedentary Behaviors: Definitions and Implications in Occupational Health. Frontiers in public health, 6, 288.

Thompson, W. R., Sallis, R., Joy, E., Jaworski, C. A., Stuhr, R. M. & Trilk, J. L. (2020). Exercise Is Medicine. American journal of lifestyle medicine, 14 (5), 511–523.

Tremblay, M. S., Aubert, S., Barnes, J. D., Saunders, T. J., Carson, V., Latimer-Cheung, A. E. et al. (2017). Sedentary Behavior Research Network (SBRN) – Terminology Consensus Project process and outcome. The international journal of behavioral nutrition and physical activity, 14 (1), 75.

Trost, S. G., Blair, S. N. & Khan, K. M. (2014). Physical inactivity remains the greatest public health problem of the 21st century: evidence, improved methods and solutions using the „7 investments that work" as a framework. British Journal of Sports Medicine, 48 (3), 169–170.

U.S. Department of Health & Human Services. (2018). Physical Activity Guidelines for Americans (2nd edition). Washington, D.C.: U.S. Department of Health & Human Services. Zugriff am 28.06.2021. Verfügbar unter: https://health.gov/sites/default/files/2019-09/Physical_Activity_Guidelines_2nd_edition.pdf

Vondung, C. & Bucksch, J. (2019). Sedentäres Verhalten reduzieren – eine neue und eigenständige Perspektive in der Bewegungsförderung. Bewegungstherapie und Gesundheitssport, 35 (06), 295–301.

Vuori, I. M. (2001). Dose-response of physical activity and low back pain, osteoarthritis, and osteoporosis. Medicine & Science in Sports & Exercise, 33 (6 Suppl), S551–586.

Wallmann-Sperlich, B., Bucksch, J., Hansen, S., Schantz, P. & Froboese, I. (2013). Sitting time in Germany: an analysis of socio-demographic and environmental correlates. BMC Public Health, 13, 196.

Warburton, D. E., Charlesworth, S., Ivey, A., Nettlefold, L. & Bredin, S. S. (2010). A systematic review of the evidence for Canada`s Physical Activity Guidelines for Adults. The international journal of behavioral nutrition and physical activity, 7, 39.

Wäsche, H., Peters, S., Appelles, L. & Woll, A. (2018). Bewegungsförderung in Deutschland: Akteure, Strukturen und Netzwerkentwicklung. Bewegungstherapie und Gesundheitssport, 34 (06), 257–273.

Wiskemann, J. & Friedmann-Bette, B. (2015). Potenzial körperlicher Aktivität in Prävention und Therapie chronischer Erkrankungen. Aktuelle Ernährungsmedizin, 40 (06), 389–408.

Wolbring, L., Reimers, A. K., Niessner, C., Demetriou, Y., Schmidt, S. C. E., Woll, A. et al. (2021). How to disseminate national recommendations for physical activity: a qualitative analysis of critical change agents in Germany. Health research policy and systems, 19 (1), 78.

World Health Organization. (1986). Ottawa-Charta for Health Promotion. WHO-Regionalbüro für Europa. Zugriff am 15.07.2021. Verfügbar unter: https://www.euro.who.int/__data/assets/pdf_file/0006/129534/Ottawa_Charter_G.pdf

World Health Organization. (2005). Chronic diseases and their common risk factors. Factsheet 1. WHO. Zugriff am 28.06.2021. Verfügbar unter: https://www.who.int/chp/chronic_disease_report/media/Factsheet1.pdf

World Health Organization. (2006). Physical activity and health in Europe: evidence for action. Kopenhagen: WHO-Regionalbüro für Europa. Zugriff am 10.07.2021. Verfügbar unter: https://www.euro.who.int/__data/assets/pdf_file/0011/87545/E89490.pdf

World Health Organization. (2007a). A Guide for Population-based Approaches to Increasing Levels of Physical Activity. Implementation of the WHO Global Strategy on Diet, Physical Activity and Health. Geneva: WHO. Zugriff am 10.07.2021. Verfügbar unter: https://www.who.int/dietphysicalactivity/physical-activity-promotion-2007.pdf

World Health Organization. (2007b). Steps to health. A European framework to promote physical activity for health. Kopenhagen: WHO-Regionalbüro für Europa. Zugriff am 10.07.2021. Verfügbar unter: https://www.euro.who.int/__data/assets/pdf_file/0020/101684/E90191.pdf

World Health Organization. (2009a). Global Health Risks: Mortality and burden of disease attributable to selected major risks. Geneva: WHO. Zugriff am 05.07.2021. Verfügbar unter: https://www.who.int/healthinfo/global_burden_disease/GlobalHealthRisks_report_full.pdf

World Health Organization. (2009b). Interventions on diet and physical activity: what works. Summary Report. Geneva: WHO. Zugriff am 10.07.2021. Verfügbar unter: https://www.who.int/dietphysicalactivity/summary-report-09.pdf

World Health Organization. (2010). Global Recommendations on Physical Activity for Health. Geneva: WHO. Zugriff am 28.06.2021. Verfügbar unter: https://www.who.int/dietphysicalactivity/global-PA-recs-2010.pdf

World Health Organization. (2013). Global Action Plan For The Prevention and Control of Noncommunicable Diseases 2013–2020. Geneva: WHO.

World Health Organization. (2014). Global status report on noncommunicable diseases 2014. Geneva: WHO.

World Health Organization. (2016). Strategie der Europäischen Region der WHO zur Bewegungsförderung (2016–2025). Copenhagen: WHO-Regionalbüro für Europa. Zugriff am 08.07.2021. Verfügbar unter: https://www.euro.who.int/_data/assets/pdf_file/0006/283830/65wd09g_PhysicalActivityStrategy_150474.pdf

World Health Organization. (2017). Tackling NCDs: „Best buys" and other recommended interventions for the prevention and control of noncommunicable disease. Geneva: WHO.

World Health Organization. (2018a). Global Action Plan on Physical Activity 2018–2030. More Active People For A Healthier World. Geneva: WHO.

World Health Organization. (2018b). Noncommunicable Diseases (NCD) Country Profiles 2018. Germany, WHO. Zugriff am 28.06.2021. Verfügbar unter: https://www.who.int/nmh/countries/deu_en.pdf

World Health Organization. (2020). WHO guidelines on physical activity and sedentary behaviour. Geneva: WHO. Zugriff am 01.03.2021. Verfügbar unter: https://www.who.int/publications/i/item/9789240015128

World Health Organization. (2021a). Obesity and Overweight, WHO. Zugriff am 28.06.2021. Verfügbar unter: https://www.who.int/en/news-room/fact-sheets/detail/obesity-and-overweight

World Health Organization. (2021b). World Health Statistics 2021. Monitoring Health for the SDGs. Geneva: WHO. Zugriff am 24.06.2021. Verfügbar unter: https://cdn.who.int/media/docs/default-source/gho-documents/world-health-statistic-reports/2021/whs-2021_20may.pdf?sfvrsn=55c7c6f2_18

KAPITEL 13
SOZIALRÄUMLICHE GESUNDHEITS-FÖRDERUNG – INTEGRIERTE KOMMUNALE STRATEGIEN

ALF TROJAN

Der Beitrag stellt die historische Entwicklung sowie das Grundkonzept des Sozialraums bzw. der „Community" einer kommunalen Gesundheitsförderung vor. Daran anschließend werden Typologien von sozialraumbezogenen Interventionen und die notwendigen Elemente für Interventionen sowie Leitkonzepte, Rahmenprogramme, Akteur*innen und Kooperationsstrukturen beschrieben. Als mögliche Konkretisierung integrierter Handlungsstrategien folgt eine Beschreibung des Ansatzes von Präventionsketten. Ein Beispiel quartiersbezogener Umsetzung, das wegen seiner langen Laufzeit und intensiven Begleitforschung ausgewählt wurde, wird ausführlich dargestellt, bevor das Thema der Qualität und Evidenzbildung aufgegriffen wird. Der Beitrag schließt mit einem Ausblick, der besonders auf die Chancen integrierter kommunaler Gesundheitsförderungsprogramme abhebt.

13.1 Einleitung: Kurzer Rückblick

Für viele Akteur*innen der Gesundheitsförderung gilt die Ottawa-Charta von 1986 (WHO, 1986) nicht nur als Kerndokument, sondern auch als Ausgangspunkt für die Entwicklung der Gesundheitsförderung auf kommunaler beziehungsweise sozialräumlicher Ebene. Tatsächlich lassen sich die Anfänge in Deutschland jedoch noch etwas weiter zurückverfolgen bis zu zwei großen Förderprogrammen gegen Zivilisationskrankheiten: Dies war zum einen die Deutsche Herz-Kreislauf-Präventionsstudie (DHP) von 1979 bis 1991 (Troschke, 1983; Troschke, Klaes & Maschewsky-Schneider, 1991), zum anderen eine Studie zur wohnortnahen Rheumaversorgung von 1984 bis 1990 (Grunow, Reuter & Wohlfahrt, 1993). Mit diesen Studien wurden die Anfänge gelegt für ein Vorgehen, das sich nicht nur auf individuelle Gesundheitserziehung verließ, sondern ganzheitlicher neben dem Verhalten auch die das Verhalten beeinflussenden Verhältnisse in den Blick nahm. Während Mitte der 1990er-Jahre, also zehn Jahre nach Veröffentlichung der Ottawa-Charta, schon die Ankunft des neuen Ansatzes auf den gesundheitspolitischen Tagesordnungen begrüßt werden konnte, musste gleichzeitig konstatiert werden, dass Entscheidungen über entsprechende Budgets und konkrete Umsetzungsschritte „mit der Lupe zu suchen" waren (Trojan, 1996, S. 49). Dies hat sich langsam aber stetig in den vergangenen circa 25 Jahren zum Positiven verändert.

In diesem Beitrag wird zunächst die „Community" bzw. der Sozialraum als Grundkonzept vorgestellt, daran anschließend eine Typologie von sozialraumbezogenen Interventionen. Es folgen die notwendigen Elemente für Interventionen: Leitkonzepte, Rahmenprogramme, Akteur*innen, Kooperationsstrukturen und schließlich als mögliche Konkretisierung integrierter Handlungsstrategien eine Beschreibung des Ansatzes der Präventionsketten. Ein Beispiel quartiersbezogener Umsetzung, das wegen seiner langen Laufzeit und intensiven Begleitforschung ausgewählt wurde, wird ausführlich dargestellt, bevor das Thema der Qualität und Evidenzbildung aufgegriffen wird. Der Beitrag schließt ab mit einem Ausblick, der besonders auf die Chancen integrierter kommunaler Gesundheitsförderungsprogramme abhebt.

13.2 Gemeinde bzw. Sozialraum als Grundkonzepte

Mein Beitrag bezieht sich auf Gemeinden bzw. Sozialräume, die primär geografisch definiert sind. Je nach Größe des Bezugsgebiets geht es um Nachbarschaften, Stadtquartiere, Kommunen, Stadtteile, Städte oder (ländliche) Regionen. Ab einer gewissen Größe ist die politisch-administrative Zusammengehörigkeit ein hervorstechendes Merkmal. Dann gilt der Ausdruck „Kommunale Gesundheitsförderung", der allerdings oft auch allgemeiner für alle Arten sozialräumlicher Ansätze benutzt wird. Als Kommune im strengen Sinne wird in Deutschland die unterste Ebene der politischen Strukturen neben Kreisen, Ländern und dem Bund bezeichnet (Böhme & Stender, 2020).

In der Kommune bzw. allgemeiner: in der örtlichen Umgebung eines Menschen sind seine wesentlichen Belastungs-, aber auch Unterstützungsfaktoren zu finden. Der sozialräumliche Ansatz wird in der Sozialarbeit als (ggf. gesundheitsbezogene) Gemeinwesenarbeit, in der Medizin als gemeindeorientierte bzw. gemeindenahe Versorgung oder Gesundheitssicherung bezeichnet (Süß & Trojan, 2018).

Sozialraumorientierung entspricht dem Settingansatz der Ottawa-Charta (Hartung & Rosenbrock, 2015). Settings sind Sozialräume unterschiedlicher Reichweite. In Deutschland werden sie als „Lebenswelten" bezeichnet. Beispiele sind Schulen, Betriebe, Krankenhäuser und andere gesellschaftliche Institutionen. Die Gemeinde kann man als Setting bzw. Sozialraum erster Ordnung bzw. als Rahmen und „Mutter aller Settings" ansehen.

Darauf gerichtete Handlungsstrategien sind im Prinzip schon lange vor dem Aufkommen des Settingansatzes eine seit den Zeiten der Industrialisierung und dem Wachstum der Städte gut bekannte, an Lebensbedingungen orientierte Interventionsform gewesen. Wiederentdeckt wurden sie über den englischen Begriff der Community, der im Deutschen unterschiedlich, vor allem mit „Gemeinde", „Gemeinwesen" oder „Kommune" übersetzt wird (wobei „Stadt" und „Quartier" als andere sozialräumliche Bezeichnungen auch darunterfallen).

Sozialraumorientierung als Grundkonzept hat sich aufgrund verschiedener Vorteile bezüglich Zugang, Reichweite und Umsetzbarkeit etablieren können:

- Die Mehrzahl der Menschen lebt in städtischen Ballungsgebieten oder ländlichen Sozialräumen.
- Von Zivilisationskrankheiten bedrohte oder betroffene Bürger*innen werden in ihrem unmittelbaren Lebensumfeld erreicht.
- Gesundheitsbildung und -erziehung für Risikogruppen lassen sich in die Veränderung der Lebensverhältnisse einbetten.
- Der Zugang zu benachteiligten Gruppen bzw. Gruppen mit besonderem Entwicklungsbedarf wird (in nichtdiskriminierender Weise) erleichtert.
- Das Gefährdungspotenzial durch ungesunde Lebens-, Wohn- und Arbeitsbedingungen ist unmittelbar „greifbar".
- Kooperation und Vernetzung lassen sich auf der lokalen Ebene leichter realisieren.
- Die Partizipation der Bürger*innen lässt sich kleinräumig am besten organisieren (Trojan & Legewie, im Druck).

13.3 Typologie gemeindebezogener Interventionen

McLeroy (2003) hat versucht, eine Typologie von „community-based interventions" bzw. gemeindebezogenen Ansätzen aufzustellen. Die folgende Einteilung stützt sich auf diese Typologie, passt sie aber an den deutschen Kontext an (Trojan & Lorentz, 2019).

Gemeinde als geografisches Zielgebiet für individuelle Verhaltensveränderungen – Bei diesem Verständnis von Gemeinde spielt die bessere Zugangsmöglichkeit für Maßnahmen der Prävention und Gesundheitsförderung die herausragende Rolle. Gemeinde als Zugangsraum war eine wichtige erste Entwicklungsstufe in den erwähnten großen Gemeinde-Interventionsstudien gegen Herzinfarkt.

Gemeinde als Sozialraum und Ressource – Im sozialökologischen Modell von Gesundheit sind einerseits Belastungen und andererseits Ressourcen die entscheidenden Globalvariablen, von denen der Gesundheitszustand einer Gemeinde abhängt. Dabei sollen die sozialen Ressourcen, insbesondere Bürger*inneninitiativen und Selbsthilfegruppen gestärkt werden. Wenn in der Ottawa-Charta „strengthening community action" als eines der fünf Prinzipien der Gesundheitsförderung genannt wird, dann ist damit gemeint, die Gemeinde als Integrationsrahmen und Akteurin „selbstbestimmter Gesundheit" zu fördern und weiterzuentwickeln. Zu den zu stärkenden Ressourcen kann auch intersektorale Politik in den Bereichen Soziales, Kinder und Jugendliche sowie Stadtentwicklung und anderer Sektoren gehören.

Gemeinde als politischer Raum und Ziel systemischen Wandels – In diesem Ansatz ist die „Gebietskörperschaft" (Kommune) das eigentliche Ziel der Gesundheitsförderungsaktivitäten. Es geht um die Prinzipien der Ottawa-Charta, „gesundheitsfördernde Umwelten" zu schaffen, noch mehr aber um „gesundheitsfördernde Gesamtpolitik (Healthy Public Policy; Health in All Policies)" (Böhm, Bräunling, Geene & Köckler, 2020). Das Ziel sind weitreichende systemische Veränderungen in der kommunalen Politik und in kommunalen Institutionen, die nicht Projektcharakter haben, also zeitlich begrenzt sind, sondern zu nachhaltigen Verbesserungen der Gesundheitschancen in einer Kommune oder in kleineren Untereinheiten, z. B. in benachteiligten Quartieren, führen sollen.

Gesundheitsbezogene Gemeinwesenarbeit – Angewendet wird dieses Prinzip in besonderen Problemgebieten wie z. B. in Obdachlosenquartieren, Sanierungs- und Neubausiedlungen bzw. früher sogenannten „sozialen Brennpunkten". Gesundheitsfördernde könnten aus ihrer Perspektive auch von gemeinwesenbezogener Gesundheitsarbeit sprechen. Die Grenzen zur gesundheitsfördernden Quartiersentwicklung (Trojan, Süß, Lorentz, Nickel & Wolf, 2013) sind fließend. Die Verringerung sozialer Chancenungleichheit steht im Vordergrund (Mielck, 2005; Richter & Hurrelmann, 2009). Weitere zentrale Handlungskonzepte sind Partizipation (Wright, Unger & Block, 2010; Wright, 2020) und Empowerment (Brandes & Stark; Laverack, 2007, 2010).

In jüngerer Zeit werden vonseiten der Ressorts für Stadtentwicklung Ansätze für Gemeinwesenarbeit vor allem unter den Stichworten „Quartiers- bzw. Stadtteilmanagement" wiederbelebt. Dazu hat maßgeblich das bundesweite Förderprogramm „Stadtteile mit besonderem Entwicklungsbedarf – die soziale Stadt" beigetragen (s. u.).

Auf den ersten Blick ist allerdings schon zu erkennen, dass diese Einteilung in fünf Typen nicht trennscharf ist: Fast alle der im Folgenden beschriebenen größeren Programme und Projekte vereinen verschiedene Elemente der fünf Typen, allerdings in unterschiedlicher Akzentuierung.

13.4 Die Grundausstattung sozialräumlicher Handlungsstrategien

Jede sozialraumorientierte Prävention und Gesundheitsförderung erfordert Leitkonzepte und konzeptionelle Rahmenprogramme, Akteur*innen und Kooperationsstrukturen für die praktische Umsetzung. Hierauf und auf ein abschließendes Beispiel wird in diesem Abschnitt eingegangen.

Leitkonzepte und legislatorischer Rahmen
Sowohl für die gesamtstaatliche als auch für kleinräumigere Ebenen wird zunehmend „Health in All Policies/Gesundheit in allen Politikbereichen" als Leitkonzept zugrunde gelegt (Stahl T., Wismar M., Ollila E., Lahtinen E. & Leppo K., 2006). Dieses Konzept hat eine lange Entwicklungsgeschichte, die vor allem von der WHO vorangetrieben wurde (Trojan, 2020) und in Deutschland in jüngster Zeit stark vom Zukunftsforum Public Health (2020, 2021) propagiert und konkretisiert wird (Böhm et al., 2020).

Ebenfalls auf Basis eines umfassenden sozialökologischen Verständnisses von Gesundheit und Krankheit geht es auch darum, die Gesundheitsförderung mit Konzepten und Programmen der Nachhaltigkeit zu verknüpfen (Trojan & Legewie, 2001), exemplarisch aufgegriffen in dem Konzept „Nachhaltige StadtGesundheit" (Fehr & Trojan, 2018). „Nachhaltige StadtGesundheit" ist sozialräumlich definiert und steht im Einklang mit zentralen Prinzipien der Gemeindeorientierung, wie z. B. gesundheitsbezogener Gemeinwesenarbeit, lokaler Vernetzung, Anknüpfen an Ressourcen in der Lebenswelt und intersektoraler kommunaler Politik zur umfassenden Gesundheitssicherung.

Analog dazu geht es bei „Rural Health/Gesundheit im ländlichen Raum" darum, die vielfältigen räumlichen Bezüge von Gesundheit und Krankheit ländlicher Gemeinden und Kommunen ins Blickfeld zu nehmen (Gesundheitszustand, Gesundheitsversorgung und Gesundheitsförderung). Studien zur Gesundheit im ländlichen Raum haben unter anderem Besonderheiten hinsichtlich physischer, sozioökonomischer und kultureller Einflussgrößen identifiziert und daraus Konsequenzen für gesundheitsfördernde Interventionen abgeleitet (Rind, Weidmann & Reime, 2017).

Das Präventionsgesetz als legislatorischer Rahmen (Geene & Reese, 2016; Gerlinger, 2018) macht primäre Prävention und Gesundheitsförderung zu einer Pflichtleistung für die gesetzliche Krankenversicherung. Dabei wird insbesondere der Lebensweltansatz, d. h. die Arbeit in Settings (u. a. Städte, Gemeinde und Quartiere) aufgewertet und gestärkt. Die Bedeutung des Settings Kommune als Umsetzungsfeld wird auch in den bereits verabschiedeten Bundesrahmenempfehlungen (Nationale Präventionskonferenz [NPK], 2016) ausdrücklich bekräftigt. Konkretisiert werden diese in den Landesrahmenvereinbarungen, die die Zusammenarbeit mit weiteren Sozialversicherungszweigen, dem Öffentlichen Gesundheitsdienst sowie den Trägern der öffentlichen örtlichen Jugendhilfe regeln sollen. Die kommunalen Spitzenverbände sollen an der Vorbereitung der Landesrahmenvereinbarung beteiligt werden und können ihr beitreten (siehe z. B. Hamburgische Arbeitsgemeinschaft für Gesundheitsförderung [HAG], o. J.).

Dieser gesetzliche Rahmen zusammen mit einem daraus entstandenen Förderprogramm der Krankenkassen (GKV-Bündnis für Gesundheit, 2019) gibt der integrierten bzw. intersektoralen kommunalen Gesundheitsförderung einen höheren Stellenwert als je zuvor.

Rahmenprogramme

Um nicht auf dem Niveau einzelner, mehr oder weniger zufällig entstandener Modellprojekte stehen zu bleiben, braucht man Rahmenprogramme, die zumindest ideell, möglichst aber auch materiell Erprobung und Entwicklung unterstützen. Solche breit angelegten sozialräumlichen Rahmenprogramme für Gesundheitsförderung, Stadtentwicklung oder Umweltpolitik werden als „integrierte Programme" bezeichnet, weil sie in einem Sozialraum intersektoral, d. h. über mehrere fachpolitische Sektoren breit gefächert intervenieren. Große Bedeutung und Kontinuität haben in Deutschland insbesondere das „Gesunde Städte-Netzwerk" (Gesunde Städte-Netzwerk, 2020) sowie das Bund-Länder-Programm „Soziale Stadt" (Bundesministerium des Innern, für Bau und Heimat [BMI], o. J.).

Das bundesdeutsche Gesunde Städte-Netzwerk, dem im April 2021 93 Städte und Kreise angehörten, entstand 1989 infolge der Ottawa-Charta von 1986 und des von der WHO gleichzeitig initiierten internationalen Programms „Healthy Cities" (World Health Organization Regional Office for Europe, 2021). Die dem Netzwerk beigetretenen Kommunen belegen durch einen Stadtratsbeschluss, dass sie Gesundheit verstärkt in den Mittelpunkt ihrer Kommunalpolitik stellen wollen. Gesundheitsförderung wird dabei „breit" verstanden, d. h., dass alle Fachreferate bzw. Dezernate der Kommunalpolitik dazu beitragen sollen.

Das Bund-Länder-Programm „Soziale Stadt" entstand 1999 und wurde 2017 positiv evaluiert (Bundesinstitut für Bau-, Stadt- und Raumforschung im Bundesamt für Bauwesen und Raumordnung, 2017). Es soll die Stabilisierung und Entwicklung städtebaulich, wirtschaftlich und sozial benachteiligter sowie strukturschwacher Stadtteile, sogenannter Quartiere, mit besonderem Entwicklungsbedarf unterstützen. Vielfältige Maßnahmen im Wohnumfeld für die Infrastruktur und die Qualität des Wohnens sollen helfen, das Leben der Anwohner*innen zu verbessern. Ein wichtiges (sozusagen gemeindepsychologisches) Ziel ist es, unterstützende Nachbarschaften zu befördern und den sozialen Zusammenhalt zu stärken (BMI, o. J.). Bis 2018 wurden 533 Gebiete in das Bund-Länder-Programm aufgenommen (Bundesministerium des Inneren [BMI], 2016). Seit 2020 wird das Programm unter dem neuen Titel „Sozialer Zusammenhalt – Zusammenleben im Quartier gemeinsam gestalten" weiterentwickelt. Im neuen Programm werden das Quartiersmanagement und die Mobilisierung von Teilhabe und ehrenamtlichem Engagement stärker betont.

Ein weiteres integriertes Rahmenprogramm ist das Aktionsprogramm „Umwelt und Gesundheit" (Umweltbundesamt [UBA], o. J.), auf das hier aus Platzgründen nicht weiter eingegangen wird.

Diese Netzwerke auf Bundesebene unterstützen und beeinflussen die darunterliegenden kommunalen und Quartiersstrukturen. Sie steuern ihre Mitglieder, d. h. die lokalen Projekte, durch gemeinsame Beschlüsse, aber auch durch wechselseitiges „Lernen am Modell".

Allen diesen Programmen ist gemeinsam, dass sie sich auf komplexe Probleme richten, die nicht sektoral begrenzt bearbeitet werden können, sondern intersektorale Politik erfordern. Das bedeutet ein gemeinsames Planen und arbeitsteiliges Handeln im Blick auf gemeinsame Ziele, die mit unterschiedlichen Akzenten auf eine höhere Lebensqualität und gesundheitliches Wohlbefinden für die Bürger*innen abzielen. Integriertes Handeln bezieht sich nicht nur auf verschiedene Fachpolitiken, sondern heißt auch, dass Akteur*innen aus kommunalen/staatlichen, zivilgesellschaftlichen und marktwirtschaftlichen Bereichen als Kooperationspartner*innen gewonnen werden sollen.

Der Kooperationsverbund Gesundheitliche Chancengleichheit (Kooperationsverbund Gesundheitliche Chancengleichheit, o. J.) nimmt eine Sonderstellung ein. Als übergeordnetes Netzwerk wurde er vor dem Hintergrund der ungleich verteilten Gesundheitschancen im Auftrag des Bundesministeriums für Gesundheit durch die Bundeszentrale für gesundheitliche Aufklärung (BZgA) aufgebaut. Ziel des Verbundes mit 74 Kooperationspartnern ist es, die Gesundheitsförderung bei sozial benachteiligten Bevölkerungsgruppen zu stärken, die Qualität der Angebote zu verbessern und die Zusammenarbeit der Akteur*innen zu unterstützen. Der Kooperationsverbund hat Koordinierungsstellen in allen Bundesländern, welche die Kommunen begleiten und beraten. In den letzten Jahren ist der kommunale Partnerprozess „Gesundheit für alle" (Kooperationsverbund Gesundheitliche Chancengleichheit, 2016) zur zentralen Aktivität des Kooperationsverbundes geworden. In diesem Rahmen soll der Austausch zwischen Kommunen gefördert werden, insbesondere um Präventionsketten aufzubauen (s. u.). Das Internetportal für kommunale Zusammenarbeit (Bundeszentrale für gesundheitliche Aufklärung [BZgA], 2021) ermöglicht den Austausch zwischen kommunalen Akteuren, Netzwerkkoordinatoren und Fachkräften der kommunalen Gesundheitsstrategien. Es wird gleichzeitig von dem Bundesprogramm „Frühe Hilfen" genutzt, in dem bisher eine regelhafte Vernetzung mit dem Gesundheitsbereich leider kaum erreicht wurde (Robert Koch-Institut [RKI], 2015).

Akteur*innen

Die Vielfalt der Akteur*innen richtet sich sehr stark nach der Größe des Interventionsraums und der Komplexität der geplanten Angebote bzw. Aktionen (s. u.). Als politisch bedeutsamster Akteur muss in erster Linie die Kommune (das System von Kommunalpolitik und Kommunalverwaltung) betrachtet werden. Die Kommunen übernehmen einerseits auf der Grundlage der Landesgesetze für den Öffentlichen Gesundheitsdienst explizit Aufgaben der Gesundheitsförderung. Andererseits sind die gesundheitlich relevanten kommunalen Aktivitäten aber nur zum Teil explizit auf Gesundheit ausgerichtet; vielfach wird Gesundheit lediglich implizit beeinflusst. So haben beispielsweise Stadtentwicklungsvorhaben, Verkehrsplanungen, die Einrichtung von Kindertagesstätten, Bildungsangebote oder Fragen der Wirtschaftsförderung auch Auswirkungen auf die Gesundheit. Die besondere Herausforderung ist die Entdeckung und Nutzung solcher und weiterer Akteur*innen in der Stadt und deren Organisation im Hinblick auf gesundheitsbezogene Ziele.

Der zweitwichtigste Akteur, insbesondere auch als Kostenträger, ist die gesetzliche Krankenversicherung (GKV), die mit ihrem Leitfaden Prävention in starkem Maße definiert, welche Aktivitäten möglich sind (GKV-Spitzenverband, 2018). Seit 2019 ist die GKV mit einem Förderprogramm auch stärker in der lebensweltlichen Prävention und Gesundheitsförderung engagiert (GKV-Bündnis für Gesundheit, 2019).

Kooperationsstrukturen auf lokaler Ebene

Ein entscheidender Meilenstein für die Ausweitung des Kreises traditioneller Akteur*innen (d. h. aus dem Gesundheitsbereich) war die Entschließung der 50. Gesundheitsministerkonferenz (GMK) in Berlin 1982. In dieser Entschließung zu „Gesundheitserziehung und Öffentlichem Gesundheitsdienst" wird der Ausbau von Arbeitsgemeinschaften für vordringlich gehalten, die durch den Öffentlichen Gesundheitsdienst (ÖGD) koordiniert werden und alle in Betracht kommenden Träger*innen einbeziehen; das sind: Wohlfahrtsverbände, Selbsthilfegruppen und andere freie Initiativen, Kirchen, Schul- und Sozialämter, Jugend- und Sportämter, Gewerkschaften und Arbeitgeber, Politiker*innen, Parlamentarier*innen, örtliche Verbraucherverbände, Institutionen der Erwachsenenbildung, Sportvereine, Krankenkassen, Sozialversicherungsträger, niedergelassene Ärzt*innen, Zahnärzt*innen, Apotheker*innen, Elternvertreter*innen, (Sozial-) Pädagog*innen, Psycholog*innen, Sozialarbeiter*innen etc. (Franzkowiak & Sabo, 1993).

Bereits 1998 hatte die Kommunale Gemeinschaftsstelle (Kommunale Gemeinschaftsstelle für Verwaltungsvereinfachung [KGSt], 1998) in ihrem Bericht „Ziele, Leistungen und Steuerung des kommunalen Gesundheitsdienstes" gefordert, dass Gesundheit stärker als Teil einer kommunalen Gesamtpolitik begriffen und realisiert werden müsse. Mit dem genannten Bericht wurden den Gesundheitsämtern mehr planerische sowie koordinierende und damit implizit auch steuernde Aufgaben zugeschrieben (Kuhn, Reisig, Voh & Heyn, 2015; Kuhn & Trojan, 2017).

Die Koordinations- und Kooperationsgremien der lokalen Gesundheitsförderung finden sich auf verschiedenen Ebenen: als „Runde Tische" auf Quartiers- und Stadtteilebene, auf höheren Ebenen als „Kommunale Gesundheitskonferenzen" oder „Landesgesundheitskonferenzen". Die Gesundheitskonferenzen und anderen Koordinationsgremien auf der Ebene der Länder und Kommunen sind inzwischen weit verbreitet (Hollederer, 2015; Trojan, 2017). Die Koordinationsstrukturen für Gesundheitsförderung und Prävention auf Landesebene oder kommunaler Ebene haben zwar auch Steuerungsfunktionen für ihre Mitglieder, die Umsetzung basiert allerdings auf einer Selbstverpflichtung und kann nicht verordnet oder eingeklagt werden. Machbar ist also nur, worüber Konsens erzielt werden kann.

In allen Erfahrungsberichten und Evaluationen zu Koordinationsgremien wird betont, dass die Kooperationsstruktur unterstützt werden muss durch ein konkretes Infrastruktur-Element (Lorentz, Wolf & Trojan, 2013), das die Kontinuität der Arbeit absichert, Sitzungen vorbereitet und die Umsetzung von Entscheidungen organisiert. Die Bezeichnungen hierfür variieren: Koordinations-, Anlauf- oder Geschäftsstelle, Leitstelle, Büro, Gesundheitsförderungsmanagement u. v. a. m. (Trojan, 2017).

13.5 Beispiel: Präventionsketten als integrierte kommunale Strategie

Ursprünglich wurden sogenannte Präventionsketten für die Zielgruppen der (Klein-)Kinder und jungen Erwachsenen entwickelt. Inzwischen soll das Konzept aber für alle Zielgruppen und Lebensphasen angewendet werden. Als „integrierte kommunale Strategien bzw. Programme" werden Ansätze bezeichnet, die auf kommunaler Ebene den Rahmen schaffen, um das vielfältige Unterstützungsangebot öffentlicher und privater Träger und Akteure besser zu verbinden. Sie tragen dazu bei, dass dieses Angebot über Altersgruppen und Lebensphasen hinweg aufeinander abgestimmt ist und ineinandergreift. Neu daran sind nicht die einzelnen Elemente, sondern die Radikalität und Reichweite der Intentionen: Nicht nur einige lebensphasenbezogene Settings in der Kommune, sondern alle sollen einbezogen werden und eine Kette von gesundheitsfördernden und präventiven Settingmaßnahmen organisieren, die im Prinzip Menschen in allen Lebensphasen erreichen. Bisher waren Präventionsketten allerdings vor allem auf eine Lebensphase, nämlich auf das Wohlergehen von Kindern und Jugendlichen konzentriert.

Präventionsketten dienen dazu, allen Bevölkerungsgruppen – und besonders Menschen mit schwierigen oder benachteiligenden Lebensbedingungen – öffentliche Ressourcen zugänglich zu machen, um so unterschiedlichen Bedarfen gerecht zu werden, individuelle, familiäre und soziale Eigenressourcen zu stärken sowie Chancengleichheit zu fördern (Böhme & Reimann, 2018; Landesvereinigung für Gesundheit Niedersachsen [LVG], Akademie für Sozialmedizin [AFS] & BZgA, 2013; Richter-Kornweitz, Holz & Kilian, 2017).

Die weitestgehende Umsetzung ist das landesweite Programm „Präventionsketten Niedersachsen: Gesund aufwachsen für alle Kinder!" (Landesvereinigung für Gesundheit und Akademie für sozialmedizin Niedersachsen [LVG AFS], o. J.). Das Programm unterstützt niedersächsische Kommunen über einen Zeitraum von drei Jahren finanziell sowie durch Beratung, Begleitung und Weiterbildung beim Auf- und Ausbau von Präventionsketten. Für den fachlichen Austausch der Kommunen gibt es den oben schon erwähnten kommunalen Partnerprozess „Gesundheit für alle" mit einem eigenen Internetportal.

Das Programm richtet sich an Landkreise und kreisfreie Städte. Dass die Aktivitäten in Niedersachsen ein zukunftweisendes Beispiel sind, zeigt ein Grundsatzpapier der „AG Kommunale Strategien" mit dem Titel „GESUNDHEIT.MACHT.KOMMUNE.STARK" (Kooperationsverbund Gesundheitliche Chancengleichheit, AG Kommunale Strategien, 2019). Die sechs „guten Argumente" für den Auf- und Ausbau „integrierter kommunaler Strategien zur Gesundheitsförderung und Prävention" werden im Folgenden summarisch wiedergegeben:

- Kommunale Gesundheitsförderung verbessert die Gesundheit der Bevölkerung und erhöht die Chancengerechtigkeit.
- Kommunale Gesundheitsförderung macht Gemeinden, Städte und Landkreise für alle attraktiv.
- Kommunale Gesundheitsförderung schafft ein neues Miteinander zwischen verschiedenen Verwaltungsressorts sowie zwischen Haupt- und Ehrenamt.
- Kommunale Gesundheitsförderung ist eine nachhaltige Investition.
- Kommunale Gesundheitsförderung macht bereits bestehendes Engagement sichtbar und knüpft daran an.
- Kommunale Gesundheitsförderung sensibilisiert und motiviert Bürger*innen.

Die Idee einer verketteten Versorgung geht zurück auf Reformen in der Sozialpsychiatrie, mit denen einerseits der stationären Verwahrung in der Anstaltspsychiatrie und andererseits einer Fokussierung auf die individuelle Psychotherapie begegnet werden sollte (Deutsche Gesellschaft für Verhaltenstherapie [dgvt], 2014). Interessante Beispiele, die die ganze Vielfalt möglicher Lösungen spiegeln, finden sich im Abschnitt Praxisbeispiele des Sammelbandes zu Gesundheit in allen Politikbereichen (Böhm et al., 2020).

13.6 Beispiel guter Praxis „Lenzgesund": Integrierte Handlungsstrategie auf Quartiersebene (Kooperationsverbund Gesundheitliche Chancengleichheit, 2013b)

In diesem (mit dem Qualitätspreis der Akademie für das öffentliche Gesundheitswesen ausgezeichneten; Steinbach, 2015) Programm in der Lenzsiedlung im Hamburger Bezirk Eimsbüttel, begonnen etwa im Jahr 2000, mit Begleitforschung von 2004 bis 2012, ging es um ein integriertes sozialräumliches Handlungskonzept für ein Quartier mit besonderem Entwicklungsbedarf. Der inhaltliche Fokus lag auf Interventionen rund um Schwangerschaft, Geburt und erste Lebensjahre. Seine Charakteristika sind in der Gemeinwesenarbeit und quartiersbezogenen Gesundheitsförderung relativ häufig: kleinräumiges Setting, sozial benachteiligte Zielgruppen mit gesundheitlicher Chancenungleichheit, Fokus auf der Lebensphase Kindheit. Weitere Charakteristika waren:

- gesamter Sozialraum mit allen relevanten Akteuren und Professionen als Handlungs- bzw. Interventionsfeld,
- intersektorales Vorgehen, d. h. möglichst starkes Einbeziehen anderer gesundheitsrelevanter Sektoren bzw. Ressorts,
- Beteiligung des Gesundheitssektors an sozialer Integration und einer Quartiersentwicklung im Sinne der Gestaltung gesunder physischer und sozialer Lebensbedingungen.

Die Lenzsiedlung im Hamburger Stadtteil Lokstedt (Lorentz & Trojan, 2013; Süß, Wolf & Trojan, 2013; Trojan, Süß, Wolf & Nickel, 2013) ist ein Quartier mit erheblichem Unterstützungsbedarf: Im Jahr 2000 lebte dort fast jede dritte Person von Sozialhilfe. Der Anteil der Arbeitslosen war doppelt so hoch wie in Hamburg. Knapp 40 Prozent der Bewohnerschaft hatten einen ausländischen Pass (Hamburg: 15 Prozent), weitere geschätzte 20 Prozent hatten einen Migrationshintergrund. Der Anteil der Kinder und Jugendlichen an der Bewohnerschaft war fast doppelt so hoch wie in gesamt Hamburg.

In Aufbau und Entwicklung der Gesundheitsförderung lassen sich vier Phasen mit unterschiedlichen „Entwicklungsaufgaben" unterscheiden.

In die „Phase des Fußfassens" (2000–2004) gehören die „Gesundheitsgespräche für Frauen von Frauen", eine Informations- und Gesprächsreihe, die sich inhaltlich und methodisch stark an den Bedürfnissen migrantischer Frauen ausrichtete. Diese Reihe des Gesundheitsamtes Eimsbüttel mit 16 Veranstaltungen in zwei Jahren fand in der Zielgruppe eine starke Resonanz und hat wesentlich dazu beigetragen, die migrantische Bewohnerschaft in die nachbarschaftliche Öffentlichkeit der Lenzsiedlung zu integrieren.

Ab Herbst 2002 konnte das Gesundheitsamt in der Lenzsiedlung eine Familienhebamme mit folgendem Arbeitsansatz einsetzen:

- Zielgruppe: Familien/Frauen mit einem besonderen Unterstützungsbedarf,
- Sprechzeiten im Büro vor Ort und Hausbesuche,
- Geburtsvorbereitungs- und Nachsorgekurse im Bürgerhaus des Quartiers,

- Willkommensbesuche mit Präsent bei allen Familien mit Neugeborenen im Quartier,
- Betreuung von Familien im Bedarfsfall bis zum ersten Geburtstag des Kindes (im Durchschnitt acht bis neun Monate),
- Vernetzung mit Gynäkolog*innen, Krankenhäusern und sozialen Einrichtungen.

Die Familienhebamme leistete nicht nur eine spürbare Unterstützung für junge Familien im Quartier, – sie betreute pro Jahr intensiv 12 bis 15 Familien bei insgesamt 35 bis 45 Geburten – , sondern wurde von anderen Einrichtungen als wichtige Ergänzung eigener Angebote gesehen und bereitete so den Boden für weitere Kooperationen.

Nach der „Phase des Fußfassens" folgte eine „Phase starken Wachstums durch Kooperation" (2004–2010). Im Herbst 2003 hatte das Gesundheitsamt ein breites Spektrum von Einrichtungen zu einem Runden Tisch in die Lenzsiedlung eingeladen: neben Einrichtungen der Jugendhilfe, Kindertagesstätten, Schulen, der Bezirksverwaltung und Bezirkspolitik auch Arztpraxen, Apotheken und weitere Gesundheitsdienstleister*innen. Die Idee einer langfristigen Zusammenarbeit in der Gesundheitsförderung für junge Familien im Quartier fand eine positive Resonanz. Im Vordergrund standen zunächst der Informations- und Meinungsaustausch, aber auch die Vorbereitung erster konkreter Angebote wie z. B. ein Beratungsangebot zu Fragen der Gesundheitsversorgung.

Ein kräftiger Impuls für die Zusammenarbeit am Runden Tisch wie auch in der Praxis ergab sich durch die wissenschaftliche Begleitung und Evaluation der Gesundheitsförderung in der Lenzsiedlung durch das Institut für Medizinische Soziologie des Universitätsklinikums Hamburg-Eppendorf (Lorentz et al., 2013).

In den folgenden Monaten und Jahren entwickelten verschiedene Akteure/Einrichtungen weitere Angebote der Gesundheitsförderung für das Quartier. Diese wurden am Runden Tisch vorgestellt, teilweise auch erst angeregt, diskutiert, mit Vorhaben anderer abgestimmt und in ihrer praktischen Umsetzung begleitet. Einige Beispiele sind: niedrigschwellige Beratungsangebote z. B. zu Erziehungsfragen und sozialen Problemen (ab 2004), zu wirtschaftlichen Hilfen für werdende Eltern (ab 2007), Kampagnen zur kinderärztlichen Vorsorge (2005), Arbeitsgruppe zur Verbesserung der kindbezogenen Kommunikation zwischen Kindertagesstätten, Kinderarztpraxen, Schulen und Eltern (2005), praktische Angebote zu gesunder Ernährung (2006), eine Rückenschule (2007), ein Krabbeltreff (2002–2010), ein Müttercafé zur Entlastung und Vernetzung junger Familien sowie als ein besonders erfolgreiches Angebot der „Babyführerschein" (Aufklärungsseminare für junge Eltern; ab 2006).

Phase 3 (2010–2012) war gekennzeichnet durch verstärkte Nachfrage sowie zunehmende Verankerung und Integration der Gesundheitsförderung in das Angebotsprofil vor Ort:

- Der Bürger*innenverein der Lenzsiedlung, der schon vorher ein zentraler Akteur bei der Organisation von Veranstaltungen war, initiierte ab Herbst 2009 verstärkt eigene Angebote wie Ernährungs- und Bewegungskurse, Schwimmkurse für Migrantinnen und Informationsveranstaltungen etwa zur Brustkrebsvorsorge und zur seelischen Gesundheit.

- Teilnehmende von früheren Veranstaltungen fragten nach Wiederholungen oder weiteren Angeboten – z. B. nach Schwimmkursen oder anwendungsorientierten Sprachkursen – und entwickelten eine bis dahin seltene Bereitschaft, zu warten oder sich finanziell zu beteiligen.
- Andere Bewohner*innen begannen, eigene Angebote zu organisieren: Mütter richteten für ihre Töchter ein Tanztraining ein; junge Männer bauten ein Boxtraining auf und öffneten es später auch für Jugendliche und größere Kinder.
- Das „Rauhe Haus", der Verein Lenzsiedlung und die Familienhebamme sowie weitere Träger*innen der Sozial- und Bildungsarbeit bauten ihre Zusammenarbeit in der Familienförderung mit finanzieller Unterstützung des Jugendamtes zu einem Familienzentrum „Lenz-Treff" aus; dort spielten Fragen der Gesundheit eine wesentliche Rolle.
- 2012 begann eine Schulung von sechs jüngeren Erwachsenen aus der Lenzsiedlung als Konfliktberater*innen für das Quartier.

Im Sommer 2012 begann die „Verstetigungsphase der Gesundheitsförderung" in der Lenzsiedlung. Das Gesundheitsamt zog sich – wie zu Beginn der Arbeit angekündigt – aus den Funktionen des Initiators, Moderators und Organisators von Gesundheitsförderung zurück, fühlte sich aber weiterhin für ihre Verankerung verantwortlich.

Eine umfassende Strukturierung der Qualitätselemente, die als Orientierung für die Gestaltung und Evaluation kommunaler Gesundheitsförderung gleichermaßen gut geeignet ist, haben Loss, Eichhorn, Reisig, Wildner und Nagel (2007) zusammengestellt. Als Qualitäts- und zugleich Evaluationsdimensionen beschreiben sie Konzept, Prozess, Struktur und Ergebnis von gesundheitsförderlichen Interventionen. Für die Strukturevaluation im sozialräumlichen Setting stehen die Partnerschaften und Netzwerke im Quartier verantwortlich. Durch eine Vereinbarung zwischen dem Bezirksamt (Fachämter Sozialraummanagement und Gesundheit), den beiden Wohnungsgesellschaften im Quartier sowie dem Verein Lenzsiedlung e. V. wurde die Fortführung wesentlicher Maßnahmen der Gesundheitsförderung gesichert und die Entwicklung neuer Angebote ermöglicht. Die Aufgaben des Runden Tisches wurden in zwei andere lokale Gremien integriert.

Das Institut für Medizinsoziologie hat auch diese Phase wissenschaftlich begleitet und in einem Buch die Langzeitwirkungen des Programms festgehalten. Dort sind auch die Instrumente und Ergebnisse der Evaluation und des Qualitätsmonitorings dargestellt (Nickel, Lorentz, Süß & Trojan, 2019).

13.7 Evaluation, Evidenz und Qualitätsentwicklung

Evaluation, Qualität und Qualitätsmanagement von Gesundheitsförderung sind in den letzten Jahren zunehmend in den Fokus der Fachdiskussion gerückt (Quilling & Kruse, 2018; Süß & Trojan, 2012; Trojan, 2006). Ansätze zum Qualitätsmanagement sind beispielsweise der Good-Practice-Ansatz des von der BZgA initiierten Kooperationsverbundes „Bündnisse im Vordergrund", die die Angebote und Aktionen tragen.

Für diese zentral wichtigen Kooperationsstrukturen lassen sich einige notwendige qualitative Voraussetzungen herausdestillieren, ohne die sie nicht wirksam werden können (Süß & Trojan, 2012; Trojan, 2017). Dazu gehören u. a.:

- ein politischer Wille und definierter Auftrag mit möglichst präziser Aufgaben- bzw. Prioritätenfestlegung,
- Möglichkeiten, Ergebnisse in die kommunalpolitischen Gremien einzubringen,
- eine finanzielle Basisausstattung und Ressourcen (möglichst fester Etat) für die Umsetzung,
- eine Geschäftsstelle/Infrastruktur bzw. ein engagiertes Gesundheitsamt,
- fachliche Kompetenz und Integrationsfähigkeit bei der Leitung eines Kooperationsgremiums.

Umfassender werden die Qualitätsdimensionen in einer Reihe von Handlungshilfen zur Qualitätssicherung berücksichtigt (siehe z. B. Landesgesundheitsamt Baden-Württemberg [LGA], 2015; Landesinstitut für Gesundheit und Arbeit des Landes Nordrhein-Westfalen [LIGA], 2011). Aber auch die Wissenschaft kann unterstützend beitragen: Trojan, Lorentz, Nickel, Süß und Wolf (2013) resümieren auf Basis einer zehnjährigen Kooperation die Probleme und Perspektiven bei der Evaluation quartiersbezogener Gesundheitsförderung und dem anschließenden Transfer der Erfahrungen in die Praxis. Mit einem anderen Fokus wurde das Forschungsprojekt „Gesundheitsförderung in Lebenswelten – Entwicklung und Sicherung von Qualität" durchgeführt. Der Abschlussbericht stellt eine Bestandsaufnahme der bisherigen Umsetzung im Bereich Qualitätsentwicklung und Qualitätssicherung dar und zeigt Ansätze für die Weiterentwicklung auf, vor allem auch durch eine unterstützende Infrastruktur (BZgA, 2015; Kolip & Trojan, 2020).

Trotz dieser Projekte und Erkenntnisse in der Qualitätsentwicklung muss zugestanden werden, dass belastbare Evidenz für settingbezogene Programme und dabei wiederum für die sozialräumlichen Settings (Quartier, Kommune, Stadt, Region) nur äußerst schwer beizubringen ist. In einer allgemeinen Klassifikation unterscheiden Kliche, Plaumann, Nöcker, Dubben und Walter (2011) vier „Programmtypen", nämlich Kampagnen, Kontext-Interventionen (soziopolitische, oft legislative Maßnahmen), individuelle Maßnahmen und Programme im Sinne standardisierter und reproduzierbarer Verhaltensinterventionen und eben Settingprojekte. Während für die ersten drei vergleichsweise gut etablierte Evaluationsroutinen vorliegen, ist das in Settingprojekten nicht der Fall.

Eine Bilanz der wichtigsten deutschsprachigen empirischen Studien zu Erfolgen gemeinwesenbezogener Gesundheitsförderung im sozialräumlichen Setting ergab (Trojan & Nickel, 2013):

- Trotz immer wieder auftauchender Kerninhalte sind Zielsetzungen, Komplexität, Zugänge und insbesondere die Kontexte so verschieden, dass sich kumulative Evidenz allenfalls innerhalb von Rahmenprogrammen zeigen lässt, die zahlreiche lokale Einzelprojekte umfassen.
- Es gibt eine nennenswerte Anzahl von Evaluationen, die jedoch unterschiedliche methodische Zugänge gleichzeitig benutzen; die unterschiedlichen Zugänge und Erfolgsparameter erlauben aber keine Vergleiche im Sinne systematischer Metaanalysen.
- Ein Fokus, teilweise schon der Programme und öfter noch der Evaluationen, liegt auf dem Nachweis der großen Relevanz von notwendigen Struktur- und Kompetenzparametern, also der „Community Capacities".

In einem aktuelleren Rapid Review kommen Quilling und Kruse (2018, S. 6) zu dem Schluss: „Die Ergebnisse zur Evidenz kommunaler Gesundheitsförderung bleiben unübersichtlich ..."

Für die verschiedenen Ansätze von gemeinwesen- und quartiersbezogenen Gesundheitsförderungsinterventionen können wir daher von „eklektischer Evidenz" für ihre Wirksamkeit sprechen. Dies entspricht der Einstufung als Praxis auf der Basis vielversprechender Ergebnisse („promising evidence" im Gegensatz zu „best evidence"; Thurston County Public Health & Social Services, 2009).

Zu einem ähnlichen Ergebnis kommt ein weltweiter systematischer Review (32 eingeschlossene Studien von 3646 gefundenen, davon fünf RCTs (= randomized controlled trials) und sieben CRTs (= cluster-randomized trials) zum Thema Effectiveness of Community-Based Health Promotion Interventions in Urban Areas (Nickel & Knesebeck, 2019). Die Hauptfragestellung beschränkte sich auf: „What are the effects of multi-component health promotion activities on health behavior and health in urban areas?" Bei 75 Prozent der eingeschlossenen Studien gab es mindestens in einem Aspekt Verbesserungen hinsichtlich des Gesundheitsverhaltens, der Health Literacy, des Zugangs zu Gesundheitsdiensten oder im Gesundheitsstatus. Im Kern war das Ergebnis verhalten positiv: „Our results confirm that community-based interventions are promising for health promotion and disease prevention but so far their potential is not fully realized." Besonders hervorhebenswert ist, dass im Review auch Prozess- und Kontextvariablen berücksichtigt wurden und dabei der Eindruck entstand, dass Partizipation in Planung, Durchführung und/oder Evaluation zu einem besseren Ergebnis beiträgt. In einem weiteren Review zur Reduzierung gesundheitlicher Chancenungleichheit wurde festgestellt: „More than half (56,5 %) of the studies reported improvements of socially disadvantaged communities overall (i. e. reduced inequalities at the area level) in at least one health behavior and/or health status outcome." (Nickel & Knesebeck, 2020).

Fröhlich-Gildhoff und Trojan (2018) berichten über die Evaluation zweier komplexer Interventionen in kommunalen Settings. Anhand der Beschreibung des Präventionsnetzwerks Ortenaukreis und des Projekts „Lenzgesund" wurden projektübergreifend fünf zentrale Grundprinzipien extrahiert, die eine gegenstandsangemessene Evaluation erlauben und Wirkungszusammenhänge (jenseits von RCT-Designs) nachweisen können:

1. genaue Beschreibung der jeweiligen Intervention und ihrer Ziele,
2. möglichst Verbindung von Konzept-, Struktur-, Prozess- und Ergebnisevaluation,
3. multimethodales und multimodales Vorgehen,
4. Partizipation,
5. Analyse von summativen Evaluationsdaten und Implementationsfaktoren.

Für die summative Evaluation bzw. Ergebnisevaluation und damit den Evidenzaufbau für einen bestimmten Programmtyp wurde allerdings einschränkend vermerkt: „Auch wenn wir für zahlreiche Aspekte, insbesondere für die Kapazitätsentwicklung, Verbesserungen aufzeigen können, hat dies doch nur begrenzte Beweiskraft für die Wirksamkeit der einzelnen Interventionen in der Lenzsiedlung. Der Hauptgrund dafür ist, dass die in den Daten abgebildeten Veränderungen nicht eindeutig und vollständig der einen oder anderen bzw. der Gesamtheit der Interventionen zugerechnet werden können, weil wir nicht wissen, wie groß der Einfluss des sogenannten Kontextes war, z. B. paralleler Programme der Stadtteilentwicklung" (Fröhlich-Gildhoff & Trojan, 2018, S. 1285).

Auch ein weiterer (quantitativer) Blick in ein sehr gut konzipiertes und moderiertes Programm in Bayern zeigt die widerständige Wirklichkeit des Verhältnisses von Evaluation/Evidenzbildung und lokaler Gesundheitsförderungspraxis (Reisig, Verdugo-Raab & Heyn, 2015):

Mit der 2005 gestarteten Gesundheitsinitiative „Gesund.Leben.Bayern." sollte u. a. ein Beitrag zur Stärkung von Evaluation und Evidenzbasierung sowie von Modellen guter Praxis und zum Projekttransfer geleistet werden.

Im Rückblick auf zehn Jahre Projektförderung zeigte sich hinsichtlich der knapp 250 geförderten Projektphasen bezüglich Evidenzbasierung und Evaluation:

- Evidenzbasierung fiel häufig schwer, auch wenn einschlägige Literatur vorlag.
- Bei den Projektevaluationen überwogen Prozessevaluationen, belastbare Ergebnisevaluationen waren in der Minderzahl.
- Evaluationsparameter waren oft Surrogatparameter.
- Unter den geförderten Vorhaben konnten einige Modelle guter Praxis (nur etwa zehn Prozent) nach den Kriterien des Kooperationsverbundes Gesundheitliche Chancengleichheit identifiziert werden.
- Ein abschließender Transfer in die Wissenschaft und Praxis findet in begrenztem Maße statt.

Diese nicht sehr ermutigende Bilanz muss vor dem Hintergrund der in diesem Programm sehr guten Rahmenbedingungen in Bezug auf die Unterstützung von Evaluation und Evidenzbasierung gesehen werden. Es war, jedenfalls was die Stimulierung von Evidenzbasierung, Evaluation und Qualitätsmanagement angeht, ein Programm unter Idealbedingungen. Die Alltagspraxis außerhalb einer solchen Gesundheitsinitiative dürfte noch weiter entfernt sein von evidenzbasiertem Arbeiten und der Generierung von Evidenz und Gute-Praxis-Modellen.

13.8 Ausblick: Chancen integrierter kommunaler Strategien

Das Präventionsgesetz (PrävG, 2015) kann sicher als förderlicher Rahmen für die primäre Prävention und Gesundheitsförderung gesehen werden. Das Setting Kommune und dessen Akteure einschließlich des Öffentlichen Gesundheitsdienstes finden im Text des Präventionsgesetzes zwar wenig explizite Beachtung, dennoch impliziert das Gesetz vor allem die Kommune als Umsetzungsfeld, da entsprechend den Zielsetzungen nur hier Menschen aller Altersgruppen und Lebenslagen erreicht werden. Dies wird auch in den bereits verabschiedeten Bundesrahmenempfehlungen (NPK, 2016) ausdrücklich bekräftigt.

Das Präventionsgesetz betont auch die Stärkung gesundheitsförderlicher Strukturen. Dies kann in Richtung der Unterstützung von Koordinationsgremien auf kommunaler Ebene, d. h. zum Beispiel in Form von Gesundheitskonferenzen, interpretiert werden. Mit Blick auf einen nachhaltigen Strukturaufbau sind jedoch auf Kalenderjahre begrenzte Förderzusagen aus Mitteln der gesetzlichen Krankenversicherung kritisch zu sehen, da sie verwaltungstechnisch erhebliche Schwierigkeiten aufwerfen und der Entwicklung einer langfristigen Struktur nicht förderlich sind.

Gleichwohl eröffnen sich im Prinzip bessere Perspektiven zur (Ko-)Finanzierung kommunaler Prävention und Gesundheitsförderung. Dabei könnte die Ausrichtung an dem Muster der Präventionsketten eine inhaltliche Orientierung darstellen. Auch die Empfehlungen der kommunalen Spitzenverbände und gesetzlichen Krankenversicherung zur Zusammenarbeit im Bereich Primärprävention und Gesundheitsförderung in der Kommune aus dem Jahr 2013 können Orientierung und Rückhalt bieten (Kooperationsverbund Gesundheitliche Chancengleichheit, 2013a). Diese legen den kommunalen Partnern nahe, ihre Aktivitäten an der Gesundheits- und Sozialberichterstattung auszurichten, gemeinsam abzustimmen und nachhaltig unter Nutzung eines Koordinationsgremiums wie z. B. einer Gesundheitskonferenz zu gestalten.

Wenn es darum geht, kommunale Gesundheitsbelange zu identifizieren, zu kommunizieren und eine Infrastruktur für die Zusammenarbeit der verschiedenen Handlungsträger bereitzustellen, ist der ÖGD, d. h. in diesem Fall das Gesundheitsamt vor Ort, ein unverzichtbarer lokaler Akteur (Kuhn & Trojan, 2017; Reisig et al., 2017; Szagun, Kuhn & Starke, 2016). Als gemeinwohlorientierter Akteur mit explizitem Gesundheitsauftrag, vielen Querschnittsbezügen zu anderen kommunalen Partnern und einem entsprechenden Aufgaben- und Kompetenzprofil wie der Gesundheitsberichterstattung, Gesundheitsplanung, Moderation und Koordination ist er prädestiniert für eine Schlüsselrolle im kommunalen Gesundheitsmanagement (Reisig & Kuhn, 2020), – wie auch in einem Positionspapier des Deutschen Landkreistags zur Weiterentwicklung des ÖGD (Deutscher Landkreistag, 2013) vorgesehen. Allerdings ist anzumerken, dass das Potenzial des ÖGD, sich produktiv in Infrastrukturaufgaben wie die Gesundheitsberichterstattung, Moderation und Koordination einzubringen, vielerorts durch personelle Engpässe, ein tradiertes Rollenverständnis und das primär auf andere Aufgaben ausgerichtete Qualifikationsprofil eingeschränkt ist (Szagun et al., 2016).

Der Blick in die Zukunft kann also trotz einiger Probleme hoffnungsvoll sein: Die Regelungen für die Umsetzung des Präventionsgesetzes stärken langfristig die Rolle der kommunalen Ebene. Die Chancen für mehr qualifizierte Gesundheitsförderung und Prävention im sozialräumlichen Setting sind hierdurch kontinuierlich verbessert worden. Gleichwohl wird die Umsetzung auf breiter Fläche noch erhebliche Anstrengungen bei Kostenträger*innen und Akteur*innen erfordern.

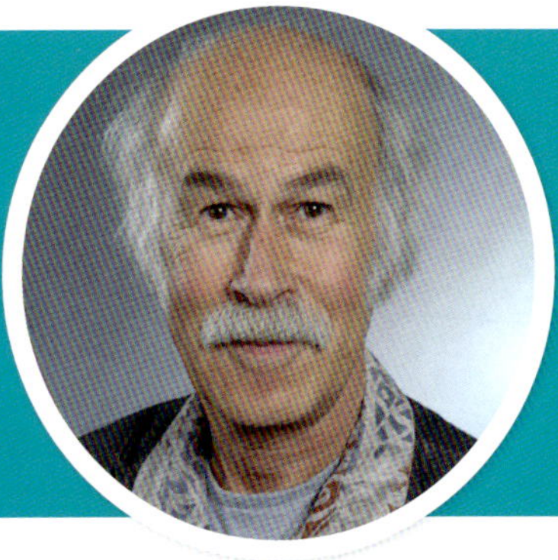

PROF. DR. ALF TROJAN

- Prof. Dr. med., Dr. phil., M. Sc. (London)
- Mediziner
- Soziologe
- ehemaliger Direktor des Instituts für Medizinische Soziologie, Universitätsklinikum Hamburg-Eppendorf
- seit 1974 Lehre und Forschung in den Bereichen Medizinsoziologie, Sozialmedizin und Public Health
- Arbeitsschwerpunkte:
  Gesundheitsförderung, Bürgerbeteiligung, Gesundheitsberichterstattung, Patienten- und Mitarbeiterbefragungen im Krankenhaus, Selbsthilfegruppen, Kommunale Gesundheitspolitik, Konzept „StadtGesundheit“

Literatur

Böhm, K., Bräunling, S., Geene, R. & Köckler, H. (Hrsg.). (2020). Gesundheit als gesamtgesellschaftliche Aufgabe. Das Konzept Health in All Policies und seine Umsetzung in Deutschland. Wiesbaden: Springer VS. Verfügbar unter: https://doi.org/10.1007/978-3-658-30504-8

Böhme, C. & Reimann, B. (2018). Integrierte Strategien kommunaler Gesundheitsförderung. Rahmenbedingungen, Steuerung und Kooperation – Ergebnisse einer Akteursbefragung. Berlin: Deutsches Institut für Urbanistik.

Böhme, C. & Stender, K.-P. (2020). Gesundheitsförderung und Gesunde – Soziale Stadt – Kommunalpolitische Perspektive. In Bundeszentrale für gesundheitliche Aufklärung (BZgA) (Hrsg.), Leitbegriffe der Gesundheitsförderung und Prävention, Glossar zu Konzepten, Strategien und Methoden. Verfügbar unter: https://doi.org/10.17623/BZGA:224-i043-2.0

Brandes, S. & Stark, W. Empowerment. In Bundeszentrale für gesundheitliche Aufklärung (BZgA) (Hrsg.), Leitbegriffe der Gesundheitsförderung. Ergänzungsband 2016. Glossar zu Konzepten, Strategien und Methoden. Grafling: Verlag für Gesundheitsförderung. Verfügbar unter: https://doi.org/10.17623/BZGA:224-i010-1.0

Bundesinstitut für Bau-, Stadt- und Raumforschung im Bundesamt für Bauwesen und Raumordnung. (2017). Zwischenevaluierung des Städtebauförderungsprogramms Soziale Stadt. Zugriff am 05.04.2021. Verfügbar unter: https://www.staedtebaufoerderung.info/StBauF/DE/Programm/SozialeStadt/Literatur/Evaluationsberichte/evaluationsberichte_inhalt.html

Bundesministerium des Innern. (2016). Nachbarschaften stärken, Miteinander im Quartier. Ressortübergreifende Strategie Soziale Stadt. Zugriff am 05.04.2021. Verfügbar unter: https://www.bmi.bund.de/SharedDocs/downloads/DE/veroeffentlichungen/themen/bauen/wohnen/soziale-stadt-strategie.pdf?__blob=publicationFile&v=2 [1.2.2020]

Bundesministerium des Innern, für Bau und Heimat. (o. J.). Soziale Stadt. Zugriff am 03.04.2021. Verfügbar unter: www.sozialestadt.de

Bundeszentrale für gesundheitliche Aufklärung (Hrsg.). (2015). Gesamtprojektbericht Kooperations- und Forschungsprojekt Gesundheitsförderung in Lebenswelten. Entwicklung und Sicherung von Qualität. Köln. Zugriff am 15.04.2019. Verfügbar unter: www.bzga.de/pdf.php?id=82cdf99a3bc2ce68cff306a8abe3efc9

Bundeszentrale für gesundheitliche Aufklärung. (2021). inforo.online. Zugriff am 14.06.2021. Verfügbar unter: https://www.inforo.online/

Deutsche Gesellschaft für Verhaltenstherapie. (2014). 4. DGVT-Interview mit Prof. Dr. Dieter Kleiber. Zugriff am 15.06.2021. Verfügbar unter: https://www.dgvt.de/aktuelles/details/?tx_ttnews%5Btt_news%5D=3685&cHash=27285d5c3d5bb7dbb51d8bc626de4f81&L=0

Deutscher Landkreistag. (2013). Weiterentwicklung des Öffentlichen Gesundheitsdienstes. Zugriff am 05.04.2021. Verfügbar unter: https://www.landkreistag.de/images/stories/themen/MedVersorgung/Papier_Weiterentwicklung_des_GD.pdf

Fehr, R. & Trojan, A. (Hrsg.). (2018). Nachhaltige StadtGesundheit Hamburg. Bestandsaufnahme und Perspektiven. München: Oekom-Verlag.

Franzkowiak, P. & Sabo, P. (Hrsg.). (1993). Dokumente der Gesundheitsförderung. Mainz: Peter Sabo.

Fröhlich-Gildhoff, K. & Trojan, A. (2018). Komplexe gemeindeorientierte Interventionen zur Gesundheitsförderung bei Kindern: Evaluation am Beispiel einer ländlichen (Ortenaukreis) und einer städtischen Region (Lenzviertel Hamburg). Bundesgesundheitsblatt, Gesundheitsforschung, Gesundheitsschutz, 61 (10), 1279–1288. Verfügbar unter: https://doi.org/10.1007/s00103-018-2801-4

Geene, R. & Reese, M. (2016). Handbuch Präventionsgesetz. Neuregelungen der Gesundheitsförderung. Frankfurt am Main: Mabuse.

Gerlinger, T. (2018). Präventionsgesetz. In Bundeszentrale für gesundheitliche Aufklärung (BZgA) (Hrsg.), Leitbegriffe der Gesundheitsförderung und Prävention. Glossar zu Konzepten, Strategien und Methoden (S. 798–808). Köln: Bundeszentrale für gesundheitliche Aufklärung.

Gesunde Städte-Netzwerk. (2020). Das Gesunde Städte-Netzwerk. Zugriff am 14.06.2021. Verfügbar unter: https://gesunde-staedte-netzwerk.de/

GKV-Bündnis für Gesundheit. (2019). Förderprogramm. Zugriff am 05.04.2021. Verfügbar unter: www.gkv-buendnis.de/foerderprogramm/foerderangebote/

GKV-Spitzenverband. (2018). Leitfaden Prävention Handlungsfelder und Kriterien nach § 20 Abs. 2 SGB V. Leitfaden Prävention in stationären Pflegeeinrichtungen nach § 5 SGB XI. Zugriff am 09.07.2019. Verfügbar unter: https://www.gkv-spitzenverband.de/media/dokumente/presse/publikationen/Leitfaden_Praevention_2018_barrierefrei.pdf

Grunow, D., Reuter, R. & Wohlfahrt, N. (Hrsg.). (1993). Reform durch Modellerprobung? Zur Verbesserung wohnortnaher Versorgung chronisch (Rheuma-)Kranker (Schriftenreihe Forum Sozial- und Gesundheitspolitik, Bd. 9). St. Augustin: Asgard.

Hamburgische Arbeitsgemeinschaft für Gesundheitsförderung. (o. J.). Landesrahmenvereinbarung. Zugriff am 05.04.2021. Verfügbar unter: www.hag-gesundheit.de/lebenswelt/praeventionsgesetz/lrv-hamburg

Hartung, S. & Rosenbrock, R. (2015). Settingansatz/Lebensweltansatz. Leitbegriffe der Gesundheitsförderung (Bundeszentrale für gesundheitliche Aufklärung [BZgA], Hrsg.). Zugriff am 15.04.2019. Verfügbar unter: https://www.leitbegriffe.bzga.de/pdfseite.php?id=angebote&idx=131 https://doi.org/10.17623/BZGA:224-i106-1.0

Hollederer, A. (2015). Gesundheitskonferenzen in Deutschland: ein Überblick. Gesundheitswesen. Das Gesundheitswesen, 77 (03), 161–167.

Kliche, T., Plaumann, M., Nöcker, G., Dubben, S. & Walter, U. (2011). Disease prevention and health promotion programs: benefits, implementation, quality assurance and open questions — a summary of the evidence. Journal of Public Health, 19 (4), 283–292. Verfügbar unter: https://doi.org/10.1007/s10389-011-0413-7

Kolip, P. (2019). Praxishandbuch Qualitätsentwicklung und Evaluation in der Gesundheitsförderung. Weinheim: Beltz Juventa.

Kolip, P. & Trojan, A. (2020). Qualitätsentwicklung in Prävention und Gesundheitsförderung. In M. Tiemann & Mohokum M. (Hrsg.), Prävention und Gesundheitsförderung. Berlin: Springer. Verfügbar unter: https://doi.org/10.1007/978-3-662-55793-8_122-1

Kommunale Gemeinschaftsstelle für Verwaltungsvereinfachung. (1998). Ziele, Leistungen und Steuerung des kommunalen Gesundheitsdienstes (KGSt-Bericht, 11/1998). Köln: Kommunale Gemeinschaftsstelle für Verwaltungsvereinfachung.

Kooperationsverbund Gesundheitliche Chancengleichheit. (o. J.). Kooperationsverbund Gesundheitliche Chancengleichheit. Zugriff am 14.06.2021. Verfügbar unter: https://www.gesundheitliche-chancengleichheit.de/

Kooperationsverbund Gesundheitliche Chancengleichheit. (2013a). Empfehlung der kommunalen Spitzenverbände und der gesetzlichen Krankenversicherung zur Zusammenarbeit im Bereich Primärprävention und Gesundheitsförderung in der Kommune. Zugriff am 05.04.2021. Verfügbar unter: https://www.gesundheitliche-chancengleichheit.de/empfehlung-der-kommunalen-spitzenverbaende-und-der-gkv/

Kooperationsverbund Gesundheitliche Chancengleichheit. (2013b). Präventionsprogramm „Lenzgesund". Zugriff am 15.06.2021. Verfügbar unter: https://www.gesundheitliche-chancengleichheit.de/good-practice/praeventionsprogramm-lenzgesund/

Kooperationsverbund Gesundheitliche Chancengleichheit. (2016). Kommunaler Partnerprozess. Zugriff am 05.04.2021. Verfügbar unter: www.gesundheitliche-chancengleichheit.de/partnerprozess

Kooperationsverbund Gesundheitliche Chancengleichheit, AG Kommunale Strategien. (2019). GESUNDHEIT.MACHT.KOMMUNE.STARK. Zugriff am 05.04.2021. Verfügbar unter: https://www.gesundheitliche-chancengleichheit.de/service/meldungen/

Kuhn, J., Reisig, V., Voh, N. & Heyn, M. (2015). Zur Einführung: Der Öffentliche Gesundheitsdienst und die Gesundheitsförderung: Ein Blick zurück, ein Blick nach vorn. In J. Kuhn & M. Heyn (Hrsg.), Gesundheitsförderung durch den Öffentlichen Gesundheitsdienst (1. Aufl., S. 11–16). Bern: Hans Huber.

Kuhn, J. & Trojan, A. (2017). Daten bereitstellen, Vernetzen, Koordinieren: Der Beitrag des Öffentlichen Gesundheitsdienstes. In A. Brandhorst, H. Hildebrandt & E.-W. Luthe (Hrsg.), Kooperation und Integration – das unvollendete Projekt des Gesundheitswesens (Gesundheit, Politik, Gesellschaft, Wirtschaft, 1. Aufl., S. 353–373). Wiesbaden: Springer VS.

Landesgesundheitsamt Baden-Württemberg. (2015). Handbuch zur kommunalen Gesundheitsförderung. Stuttgart: Landesgesundheitsamt Baden-Württemberg.

Landesinstitut für Gesundheit und Arbeit des Landes Nordrhein-Westfalen. (2011). Qualitätsinstrumente in Prävention und Gesundheitsförderung. Ein Leitfaden für Praktiker in Nordrhein-Westfalen. Bielefeld: Landesinstitut für Gesundheit und Arbeit des Landes Nordrhein-Westfalen.

Landesvereinigung für Gesundheit Niedersachsen, Akademie für Sozialmedizin & Bundeszentrale für gesundheitliche Aufklärung. (2013). Werkbuch Präventionskette, Herausforderungen und Chancen beim Aufbau von Präventionsketten in Kommunen. Hannover: Landesvereinigung für Gesundheit Niedersachsen.

Landesvereinigung für Gesundheit und Akademie für Sozialmedizin Niedersachsen. (o. J.). Präventionsketten Niedersachsen. Zugriff am 15.06.2021. Verfügbar unter: https://www.praeventionsketten-nds.de/

Laverack, G. (2007). Health Promotion Practice. Building Empowered Communities. Maidenhead: Open University Press.

Laverack, G. (Hrsg.). (2010). Gesundheitsförderung & Empowerment. Grundlagen und Methoden mit vielen Beispielen aus der praktischen Arbeit. Gamburg: Verlag für Gesundheitsförderung.

Lorentz, C., Wolf, K. & Trojan, A. (2013). Der Runde Tisch „Lenzgesund" als Drehscheibe für die Entwicklung von Gesundheitsförderung im Quartier. Eine Gesamtbilanz. In A. Trojan, W. Süß, C. Lorentz, S. Nickel & K. Wolf (Hrsg.), Quartiersbezogene Gesundheitsförderung. Umsetzung und Evaluation eines integrierten lebensweltbezogenen Handlungsansatzes (S. 360–383). Weinheim: Beltz Juventa.

Lorentz, C. & Trojan, A. (2013). Präventionsprogramm „Lenzgesund". Das vorläufige Handlungskonzept und seine Umsetzung. In A. Trojan, W. Süß, C. Lorentz, S. Nickel & K. Wolf (Hrsg.), Quartiersbezogene Gesundheitsförderung. Umsetzung und Evaluation eines integrierten lebensweltbezogenen Handlungsansatzes (S. 65–101). Weinheim: Beltz Juventa.

Loss, J., Eichhorn, C., Reisig, V., Wildner, M. & Nagel, E. (2007). Qualitätsmanagement in der Gesundheitsförderung. Entwicklung eines multidimensionalen Qualitätssicherungsinstruments für eine landesweite Gesundheitsinitative. Prävention und Gesundheitsförderung, 2 (4), 199–206.

McLeroy, K. R. (2003). Community-based Interventions. American Journal of Public Health, 93, 529–533.

Mielck, A. (2005). Soziale Ungleichheit und Gesundheit. Einführung in die aktuelle Diskussion (1. Aufl.). Bern: Hans Huber.

Nationale Präventionskonferenz (Hrsg.). (2016). Bundesrahmenempfehlungen der Nationalen Präventionskonferenz nach § 20d Abs. 3 SGB V. Zugriff am 09.07.2019. Verfügbar unter: https://www.gkv-spitzenverband.de/media/dokumente/presse/pressemitteilungen/2016/Praevention_NPK_BRE_verabschiedet_am_19022016.pdf

Nickel, S., Lorentz, C., Süß, W. & Trojan, A. (Hrsg.). (2019). Qualitätsentwicklung und Verstetigung quartiersbezogener Gesundheitsförderung. Das Beispiel des Hamburger Programms „Lenzgesund". Berlin: LIT-Verlag.

Nickel, S. & Knesebeck, O. von dem. (2019). Effectiveness of Community-Based Health Promotion Interventions in Urban Areas: A Systematic Review. Journal of community health. Verfügbar unter: https://doi.org/10.1007/s10900-019-00733-7

Nickel, S. & Knesebeck, O. von dem. (2020). Do multiple community-based interventions on health promotion tackle health inequalities? Int J Equity Health, 19, 157. Verfügbar unter: https://doi.org/10.1186/s12939-020-01271-8

Quilling, E. & Kruse, S. (2018). Evidenzlage kommunaler Strategien der Prävention und Gesundheitsförderung: Eine Literatur- und Datenbankrecherche (Rapid Review). Zugriff am 05.04.2021. Verfügbar unter: https://www.gkv-buendnis.de/fileadmin/user_upload/Publikationen/Rapid-Review_Komm-Strategien_Quilling_2019.pdf

Reisig, V., Kuhn, J., Loos, S., Nennstiel-Ratzel, U., Wildner, M. & Caselmann, W. H. (2017). Primärprävention und Gesundheitsförderung in Bayern – eine Bestandsaufnahme. Das Gesundheitswesen, 79 (4), 238–246.

Reisig, V. & Kuhn, J. (2020). Öffentlicher Gesundheitsdienst (ÖGD) und Gesundheitsförderung. In Bundeszentrale für gesundheitliche Aufklärung (BZgA) (Hrsg.), Leitbegriffe der Gesundheitsförderung und Prävention, Glossar zu Konzepten, Strategien und Methoden. Verfügbar unter: https://doi.org/10.17623/BZGA:224-i081-1.0

Reisig, V., Verdugo-Raab, U. & Heyn, M. (2015). Evaluation und Evidenzbasierung in der Gesundheitsförderung: Vom Anspruch zur Wirklichkeit – Reflektionen aus der Bayerischen Gesundheitsinitiative Gesund.Leben.Bayern. In Deutsche Gesellschaft für Evaluation (DeGEval) (Hrsg.), Evidenzbasierung in der Gesundheitsförderung.Tagungsband, Frühjahrestagung Wien, 21. Mai 2015 (S. 25).

Richter, M. & Hurrelmann, K. (2009). Gesundheitliche Ungleichheit: Ausgangsfragen und Herausforderungen. In M. Richter & K. Hurrelmann (Hrsg.), Gesundheitliche Ungleichheit. Grundlagen, Probleme, Perspektiven (2., aktualisierte Aufl., S. 13–33). Wiesbaden: VS.

Richter-Kornweitz, A., Holz, G. & Kilian, H. (2017). Präventionskette/Integrierte kommunale Gesundheitsstrategie. In Bundeszentrale für gesundheitliche Aufklärung (BZgA) (Hrsg.), Leitbegriffe der Gesundheitsförderung und Prävention, Glossar zu Konzepten, Strategien und Methoden. Verfügbar unter: https://doi.org/10.17623/BZGA:224-i093-1.0

Rind, E., Weidmann, C. & Reime, B. (2017). Rural health/Gesundheit im ländlichen Raum. In Bundeszentrale für gesundheitliche Aufklärung (BZgA) (Hrsg.), Leitbegriffe der Gesundheitsförderung und Prävention, Glossar zu Konzepten, Strategien und Methoden. Verfügbar unter: https://doi.org/10.17623/BZGA:224-i133-1.0

Robert Koch-Institut. (2015). Gesundheit in Deutschland (Gesundheitsberichterstattung des Bundes). Berlin. Zugriff am 09.07.2019. Verfügbar unter: http://www.gbe-bund.de/pdf/GESBER2015.pdf https://doi.org/10.17886/rkipubl-2015-00

Stahl T., Wismar M., Ollila E., Lahtinen E. & Leppo K. (Hrsg.). (2006). Health in All Policies. Prospects and potentials. Helsinki: Ministery of Social Affairs and Health.

Steinbach, E. (2015). Ausgezeichnet: „Lenzgesund". Blickpunkt öffentliche Gesundheit, 31 (1), 4.

Süß, W. & Trojan, A. (2012). Qualitätskriterien und Qualitätsanfordernisse für integrierte Handlungskonzepte am Beispiel des sozialräumlich angelegten Präventionsprogramms „Lenzgesund" in einem benachteiligten Quartier in Hamburg-Eimsbüttel. In Bundeszentrale für gesundheitliche Aufklärung (BZgA) (Hrsg.), Gesundes Aufwachsen für alle! Anregungen und Handlungshinweise für die Gesundheitsförderung bei sozial benachteiligten Kindern, Jugendlichen und ihren Familien (Gesundheitsförderung konkret, Bd. 17, S. 92–100). Köln: Bundeszentrale für gesundheitliche Aufklärung.

Süß, W. & Trojan, A. (2018). Prävention und Gesundheitsförderung in Kommunen. In K. Hurrelmann, M. Richter, T. Klotz & S. Stock (Hrsg.), Referenzwerk Prävention und Gesundheitsförderung. Grundlagen, Konzepte und Umsetzungsstrategien (5., vollständig überarbeitete Auflage, S. 405–418). Göttingen: Hogrefe.

Süß, W., Wolf, K. & Trojan, A. (2013). Das Quartier Lenzsiedlung. Bevölkerung, Quartiersentwicklung und Versorgungssituation im Quartier. In A. Trojan, W. Süß, C. Lorentz, S. Nickel & K. Wolf (Hrsg.), Quartiersbezogene Gesundheitsförderung. Umsetzung und Evaluation eines integrierten lebensweltbezogenen Handlungsansatzes (S. 50–64). Weinheim: Beltz Juventa.

Szagun, B., Kuhn, J. & Starke, D. (2016). Kommunale Gesundheitsförderung und das Präventionsgesetz. Umsetzung und Perspektiven aus Sicht des Öffentlichen Gesundheitsdienstes. Prävention und Gesundheitsförderung, 11 (4), 265–270.

Thurston County Public Health & Social Services. (2009). „Evidence-based" and „Promising practices" and Other Important Terms Defined. Zugriff am 15.06.2021. Verfügbar unter: https://www.co.thurston.wa.us/treatment-tax/docs/EvidenceBasedSummary.pdf

Trojan, A. (1996). Perspektiven der Gesundheitsförderung auf örtlicher Ebene. Prävention, 19 (2), 49–51.

Trojan, A. (2006). Zu Chancen und Grenzen der Evidenzbasierung komplexer sozialer Interventionen. In W. Bödecker & J. Kreis (Hrsg.), Evidenzbasierung in Gesundheitsförderung und Prävention (S. 79–109). Bremerhaven: Wirtschaftsverlag NW.

Trojan, A. (2017). Gesundheitskonferenzen. In Bundeszentrale für gesundheitliche Aufklärung (BZgA) (Hrsg.), Leitbegriffe der Gesundheitsförderung und Prävention, Glossar zu Konzepten, Strategien und Methoden. Verfügbar unter: https://doi.org/10.17623/BZGA:224-i067-1.0

Trojan, A. (2020). Gesundheit in allen Politikbereichen: Die Entwicklungsgeschichte eines Kernkonzepts der Gesundheitsförderung. In K. Böhm, S. Bräunling, R. Geene & H. Köckler (Hrsg.), Gesundheit als gesamtgesellschaftliche Aufgabe. Das Konzept Health in All Policies und seine Umsetzung in Deutschland (S. 17–35). Wiesbaden: Springer VS.

Trojan, A. & Legewie, H. (im Druck). Nachbarschafts-, Quartiers-, Stadt- und Regionalentwicklung. In C. Achberger, A. Bezahdi, A. Lenz, O. Neumann, I. Schürmann & M. Seckinger (Hrsg.), Handbuch der Gemeindepsychologie. Tübingen: dgvt.

Trojan, A. & Legewie, H. (2001). Nachhaltige Gesundheit und Entwicklung. Leitbilder, Politik und Praxis der Gestaltung gesundheitsförderlicher Umwelt- und Lebensbedingungen (Reihe psychosoziale Aspekte in der Medizin: Psychosomatik). Frankfurt a. M.: VAS.

Trojan, A. & Lorentz, C. (2019). Gesundheitsförderung in der Lebenswelt: Gemeinden und Quartiere. In M. Staats (Hrsg.), Die Perspektive(n) der Gesundheitsförderung (S. 64–77). Weinheim: Beltz Juventa.

Trojan, A., Lorentz, C., Nickel, S., Süß, W. & Wolf, K. (2013). Transfer von Praxis und Evaluation quartiersbezogener Gesundheitsförderung. Probleme und Perspektive. In A. Trojan, W. Süß, C. Lorentz, S. Nickel & K. Wolf (Hrsg.), Quartiersbezogene Gesundheitsförderung. Umsetzung und Evaluation eines integrierten lebensweltbezogenen Handlungsansatzes (S. 399–426). Weinheim: Beltz Juventa.

Trojan, A. & Nickel, S. (2013). Reflektion von Evaluationsergebnissen und -methoden der quartiersbezogenen Gesundheitsförderung. In A. Trojan, W. Süss, C. Lorentz, K. Wolf & S. Nickel (Hrsg.), Quartiersbezogene Gesundheitsförderung. Umsetzung und Evaluation eines integrierten lebensweltbezogenen Handlungsansatzes (S. 330–359). Weinheim: Beltz Juventa.

Trojan, A., Süß, W., Lorentz, C., Nickel, S. & Wolf, K. (Hrsg.). (2013). Quartiersbezogene Gesundheitsförderung. Umsetzung und Evaluation eines integrierten lebensweltbezogenen Handlungsansatzes. Weinheim: Beltz Juventa.

Trojan, A., Süß, W., Wolf, K. & Nickel, S. (2013). Die Evaluationsaufgabe in der Lenzsiedlung. In A. Trojan, W. Süß, C. Lorentz, S. Nickel & K. Wolf (Hrsg.), Quartiersbezogene Gesundheitsförderung. Umsetzung und Evaluation eines integrierten lebensweltbezogenen Handlungsansatzes (S. 102–113). Weinheim: Beltz Juventa.

Troschke, J. von. (1983). Präventive Gemeindestudien in der Bundesrepublik Deutschland. Deutsches Ärzteblatt 80 (42), 65–67. Deutsches Ärzteblatt, 80 (42), 65–67.

Troschke, J. von, Klaes, L. & Maschewsky-Schneider, U. (Hrsg.). (1991). Erfolge gemeindebezogener Prävention. St. Augustin: Asgard.

Umweltbundesamt. (o. J.). Aktionsprogramm Umwelt und Gesundheit. Zugriff am 14.06.2021. Verfügbar unter: https://www.apug.de/

World Health Organization Regional Office for Europe. (2021). WHO European Healthy Cities Network. Zugriff am 03.04.2021. Verfügbar unter: www.euro.who.int/en/health-topics/environment-and-health/urban-health/who-european-healthy-cities-network

Wright, M. (2020). Partizipation: Mitentscheidung der Bürgerinnen und Bürger. In Bundeszentrale für gesundheitliche Aufklärung (BZgA) (Hrsg.), Leitbegriffe der Gesundheitsförderung und Prävention, Glossar zu Konzepten, Strategien und Methoden. Verfügbar unter: https://doi.org/10.17623/BZGA:224-i084-1.0

Wright, M. T., Unger, H. von & Block, M. (2010). Partizipation der Zielgruppe in der Gesundheitsförderung und Prävention. In M. T. Wright (Hrsg.), Partizipative Qualitätsentwicklung in der Gesundheitsförderung und Prävention (S. 35–52). Bern: Hans Huber.

Zukunftsforum Public Health. (27.01.2020). Auf dem Weg zu einer Public-Health-Strategie – Gemeinsam für mehr Gesundheit in Deutschland. Entwurf und Diskussionsgrundlage. Zugriff am 17.02.2020. Verfügbar unter: https://zukunftsforum-public-health.de/download/auf-dem-weg-zu-einer-public-health-strategie/

Zukunftsforum Public Health. (2021). Eckpunkte einer Public-Health-Strategie für Deutschland – Version 1.0. Zugriff am 10.06.2021. Verfügbar unter: https://zukunftsforum-public-health.de/download/eckpunkte-einer-public-health-strategie-langversion/

TEIL 3

QUALITÄTS
WICKLUNG
INTERVEN

ENT-
VON
TIONEN

KAPITEL 14
ERFASSUNG UND BEWERTUNG EINES GESUNDHEITSBEDARFS

VASSILIOS PAPATHANASSIOU

Folgende Aspekte können für die Darstellung und Bewertung eines Gesundheitswesens im Hinblick auf den Gesundheitsbedarf als Schlüsselthemen angesehen werden:

- Formen der Nachfrage nach Gesundheitsleistungen – Bedarfsermittlung
- Konsumenten-determinierter Gesundheitsbedarf – Experten-determinierter Gesundheitsbedarf
- Bedarfsgerechte Versorgung – Über-, Unter- und Fehlversorgung
- Wie viel „organisierte Gesundheit" – wie viel Eigenverantwortung?
- Das Individuum als „rationaler" Mitproduzent seiner Gesundheit
- Ressourcenknappheit: Priorisierung, Rationierung, Gerechtigkeit, Chancengleichheit, Nachhaltigkeit, Solidarität

Dieser Beitrag gibt Antworten (von kurzen Anmerkungen bis zu detaillierten Ausführungen) auf diese Schlüsselthemen.

14.1 Einleitung

Der Ausgangspunkt

„Staatsanwaltschaft ermittelt im Organspende-Skandal an N. N.-Klinik" – Organspende: Manipulation der Warteliste: Seit April sind der Staatsanwaltschaft Gießen schon schwere Vorwürfe gegen die N. N.-Klinik bekannt. Es geht um Fälschungen der Wartelisten bei Organtransplantationen. Jetzt nehmen die Ermittlungen Fahrt auf. Die Warteliste für ein Spenderherz ist lang. Knapp 1130 Menschen hat die Deutsche Stiftung Organspende im Jahr 2018 registriert. 318 Herztransplantationen wurden durchgeführt. 82 Menschen starben, weil nicht schnell genug ein passendes Organ für sie gefunden werden konnte. Wer auf ein Spenderherz angewiesen ist, der ist krank, schwer krank. Aber ist der Zustand immer auch akut lebensbedrohlich? Eine Prüfkommission des Bundesgesundheitsministeriums wirft der Klinik vor, Patient*innen durch die gezielte Gabe bestimmter Herzmittel „kränker" gemacht zu haben, als sie tatsächlich waren. Die Betroffenen sollen so schneller an ein Spenderherz gekommen sein. Im Umkehrschluss bedeutet das, dass schwerstkranken Patient*innen die Chance auf ein Herz verwehrt geblieben ist. Bei zwölf der 25 untersuchten Transplantationen, die in der Klinik vorgenommen wurden, soll es laut Prüfbericht zu „systematischen Unregelmäßigkeiten" gekommen sein (F.A.Z., aktualisiert am 14.12.2019).

Der Bedarf an einem Spenderherz ist medizinisch festgelegt als expliziter Gesundheitsbedarf; das ist ein manifester Bedarf im Unterschied zu einem latenten Bedarf.

Generell richtet sich der „Bedarf" an ein Objekt im Hinblick auf dessen spezifischen Nutzen. Am obigen Sachverhalt exemplifiziert bedeutet dies: Der Bedarf richtet sich mit dem Ziel der Gesundung/Heilung an ein Objekt, das Transplantat, hier kombiniert mit einer Kurationshandlung, der Operation (Transplantation) – also zwei Mittel, die zur Zielrealisierung benötigt werden. Somit ergibt sich eine doppelte Bedarfskette: Es besteht Bedarf an einer Organspende und Bedarf an einem Operationsplatz (Termin) in einem geeigneten Krankenhaus. Hinzu kommt der Bedarf an einem qualifizierten Team (Intensivmediziner*innen, Anästhesist*innen, Pflegepersonal, Transplantationschirurg*innen) und nicht zu vergessen: die Eilkuriere.

Das Ziel ist also eine notwendige Bedingung, um den Bedarf bzw. die Bedarfsketten zu ermitteln; woraus die Frage resultiert, wer zur Bedarfsbefriedigung im Hinblick auf die Gesundheit in welchem Ausmaß zuständig bzw. verpflichtet ist.

Gedanken zur Beeinflussung gesellschaftlicher Verhältnisse unter gesundheitspolitischer Zielsetzung

Nachfrage kann als Bedarf und politische Bemühung zur Verbesserung der Bedarfsdeckung bei offensichtlichem Mangel angesehen werden. Nach jahrelangen Diskussionen über die Organspendepraxis und vor dem Hintergrund des eklatanten Mangels an Organspenden hat der Bundestag am 16. Januar 2020 die gesetzliche Grundlage geändert. Es wurden zwei Konzepte diskutiert: die „Entscheidungslösung" (Basaler Punkt: Es wird niemand Organspender*in, ohne sich ausdrücklich dafür entschieden zu haben) und die „Widerspruchslösung" (Basaler Punkt: Jede*r Bürger*in kommt für die Organspende in Betracht, sofern es zu Lebzeiten nicht explizit ausgeschlossen worden ist und Angehörigen keine entgegenstehende Willensbekundung bekannt ist). Eine deutliche Mehrheit hat für die Entscheidungslösung gestimmt (Gesetz zur Stärkung der Entscheidungsbereitschaft bei der Organspende vom 16. März 2020).

Die Bedarfsbefriedigung bzw. Teile davon kann die gesetzgebende Instanz den Betroffenen (oder den Bürger*innen generell) nicht nur nach dem seit Jahrtausenden „bewährten" Mittel „Zugfaktoren und Druckfaktoren" (bei Juvenal – Satire X, um 120 – „panem et circenses") delegieren, auch das im 20. Jahrhundert empfohlene Nudging, „sanftes/kleines Schubsen" durch die Theorie des „Libertalian Paternalism" (Thaler & Sunstein, 2009), ist nicht unüblich (vgl. grundsätzlich Schnellenbach, 2014; Düber, 2016; im Hinblick auf Prävention: Krisam, von Philipsborn & Meder, 2017).

Die dabei sich ergebenden Aufgaben und Rollen erfordern immer persönliches Informations- und Kommunikationsmanagement für das erwartete rationale, verantwortliche Entscheiden und Handeln: Der Fachbegriff für diese Gesundheitskompetenz lautet Health Literacy (Jordan & Töppich, 2015; Ernstmann et al., 2020; Jordan & Hoebel, 2015).

Für die rund 79 Millionen gesetzlich Krankenversicherten (BMG, 2020, S. 108) postuliert die gesetzgebende Instanz explizit eine Mitverantwortung zur Sicherung/Stabilisierung der finanziellen Ressourcen der gesetzlichen Krankenkassen („Solidarität") und explizit eine Mitverantwortung zur „Befriedigung" ihres Gesundheitsbedarfs („Eigenverantwortung").

Im ersten Kapitel SGB V steht dazu unter § 1 „Solidarität und Eigenverantwortung":
Die Krankenversicherung als Solidargemeinschaft hat die Aufgabe, die Gesundheit der Versicherten zu erhalten, wiederherzustellen oder ihren Gesundheitszustand zu bessern.

Die Versicherten sind für ihre Gesundheit mitverantwortlich; sie sollen durch eine gesundheitsbewusste Lebensführung, durch frühzeitige Beteiligung an gesundheitlichen Vorsorgemaßnahmen sowie durch aktive Mitwirkung an Krankenbehandlung und Rehabilitation dazu beitragen, den Eintritt von Krankheit und Behinderung zu vermeiden oder ihre Folgen zu überwinden. Die Krankenkassen haben den Versicherten dabei durch Aufklärung, Beratung und Leistungen zu helfen und auf gesunde Lebensverhältnisse hinzuwirken.

14.2 Erfassung des Gesundheitsbedarfs

Bedarfsermittlung

Bei einer Bedarfsermittlung sind einige mögliche „Stolpersteine" zu beachten:

- das Schwanken zwischen einer konkreten Bedarfsermittlung im Einzelfall und der abstrakten, den Einzelfall ignorierenden Ermittlung
- Die Komplexität kann nicht vollständig erfasst werden, weil in der Regel nicht alle beeinflussenden Variablen berücksichtigt werden können.
- Es bleibt fraglich, inwieweit die zur Prognose herangezogenen Daten zuverlässig sind. Allerdings gibt es unter den Physiker*innen den Spruch: „Auch eine schlechte Näherung ist besser als gar keine Näherung!" und es wird sich demnach mit der „besten Schätzung" begnügt.
- Die Validität der Modelle hängt auch davon ab, ob alle Gesundheitsdienstleister einbezogen werden: je lokaler die Ebene (Setting Schule, Betrieb, Gemeinde, Bundesland), desto wahrscheinlicher die Gültigkeit.
- Basal ist aber der Begriff „Bedarf". Er ist nicht einheitlich definiert und stark kontextabhängig; eine ökonomische Definition kann nicht einfach für medizinische Aspekte übernommen werden. „Bedarf" wird zum Teil dem Begriff „Bedürfnis" gleichgestellt. „Bedarf" fokussiert als ökonomisches Konstrukt auf die Effizienz (Verhältnis der eingesetzten Mittel zu den verfolgten Zielen) und die Leistungsgrenzen des Gesundheitssystems. „Bedürfnis" ist der Umfang an Dienstleistungen, die eine Population für optimale Gesundheitsergebnisse braucht. Die Bedarfsermittlung hat in der Regel eine hohe Priorität, folgt jedoch konzeptionell keinem durchgängigen Paradigma und ist im Hinblick auf Methodik und Durchführungstechnik schwierig.

Verschiedene akademische Disziplinen, die sich mit unterschiedlichen Aspekten der Gesundheitsversorgung befassen, haben eine Vielzahl von Definitionen zur Thematik „Bedarf" erstellt, die auf ihre eigene Interessensausrichtung anwendbar sind.

„Im Deutschen besteht eine eindeutige sprachliche Unterscheidung: Ein Bedürfnis ist ein subjektiv-individueller Anspruch oder Wunsch einer Person oder Personengruppe bzw. ein erlebter Mangel- und/oder Belastungszustand, verbunden mit dem Wunsch nach Abhilfe und Befriedigung. Ein Bedarf ist der objektiv erkennbare, nachvollziehbare, nicht durch eigene Ressourcen zu behebende Mangel- und Belastungszustand eines Patienten" (Leitlinienprogramm Onkologie, August 2019, S. 28).

Objektiver Bedarf und subjektive Bedürfnisse sind offensichtlich nicht immer deckungsgleich. Einige Wissenschaftler*innen beschreiben Bedürfnisse als instrumentell (oder grundlegend) für die Erreichung eines wünschenswerten Ziels, andere heben ein nicht instrumentelles (oder absolutes) Bedürfnisgefühl hervor (Asadi-Lari et al., 2003).

Bereits in der Frühphase der medizinischen Soziologie werden drei, mehr denn je virulente Aspekte des Umgangs mit verschiedenen Typen von Bedarfen herausgestellt: „Gesundheitsplanung, Krankenbehandlung, Gesundheitsvorsorge" (von Ferber, 1975, S. 93). Dies mündete in der Unterscheidung:

- Laien => krank – nicht krank
- Ärzt*innen => Patient*in – nicht Patient*in
- Sozialmedizin (in den letzten Jahrzehnten „Public Health") => gesundheitsgefährdet – nicht gesundheitsgefährdet

Damit sind folgende Kombinationen denkbar (von Ferber, 1975, S. 98 f.): von Personen, die sich nicht krank fühlen, die nicht in ärztlicher Behandlung stehen und die (in absehbarer Zeit) nicht gesundheitsgefährdet sind, bis zu Personen, die sich krank fühlen, die in ärztlicher Behandlung stehen und die akut gesundheitsgefährdet sind.

Bedarf, bedarfsgerechte Versorgung, Über-, Unter- und Fehlversorgung aus der Sicht des Sachverständigenrates

Der Bedarf (need) ist von der Nachfrage (demand) und der Inanspruchnahme bzw. Nutzung eines Systems (utilization) zu unterscheiden. Der Nachfrage steht das Angebot einer Leistung (supply) gegenüber (SVR Gutachten 2000/2001, S. 17):

- Der subjektive Bedarf (WHO, 1978: empfundene Bedarf) beschreibt eine gewisse Präferenz bzw. einen Wunsch (Bedürfnis) des Individuums für eine Behandlung oder eine andere Versorgungsleistung. Dieser Versorgungsbedarf wird von jeder versicherten Person nach eigenen Maßstäben definiert.

- Der objektive Bedarf hingegen orientiert sich an sachlichen, allgemeingültigen Kriterien, die in der Regel messbar sind und die von Expert*innen festgestellt werden. Spezialfall: Der

Versorgungsbedarf wird definiert als die aus einer evidenzbasierten medizinischen Sichtweise zur Diagnose und Behandlung von Krankheiten benötigte Quantität und Qualität von Versorgungsleistungen. Rechtlich wird als Krankheit vom Bundessozialgericht (BSG) festgelegt: „Nach der ständigen Rechtsprechung des BSG ist unter Krankheit ein regelwidriger körperlicher oder geistiger Zustand zu verstehen, der entweder Behandlungsbedürftigkeit oder Arbeitsunfähigkeit oder beides zur Folge hat" (L 16 KR 13/17 unter Bezug auf BSG, SozR 4-2500 § 27 Nr 20 RdNr 10).

- Der Nutzen (benefit) einer Maßnahme bzw. Leistung im Gesundheitswesen sollte sich dabei auf die Verbesserung des Gesundheitsstatus eines Individuums oder einer Bezugsgruppe bzw. auf die Verbesserung von Länge oder Qualität des Lebens der jeweils Betroffenen beziehen.

- Wird ein objektiver Bedarf festgestellt, ohne dass ein subjektiver Bedarf empfunden wird bzw. ohne dass eine Inanspruchnahme stattfindet (sei es, weil solidarische Finanzierung dieser Leistung nicht vorgesehen ist oder aufgrund mangelnder Angebotskapazitäten), spricht der Sachverständigenrat von latentem Bedarf.

- Am objektiven Bedarf vorbei durchgeführte Maßnahmen/Interventionen werden kategorisiert in „Überversorgung", „Unterversorgung" und „Fehlversorgung" (SVR Gutachten 2000/2001, S. 35, 93, 98).

Die deutsche Gesetzgebung zu Bedarf und bedarfsgerechter Versorgung
In § 70 SGB V „Qualität, Humanität und Wirtschaftlichkeit" werden die basalen Säulen für die gesetzlich Krankenversicherten festgelegt:

1. Die Krankenkassen und die Leistungserbringer haben eine bedarfsgerechte und gleichmäßige, dem allgemein anerkannten Stand der medizinischen Erkenntnisse entsprechende Versorgung der Versicherten zu gewährleisten. Die Versorgung der Versicherten muss ausreichend und zweckmäßig sein, darf das Maß des Notwendigen nicht überschreiten und muss in der fachlich gebotenen Qualität sowie wirtschaftlich erbracht werden.
2. Die Krankenkassen und die Leistungserbringer haben durch geeignete Maßnahmen auf eine humane Krankenbehandlung ihrer Versicherten hinzuwirken (§ 70 SGB V, Stand: 18.01.2021).

Bei Überlegungen zum Begriff „Bedarf" sollte somit zwischen dem Bedarf an „selbstproduzierter" Gesundheit (Pflege eines „gesunden" Lebensstils in Bezug auf sportliche Betätigung, Ernährungsweise, Schlaf, Hygiene) und dem Bedarf an organisierten Versorgungsleistungen des Gesundheitswesens unterschieden werden. In Deutschland gibt es seit Jahren die deutliche Tendenz, nicht zuletzt aufgrund von steigenden Gesundheitsausgaben, den Bürger*innen Verantwortung für ihre Gesundheit zu übertragen.

„Seit 1977 wurden eine Fülle von – handwerklich oft schlechten und unausgegorenen – Kostendämpfungsvorhaben durchgeführt und mehr als 6000 Gesetzes- und Verordnungsvorschriften für die gesetzliche Krankenversicherung erlassen" (Hansen, 2009, A 1720). Als deren Folgen wird eine „Rationierung" ausgemacht als Verweigerung oder Nichtbereitstellung von Behandlungsleistungen trotz Nachfrage bei objektivem Bedarf (zu den „ethischen Implikationen der Rationierung" sei verwiesen auf Kliemt, 2006, S. 364 ff. und Petri, 2015, S. 391 ff.).

14.3 Priorisierung – Rationierung

Aus der Perspektive der „strengen" Systemtheorie lautet die Antwort auf die Frage, ob Gesundheitssysteme durch Eingriffe des politischen Systems in einem Ausmaß steuerbar sind, das über „kurzfristige Bremseffekte" hinausgeht, eindeutig: Nein! Soziale Systeme sind in höchstem Maße umweltignorant und weisen alle deterministischen Steuerungsversuche von außen ab (Bauch, 1996).

Bei begrenzten Ressourcen können Entscheidungen darüber getroffen werden, welche Aktivitäten im Bereich der öffentlichen Gesundheit durchgeführt werden sollen mittels Prioritätsbewertungssystemen, die auf der Basis verschiedener Datenquellen Krankheitsprobleme und/oder Risikofaktoren quantifizieren.

Um zu erfahren, welche Bedeutung deutsche Ärzt*innen den Werten in der Gesundheitsversorgung beimessen und wie sie zum Thema Priorisierung stehen, befragte eine von der Bundesärztekammer (BÄK) eingesetzte Arbeitsgruppe „Priorisierung im Gesundheitswesen" beim 117. Deutschen Ärztetag 250 delegierte Ärzt*innen mittels eines standardisierten Fragebogens (Brockow, Freese & Schulze, 2014, A 1742).

Die Methode der expliziten (öffentlich bekannt gemachten) Priorisierung könnte für ein stärker bedarfsorientiertes, effektiveres und gerechteres Gesundheitssystem sorgen, das sich mehr nach sozialen Werten, Gerechtigkeitsaspekten und Kriterien der Sinnhaftigkeit und Notwendigkeit und weniger nach rein ökonomischen Kriterien ausrichtet. Die deutsche Gesundheitsversorgung ist in zunehmendem Maße über rein ökonomische Steuerungsinstrumente wie Quoten, Budgetierung, prospektive Vergütungssysteme oder Zuzahlungen geregelt. Patient*innenbedarfe, Probleme vulnerabler und benachteiligter Gruppen sowie auch die Fragen der Notwendigkeit, Sinnhaftigkeit und Qualität von Maßnahmen werden hingegen zu wenig berücksichtigt.

Mehrere dieser Priorisierungsansätze bauen im Großen und Ganzen auf die Verwendung von Maßzahlen zur Erfassung der Krankheitslast (Mortalität, Morbidität oder verlorene Lebensjahre), auf das Bestreben, den präventiven Nutzen der Maßnahme abzuschätzen, auf die Berücksichtigung von Kosten und auf die Verfügbarkeit der erforderlichen Ressourcen zur Maßnahmendurchführung.

Weiter gehen Ansätze, die zur Prioritätensetzung rein quantitative Methoden nutzen, mit denen anhand bestimmter Parameter ein Gesamtpunktwert ermittelt wird, der die Wichtigkeit eines Problems ausdrücken soll.

Skizziert wird deren Grundanliegen am Beispiel des Modells von Vilnius und Dandoy (1990). Es baut auf mehreren, unterschiedlich operationalisierten Entscheidungskriterien auf.

Aus den „Daten“ der Entscheidungskriterien werden als Ergebnis des Bewertungsprozesses Skalenwerte vergeben. Dabei ergibt sich ein quantifizierbarer Wert für jede Entscheidungsalternative. Nachfolgend werden aus dem Berechnungsbeispiel der Autoren für die USA Auszüge bzw. Zwischenstände skizziert:

$$BPR = \frac{[(A+B) \cdot C]}{3 \cdot D}$$

BPR: Basic Priority Rating
A: equals the size of the problem
B: the seriousness of the problem
C: the effectiveness of intervention
D: P.E.A.R.L. (equals propriety, economic, acceptability, resource availability and legality)

A Größe des Problems (Skala 0 bis 10)

Bsp. USA: Inzidenz oder Prävalenz oder Mortalität per 100.000 => Skalenwerte
50 000 und mehr => 10
5000 bis 49 999 => 8
500 bis 4999 => 6
50 bis 499 => 4
5 bis 49 => 2
0,5 bis 4,9 => 0

B Ernsthaftigkeit des Problems (Skala 0 bis 20)

- Dringlichkeit bezogen auf eine mögliche Ausbreitung (Skala 0 bis 5)
- Schwere (Letalitätsrate, Verluste an Lebensjahren durch vorzeitigen Tod) (Skala 0 bis 5)
- Wirtschaftliche Verluste (Behandlungskosten/Jahr, direkte und indirekte Kosten) (Skala 0 bis 5)
- Einfluss auf andere Personen und die Gesellschaft (Skala 0 bis 5)

Bsp. USA: Dringlichkeitsstufen => Skalenwerte
AIDS => 2
Koronare Herzkrankheit (KHK) => 1
Motorradunfälle => 3
Rauchen => 0

C Wirksamkeit der Intervention (Skala 0 bis 10)

Der Gesamtscore für die Wirksamkeit der Intervention errechnet sich durch Multiplikation der prozentualen Werte beider Kriterien:

- Programmwirksamkeit (in %)
- Potenzial zur Zielgruppenerreichung (in %)

D P.E.A.R.L. (1 = Ja, 0 = Nein)

- Eignung der Intervention (Übereinstimmung mit der Verantwortlichkeit und den Zielen der durchführenden Organisation)
- Wirtschaftlichkeit (hinsichtlich des zu bewältigenden Problems)
- Akzeptanz der Intervention (bezogen auf die Zielgruppe, die beteiligten Akteure, die Gesellschaft etc.)
- Finanzierbarkeit (innerhalb der Möglichkeiten der für die Durchführung zuständigen Akteure)
- Rechtmäßigkeit (Übereinstimmung mit geltenden Gesetzen)

Die Rangfolge der im Artikel ausgesuchten Gesundheitsprobleme für die USA zeigt Tabelle 14.1.

Tab. 14.1: Finale BPR-Scores und Prioritätenrangfolge für ausgesuchte Gesundheitsprobleme (Vilnius & Dandoy, 1990)

Problem	BPR-Score	Rang
AIDS	5,4	4
KHK	14,0	3
Motorradunfälle, Hospitalisierung erforderlich	14,4	2
Rauchen	15,3	1

Die Prioritätensetzung ist ein wichtiger Bestandteil der systematischen Planung in der Gesundheitsförderung und trägt auch zur Entwicklung eines umfassenden Bewertungsplans bei. Das aufgezeigte BPR-Modell enthält Kriterien, die bei jedem Ansatz zur Prioritätensetzung berücksichtigt werden sollten. Inzwischen werden allerdings je nach Intention der angedachten Intervention vielfältige Änderungen empfohlen. Zur Prioritätensetzung als wichtigen Bestandteil der systematischen Planung in der Praxis der Gesundheitsförderung sei verwiesen auf Neiger, Thackeray und Fagen (2011).

14.4 Das Individuum als Mitproduzent seiner Gesundheit

Wollen – Können – Dürfen

In Anlehnung an die Analyse des „generativen Verhaltens" von Mackenroth (1953, S. 325 ff.) wird auf die drei „Bereiche" des Verhaltens verwiesen: „das Können", „das Dürfen" und das „Wollen".

A Corona-Restriktionen im Winter 2020/2021: Gesundheitsorientierte Fitnessstudiomitglieder wollen trainieren (Gesundheitsförderung), können es (sind Kunden), dürfen aber nicht.

B Beispiel aus den „Anforderungen an das strukturierte Behandlungsprogramm für Patient*innen mit chronischem Rückenschmerz": Behandlung nach dem aktuellen Stand der medizinischen Wissenschaft unter Berücksichtigung von evidenzbasierten Leitlinien oder nach der jeweils besten verfügbaren Evidenz sowie unter Berücksichtigung des jeweiligen Versorgungssektors (§ 137 f. Absatz 2 Satz 2 Nummer 1 SGB V) (Gemeinsamer Bundesausschuss [G-BA], 2019):

Wollen? Sicher! Sie sind bereits Patient*in und müssen sich anmelden (Symptomaufmerksamkeit; Leidensdruck).
Können? Abhängig vom Expert*innenurteil! „Das behandelnde ärztliche Personal soll gemeinsam mit den jeweiligen Patient*innen prüfen, ob sie im Hinblick auf die in Kapitel 14.3 genannten Therapieziele von der Einschreibung profitieren und aktiv an der Umsetzung mitwirken können" (Anlage 4 der Tragenden Gründe: G-BA, 2019, S. 4).
Dürfen? „Versicherte, deren Rückenschmerzen als Berufserkrankung laut Berufskrankheiten-Verordnung (BKV) anerkannt sind, können nicht in das strukturierte Behandlungsprogramm eingeschrieben werden" (G-BA, 2019, S. 3).

Können als Gesundheitskompetenz

Aufgrund unterschiedlicher gesellschaftlicher Entwicklungen gewinnt Gesundheitskompetenz zunehmend an Bedeutung. Neben einem Anstieg der Lebenserwartung müssen immer mehr Menschen dauerhaft mit gesundheitlichen Beeinträchtigungen leben. Insbesondere Menschen mit einem niedrigen sozioökonomischen Status sind früher und stärker von Krankheiten, vor allem von chronischen Erkrankungen betroffen. Eine unzureichende Gesundheitskompetenz kann sich dabei sowohl auf das Gesundheits- und Krankheitsverhalten als auch auf das Erkrankungsrisiko auswirken. Ursachen für lebensstilbedingte Erkrankungen und ihre Komorbiditäten sind insbesondere ein ungünstiges Ernährungsverhalten, geringe körperliche Aktivität, sitzendes Verhalten und „ungesunder" Schlaf.

Gesundheitskompetenz stellt eine zentrale Fähigkeit zur Erhaltung der Gesundheit und Steigerung der Lebensqualität dar (Lenartz et al., 2014). Ergebnisse aus nationalen und internationalen Studien belegen allerdings, dass ein Großteil der Bevölkerung eine limitierte Gesundheitskompetenz aufweist (Abel & Keller, 2016; Quenzel et al., 2016; Röthlin et al., 2017; Schaeffer et al., 2016).

Nicht alle Menschen verfügen also über hinreichende Kompetenzen für den Erhalt und das Management der eigenen Gesundheit. In einer für Deutschland repräsentativen Stichprobe (Arbeitsgruppe: Versorgungsforschung und Pflegewissenschaft; School of Public Health, Universität Bielefeld) wiesen 54,3 Prozent der Befragten eine eingeschränkte Gesundheitskompetenz auf.

Es sind besonders ältere Menschen, Menschen mit selbst eingeschätzt niedrigem Sozialstatus und Menschen mit Migrationshintergrund, die der Umgang mit Gesundheitsfragen und dem Gesundheitssystem vor Herausforderungen stellt.

Methodisch setzt die Studie die Langversion des Fragebogens des europäischen Health Literacy Survey (HLS-EU-Q47) ein. Dabei schätzen die Befragten ihre Fähigkeiten in den Dimensionen:

- Informationen finden,
- Informationen verstehen,
- Informationen beurteilen und
- Informationen anwenden

jeweils für drei Ziele ein: für Krankheitsbewältigung, Prävention und Gesundheitsförderung.

Zu dieser Matrix der Items des Health Literacy-Messinstruments erläutert das Bielefelder Team (Schaeffer et al., 2017):

- Die Items wurden als direkte Fragen formuliert, die die Schwierigkeit der Durchführung ausgewählter gesundheitsrelevanter Aufgaben oder Tätigkeiten ermitteln. Leitkriterium ist dabei die subjektiv eingeschätzte Schwierigkeit einer Person bei der Bewältigung gesundheitsrelevanter Anforderungen.
- Diese Art der Fragenformulierung hat zur Folge, dass nicht nur unterschiedliche persönliche Kompetenzen und Erfahrungen in die Beantwortung eingehen, sondern auch die Unterschiede in der „objektiven" Schwierigkeit verschiedener Situationen, Kontexte oder Systeme, innerhalb derer die Aufgaben bewältigt werden müssen.
- Daher misst das HLS-EU-Gesundheitskompetenzmaß nicht nur die individuelle Kompetenz, sondern auch die relative Schwierigkeit von Gesundheitssystemen und gesellschaftlichen Rahmenbedingungen.
- Diese Relativität oder Kontextualität bzw. Subjektivität des Messinstruments ist bei der Interpretation der Ergebnisse zu berücksichtigen.

Diese Methode der Selbstauskunft/Selbsteinschätzung der Befragten als „objektiven" Indikator für die Lage des Gesundheitssystems zu nutzen, ist nicht unstrittig; vgl. die diesbezügliche Diskussion zwischen Steckelberg, Meyer und Mühlhauser (2017).

„Data Literacy" als Schlagwort des 21. Jahrhunderts meint die Fähigkeit, Daten zu erfassen, kritisch zu bewerten und im Kontext bewusst einzusetzen. Hier sei auf die „Vorstudie Hochschulübergreifende Konzepte zum Erwerb von 21st century skills am Beispiel von Data Literacy" von Grillenberger und Romeike (2019) verwiesen. Ist diese Fähigkeit jedoch im Bereich von

Krankheitsbewältigung, Prävention oder Gesundheitsförderung nicht ausreichend ausgeprägt, ist der Nutzen diesbezüglicher Interventionen/Maßnahmen beeinträchtigt.

Nachfrage nach Gesundheit und Gesundheitsleistungen
Die klassische Theorie von Grossman (1972), die den Menschen als Produzenten der eigenen Gesundheit postuliert (Marschall, 2002, S. 70 ff.), also mit eigenen Aktivitäten zur Befriedigung seines Gesundheitsbedarfs, wird in späteren Jahren für die empirische Analyse durch erweiterte, komplexere und stärker mathematisierte Modelle ausgeweitet. Der Grundgedanke, in dem nicht nur die Nachfrage nach medizinischen Leistungen, sondern auch die Nachfrage nach Gesundheit explizit für den einfachsten Fall eine Rolle spielt, wird mit drei Gleichungen vorgestellt:

$G = G(E_1, E_2, X_n)$ Die Nachfragefunktion nach Gesundheit G: Die Nachfrage hängt ab vom Erwerbseinkommen E_1, vom Vermögenseinkommen E_2 (Nichterwerbseinkommen) und von einem relevanten exogenen Vektor X_n (an erster Stelle ist dies i. d. R. Bildung).

$E_1 = Y_1(G, X_m)$ Das Erwerbseinkommen ist vom Gesundheitszustand abhängig, da die Höhe des Gesundheitskapitals die verfügbare „gesunde Zeit" und damit bei gegebenem Lohnsatz das Erwerbseinkommen bestimmt; somit wird das Erwerbseinkommen E_1 eine Funktion des Gesundheitszustandes G und eines exogenen Vektors X_m (weitere Einflüsse auf das Erwerbseinkommen, z. B. Wirtschaftskrisen).

$I = I(G, E_1, E_2, X_u)$ Die Nachfrage/Inanspruchnahme I ist eine Funktion des Gesundheitszustandes, der beiden Einkommenskomponenten und eines weiteren exogenen Vektors X_u.

Eine notwendige Bedingung, um die Nachfrage nach Gesundheit und Gesundheitsleistungen abschätzen zu können, ist die „Messung" von Gesundheit.

Nach Leu & Doppmann (1986) gelten folgende Annahmen:

1. Gesundheit ist ein mehrdimensionales Konzept. Die WHO unterscheidet zwischen physischer, psychischer und sozialer Gesundheit.
2. Gesundheit ist eine vornehmlich qualitative Variable, die nicht direkt beobachtet oder gemessen werden kann. Was direkt beobachtet oder gemessen werden kann, sind Teilaspekte und Indikatoren des Gesundheitszustandes.
3. Ein für alle Bedürfnisse und Problemstellungen adäquates Gesundheitsmaß gibt es nicht. Welche Gesundheits- bzw. Morbiditätsindikatoren verwendet werden sollen, hängt davon ab, für welche Zwecke der Gesundheitszustand gemessen werden soll.

Gesundheit als ein mehrdimensionales Konzept bezeichnet den dynamischen Zustand des Wohlbefindens einer Person, der gegeben ist, wenn diese Person sich psychisch und sozial in Einklang mit den Möglichkeiten und Zielvorstellungen und den jeweils gegebenen äußeren Lebensbedingungen befindet. Gesundheit ist das dynamische Stadium des Gleichgewichts von Risikofaktoren und Schutzfaktoren, das eintritt, wenn einem Menschen eine Bewältigung sowohl der inneren (körperlichen und psychischen) als auch äußeren (sozialen und materiellen) Anforderungen gelingt. Gesundheit ist ein dynamisches Stadium, das einem Menschen Wohlbefinden und Lebensfreude vermittelt (Franzkowiak & Hurrelmann, 2018, S. 180).

Als Nächstes stellt sich dann die Frage nach der Wahl der Indikatoren für die latente Variable „Gesundheit".

Die klinisch-medizinische Forschung orientiert sich an einem weitgehend physiologischen Gesundheits- bzw. Krankheitsbegriff; Gesundheit wird als Abwesenheit von Krankheit – in operationalisierter Form als Abwesenheit spezifischer Morbiditätsindikatoren – interpretiert. Für die Erklärung der Nachfrage nach medizinischen Leistungen braucht man einen weiter gefassten Gesundheitsbegriff, der psychische und soziale Aspekte mit einschließt und auch die Einschätzung des eigenen Gesundheitszustandes durch die betreffenden Personen berücksichtigt.

In den letzten Jahren wird die Gesundheitsversorgung zunehmend Gegenstand einer von der sozialpolitischen Sichtweise „emanzipierten Verwandten" von Public Health, der Versorgungsforschung, die Aspekte der Bedarfsdeckung bzw. -befriedigung u. a. unter den Gesichtspunkten „Methoden", „Qualität", „Versorgungsgerechtigkeit" usw. in den Fokus stellt. (Brandstetter et al., 2015, 200 ff.)

Deren Aufgaben und Zielsetzungen („Mission") werden folgendermaßen kommuniziert:
„Das Deutsche Netzwerk Versorgungsforschung (DNVF e. V.) ist ein Netzwerk von Fachgesellschaften, Institutionen und Personen mit dem besonderen Anliegen der Erforschung der Gesundheits- und Krankenversorgung. Ein besonderes Augenmerk liegt dabei auf der Perspektive der Patient*innen und Nutzer*innen unter den Alltagsbedingungen der Versorgung" (DNVF, 2021).

14.5 Abschließende Bemerkungen

Was den Stellenwert der Befriedigung von Gesundheitsbedarfen in Deutschland anbelangt, so sollen folgende Aspekte herausgestellt werden:
Der Schutz der Gesundheit und eine angemessene Gesundheitsversorgung sind Bestandteile des völkerrechtlich verankerten Menschenrechts auf Gesundheit, das mit staatlichen Unterlassungs- und Handlungsverpflichtungen einhergeht (Krennerich, 2020, S. 22 ff.).

„Wenn man eine gute Gesundheitspolitik machen will, die diesen Namen verdient – „Jede*r soll eine faire Chance haben, die eigenen Gesundheitspotenziale voll auszuschöpfen" –, muss man die gesundheitspolitische Problemlage und die sozialepidemiologischen Herausforderungen als Ausgangspunkt nehmen. Bezahlbarkeit ist eine Nebenbedingung jeder Reform, aber nicht ihr Ziel" (Rosenbrock, 2007a, S. 29–32).

Die vielfältig begründeten Ansichten und Theorien zur Gerechtigkeit insistieren nicht nur auf die Richterneutralität, sondern werden auch bei der Analyse und Diskussion des Phänomens der differenziellen Morbidität und Mortalität virulent. Was den Zugang zur Krankenversorgung und deren Qualität anbelangt, werden relativ geringe Defizite registriert, wohingegen ernste Bedrohungen der Gerechtigkeit bei der nichtmedizinischen Primärprävention identifiziert werden. Sie erfüllt ihren Auftrag, Chancenungleichheit zu vermindern, bislang nur ansatzweise. Die größten Hindernisse gesundheitlicher Gerechtigkeit finden sich in der Verteilung und Dynamik der Chancen für Bildung, Arbeit und Einkommen. Es ist eine Aufgabe der Gesundheitswissenschaften, auf die gesundheitlichen Folgen dieser politisch zu gestaltenden Entwicklungen hinzuweisen (Rosenbrock, 2007b, S. 647–652).

Für eine nachhaltige Gesundheitspolitik gilt es, gesundheitliche Risiken zu minimieren, ein ganzheitliches Gesundheitsbewusstsein zu fördern und vorsorgende Gesundheitspolitik auf allen Ebenen und in allen Lebensbereichen umzusetzen. Ein funktionierendes Gesundheitswesen trägt mit dazu bei, dass die Menschen länger gesund bleiben und immer älter werden – das Versorgungssystem ist daher besser an die Bedürfnisse der älter werdenden Bevölkerung anzupassen und seine langfristige Finanzierbarkeit ist sicherzustellen. Damit das Gesundheitssystem als Teil unseres Sozialsystems auch in Zukunft zu gesellschaftlicher Stabilität und Gerechtigkeit beitragen kann, muss darüber hinaus sichergestellt werden, dass die Gesundheitsversorgung allen Bürger*innen auch in Zukunft unabhängig vom Einkommen offensteht (BMG, 2013).

Es ist nicht schwer, sich die Schwierigkeiten vorzustellen, die ethisch, rechtlich und emotional aufgeladenen Erwartungen sowohl an die Institutionen der Gesundheitsversorgung als auch an den Eigenbeitrag der Einzelnen untereinander erfolgreich auszutarieren.

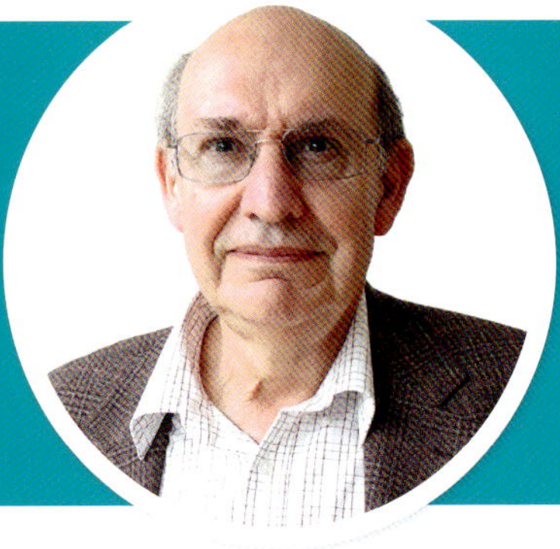

PROF. DR. VASSILIOS PAPATHANASSIOU

Prof. Dr. Vassilios Papathanassiou studierte Soziologie, Philosophie und Kriminologie an der Universität des Saarlandes. Nach seiner Promotion war er in den Bereichen Medizinsoziologie und Sportsoziologie in Forschung und Lehre sowie als Laufbahnberater am Olympiastützpunkt Rheinland-Pfalz/Saarland tätig. Im Jahr 2003 wechselte er von der Universität des Saarlandes an die Deutsche Hochschule für Prävention und Gesundheitsmanagement, an der er seit 2008 als Professor im Fachbereich Gesundheitswissenschaften beschäftigt ist.

Literatur

Abel, T. & Keller, F. (2016). Gesundheitskompetenz der 19-Jährigen in der Schweiz. Huber, S. G. (Hrsg.). Young Adult Survey Switzerland (S. 62–67). Bern: BBL/OFCL/UFCL.

Asadi-Lari, M., Packham, C. & Gray, D. (2003). Need for redefining needs. Health Qual Life Outcomes 1, 34 (p 1–5). Zugriff am 04.02.2021. Verfügbar unter: file:///C:/Users/User/Downloads/1477-7525-1-34.pdf

Brandstetter, S., Curbach, J., McCool, M., Koller, M., Loss, J. & Apfelbacher, C. (2015). Patientenorientierung in der Versorgungsforschung. Gesundheitswesen 2015; 77: 200–205.

Brockow, T., Freese, E. & Schulze, J. (2014). Priorisierung: Werthaltungen und Assoziationen. Ergebnisse einer Befragung delegierter Ärzte auf dem 117. Deutschen Ärztetag 2014. Dtsch Arztebl 2014; 111(41): A 1742–4.

Bauch, J. (1996). Lässt sich das Gesundheitswesen politisch steuern? Die Gesundheitsreform in systemtheoretischer Sicht. Sozialwissenschaften und Berufspraxis (SUB), 19 (3), 242–247.

Bundesministerium für Gesundheit (BMG). (2013). Ressortbericht des Bundesministeriums für Gesundheit zur Sitzung des Staatssekretärsausschusses für nachhaltige Entwicklung am 21. Januar 2013. Nachhaltige Entwicklung in Gesundheit und Pflege.

Bundesministerium für Gesundheit (BMG) (Hrsg.). Daten des Gesundheitswesens 2020 (Stand November 2020).

Deutsches Netzwerk Versorgungsforschung (DNVF). (2021). Vision, Mission und Werte des Deutschen Netzwerks Versorgungsforschung (DNVF) e. V. Zugriff am 21.03.2021. Verfügbar unter: https://www.dnvf.de/%C3%BCber-uns/mission-vision-werte.html

Düber, D. (2016). Überzeugen, Stupsen, Zwingen – Die Konzeption von Nudge und Libertärem Paternalismus und ihr Verhältnis zu anderen Formen der Verhaltenssteuerung. Zeitschrift für Praktische Philosophie. Band 3, Heft 1, 2016, S. 437–486.

Ernstmann, N., Bauer U., Berens E.-M., Bitzer E. M., Bollweg TM, Danner M., Dehn-Hindenberg A., Dierks, M. L., Farin, E., Grillenberger, A. & Romeike, R. (2019). Vorstudie Hochschulübergreifende Konzepte zum Erwerb von 21st century skills am Beispiel von Data Literacy. Nr.43/Juni 2019 (43). Berlin: Hochschulforum Digitalisierung. Zugriff am 23.04.2021. Verfügbar unter: DOI: 10.5281/zenodo.2633091

Grobosch, S., Haarig, F. et al. (2020). DNVF Memorandum Gesundheitskompetenz (Teil 1) – Hintergrund, Relevanz, Gegenstand und Fragestellungen in der Versorgungsforschung. Das Gesundheitswesen 2020; 82(7): e77–e93

F.A.Z., aktualisiert am 14.12.2019. Verfügbar unter: https://www.faz.net/aktuell/rhein-main/staatsanwaltschaft-ermittelt-im-organspende-skandal-an-kerckhoff-klinik-16534856.html

Ferber, C. von (1975). Soziologie für Mediziner. Eine Einführung. Berlin Heidelberg: Springer. Franzkowiak, P. & Hurrelmann, K. (2018). Gesundheit. Bundeszentrale für gesundheitliche Aufklärung (BZgA) (Hrsg.). Leitbegriffe der Gesundheitsförderung und Prävention, Glossar zu Konzepten, Strategien und Methoden, E-Book 2018 (S. 175–184). Zugriff am 19.03.2021. Verfügbar unter: https://www.leitbegriffe.bzga.de/

Gemeinsamer Bundesausschuss (2019). Tragende Gründe zum Beschluss des Gemeinsamen Bundesausschusses über die 16. Änderung der DMP-Anforderungen-Richtlinie (DMP-A-RL): Änderung der Anlage 2, Ergänzung der Anlage 15 (DMP chronischer Rückenschmerz) und der Anlage 16 (chronischer Rückenschmerz – Dokumentation). Vom 18. April 2019.

Gesetz zur Stärkung der Entscheidungsbereitschaft bei der Organspende. Vom 16. März 2020. Bundesgesetzblatt Jahrgang 2020, Teil I Nr. 13, ausgegeben zu Bonn am 19. März 2020 (S. 497–500).

Hansen, L. (2009). Gesundheitspolitik: Renaissance der Solidargemeinschaft. Dtsch Arztebl 2009; 106(36): A 1720-3.

Jordan, S. & Hoebel, J. (2015). Gesundheitskompetenz von Erwachsenen in Deutschland. Ergebnisse der Studie „Gesundheit in Deutschland aktuell" (GEDA). Bundesgesundheitsbl 2015 58: 942–950.

Jordan, S. & Töppich, J. (2015). Die Förderung von Gesundheitskompetenz (Health Literacy) – Eine gesamtgesellschaftliche Aufgabe. Bundesgesundheitsblatt – Gesundheitsforschung – Gesundheitsschutz. Bundesgesundheitsbl. 58, 921–922 (2015).

Juvenal (um 120). Satire X.

Krennerich, M. (2020). Gesundheit als Menschenrecht. APuZ 46–47/2020, S. 22–27.

Krisam, M., von Philipsborn, P. & Meder, B. (2017). Nudging in der Primärprävention: Eine Übersicht und Perspektiven für Deutschland. Gesundheitswesen 2017; 79: 117–123.

L 16 KR 13/17. LSG Niedersachsen-Bremen, Beschluss vom 10.07.2017. Fundstelle: openJur 2020, 8879. Zugriff am 06.03.2021. Verfügbar unter: https://openjur.de/u/2205145.html

Leitlinienprogramm Onkologie. S3-Leitlinie Palliativmedizin-Kurzversion. Version 2.0. August 2019. Zugriff am 27.02.2021. Verfügbar unter: https://www.leitlinienprogramm-onkologie.de/fileadmin/user_upload/Downloads/Leitlinien/Palliativmedizin/Version_2/LL_Palliativmedizin_2.0_Kurzversion.pdf

Lenartz, N., Soellner, R. & Rudinger, G. (2014). Gesundheitskompetenz – Modellbildung und empirische Modellprüfung einer Schlüsselqualifikation für gesundes Leben. DIE Zeitschrift für Erwachsenenbildung 02/2014. Gesundheit! (S. 29–32).

Leu, R. E. & Doppmann, R. J. (1986). Gesundheitszustand und Nachfrage nach Gesundheitsleistungen. In E. Wille (Hrsg.), Informations- und Planungsprobleme in öffentlichen Aufgabenbereichen. Aspekte der Zielbildung und Outputmessung unter besonderer Berücksichtigung des Gesundheitswesens (S. 1–90). Frankfurt: Verlag Peter Lang.

Mackenroth (1953). Bevölkerungslehre. Theorie, Soziologie und Statistik der Bevölkerung. Berlin, Göttingen, Heidelberg: Springer.

Marschall, P. (2002). Das Individuum als Produzent seiner eigenen Gesundheit. Burchert, H. & Hering, T. (Hrsg.). Gesundheitswirtschaft. Aufgaben und Lösungen (S. 70–77). München und Wien: R. Oldenbourg.

Neiger, B. L., Thackeray, R. & Fagen, M. C. (2011). Basic Priority Rating Model 2.0: Current Applications for Priority Setting in Health Promotion Practice. Health Promotion Practice Volume: 12 issue: 2, page(s): 166–171.

Petri, B. (2015). Rationalisierung, Mittelerhöhung, Rationierung und Priorisierung von Gesundheitsleistungen in der Sozialversicherung mit ethischen Aspekten. Mülheims, L. et al. (Hrsg.). Handbuch Sozialversicherungswissenschaft (S. 391–401). Wiesbaden: Springer.

Quenzel, G., Vogt, D. & Schaeffer, D. (2016). Unterschiede der Gesundheitskompetenz von Jugendlichen mit niedriger Bildung, Älteren und Menschen mit Migrationshintergrund. Gesundheitswesen 2016; 78, 708–710.

Röthlin, F., Ganahl, K. & Nowak, P. (2017). Empfehlungen für eine international vergleichbare Erhebung von Gesundheitskompetenz (HLS-Neu) in Österreich. Diskussionspapier und Entscheidungshilfe (Version 1_2017). Wien: Gesundheit Österreich GmbH.

Rosenbrock, R. (2007a). Gesundheitssystem und Solidarität. Dr. med. Mabuse Nr. 165, Januar/Februar 2007, 29–32.

Rosenbrock, R. (2007b). Gesundheit und Gerechtigkeit in Deutschland. Gesundheitswesen 2007, 69, 647–652.

Sachverständigenrat zur Begutachtung der Entwicklung im Gesundheitswesen (2008). Kurzfassung des Gutachtens 2018: Bedarfsgerechte Steuerung der Gesundheitsversorgung. Zugriff am 21.03.2021. Verfügbar unter: https://www.dkgev.de/fileadmin/default/Mediapool/1_DKG/1.7_Presse/1.7.1_Pressemitteilungen/2018/2018-07-02_SVR-Gutachten_2018_Kurzfassung.pdf Schaeffer, D., Vogt, D. & Berens E.-M. (2017).

Schlusswort bei der Diskussion zu dem Beitrag „Gesundheitskompetenz der Bevölkerung in Deutschland". Deutsches Ärzteblatt, 114 (18).

Schaeffer, D., Vogt, D., Berens, E.-M. & Hurrelmann, K. (2016). Gesundheitskompetenz der Bevölkerung in Deutschland – Ergebnisbericht. Bielefeld: Universität Bielefeld.

Schnellenbach, J. (2014). Neuer Paternalismus und individuelle Rationalität: eine ordnungsökonomische Perspektive. Freiburger Diskussionspapiere zur Ordnungsökonomik, No. 14/08, Albert-Ludwigs-Universität Freiburg, Institut für Allgemeine Wirtschaftsforschung, Abteilung für Wirtschaftspolitik und Ordnungsökonomik. Freiburg i. Br.

Sozialgesetzbuch (SGB V). Fünftes Buch. Gesetzliche Krankenversicherung. Stand: Zuletzt geändert durch Art. 9 G v. 18.01.2021 I 2.

Steckelberg, A., Meyer, G. & Mühlhauser, I. (2017). Diskussion zu dem Beitrag „Gesundheitskompetenz der Bevölkerung in Deutschland". Deutsches Ärzteblatt, 114 (18).

Thaler, R. H. & Sunstein, C. R. (2009). Nudge. Wie man kluge Entscheidungen anstößt. Berlin: Econ.

Vilnius, D. & Dandoy, S. (1990). A Priority Rating System for Public Health Programs. Public Health Reports, 105 (5), 463–470.

Wendt, C. (2009). Der Gesundheitsvergleich: Konzepte und Perspektiven. Wendt, C. & Wolf, C. (Hrsg.). Soziologie der Gesundheit. Sonderheft Kölner Zeitschrift für Soziologie und Sozialpsychologie 46/2006, 270–297). Wiesbaden: VS Verlag für Sozialwissenschaften.

KAPITEL 15
IST PRÄVENTIONSERFOLG PLANBAR?

EIN RAHMEN FÜR DIE PLANUNG VON
GESUNDHEITSFÖRDERLICHEN MASSNAHMEN

SABINE KIND & MATTHIAS SCHÖMANN-FINCK

In den Jahren seit dem Zweiten Weltkrieg haben sich in Ländern wie Deutschland zunehmend nichtübertragbare chronisch-degenerative Erkrankungen zum Schwerpunkt des Krankheitsgeschehens entwickelt. Vielen dieser Erkrankungen kann mit Maßnahmen der Gesundheitsförderung und Prävention begegnet werden, jedoch zeigen sich hier oft nicht die erwünschten Ergebnisse. Um das komplexe Geflecht von Hindernissen, die der Umsetzung von präventiven Maßnahmen im Wege stehen, zu entflechten, bedarf es einer umsichtigen Planung. Diese wird jedoch oft vernachlässigt. Ein Planungsmodell, das sich in der Gesundheitsförderung und Prävention bewährt hat, ist der „Public Health Action Cycle" mit seinen Phasen: Situationsanalyse, Planung, Umsetzung und Evaluation. Eine derart gestaltete sorgfältige und gewissenhafte Planung erhöht die Wahrscheinlichkeit des Erfolgs und ermöglicht die Implementierung von erfolgreichen Maßnahmen.

15.1 Hintergrund

In den Jahren seit dem Zweiten Weltkrieg haben sich in Ländern wie Deutschland zunehmend nichtübertragbare chronisch-degenerative Erkrankungen zum Schwerpunkt des Krankheitsgeschehens entwickelt. So zeigt die Todesursachenstatistik für Deutschland Herz-Kreislauf-Erkrankungen und Neubildungen (Krebserkrankungen) als Haupttodesursachen. Ein Blick auf das Morbiditätsgeschehen in Form der Arbeitsunfähigkeitsfälle zeigt zudem die Bedeutung von Muskel-Skelett-Erkrankungen und psychischen Erkrankungen als Ursachen für die meisten Arbeitsunfähigkeitstage auf (Gesundheitsberichterstattung des Bundes [GBE], 2020; Meyer, Wiegand & Schenkel, 2020).

Bemerkenswert ist, dass die meisten der genannten Erkrankungen (und weitere bedeutende Erkrankungen wie Diabetes mellitus Typ 2) Möglichkeiten bieten, um auf Verhaltens- und Verhältnisebene Prävention zu betreiben. Dieser im Grundsatz guten Nachricht steht aber ein komplexes Geflecht von Hindernissen gegenüber, das die konkrete Umsetzung von Präventionsprogrammen erschwert. Es gilt also, die vielen Einflussfaktoren des diffusen und subjektiv geprägten Konstrukts „Gesundheit" auf der Verhaltens- wie Verhältnisebene zu passgenauen Zeitpunkten über die effektivsten Kanäle an die Zielpersonen zu adressieren – und dies, als wichtiger Zusatzaspekt, möglichst kosteneffektiv. Um diese Bestandteile (vgl. Beispiel in Abb. 15.1) passgenau zusammenzusetzen, ist eine umsichtige Planung von zentraler Bedeutung. Denn „gut gemeint" bedeutet nicht zwingend „gut gemacht". Dies gilt umso mehr, da zunehmend auch Fragen der Evidenzbasierung, Evaluation und Nachhaltigkeit von Präventionsangeboten lauter werden.

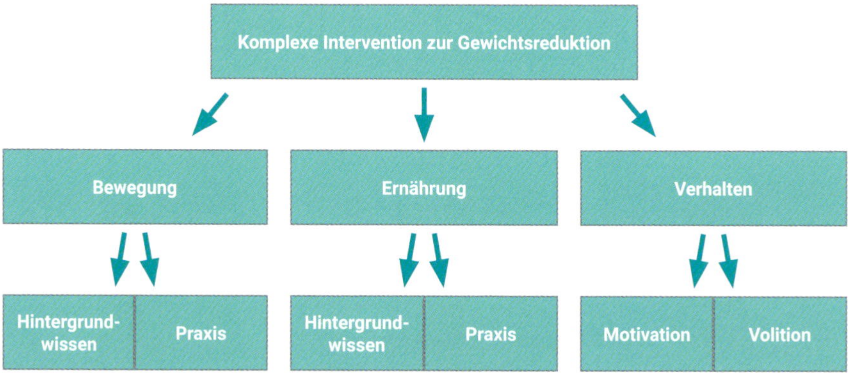

Abb. 15.1: Bestandteile einer komplexen Intervention am Beispiel Gewichtsreduktion (© BSA/DHfPG)

Im folgenden Kapitel möchten wir einen Überblick geben, wie die Planung von gesundheitsförderlichen und präventiven Maßnahmen vonstattengehen sollte, damit diese Maßnahmen Aussicht auf Erfolg haben.

15.2 Warum sind Planung und ein systematisches Vorgehen notwendig?

Warum ist ein systematisches Vorgehen bei der Interventionsplanung nötig und was zeichnet systematisches Vorgehen aus? Dies gilt es nun kurz zu erläutern. Die Planung von Maßnahmen zählt zu einer von vielen verschmähten Vorarbeit, sie ist aber bedeutsam, da gute Planung die Komplexität der Aufgabe reduzieren kann. Man erhält einen Überblick über die zuvor scheinbar unlösbar verwobenen Teilelemente der Aufgabe und kann beginnen, Teilschritte und -prozesse zu identifizieren und in eine sinnvolle Reihenfolge zu bringen. So hat zum Beispiel eine Operation mit exakt vorbereitetem Operationsbesteck und passend bereitgelegten Materialien eine höhere Wahrscheinlichkeit erfolgreich zu verlaufen als eine OP, während derer noch Material zusammengesucht werden muss und „zufällig vorgefundenes" OP-Besteck auf gut Glück eingesetzt wird. Grundlage für eine gute Planung ist eine Theoriebasierung, denn aus einer zugrundeliegenden Theorie (z. B. einem gesundheitspsychologischen Modell wie dem Transtheoretischen Modell) lassen sich die notwendigen Handlungsschritte ableiten. So wird dann auch eine sinnvolle Reihenfolge für verschiedene Einzelschritte ersichtlich. Ebenso geben die unterschiedlichen Konstrukte der Theorie (wie die verschiedenen kognitiv-affektiven Veränderungsstrategien im Transtheoretischen Modell) Hinweise auf die Hebel, die umgelegt werden müssen, um das angestrebte Ziel zu erreichen. In Summe führt ein systematisches Vorgehen zu einer Verminderung der subjektiven Unsicherheit bei der Entwicklung von Konzepten, da das komplexe, vielfach verwobene Gesundheitsproblem nach einem begründeten und im Voraus festgelegten Schema und eben nicht auf gut Glück nach dem Zufallsprinzip angegangen werden kann. Die Planung ist zwar noch keine Garantie für den Erfolg der Intervention (die es im Rahmen komplexer Probleme wie Gesundheitsthemen wohl nie gibt), sie macht den Erfolg jedoch wahrscheinlicher und auch nachvollziehbarer (Schlicht & Zinsmeister, 2015, S. 16). Um beim vorgenannten Beispiel zu bleiben: Auch die Operation, während derer noch Material zusammengesucht und mit dem „zufällig vorgefundenen" OP-Besteck hantiert wird, kann gelingen. Jedoch ist die Erfolgswahrscheinlichkeit der geplanten OP ungleich höher und weniger vom Zufall abhängig. Das führt zusätzlich dazu, dass Fehler einfacher nachverfolgt werden können, beziehungsweise im Falle des Gelingens eine erprobte und reproduzierbare Vorgehensweise für folgende Operationen vorgeschlagen werden kann.

Eine systematische Interventionsplanung geht aber über das Erstellen eines Plans hinaus (Schlicht & Zinsmeister, 2015, S. 14–16). Ein Plan beschreibt möglichst genau den Weg von der zu verbessernden Ausgangssituation hin zum angestrebten Ergebnis und legt fest, mithilfe welcher Prozesse welche Ziele erreicht werden sollen. Um einen möglichst passenden Plan erstellen zu können, ist zunächst eine Analyse der Ausgangssituation nötig. Eine systematische Planung fügt Absichten, Ziele und Umsetzungsmaßnahmen zusammen, überwacht die Umsetzungsprozesse und evaluiert schließlich noch die Ergebnisse der Intervention (um aus der Intervention zu lernen und dem gewünschten Ergebnis näherzukommen). Die systematische Planung folgt Modellen wie dem im Folgenden vorgestellten „Public Health Action Cycle". Wichtige Leitfragen im Rahmen der Planung sind nach Schlicht und Zinsmeister (2015, S. 130):

- Wo stehen wir derzeit?
- Welches Ziel wollen wir mit Gesundheitsförderung erreichen?
- Wie, mit welchem Programm und welchen Maßnahmen kommen wir dorthin?
- Woher wissen wir, ob wir an unserem angestrebten Ziel angekommen sind?

15.3 Wie erfolgt die Planung? Präventionsmaßnahmen als Projekte

Ganzheitliche Präventionsmaßnahmen starten in der Regel als Projekte, denen gegebenenfalls eine Pilotphase vorgeschaltet wird. Sie sollten dann idealerweise anschließend als dauerhafte Maßnahmen implementiert und umgesetzt werden.

Präventionsprojekte werden ebenso wie andere Projekte durch einen Projektauftrag initiiert, sie haben einen vorgegebenen Zeitrahmen und sollten innovativ und zielorientiert sein (Freitag, 2016, S. 38). Die folgende Tabelle gibt einen Überblick über die Merkmale von Projekten und erläutert diese.

Tab. 15.1: Merkmale von Projekten nach DIN 69901 und ihrer Erläuterung (modifiziert nach Schelle, 2004, S. 2–10)

Projektmerkmal nach DIN 69901	Erläuterung
Einmaligkeit	Einmaligkeit des gesamten Vorhabens, z. B. • der Aufgabe • oder der Umweltbedingungen
Zielvorgabe	• Vorgegebene Aufgabenstellung • Vorgegebene Ziele mit eventueller Modifizierung
Zeitliche Beschränktheit	Definierter Anfang und definiertes Ende
Finanzielle/Personelle Beschränktheit	Projektbezogenes Budget
Projektspezifische Organisation	• Eigene Aufbauorganisation • Projektleitung • Projektteam

Ein Projekt wird durch den bzw. die Auftraggebende des Projektes gestartet. Der Auftrag ergeht an die projektleitende Person und diese trägt dann im Folgenden die Hauptverantwortung für das Projekt. Ebenso stellt sie die Projektgruppe zusammen. Wie schon erwähnt, ist die Projektplanung eine wesentliche Voraussetzung für die erfolgreiche Projektarbeit.

15.4 Planungsmodelle

Um Projekte zielführend strukturieren zu können, erfolgt in der Praxis häufig eine Einteilung in Projektphasen. In der Literatur gibt es verschiedene Handlungsmodelle mit unterschiedlicher Phaseneinteilung (vgl. u. a. Schmidt, 2011, S. 17, Bundeszentrale für gesundheitliche Aufklärung [BZgA], 2011, S. 458–459, Litke & Kunow, 2007, S. 17). Die Anzahl der Phasen ist abhängig von der Art, dem Umfang und der Komplexität eines Projektes. Das bedeutet für die Praxis, dass die Projektplanung immer bereits mit der Auswahl des jeweiligen Phasenmodells beginnt. In der nachfolgenden Tabelle sind zwei typische Phasenmodelle des Projektmanagements dargestellt. Hier ist klar ersichtlich, dass die Projektphasen dem Ziel des jeweiligen Projektes angepasst sind.

Tab. 15.2: Projekttypische Phasenmodelle (modifiziert nach Drews et al., 2016, S. 57–58)

Phase	FuE-Projekt (Forschung und Entwicklung)	Organisationsprojekt
1	Problemanalyse	Problemanalyse
2	Konzepterstellung	Konzepterstellung
3	Produktdefinition	Detailplanung
4	Produktentwicklung	Realisierung
5	Produkterstellung	Einführung
6	Produktion	Abnahme
7		Betreuung und Pflege

Die Einteilung in Phasen dient dazu, das Projekt in „beherrschbare, zeitlich und inhaltlich definierte Abschnitte" (Drews, Hillebrand, Kärner, Peipe & Rohrschneider, 2016, S. 57) zu gliedern. Eine Aufteilung des Gesamtprojektes in verschiedene Phasen ist hilfreich, da so folgende Vorteile erreicht werden können:

- Schaffen von Entscheidungspunkten für zunächst unüberschaubare Probleme
- Schaffen einer Systematik zum schnelleren Erkennen möglicher Probleme und Lösungsansätze
- Top-down-Ansatz: Die Probleme werden geteilt, dann gelöst und wieder integriert
- Schaffen einer Übersicht für Aktivitäten und Kapazitäten im Projekt
- Die Kontrolle wird erleichtert (Litke & Kunow, 2007, S. 41)

Beispiele für Planungsmodelle zeigt Tab. 15.2. Diese Planungsmodelle haben jedoch ihren Ursprung im Kontext von Produktion und Dienstleistung. Sie sind deswegen für die Gesundheitsförderung und Prävention weniger geeignet. Da aber auch im Rahmen von Gesundheitsförderung und Prävention hochwertiges Qualitätsmanagement wichtig ist, gilt es hier passende Planungsmodelle zu entwickeln. Denn auch in diesem Bereich bietet sich Projektmanagement als Qualitätsstrategie an, wie das nachfolgende Zitat aus den „Leitbegriffen der Gesundheitsförderung" der BZgA verdeutlicht: „Eine zielorientierte, geplante und kontrollierte Vorgehensweise ist notwendig angesichts der wachsenden Komplexität der die Gesundheit beeinflussenden

Bedingungen und Verhaltensweisen, der Notwendigkeit von Evaluation und Qualitätssicherung, Qualitätsentwicklung und Qualitätsmanagement sowie der knapper werdenden Ressourcen für Prävention, Therapie und Rehabilitation (...)" (Krane, 2018, S. 749).

Ein Planungsmodell, das sich zur systematischen Planung von Interventionen für die Gesundheitsförderung und Prävention anbietet, ist der nachfolgend vorgestellte Public Health Action Cycle (PHAC), zu Deutsch „Gesundheitspolitischer Aktionszyklus" (Rosenbrock & Hartung, 2018).

Der Public Health Action Cycle ist ein Regelkreis, der rationales Handeln abbilden bzw. anregen soll (Rosenbrock, 1997). Er ist das Ergebnis einer Studie des US-amerikanischen Institute of Medicine in den Achtzigerjahren. Diese untersuchte die Public-Health-Aufgaben des Staates und privater Gesundheitsorganisationen (Institute of Medicine, 1988). Der Public Health Action Cycle bietet eine Möglichkeit der Systematisierung für das Qualitätsmanagement von Gesundheitsförderung und Prävention durch seine logische Stufenfolge der Problemabschätzung, der Politik- bzw. Maßnahmenformulierung, der Durchführung und der Evaluation (Rosenbrock, 1995, 1997). Die besagte Studie kam zum Schluss, dass „effektive, organisierte und kontinuierliche Anstrengungen nötig seien, um den hohen Lebensqualitätsstandard in den USA aufrechterhalten zu können. Der Public Health Action Cycle liefert mit seinen vier Phasen eine Grundlage für die strategische Planung (...)" (Ruckstuhl, Somaini & Twisselmann, 2008, S. 4).

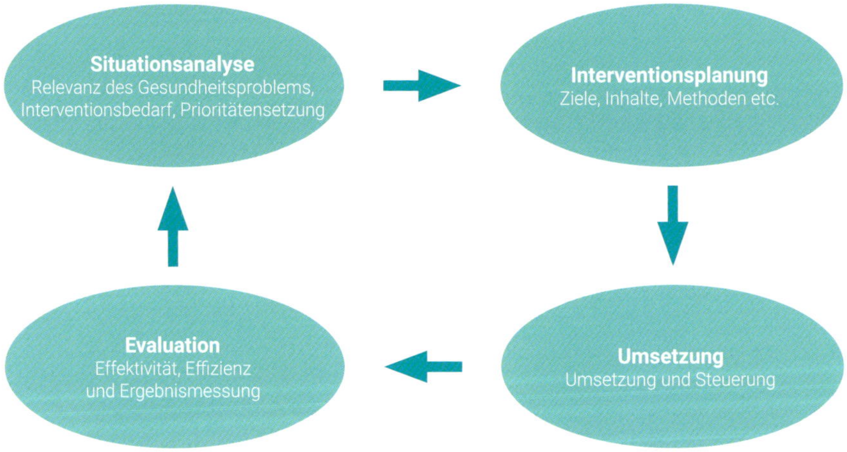

Abb. 15.2: Public Health Action Cycle (modifiziert nach Ruckstuhl et al., 2008; Sachverständigenrat zur Begutachtung der Entwicklung im Gesundheitswesen [SVR Gesundheit], 2005, S. 304)

Betrachtet man Abb. 15.2, stellt sich der PHAC sehr schlicht dar. Sein großer Wert liegt darin, dass er explizit die Notwendigkeit von Planung und systematischem Vorgehen im Rahmen von gesundheitsbezogenem und gesundheitspolitischem Handeln betont. Das Erreichte soll ständig auf seine Wirksamkeit hin überprüft und bei Bedarf sollen entsprechende Korrekturen vorgenommen werden. Das Modell hat eine wichtige Bedeutung für die Evidenzbasierung, da die einzelnen Phasen letztlich eine Vorgehensweise abbilden, die nicht auf Einmaligkeit abzielt. Der Evaluationsprozess wird im Rahmen des Public Health Action Cycle immer wieder aufs Neue durchlaufen. Dadurch wird das Vorgehen immer besser an das Problem angepasst und die Wirksamkeit von Interventionen erhöht (Rosenbrock, 1997; Rosenbrock & Hartung, 2018; Trojan, 2009). Im Folgenden werden die wesentlichen Aufgaben und Ziele der einzelnen Phasen näher erläutert. Besonderes Augenmerk legen wir für dieses Kapitel auf die Planungsphase.

15.5 PHAC – Analysephase – Bedarfs- und Bestandsermittlung

Der erste Schritt zur Ausarbeitung eines gesundheitsförderlichen oder präventiven Projektes ist die Ermittlung des Bedarfs. Ein wesentliches Ziel der Bedarfsermittlung ist die möglichst objektive Feststellung einer prävenierbaren Krankheitslast in der Zielpopulation anhand einer krankheitsbezogenen Analyse. Die krankheitsbezogene Analyse umfasst die Ermittlung aktueller Daten zum Gesundheits- bzw. Krankheitszustand der Zielpopulation. „Je genauer und einheitlicher ein Gesundheitsproblem dokumentiert ist, desto präziser kann eine Intervention geplant werden“ (Ruckstuhl et al., 2008, S. 8). Weitere wesentliche Grundlagen sind die Analyse der Umgebungsbedingungen und -strukturen sowie die Analyse von Bedürfnissen und Wünschen der jeweiligen Zielgruppe. Nur wenn Maßnahmen zielgruppengerecht ausgerichtet werden, versprechen sie erfolgreich zu sein. Um den Projekterfolg weiter zu unterfüttern, sollte die Zielgruppe bereits in dieser Phase miteinbezogen werden (Partizipation) (Bindl et al., 2020, S. 14; Naidoo & Wills, 2010; Walter, Schwartz & Hoepner-Stamos, 2001).

15.6 PHAC – Planungsphase

Getreu dem Motto „Wer vorsieht, ist der Herr des Tages." (Johann Wolfgang von Goethe) beginnt nach Abschluss der Analysephase die Planungsphase.

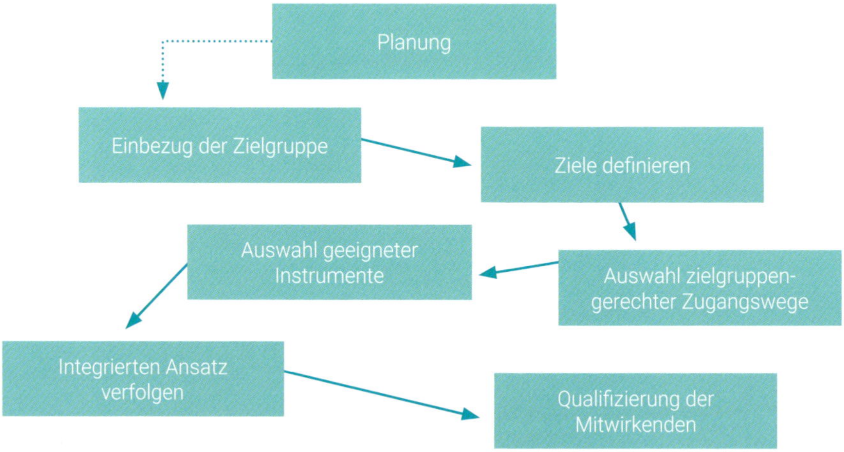

Abb. 15.3: Schritte der Planungsphase (modifiziert nach Bindl et al., 2020, S. 19)

Spätestens zu Beginn dieser Phase wird die offizielle Projektgruppe (oder das Projektteam) gebildet und der Projektstart („Kick-off") mit einer ersten Sitzung eingeleitet. In der Sitzung wird das Team vorgestellt, es werden die Spielregeln erläutert und alle Teammitglieder auf einen einheitlichen Informationsstand gebracht (BZgA, 2011, S. 459).

Erste Schritte

Im Mittelpunkt der Planungsphase steht die detaillierte Konzeption des Projektes für die zuvor ausgewählte Erkrankung. Zunächst wird der genaue Interventionszeitpunkt festgelegt. Üblicherweise wird dabei zwischen Primär-, Sekundär- und Tertiärprävention unterschieden. Aus dem Zeitpunkt der Intervention und den Daten der Bedarfsermittlung leiten sich anschließend die konkrete Zielsetzung und die genaue Definition der Zielgruppe des geplanten Projektes ab. Je nach Art des Projektes kann die Zielgruppe aber auch bereits zu Projektbeginn und mit dessen Initiierung festgelegt werden (z. B. kann die Unternehmensleitung im Rahmen einer Maßnahme der Betrieblichen Gesundheitsförderung in Absprache mit der Projektleitung definieren, für welche Mitarbeiter*innen die Maßnahme gedacht sein soll). Unabhängig davon, in welcher Phase die Zielgruppe definiert wird, kann der Einbezug der Zielgruppe in die Planung wesentlich über Erfolg oder Misserfolg der Maßnahme entscheiden. Werkzeuge für den partizipativen Ansatz sind beispielsweise Gesundheitszirkel oder auch angeleitete Fokusgruppen.

Zieldefinition

Ein wesentlicher Faktor für die erfolgreiche Durchführung eines Projektes ist die möglichst genaue Definition von konkreten, realistischen und vor allem überprüfbaren Interventionszielen. Die Zielformulierung ist Ausgangsbasis für alle weiteren Planungsschritte. Aus ihr leiten sich alle Inhalte, Methoden und organisatorischen Maßnahmen ab. Des Weiteren ist die Festlegung überprüfbarer Ziele ein zentrales Element von Qualitätsentwicklung, Evaluation und Qualitätsmanagement. Für die Zielformulierung wird eine Orientierung an den SMART-Kriterien empfohlen. SMART steht hierbei für: **S**pezifisch, **M**essbar, **A**ttraktiv, **R**ealistisch und **T**erminiert.

Ansatzpunkte

Obwohl es letztlich immer das Ziel der Prävention ist, gesundheitlich positive Veränderungen des Individuums zu erreichen, kann der Ansatzpunkt dafür sehr unterschiedlich sein. Zum einen können sich Projekte darauf konzentrieren, entweder direkt das Gesundheitsverhalten von Individuen zu verändern, zum anderen können Projekte versuchen, die sozialen Bedingungen und Umweltbedingungen gesundheitsförderlich zu verbessern (z. B. bei Projekten im Rahmen des Settingansatzes).

Erreichbarkeit der Zielgruppe

Ein zentraler Aspekt, der im Rahmen der Planungsphase beachtet werden muss, ist die Erreichbarkeit der Zielgruppe. In Abhängigkeit von Altersstruktur, Geschlecht oder auch sozioökonomischem Status konnten in der Vergangenheit folgende mögliche Zugangswege identifiziert werden:

- Kita, Schule, Unternehmen, Kommunen
- Vereine
- kirchliche Einrichtungen
- Peergroups
- Eltern/Familie
- weitere Multiplikator*innen

Im Rahmen der Planungsphase sollte auch ein niedrigschwelliger Zugang ohne Barrieren angestrebt werden. Die geplante Maßnahme muss für die gewählte Zielgruppe leicht zugänglich sein, da sie sonst ihre Wirkung nicht entfalten kann.

Berücksichtigung sollten auch die individuellen Lebensweisen der Zielgruppe, allgemeine Umweltbedingungen oder soziale und kommunale Netzwerke finden, damit die im Rahmen des „Projektes entwickelten Ziele und Maßnahmen [...] nicht ausschließlich auf das Einzelprojekt" (Bindl et al., 2020, S. 29) beschränkt werden, sondern eben auch außerhalb des Projektes Wirkungen erzielen können.

Instrumente der Planungsphase

In der Planungsphase können verschiedene Instrumente zur Strukturierung und Organisation genutzt werden. Die Entscheidung, welche dieser Instrumente für das jeweilige Projekt genutzt werden, hängt vom Umfang des Projektes, von der Zielgruppe aber auch von den Erfahrungen und Einschätzungen der projektleitenden Person ab.

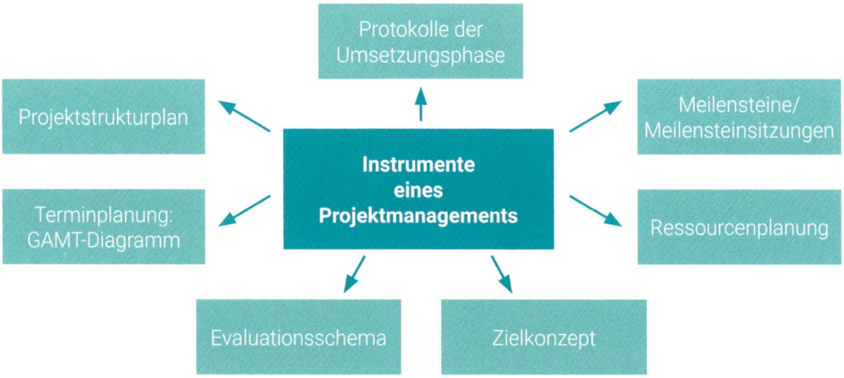

Abb. 15.4: Instrumente eines Projektmanagements (© BSA/DHfPG)

Der Projektstrukturplan

Kurz gesagt: Ohne ihn geht es nicht! Er bezieht sich zunächst auf das Projekt als Ganzes und hilft dabei, die einzelnen Aufgaben voneinander abzugrenzen. „Hier gilt die Maxime: So viel wie nötig, so wenig wie möglich" (Drews et al., 2016, S. 61). Über eine grafische Darstellung trägt der Projektstrukturplan dazu bei, den Überblick zu behalten. Dabei wird der Projektstrukturplan üblicherweise in Teilaufgaben und Arbeitspakete unterteilt. Das Arbeitspaket ist die kleinste Einheit innerhalb des Plans.

Praxistipp: Begrenzen Sie den Projektstrukturplan auf maximal vier Ebenen.

Die detaillierte Beschreibung der Arbeitspakete sollte auf jeden Fall erfolgen, denn die Arbeitspakete stellen die Arbeitsaufträge für die einzelnen Mitglieder des Projektteams dar. Idealerweise enthält ein Arbeitspaket die folgenden Informationen (Drews et al., 2016; Meyer & Reher, 2016):

- (kurze) Beschreibung der Aufgabenstellung
- Ergebnisse, die nach Abschluss der Bearbeitung des jeweiligen Arbeitspaketes erwartet werden bzw. die notwendig sind, um den nächsten Projektabschnitt zu beginnen
- die Verantwortlichen für die verschiedenen Arbeitspakete
- Schnittstellen
- Termine und weitere Aktivitäten
- ungefährer Aufwand zur Bearbeitung des Arbeitspaketes
- benötigte Ressourcen (personell, räumlich, materiell, finanziell, Sonstiges)

Meilensteine
Meilensteine erleichtern den Überblick über komplexe Projekte: Das Projekt wird in einzelne Teile gegliedert, wodurch eine zeitliche Planung ermöglicht wird. Meilensteine sind Zwischenergebnisse, die zu den wichtigen Schnittpunkten des Projektes erzielt werden müssen, damit das Projekt in die nächste Phase treten kann. Jeder Meilenstein repräsentiert dabei ein in sich geschlossenes Arbeitsergebnis – ein Meilenstein ist also ein Phasenprodukt (BZgA, 2011, S. 458; Litke & Kunow, 2007, S. 38–39; Schmidt, 2011, S. 58).

Terminplanung
Termintreue im Rahmen von Projekten ist essenziell, denn treten einmal Verzögerungen ein, so entsteht in der Regel ein Dominoeffekt und es wird schwer, die ursprünglich geplanten Termine einzuhalten. Das GANTT-Diagramm ist eine verbreitete und bekannte Methode der Terminplanung. Dabei werden alle geplanten Aktivitäten entlang einer Zeitachse in ein Balkendiagramm eingetragen. Die Balken repräsentieren den zeitlichen Ablauf. Ein GANTT-Diagramm bietet dadurch einerseits einen Überblick über den Gesamtverlauf des Projektes und zeigt andererseits, welche Aufgaben parallel ablaufen. So können auch die Schnittstellen im zeitlichen Ablauf von unterschiedlichen Aktivitäten sorgfältig geplant werden (Meyer & Reher, 2016, S. 173).

Praxistipp: Berücksichtigen Sie in Ihrer Terminplanung unbedingt Urlaubstage, Feiertage, Ferienzeiten sowie die Verfügbarkeit der Mitarbeiter*innen und planen Sie auch einen zeitlichen und personalen Puffer ein.

Ressourcenplanung
Neben der Aktivitäten- und Terminplanung sind im Rahmen der Planungsphase auch die Ressourcen, die zur Umsetzung des Projektes benötigt werden, zu ermitteln. Hierzu gehören personelle, räumliche und materielle Ressourcen sowie möglicherweise weitere Akteure zur Unterstützung bei bestimmten Projektteilen. Sind Zeit- und Ressourcenbedarf ermittelt, müssen auf dieser Basis die Kosten des Projektes kalkuliert werden. Hierzu gehören neben den Kosten für die Sachmittel auch die Personal- und Evaluationskosten. Bei Projektgruppen, die Entwicklungs- und Innovationsprojekte bearbeiten, wird ein Großteil der Kosten durch die Arbeitszeiten der Teilnehmenden erzeugt (Drews et al., 2016).

Bei der personellen Ressourcenplanung sollte unbedingt die Qualifikation der Beteiligten beachtet werden. Neben den fachlichen Qualifikationen ist es unabdingbar, auch über Qualifikationen im Rahmen des Projektmanagements zu verfügen. Auch methodisch-didaktische Qualifikationen, z. B. zur Vermittlung von Wissen, und die Anwendung von partizipativen Methoden erweisen sich in der Praxis als hilfreich und können helfen, den Maßnahmenerfolg zu sichern (Bindl et al., 2020; Schmidt, 2011).

15.7 PHAC – Umsetzungsphase

Ist ein Projekt in allen relevanten Details geplant, steht die Umsetzungsphase an. Sofern es das Projekt erlaubt, sollte auch hier die Zielgruppe aktiv beteiligt werden. So können Aufgaben der Umsetzung oder Organisation an Vertreter*innen der Zielgruppe übertragen werden, denn diese sind die Expert*innen ihres Handelns, die selbst am besten einschätzen können, welche Methoden der Vermittlung geeignet sind. Zudem ist die Wahrscheinlichkeit, dass die Inhalte des Projektes angenommen werden, deutlich größer, wenn persönlich Betroffene ihre Erfahrung einbringen können.

Im Zentrum dieser Phase steht die zielgerichtete praktische Umsetzung der geplanten Inhalte, die Koordination der verschiedenen Tätigkeiten und der optimale Ressourceneinsatz sowie die Dokumentation, Kontrolle und Steuerung aller Aktivitäten. Da auch eine noch so detaillierte Planung die Realität nicht wirklich abbilden kann, liegt die größte Herausforderung der Umsetzungsphase darin, unvorhergesehene Hindernisse bzw. auftauchende Schwierigkeiten zu bewältigen, die gegebene Situation immer wieder richtig einzuschätzen und die erforderlichen Maßnahmen danach auszurichten. Daher ist es sinnvoll, ein System zu implementieren, das es ermöglicht, bereits während der Umsetzungsphase möglichst viele relevante Parameter zu erfassen, um die Akzeptanz und die Angemessenheit eines Projektes zu ermitteln und Rückschlüsse für den weiteren Verlauf zu ziehen. Die diesbezügliche Beurteilung der Umsetzungsphase nennt man auch Prozessevaluation oder Projektkontrolle. Diese erfolgt in der Regel während der Durchführung eines Projektes. Insbesondere die Dokumentation aller wesentlichen Parameter der Umsetzungsphase ist ein unerlässlicher Bestandteil der Prozessevaluation und dient der laufenden Qualitätssicherung und -verbesserung. Während der Umsetzungsphase müssen dementsprechend immer wieder problemorientierte Entscheidungen getroffen und gegebenenfalls die geplanten Inhalte angepasst und verbessert werden, um die gesetzten Ziele erreichen zu können. Es zeigt sich also, ob das Projekt wie geplant mit geringen Modifikationen oder nur mit größeren Veränderungen Erfolg versprechend verlaufen kann. Notwendige Modifikationen werden schnellstmöglich umgesetzt und dokumentiert. Die vorzunehmenden Modifikationen obliegen der Verantwortung der Projektleitung.

15.8 PHAC – Evaluation

Die Bewertungsphase bildet einerseits den Abschluss des Projektes und liefert andererseits gemäß dem PHAC Input zur Verbesserung des Projektes beim nächsten Durchlauf oder zu Verbesserungen vor der dauerhaften Implementierung einer Maßnahme. Die Evaluation ist u. a. wichtig, um die Ergebnisse eines Projektes zu beurteilen und festzustellen, ob die gesetzten Ziele erreicht wurden und die angewendeten Methoden angemessen und wirksam waren. Die Ergebnisevaluation wird gegen Ende der Intervention durchgeführt. Eine wirkungsvolle Ergebnisevaluation setzt unbedingt voraus, dass bereits in der Planungsphase die zu evaluierenden Fragen und die zu erhebenden Daten bestimmt wurden. Die Qualität der Ergebnisse hängt in hohem Maße von der Qualität der in der Planungsphase formulierten Ziele ab. Die Planung der Ergebnisevaluation muss daher bereits vor Beginn des eigentlichen Projektes stattfinden und ist demnach integrativer Bestandteil der Planungsphase. Bereits zu diesem Zeitpunkt muss festgelegt werden, was evaluiert werden soll, mit welchem Ziel, mit welchen Mitteln und auf der Grundlage welcher Daten.

In der nachfolgenden Tabelle ist eine kurze Checkliste für die einzelnen Phasen dargestellt.

Tab. 15.3: Checkliste Phasen des PHAC (modifiziert nach Bindl et al., 2020)

Situationsanalyse	Planung	Umsetzung	Evaluation
Einbezug der Zielgruppe	Einbezug der Zielgruppe	Einbezug der Zielgruppe	Einbezug der Zielgruppe
Schaffen eines gemeinsamen Verständnisses	Definition von Haupt-/Teilzielen	Zielgruppengerechte Vermittlungsmethoden	Bewertung der Projektergebnisse
Analyse der objektiven Datenlage	Anlegen von niedrigschwelligen Zugangsmöglichkeiten	Dokumentation des Projektverlaufs	Überprüfung der Zielerreichung
Analyse der Bedürfnisse der Zielgruppe	Auswahl geeigneter Methoden und Instrumente zur Termin-/Personal-/Ressourcenplanung	Modifikation	Gegenüberstellen von Aufwand und Nutzen
Analyse der Rahmenbedingungen/Strukturen	Kooperationen/Vernetzung		Optimierung des Projektes anhand der Stärken und Schwächen
Qualifikation des/der Verantwortlichen	Lernen/Erfahrungen aus anderen Projekten		Ziel: Weiterführung und Verstetigung als dauerhafte Maßnahme

Ziel eines erfolgreichen Projektes sollte es sein, dieses als dauerhafte Maßnahme weiterzuführen und zu verstetigen, ohne dabei anstehende Modifikationen aus den Augen zu verlieren.

15.9 Kennzeichen guter Praxis

Für die verschiedensten Anwendungsgebiete gibt es im Rahmen des Good Practice-Ansatzes (teils auch im Rahmen des Best Practice-Ansatzes) Kriterien, Checklisten und Vorgaben, an denen sich die Planung von Gesundheitsprojekten orientieren kann. So haben Horodyska et al. (2015) im Rahmen eines Reviews Kennzeichen guter Praxis für Bewegungs- und Ernährungsinterventionen identifiziert und als Checkliste in Tabellenform veröffentlicht. Ebenso stellt diese Studie ähnliche Tabellen für die beiden Kategorien „Monitoring und Evaluation" und „Umsetzung" zur Verfügung.

Tab. 15.4: Checkliste Kennzeichen guter Praxis für Bewegungs- und Ernährungsinterventionen (modifiziert nach Horodyska et al., 2015)

Theoriebasierung
Theoriebasierte Entwicklung der Intervention
Teilnehmende
Wohldefinierte Zielgruppe
Identifizierung der Bedürfnisse der Zielgruppe
Miteinbezug der Familien (der Eltern bei Programmen für Kinder/Heranwachsende)
Zielverhalten
Wohldefiniertes Zielverhalten, spezifiziert und angepasst an die Zielgruppe
Mehrdimensionaler Ansatz
Mehrdimensionaler Ansatz (z. B. Ansprache individueller Faktoren, soziale Umwelt, physische Umwelt)
Miteinbezug der Umwelt
Entwicklung und Management der Inhalte
Individuelle Kontakte und deren Intensität sind spezifiziert
Dauer (Anzahl, Länge und Frequenz der einzelnen Einheiten) ist spezifiziert
Vermittlungsweg der Inhalte ist spezifiziert
Anzahl der einzelnen Komponenten der Intervention ist spezifiziert
Allgemeine Nutzung von Behavior Change Techniques
Klarheit (des Inhalts, der Ziele, der Prozesse, der Verhältnisse zwischen den Einzelkomponenten)
Anpassung der Intervention an die Zielgruppe (Tailoring)
Vorhandensein genauer Manuals
Spezifische Nutzung von Behavior Change Techniques: Selbstbeobachtungs- und Selbstmanagementstrategien
Personal und Interventionsumgebung
Wohldefinierte Personalqualifikation/-anforderungen
Wohldefinierte Interventionsumgebung

Für Projekte im Rahmen des Settingansatzes stellt der Kooperationsverbund Gesundheitliche Chancengleichheit „Kriterien für gute Praxis der soziallagenbezogenen Gesundheitsförderung" zur Verfügung (Kooperationsverbund Gesundheitliche Chancengleichheit, 2021). Dieses Dokument beschreibt nicht nur die zwölf dieser Checkliste zugrundeliegenden Kriterien, sondern bietet auch Beispiele, die bei der Umsetzung oder der Überprüfung der Kriterien hilfreich sein können.

15.10 Fazit

Zurück zur Ausgangsfrage: Ist Präventionserfolg planbar? Wie auch in anderen Bereichen (z. B. bei Trainingsplänen von Sportler*innen) sorgen Pläne nicht für eine hundertprozentige Erfolgsquote, sie erhöhen jedoch die Wahrscheinlichkeit des Erfolgs und sollten somit nicht als unproduktive „Kunst um der Kunst willen" abgetan werden. Eine sorgfältige und durchdachte Planung für Präventionsprojekte ist wichtig, denn es kann durch Planung eine Vielzahl positiver Aspekte erreicht werden. Meyer und Reher (2016) nennen eine lange Liste an „Pro-Argumenten" für eine umfassende Projektplanung: Projektplanung ...

- erhöht das Organisationsbewusstsein bei allen Beteiligten und ermöglicht es so, Wissen und Erfahrungen der Beteiligten zu berücksichtigen und in das Projekt zu integrieren.
- schafft ein gemeinsames Verständnis für das Projekt.
- legt Zuständigkeiten und Verantwortlichkeiten fest und verbessert somit die Kommunikation.
- identifiziert mögliche Schwachstellen und spart somit wertvolle Ressourcen.
- vermeidet sinnlose Zusatzarbeit.
- ermöglicht eine Nachvollziehbarkeit der einzelnen Schritte und gestattet somit eine Messung des Fortschritts.
- erhöht die Erfolgswahrscheinlichkeit.
- minimiert Risiken.
- identifiziert mögliche Alternativen.
- erlaubt den Einsatz von Kreativtechniken, um so bestmögliche Ergebnisse zu erzielen.
- verbessert durch klare Dokumentation die Möglichkeit der Streuung in die Breite.
- erhöht die Motivation der Beteiligten.
- steigert die Teamleistung.
- schafft Vertrauen und Zufriedenheit bei den Verantwortlichen und Zielgruppen.
- erhöht langfristig den Nutzen für die Praxis.
- ermöglicht eine Evaluation und damit die Implementierung erfolgreicher Modelle in die Praxis beziehungsweise liefert Ansatzpunkte zur Verbesserung von weniger guten Projekten.
- erzeugt schließlich qualitativ hochwertige Maßnahmen, Projekte und Interventionen, die langfristig den gesundheitlichen Nutzen verbessern können.

Diese Aspekte sind allesamt gute Argumente, um einen Bewusstseinswandel anzustoßen und der Projektplanung einen höheren Stellenwert im Rahmen von Maßnahmen der Gesundheitsförderung und Prävention einzuräumen.

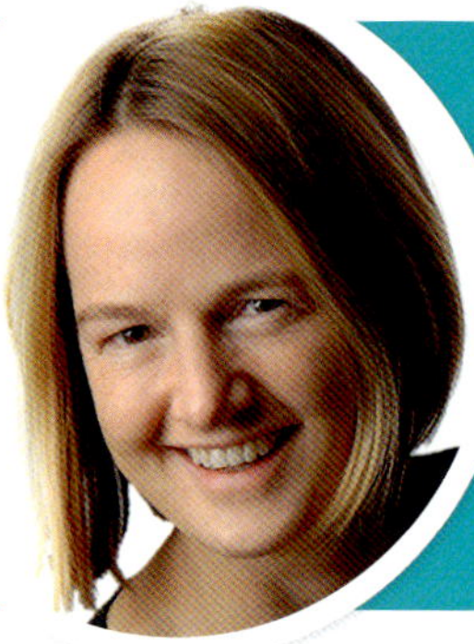

SABINE KIND

Sabine Kind (M. A. Gesundheitsmanagement) ist seit 2011 pädagogische Mitarbeiterin der Deutschen Hochschule für Prävention und Gesundheitsmanagement/BSA-Akademie im Fachbereich Gesundheit.

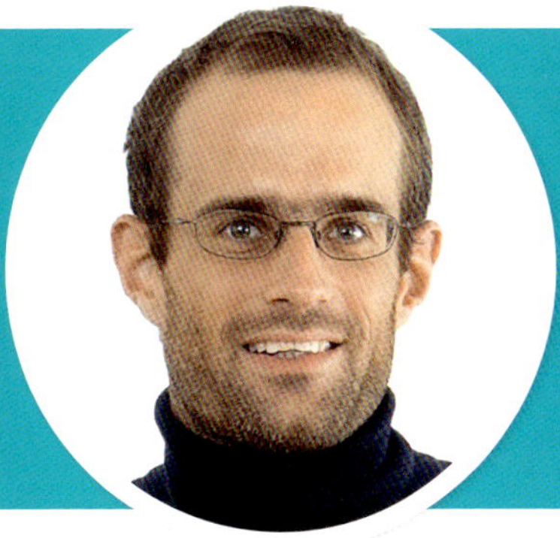

MATTHIAS SCHÖMANN-FINCK

Matthias Schömann-Finck (M. A. Politikwissenschaft/neuere Geschichte, M. Sc. Patientenmanagement) ist seit 2010 pädagogischer Mitarbeiter der Deutschen Hochschule für Prävention und Gesundheitsmanagement/BSA-Akademie im Fachbereich Gesundheit.

Literatur

Bindl, M., Schorling, E., Ströhl, Sarah, Ibler, K., Lauerer, M. et al. (2020). Partizipative Projekte zur Prävention von Übergewicht bei Jugendlichen. Eine Schritt-für-Schritt-Anleitung. Zugriff am 30.11.2020. Verfügbar unter https://www.img.uni-bayreuth.de/de/forschung/praevent-partition/Handreichung.pdf

Bundeszentrale für gesundheitliche Aufklärung (Hrsg.). (2011). Leitbegriffe der Gesundheitsförderung und Prävention. Glossar zu Konzepten, Strategien und Methoden (Neuausgabe 2011). Gamburg: Conrad.

Drews, G., Hillebrand, N., Kärner, M., Peipe, S. & Rohrschneider, U. (2016). Praxishandbuch Projektmanagement (2. Auflage). Freiburg i. Br.: Haufe.

Freitag, M. (2016). Kommunikation im Projektmanagement. Aufgabenfelder und Funktionen der Projektkommunikation. (2. Aufl.). Wiesbaden: Springer VS.

Gesundheitsberichterstattung des Bundes. (19.05.2020). Sterbefälle für die 10/20/50/100 häufigsten Todesursachen absolut und je 100.000 Einwohner (ab 1998), Gesundheitsberichterstattung des Bundes. Zugriff am 10.02.2021. Verfügbar unter https://www.gbe-bund.de/gbe/!pkg_olap_tables.prc_set_page?p_uid=gast&p_aid=59394450&p_sprache=D&p_help=2&p_indnr=517&p_ansnr=70843723&p_version=7&D.000=3740&D.001=1000001&D.016=10040&D.003=1000004&D.022=9991&D.011=44302

Horodyska, K., Luszczynska, A., Berg, M. van den, Hendriksen, M., Roos, G., Bourdeaudhuij, I. de et al. (2015). Good practice characteristics of diet and physical activity interventions and policies: an umbrella review. BMC public health, 15, 19. https://doi.org/10.1186/s12889-015-1354-9

Institute of Medicine. (1988). The Future of Public Health. Washington: National Academy Press.

Kooperationsverbund Gesundheitliche Chancengleichheit. (2021). Kriterien für gute Praxis der soziallagenbezogenen Gesundheitsförderung (4. Aufl.). Berlin: Kooperationsverbund Gesundheitliche Chancengleichheit.

Krane, E. (2018). Projekte Projektmanagement. In Bundeszentrale für gesundheitliche Aufklärung (BZgA) (Hrsg.), Leitbegriffe der Gesundheitsförderung und Prävention. Glossar zu Konzepten, Strategien und Methoden (S. 748–754). Köln: Bundeszentrale für gesundheitliche Aufklärung.

Litke, H.-D. & Kunow, I. (2007). Projektmanagement (5. Auflage). München: Haufe.

Meyer, H. & Reher, H.-J. (2016). Projektmanagement. Von der Definition über die Projektplanung zum erfolgreichen Abschluss. Wiesbaden: Springer Gabler.

Meyer, M., Wiegand, S. & Schenkel, A. (2020). Krankheitsbedingte Fehlzeiten in der deutschen Wirtschaft im Jahr 2019. In B. Badura, A. Ducki, H. Schröder, J. Klose & M. Meyer (Hrsg.), Fehlzeiten-Report 2020. Gerechtigkeit und Gesundheit (S. 365–444). Berlin: Springer.

Naidoo, J. & Wills, J. (2010). Lehrbuch der Gesundheitsförderung (2., überarbeitete Aufl.). Gamburg: Conrad.

Rosenbrock, R. (1995). Public Health als soziale Innovation. Das Gesundheitswesen, 57, 140–144.

Rosenbrock, R. (1997). Gemeindenahe Pflege aus Sicht von Public Health (Veröffentlichungsreihe der Arbeitsgruppe Public Health, Wissenschaftszentrum Berlin für Sozialforschung). Berlin: Wissenschaftszentrum Berlin für Sozialforschung.

Rosenbrock, R. & Hartung, S. (2018). Public Health Action Cycle/Gesundheitspolitischer Aktionszyklus. In Bundeszentrale für gesundheitliche Aufklärung (BZgA) (Hrsg.), Leitbegriffe der Gesundheitsförderung und Prävention. Glossar zu Konzepten, Strategien und Methoden (S. 833–835). Köln: Bundeszentrale für gesundheitliche Aufklärung.

Ruckstuhl, B., Somaini, B. & Twisselmann, W. (2008). Förderung der Qualität in Gesundheitsprojekten. Der Public Health Action Cycle als Arbeitsinstrument. Zürich: Institut für Sozial- und Präventivmedizin der Universität Zürich.

Sachverständigenrat zur Begutachtung der Entwicklung im Gesundheitswesen. (2005). Gutachten 2005 des Sachverständigenrates zur Begutachtung der Entwicklung im Gesundheitswesen. Koordination und Qualität im Gesundheitswesen (Bundestagsdrucksache 15/5670). Zugriff am 09.07.2019. Verfügbar unter http://dip21.bundestag.de/dip21/btd/15/056/1505670.pdf

Schelle, H. (2004). Die Lehre vom Projektmanagement: Entwicklung und Stand. In H. Schelle, H. Reschke, R. Schnopp & A. Schub (Hrsg.), Projekte erfolgreich managen. (1. Aufl., S. 1–56). Loseblattsammlung. Köln: TÜV.

Schlicht, W. & Zinsmeister, M. (2015). Gesundheitsförderung systematisch planen und effektiv intervenieren. Berlin: Springer.

Schmidt, S. (2011). Anpacken – Projektmanagement in Gesundheitsberufen (Top im Gesundheitsjob). Berlin: Springer.

Trojan, A. (2009). Prävention und Gesundheitsförderung in Städten und Gemeinden. In K. Hurrelmann, T. Klotz & J. Haisch (Hrsg.), Lehrbuch Prävention und Gesundheitsförderung (2. überarbeitete Aufl., 1. Nachdruck, S. 307–317). Göttingen: Hans Huber.

Walter, U., Schwartz, F. W. & Hoepner-Stamos, F. (2001). Zielorientiertes Qualitätsmanagement und aktuelle Entwicklungen in Gesundheitsförderung und Prävention. In Bundeszentrale für gesundheitliche Aufklärung (BZgA) (Hrsg.), Qualitätsmanagement in Gesundheitsförderung und Prävention. Grundsätze, Methoden und Anforderungen (Forschung und Praxis der Gesundheitsförderung, Bd. 15, S. 18–37). Köln: Bundeszentrale für gesundheitliche Aufklärung.

KAPITEL 16
EVALUATION VON MASSNAHMEN DER PRÄVENTION UND GESUNDHEITSFÖRDERUNG

LISA SCHWICKERT

Die Evaluation ist ein bedeutender Baustein im Rahmen des Gesundheitsförderungsprozesses und des Qualitätsmanagements gesundheitsfördernder Maßnahmen. Durch eine Evaluation können Aussagen über die Effektivität, Effizienz, Akzeptanz, Gerechtigkeit und Qualität von Interventionen getroffen werden (Naidoo & Wills, 2019, S. 584) Dabei werden unterschiedliche Funktionen erfüllt (Erkenntnis-, Kontroll-, Lern- und Legitimitätsfunktion). Evaluation dient einerseits der Qualitätsentwicklung und -sicherung der Intervention. Andererseits dient sie der Rechtfertigung der getroffenen Entscheidungen gegenüber Entscheidungsträger*innen und Geldgebenden. Mit der Verabschiedung des Präventionsgesetzes (PrävG) im Jahr 2015 wurde mit dem Ziel der (Weiter-)Entwicklung der Qualität gesundheitsfördernder Maßnahmen die Bedeutung der Evaluation innerhalb der Gesundheitswissenschaft weiter gestärkt. Der nachfolgende Beitrag beschäftigt sich mit den Zielen und Aufgaben einer Evaluation sowie der Gestaltung des Evaluationsprozesses.

16.1 Einleitung

Gesundheitsförderung und Prävention werden in Deutschland primär projektförmig implementiert. Nachhaltige Maßnahmen stellen in der Praxis Ausnahmen dar, weshalb sich der Begriff „Projektitis" als Kritik an der unzulänglichen Finanzierungssituation entwickelt hat (Funk, Schaefer & Kolip, 2019). In Zeiten begrenzter Ressourcenverfügbarkeit konkurrieren die Leistungserbringenden miteinander auf der einen Seite. Auf der anderen Seite möchten die Geldgebenden ihre Mittel bestmöglich investiert wissen (Funk, 2020), wodurch es zu Fragen nach dem Impact, dem Outcome und der Kostenwirksamkeit der durchgeführten Gesundheitsinterventionen kommt. Damit Aussagen über den Impact, den Outcome sowie die Kostenwirksamkeit getroffen werden können, werden Evaluationen durchgeführt.

Die Evaluation nimmt innerhalb der Implementierung gesundheitsfördernder Interventionen eine zentrale Rolle ein. Sie ist sowohl ein zentrales Förderkriterium im Leitfaden Prävention des GKV-Spitzenverbandes (2020) als auch eines der 16 Kriterien für gute Praxis der soziallagenbezogenen Gesundheitsförderung des Kooperationsverbundes Gesundheitliche Chancengleichheit. Letztere sind auch als Good Practice-Kriterien bekannt und unterstützen Akteure bei der systematischen Implementierung gesundheitsfördernder Interventionen sowie bei der Qualitätsentwicklung und -sicherung (Kooperationsverbund Gesundheitliche Chancengleichheit).

Mit der Verabschiedung des Präventionsgesetzes (PrävG) im Jahr 2015 wurde mit dem Ziel der (Weiter-)Entwicklung der Qualität gesundheitsfördernder Maßnahmen die Bedeutung der Evaluation innerhalb der Gesundheitswissenschaft weiter gestärkt. Somit ist die Durchführung von Evaluationen in der Prävention und Gesundheitsförderung nun wichtiger denn je.

16.2 Der Evaluationsbegriff

Wenn Sie in die Thematik der Evaluation neu einsteigen, gilt es zunächst den Evaluationsbegriff zu klären. Der Begriff „Evaluation" hat seinen Ursprung im Lateinischen „valor" (zu Deutsch: Wert) sowie in der Vorsilbe „e/ex" (zu Deutsch: aus) und bedeutet übersetzt „Bewertung", „einen Wert aus etwas ziehen".

Eine allgemeingültige Definition des Wortes „Evaluation" existiert nicht. Es gibt eine Vielzahl an Definitionen, die sich nach dem Zweck und/oder dem Fachgebiet unterscheiden.

Evaluationen werden in den verschiedensten Bereichen unseres alltäglichen Lebens vorgenommen. Sie alle haben gemeinsam, dass „eine Bewertung oder Beurteilung eines Sachverhaltes oder Objektes auf der Basis von Informationen" (Stockmann & Meyer, 2014, S. 72) vorgenommen wird.

16.3 Ziele und Aufgaben der Evaluation

Eine strukturierte und prozessorientierte Vorgehensweise ist Grundvoraussetzung für den Erfolg im Gesundheitsmanagement. Diese prozessorientierte Vorgehensweise ist ein Grundelement des Qualitätsmanagements und spiegelt sich sowohl im GKV-Leitfaden Prävention als auch in den Kriterien für gute Praxis der soziallagenbezogenen Gesundheitsförderung des Kooperationsverbundes Gesundheitliche Chancengleichheit wider.

Evaluationen sind teilweise rechtlich angeordnet. So ist beispielsweise die Evaluation von Lehrveranstaltungen und Studiengängen in verschiedenen Bundesländern Deutschlands über das Hochschulgesetz vorgeschrieben (Döring, 2019). Doch es gibt auch ohne gesetzliche Anordnung Gründe für die Durchführung einer Evaluation. Aus Sicht der Interventionsdurchführenden ist die Evaluation notwendig, um (Naidoo & Wills, 2019, S. 581):

- die Interventionsergebnisse bewerten zu können,
- zu überprüfen, ob die gesetzten Ziele erreicht wurden,
- die eingesetzten Methoden hinsichtlich ihrer Angemessenheit und Effizienz beurteilen zu können.

Ziele der Evaluation

Die Evaluation präventiver und gesundheitsfördernder Interventionen hat primär das Ziel, systematisch Informationen sowohl über den Maßnahmenablauf (Prozesse) als auch über die Auswirkungen (Ergebnisse) zu sammeln, auszuwerten und zu interpretieren. Der Fokus der Evaluation kann auf der Überprüfung der Strukturen (Struktur-, Planungs-, Konzept- oder Strategieevaluation), der Prozesse (Prozessevaluation) und/oder der Ergebnisse und Wirkungen (Ergebnisevaluation) liegen. Idealerweise erfolgt eine umfassende Evaluation, die aus allen drei Formen besteht und bei der die Erkenntnisse von einer Phase in die nächste fließen, sodass ein kontinuierlicher Verbesserungsprozess gemäß dem Public Health Action Cycle oder dem PDCA-Zyklus entsteht.

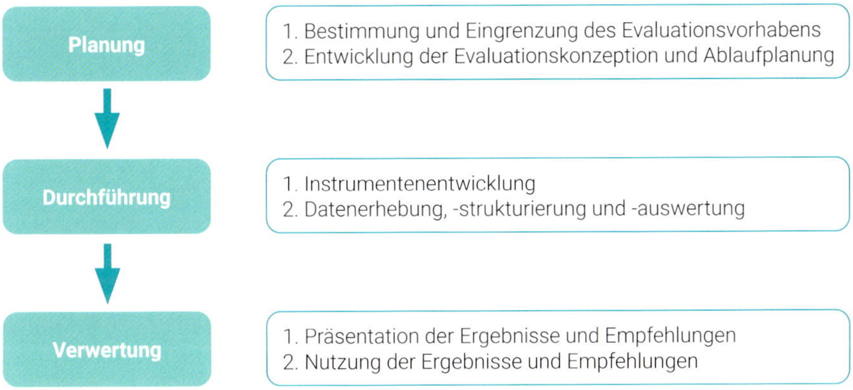

Abb. 16.1: Planungs-, Prozess- und Ergebnisevaluation (modifiziert nach Haack & Haß, 2018)

Bevor eine Intervention umgesetzt wird, sollte zunächst eine ausführliche Analyse der Ist-Situation mitsamt Bedarfsermittlung stattfinden. In dieser Phase wird die Planungsevaluation oder auch Konzept- bzw. Strategieevaluation (Assessment-Evaluation) vorgenommen. Sie umfasst die Analyse sowie die Bewertung von Rahmenbedingungen, Strukturen und Ressourcen (Haack & Haß, 2018). Haack und Haß (2018) verweisen auf die besondere Herangehensweise und Abstimmungsprozesse, die eine Evaluation von Maßnahmen der Prävention und Gesundheitsförderung in Lebenswelten oder von Interventionen, die sich an eine definierte Personengruppe oder Multiplikatoren richten, mit sich bringt. In beiden Fällen sind regionale und lokale Besonderheiten zu berücksichtigen und partizipative Forschungsansätze sofern möglich einzubinden.

Praxistipp: Formulieren Sie Leitfragen, bevor Sie mit der Durchführung der Planungsevaluation beginnen. Im Folgenden finden Sie beispielhafte Leitfragen, die bei der Planung und Umsetzung einer Planungsevaluation hilfreich sein können:

- Was ist der Anlass für die Evaluation bzw. wieso wird eine Evaluation benötigt?
- Wie können die Strukturen angemessen bewertet werden?

- Welche Ressourcen stehen zur Verfügung (finanzielle, personelle, zeitliche Ressourcen)?
- Welche Qualifikationen liegen vor?

Die Prozessevaluation (formative Evaluation) dient der laufenden Qualitätskontrolle und -sicherung. Während der Prozessevaluation gilt es, möglichst viele relevante Parameter zu erfassen, um Aussagen über die Akzeptanz der Maßnahme, die Angemessenheit der Inhalte bzw. des gesamten Projektes und die Zugangsmöglichkeiten zu treffen. Somit hilft die Prozessevaluation einerseits dabei, personelle, organisatorische und finanzielle Schwierigkeiten bei der Implementierung von Interventionen aufzuzeigen. Andererseits werden Ressourcen, Schlüsselpersonen und fördernde Netzwerke identifiziert. Hierbei kommen verschiedene Methoden zum Einsatz, wie zum Beispiel Dokumentation oder Befragung. Innerhalb der Dokumentation werden alle wesentlichen Parameter der jeweiligen Prozesse auf Grundlage von Beobachtungen und Protokollen festgehalten. Auch können hier die Ergebnisse aus den Teilnehmendenbefragungen mit einfließen. Basierend auf diesen Aussagen können dann Rückschlüsse für den weiteren Verlauf des Projektes bzw. der Maßnahme gezogen und ggf. Verbesserungen vorgenommen werden.

Bei der Prozessevaluation handelt es sich um eine fortlaufende Kontrolle, in der die Zwischenergebnisse überprüft und bei Bedarf Modifikationen vorgenommen werden.

Praxistipp: Vor Durchführung einer Prozessevaluation sollten Sie sich ein Konzept erstellen. Auch hier bietet es sich an, mit Leitfragen zu arbeiten. Nachfolgend finden Sie beispielhafte Leitfragen:

- Welcher Prozess soll bzw. welche Prozesse sollen evaluiert werden?
- Welche Evaluationsmethoden sind geeignet und sollen zum Einsatz kommen?
- Wie oft sollen Zwischenergebnisse erhoben werden?
- Wie sollen Feedbackschleifen durchgeführt werden?

Die Ergebnisevaluation (summative Evaluation) wird gegen Ende des Projektes bzw. der Maßnahme durchgeführt. Es handelt sich um eine schließende Evaluation, die Aussagen über die Ergebnisse und die Wirkungen der Intervention trifft.

Voraussetzung für die Durchführung einer Ergebnisevaluation ist deren Berücksichtigung bereits vor Beginn der Interventionsimplementierung. Die Qualität der Ergebnisse hängt in hohem Maße von der Qualität der Planung der Ergebnisevaluation ab. Die Planung der Ergebnisevaluation ist ein integrativer Bestandteil der Planungsphase. Bereits in dieser Phase müssen die zu evaluierenden Fragen definiert und die zu erhebenden Daten bestimmt werden.

Praxistipp: Investieren Sie die Zeit und erstellen Sie einen Evaluationsplan für die Ergebnisevaluation, damit alle relevanten Aspekte berücksichtigt werden. Hierbei können Sie sich an den nachfolgenden Leitfragen orientieren:

- Was soll evaluiert werden (z. B. ein bestimmter Prozess oder die gesamte Maßnahme)?
- Was ist das Ziel der Evaluation bzw. wozu sollen die Ergebnisse nützen?

- Welche Evaluationsmethoden sind geeignet und sollen zum Einsatz kommen?
- Wie kann eine hohe Ergebnisqualität sichergestellt werden?

Abschließend werden die Eigenschaften der formativen und summativen Evaluation nach Stockmann und Meyer (2014) in einer Gegenüberstellung zusammenfassend dargestellt (siehe Abb. 16.2).

Formative Evaluation	vs.	Summative Evaluation
• aktiv-gestaltend • prozessorientiert • konstruktiv • kommunikationsfördernd		• zusammenfassend • bilanzierend • ergebnisorientiert

Abb. 16.2: Eigenschaften der formativen und summativen Evaluation (modifiziert nach Stockmann & Meyer, 2014)

Die Bewertung der Maßnahme bzw. des Projekts erfolgt hinsichtlich verschiedener Merkmale. Naidoo und Wills (2019, S. 584) haben fünf Kriterien definiert: Effektivität, Effizienz, Akzeptanz, Gerechtigkeit und Qualität. Diese Kriterien werden im Folgenden vorgestellt.

Die Effektivität beschreibt das Ausmaß des Zielerreichungsgrades. Sie trifft Aussagen darüber, ob die gesetzten Ziele ganz oder nur teilweise erreicht werden.

Mit der Effizienz wird eine Aussage über das Kosten-Nutzen-Verhältnis getroffen. Es wird überprüft, ob die Mittel wirtschaftlich verwendet werden und dabei gleichzeitig der größtmögliche gesundheitliche Nutzen erzielt wird.

Zur Bewertung eines Projektes bzw. einer Maßnahme wird auch die Perspektive der adressierten Gruppe mit eingeschlossen. Unter dem Begriff Akzeptanz wird hier die Inanspruchnahme seitens der Adressat*innen einerseits und die Zufriedenheit sowie die Erfüllung der Bedürfnisse dieses Personenkreises andererseits bewertet.

Gesundheitsfördernde Projekte bzw. Maßnahmen sollen im Sinne des PrävG einen Beitrag zur gesundheitlichen Chancengleichheit leisten. Die Gerechtigkeit nimmt daher eine Bewertung hinsichtlich dem Grad der Gleichheit in Bezug auf Zugänglichkeit und Nutzungsmöglichkeit vor. Dabei werden verschiedene Kriterien betrachtet und bewertet, zum Beispiel ob alle Personengruppen einschließlich vulnerabler Gruppen gleiche Zugangsmöglichkeiten haben, oder, ob die Personen mit der höchsten Vulnerabilität bzw. dem größten Bedarf auch den größten Nutzen haben.

Das Ziel der präventions- und gesundheitsfördernden Maßnahmen kann nur dann erreicht werden, wenn diese Qualität aufweisen. Das Merkmal Qualität betrachtet u. a., ob die Intervention auf die bestmögliche Weise geplant und umgesetzt worden ist, ob die Maßnahme bzw. das Projekt nachhaltig ist, ob es Hindernisse bei der Implementierung und/oder Umsetzung gibt und wenn ja, welche Hindernisse identifiziert werden konnten.

Aufgaben und Funktionen der Evaluation

Die Evaluationsforschung befasst sich neben der Bewertung von Interventionen und Maßnahmen mit einer Vielzahl weiterer Evaluationsobjekte wie beispielsweise:

- Personen (z. B. Evaluation von Referent*innen durch Seminarteilnehmende, Therapieerfolge bei Therapeut*innen),
- Umweltfaktoren (z. B. Umfang der Trinkwasserverunreinigung, Auswirkungen von Autobahnlärm),
- Produkte (z. B. Wirkung von Medikamenten, Gesundheitsbelastungen durch Reinigungsmittel),
- Techniken/Methoden (z. B. Vergleich verschiedener Achtsamkeitsmethoden oder Ernährungsformen),
- Zielvorgaben (z. B. Ausrichtung gesundheitsfördernder Maßnahmen),
- Projekte/Programme (z. B. Maßnahmen zur Förderung der sozialen Teilhabe von Senior*innen),
- Systeme/Strukturen (z. B. Auswirkungen verschiedener Maßnahmen zur Betrieblichen Gesundheitsförderung auf die Zufriedenheit der Mitarbeitenden) und
- Forschung (z. B. Gutachten über Forschungsanträge) (Bortz & Döring, 2006, S. 96–97).

In diesem Beitrag wird der Fokus jedoch auf die Evaluation von Maßnahmen bzw. Projekten der Prävention und Gesundheitsförderung gelegt.

Wie in Abbildung 16.3 dargestellt, können Evaluationen unterschiedliche Funktionen erfüllen. Sie dienen einerseits zur Qualitätsentwicklung und -sicherung der Intervention sowie andererseits zur Rechtfertigung der getroffenen Entscheidungen gegenüber Entscheidungsträger*innen und Geldgebenden.

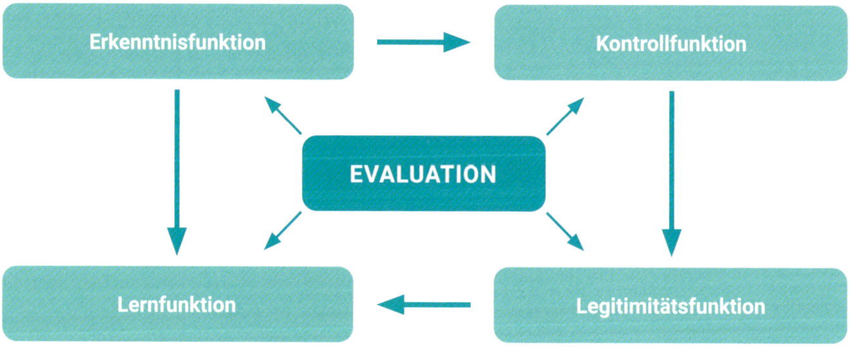

Abb. 16.3: Zielfunktionen von Evaluation (modifiziert nach Stockmann, 2004)

Evaluationen sollen wissenschaftliche Erkenntnisse (Erkenntnisfunktion) über die Eigenschaften und Wirkungen von Evaluationsgegenständen liefern. Diese Erkenntnisse sollen sowohl den Auftraggebenden der Evaluation als auch den betroffenen Personengruppen, an die sich das Projekt richtet, nutzen (Döring, 2019; Stockmann, 2004). Die Beantwortung der folgenden Leitfragen kann helfen, wichtige Erkenntnisse zu erlangen:

- Wurde die Zielgruppe erreicht?
- Wie war die Akzeptanz der Intervention?
- War der Ablauf der Intervention reibungslos?
- Wurde die Intervention effektiv und effizient umgesetzt?
- Mussten Modifikationen vorgenommen werden?
- Welche Beiträge hat die Intervention zur Lösung des identifizierten Problems geliefert?

Evaluationen verfolgen primär das Ziel, Erkenntnisse zu gewinnen, die Steuerungsentscheidungen erlauben, um im Sinne eines kontinuierlichen Verbesserungsprozesses zu agieren (Döring, 2019). Damit diese Erkenntnisse gewonnen werden können, müssen alle Prozessschritte transparent sein und offengelegt werden. Das bedeutet, es muss ersichtlich sein, ob zum Beispiel die einzelnen Projektmitarbeitenden ihren Arbeitspaketen bzw. Aufgabenbereichen nachgehen und diese erfüllen. Somit stellt eine Evaluation eine direkte oder indirekte Kontrolle dar (Kontrollfunktion) (Stockmann, 2004).

Eine weitere Funktion von Evaluationen ist die Lernfunktion. Döring (2019) beschreibt die Lernfunktion als einen Prozess. Während des Evaluationsprozesses treffen verschiedene Anspruchsgruppen aufeinander und kommunizieren miteinander (Dialog). Durch die Kommunikation einerseits und die im Zuge der Evaluation gesammelten Erfahrungen andererseits kommt es zu einem Lernprozess der Beteiligten.

Die Evaluation sowie ihre Ergebnisse tragen auch dazu bei, die Entwicklung und Durchführung einer Maßnahme nach außen, beispielsweise gegenüber Geldgebenden, zu legitimieren (Legitimitätsfunktion) (Döring, 2019). Damit die eigene Arbeit gegenüber Geldgebenden gerechtfertigt werden kann, werden Aussagen über den effizienten Umgang der Finanzmittel, den Output sowie den Wirkungsgrad der Intervention benötigt (Stockmann, 2004).

16.4 Der Evaluationsprozess

Bei der Evaluation, unabhängig von Planungs-, Prozess- oder Ergebnisevaluation, handelt es sich um einen Prozess. Der Evaluationsprozess lässt sich in drei logisch aufeinanderfolgende und kausal miteinander verknüpfte Phasen gliedern (Stockmann & Meyer, 2014):

- Planungsphase,
- Durchführungsphase und
- Verwertungsphase.

Abbildung 16.4 zeigt übersichtlich die Aufgaben der einzelnen Evaluationsphasen, die im Folgenden näher betrachtet werden.

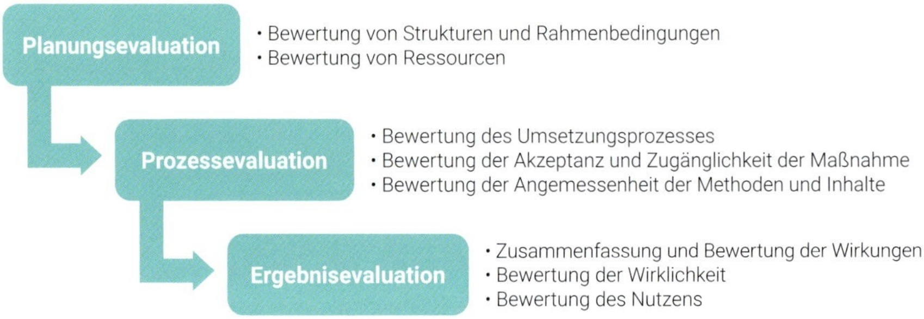

Abb. 16.4: Der Evaluationsprozess (modifiziert nach Stockmann & Meyer, 2014, S. 170)

Es sei bereits an dieser Stelle darauf hingewiesen, dass der Evaluationsprozess im Sinne eines Qualitätsmanagements kein einmaliger Prozess ist. Im Rahmen des Gesundheitsförderungsprozesses wird der Evaluationsprozess immer wieder aufs Neue durchlaufen, damit Fehler behoben werden, die Qualität des Projektes verbessert wird und sich die Wirksamkeit von Interventionen erhöht (Rosenbrock, 1997).

Planungsphase

Vor Einleitung des Evaluationsprozesses müssen sich die Evaluierenden mit den Grundfragen einer Evaluation auseinandersetzen: „Wer soll was wozu anhand welcher Kriterien wie evaluieren?" (Stockmann & Meyer, 2014, S. 169). Dazu gehört es, den Beteiligtenkreis festzulegen und im Rahmen dessen die Stakeholder zu identifizieren. Wie in der Zusammensetzung aller Arbeitskreise gilt auch hier, ausschließlich die zentralen Schlüsselpersonen (z. B. Projektverantwortliche, Projekttragende) und Expert*innen sowie im Sinne der Partizipation auch Vertretende seitens des Adressatenkreises der Maßnahme einzubeziehen. Die Wahl der Stakeholder, die aktiv miteinbezogen werden, hängt neben deren Bedeutsamkeit für die Entwicklung des Projektes und den Evaluationsprozess auch von praktischen Überlegungen ab, wie zum Beispiel von

- zeitlicher Verfügbarkeit,
- persönlichem Engagement,
- dem Vertretungsrecht, für eine Stakeholdergruppe zu sprechen und
- der Zustimmung des Projektträgers und Auftraggebenden, bestimmte Stakeholder einzubeziehen (Stockmann & Meyer, 2014, S. 173).

Zudem ist es entscheidend, dass der Evaluationsgegenstand eingegrenzt ist, der Anlass für die Evaluation sowie der Zweck bestimmt (z. B. Rechtfertigung der Maßnahme gegenüber Mittelgebenden) und die Ziele der Evaluation exakt definiert sind. Des Weiteren muss festgelegt werden, auf welche Phase der Intervention sich die Evaluation beziehen soll (z. B. auf ein Teilprogramm einer komplexen Intervention oder die gesamte Intervention). Basierend darauf werden die Evaluationskriterien definiert.

Die Bestimmung und Eingrenzung des Evaluationsverfahrens beinhaltet auch die Klärung der zur Verfügung stehenden Ressourcen: Finanzmittel, zeitlicher Rahmen, Verfügbarkeit von Personen und Vorhandensein von Datenmaterial.

Praxistipp: Klären Sie vorab, welche Ressourcen Ihnen zur Durchführung der Evaluation zur Verfügung stehen. Verschaffen Sie sich eine Übersicht, visualisieren Sie Ihre zur Verfügung stehenden Ressourcen und halten Sie diese schriftlich fest. Berücksichtigen Sie dabei u. a. folgende Details in Bezug auf Ihre Ressourcen:

- **Aufteilung der Finanzmittel**
  Es kann vorkommen, dass die Evaluation von mehreren Mittelgebenden getragen wird. Prüfen Sie, ob das bei Ihnen der Fall ist. Oft sind auch Teilmittel der Intervention für die Evaluation eingeplant, sodass Sie auch auf diese zurückgreifen können. Klären Sie nicht nur, wie viele finanzielle Mittel Sie zur Verfügung haben, sondern auch, wer Ihnen wie viele Mittel zur Verfügung stellt. Daneben gilt es zu prüfen, ob Teile der Mittel zweckgebunden sind (z. B. für die Zahlung von Personalkosten externer Evaluierender).

- **Verfügbarkeit von Personen**
  In der Praxis kann es immer wieder vorkommen, dass Personen nur eingeschränkt verfügbar sind. Prüfen Sie daher neben der allgemeinen Verfügbarkeit der personellen Ressourcen zum Status quo auch deren weitere Verfügbarkeit. So ist es möglich, dass bestimmte Personen nur zu bestimmten Evaluationsphasen anwesend sind, zum Beispiel aufgrund eines geplanten Sabbaticals, eines Austauschs zwischen verschiedenen Standorten oder wegen einer längeren Fortbildung. Daneben sollten Sie in Erfahrung bringen, ob es interne Evaluations-Expert*innen gibt, die Sie unterstützen und/oder miteinbeziehen können.

- **Vorhandensein von Datenmaterial**
  Entweder ist Datenmaterial vorhanden oder nicht – so einfach ist es in der Praxis oft nicht.

Wenn Datenmaterial vorhanden ist, müssen Sie im nächsten Schritt prüfen, ob es Ihnen als Evaluator*in direkt zur Verfügung gestellt wird oder ob zunächst geklärt werden muss, welche Daten zur Verfügung stehen und wer die jeweiligen Ansprechpersonen sind. Wenn unterschiedliche Personen für die einzelnen Datenmaterialien zuständig sind und Sie diese zunächst anfragen müssen, benötigt dieser Beschaffungsprozess Zeit. Oftmals liegt das Datenmaterial nicht griffbereit oder eine Ansprechperson ist vorübergehend nicht zu erreichen. Wenn Ihnen das Datenmaterial nicht unmittelbar zur Verfügung gestellt wird, planen Sie ein ausreichend großes Zeitfenster zur Beschaffung ein.

Erst wenn alle Vorgaben für die durchzuführende Evaluation geklärt und schriftlich festgehalten sind, werden die Evaluationskonzeption und der -ablaufplan erstellt. Stockmann und Meyer (2014, S. 177) definieren die Inhalte der Evaluationskonzeption wie folgt:
- Beschreibung des Evaluationsgegenstandes,
- Definition der Zielsetzung und Aufgabenstellung der Evaluation,
- Festlegung der Durchführungsart (interne Evaluation, externe Evaluation oder eine Kombination aus beidem),
- Benennung der zentralen zu berücksichtigenden Stakeholder,
- Festlegung des Adressatenkreises der Ergebnisse,
- Definition der einzelnen Evaluationsfragestellungen mitsamt den Bewertungskriterien,
- Festlegung des Untersuchungsdesigns,
- Auswahl der Methoden und
- Beschreibung der Organisation des Evaluationsprozesses.

Die Evaluationskonzeption wird mit einer Ressourcenplanung (zeitliche, personelle, materielle und finanzielle Ressourcen) ergänzt. Grundsätzlich müssen alle ermittelten Zeiten und Kosten mit dem Auftraggeber bzw. der Auftraggeberin des Projektes abgestimmt und schriftlich fixiert werden (Schmidt, 2011, S. 87).

Praxistipp: Für Außenstehende ist der zeitliche Aufwand, den einzelne Mitarbeitende für die Bearbeitung ihrer Arbeitsaufträge benötigen, oft schwer zu kalkulieren. Damit Sie die zeitlichen Ressourcen realistisch einschätzen, empfiehlt es sich, mit den einzelnen verantwortlichen Personen zu sprechen und die Zeitressourcen gemeinsam zu kalkulieren oder zu prüfen.

Im nächsten Schritt wird der Evaluationsablaufplan erstellt. Wie im Projektmanagement wird auch bei der Evaluation der Ablaufplan schriftlich fixiert. Zur Visualisierung der Phasen und einzelnen Arbeitspakete mitsamt zeitlicher Planung und Frist sowie der Zuständigkeit hat sich in der Praxis das „Gantt-Diagramm" etabliert. Bei der erstmaligen Durchführung einer Evaluation ist es schwierig die Dauer der einzelnen Arbeitsphasen und -schritte einzukalkulieren. Zudem ist zu berücksichtigen, dass manche Arbeitsschritte und -pakete parallel ablaufen und/oder ineinandergreifen. Planen Sie deshalb zeitliche Spielräume und Meilensteine ein, damit der gesamte Prozess nicht in Verzug gerät.

Durchführungsphase
Zu Beginn der Durchführungsphase müssen geeignete Instrumente und Bewertungskriterien, die die relevanten Parameter messen und beurteilen, ausgewählt werden. Die Wahl geeigneter Methoden und Instrumente entscheidet mit über die Qualität der Evaluationsergebnisse. Mithilfe der Evaluationsmethoden und -instrumente können Ergebnisse und Prozesse erfasst, beschrieben und erklärt werden. Somit kann die Wirksamkeit von Maßnahmen einerseits prüfbar und andererseits verbessert werden (Beyer, 2019, S. 78). Hierbei können qualitative Methoden, quantitative Methoden oder eine Kombination aus beidem zum Einsatz kommen. Geeignete Methoden sind zum Beispiel:

- Dokumentenanalyse,
- Dokumentation,
- schriftliche Befragung,
- mündliche Befragung,
- Beobachtung,
- Messungen und
- Tests.

Nachdem die Evaluationsmethode mitsamt den Instrumenten (z. B. Fragebögen, Interviewleitfaden, Beobachtungsschemata) festgelegt ist, werden die Bewertungskriterien (z. B. Akzeptanz der Zielgruppe, Nutzen für die Zielgruppe) inklusive Bewertungsskala definiert. Wenn alle benötigten Instrumente sowie die Bewertungskriterien entwickelt und getestet sind, kann die Datenerhebung beginnen. Im Rahmen der Durchführungsphase sollte ein kontinuierliches Monitoring erfolgen. Kurz und Kubek (2021, S. 49) definieren Monitoring als „die regelmäßige Erhebung von Informationen mit dem Ziel, die Fortschritte des Projekts gegenüber der Planung sowie das Einhalten von (Qualitäts-)Standards zu überprüfen". Monitoring verfolgt auf Programmebene das Ziel, die Projektleitung kontinuierlich mit Daten über den Ablauf und die Zielerreichung zu versorgen. Es stellt daher eine Daueraufgabe dar, die im Rahmen von Einzelevaluationen aufgrund begrenzter Ressourcenverfügbarkeit oft nur schwer geleistet werden kann (Stockmann, 2002, S. 19).

Unabhängig von der Durchführung einer Einzelevaluation oder eines Monitorings werden die erhobenen Daten im Anschluss strukturiert und den jeweiligen Evaluationsfragen zugeordnet. Schließlich endet die Durchführungsphase mit der Datenauswertung.

Verwertungsphase
Damit alle Beteiligten von der Evaluation profitieren können, müssen die Evaluationsergebnisse aufbereitet und präsentiert werden. In diesem Zusammenhang weisen Stockmann und Meyer (2014, S. 184) ausdrücklich darauf hin, dass das Ausmaß der Verwendung der Evaluationsergebnisse seitens der einzelnen Stakeholder von der Aufbereitung der Ergebnisse und einer überzeugenden Kommunikation der Evaluator*innen abhängt. Die Evaluationsergebnisse werden in einem Evaluationsbericht festgehalten. Die Daten und Ergebnisse werden eindeutig und unmissverständlich dargestellt, die Bewertung nachvollziehbar aufbereitet und die Handlungsempfehlungen logisch abgeleitet.

Mit der Ergebnisauswertung ist der Evaluationsprozess noch nicht abgeschlossen. Im Sinne eines kontinuierlichen Verbesserungsprozesses gilt es, die durch die Evaluation gewonnenen Ergebnisse an die entsprechenden Stellen zu kommunizieren und Maßnahmen für die praktische Umsetzung vorzubereiten sowie im Nachgang auch umzusetzen. Daher werden den Stakeholdern die Evaluationsergebnisse und Empfehlungen neben dem Evaluationsbericht auch in einem Abschlussworkshop präsentiert (Stockmann & Meyer, 2014, S. 185).

Praxistipp: In der Praxis hat es sich bewährt, zunächst den Evaluationsbericht allen Beteiligten auszuhändigen. Erst in der Folge, zum Beispiel eine Woche später, wird dann der Abschlussworkshop durchgeführt. Dadurch ist eine gemeinsame Diskussionsgrundlage gewährleistet (Stockmann & Meyer, 2014, S. 185).

16.5 Evaluationen in der Praxis

Nachhaltige und qualitativ hochwertige Prävention und Gesundheitsförderung in Lebenswelten erfordert komplexe Interventionen (Süß & Trojan, 2018, S. 413). Damit verbunden sind komplexe Evaluationen, die verschiedene Methoden und Ansätze erfordern (Süß, 2016). Besonders schwierig in der Prävention und Gesundheitsförderung in Lebenswelten gestaltet sich das Messen des Kosten-Nutzen-Verhältnisses. Ein Gesundheitsergebnis oder ein Gesundheitsnutzen sind nur schwer in Geldbeträgen auszudrücken (Naidoo & Wills, 2019, S. 592).

Damit Gesundheitsförder*innen erfolgreich Evaluationen durchführen können, hat die Gesellschaft für Evaluation e. V. (DeGEval) Standards definiert. Nach diesen Standards sind Nützlichkeit, Durchführbarkeit, Fairness und Genauigkeit charakteristisch für eine „gute" Evaluation. Diese vier Hauptkriterien fassen die 25 Einzelstandards zusammen (DeGEval – Gesellschaft für Evaluation, 2016).

Praxistipp: Wenn Sie neu in das Thema der Evaluation einsteigen, sollten Sie zunächst spezifische Kompetenzen zur Planung und Durchführung einer Evaluation erwerben. Es gibt verschiedene Institutionen, die den Evaluationsprozess beratend unterstützen und/oder Fortbildungen anbieten (z. B. die Koordinierungsstellen Gesundheitliche Chancengleichheit der Bundesländer, PHINEO gemeinnützige AG, DeGEval), sowie verschiedene Plattformen zum gegenseitigen Austausch, sodass Gesundheitsförder*innen im Sinne des Good Practice-Gedankens voneinander lernen können. Diese Plattformen (z. B. inforo, DEVACHECK, QUINT-ESSENZ unter der Trägerschaft von Gesundheitsförderung Schweiz) bieten neben Austauschmöglichkeiten auch Vorlagen und Materialien zur Verwendung an.

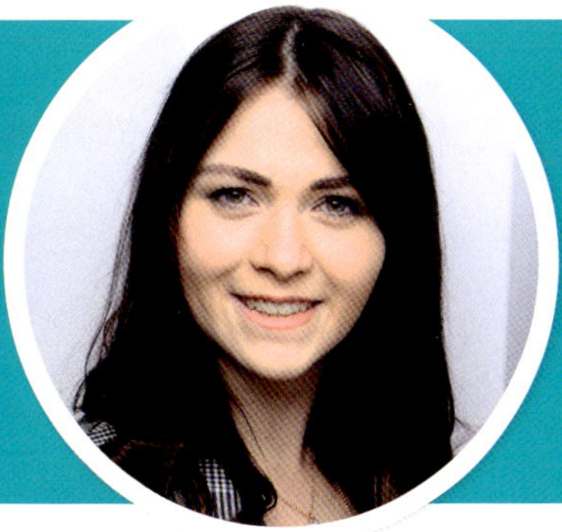

LISA SCHWICKERT

Lisa Schwickert schloss 2016 erfolgreich den Studiengang zum Master of Arts Prävention und Gesundheitsmanagement ab. Im Zeitraum von 2016 bis 2020 war sie in der Kommunalen Gesundheitsförderung tätig und sammelte praktische Erfahrung im Kommunalen Gesundheitsmanagement. Lisa Schwickert arbeitet seit 2019 als wissenschaftliche Mitarbeiterin an der Deutschen Hochschule für Prävention und Gesundheitsmanagement (DHfPG) sowie an der BSA-Akademie. Als Fachautorin, Dozentin und Tutorin liegen ihre Arbeitsschwerpunkte in den Bereichen Public Health und Kommunales Gesundheitsmanagement.

Literatur

Beyer, L. (2019). Quantitative Methoden der empirischen Gesundheitsforschung. In R. Haring (Hrsg.), Gesundheitswissenschaften (Springer Reference Pflege – Therapie – Gesundheit, S. 77–89). Berlin, Heidelberg: Springer Berlin Heidelberg. Verfügbar unter: https://doi.org/10.1007/978-3-662-58314-2_8

Bortz, J. & Döring, N. (Hrsg.). (2006). Forschungsmethoden und Evaluation (Springer-Lehrbuch). Berlin, Heidelberg: Springer Berlin Heidelberg. Verfügbar unter: https://doi.org/10.1007/978-3-540-33306-7

DeGEval – Gesellschaft für Evaluation (Hrsg.). (2016). Standards für Evaluation. Erste Revision auf Basis der Fassung von 2002. Zugriff am 25.02.2021. Verfügbar unter: https://www.degeval.org/fileadmin/Publikationen/DeGEval_Standards_fuer_Evaluation_-_Erste_Revision__2016_.pdf

Döring, N. (2019). Evaluationsforschung. In N. Baur & J. Blasius (Hrsg.), Handbuch Methoden der empirischen Sozialforschung (S. 173–189). Wiesbaden: Springer Fachmedien Wiesbaden. Verfügbar unter: https://doi.org/10.1007/978-3-658-21308-4_11

Funk, S. C., Schaefer, I. & Kolip, P. (2019). Was fördert die Verstetigung von Strukturen und Angeboten der Gesundheitsförderung? Gesundheitswesen (Bundesverband der Ärzte des Öffentlichen Gesundheitsdienstes [Germany]), 81 (1), 38–42. Verfügbar unter: https://doi.org/10.1055/s-0042-116437

Funk, S. C. (2020). Die Debatte um Qualität, Evaluation und Wirkung in der Gesundheitsförderung. In M. Burmester, J. Friedemann, S. C. Funk, S. Kühnert & D. Zisenis (Hrsg.), Die Wirkungsdebatte in der Quartiersarbeit (S. 77–91). Wiesbaden: Springer Fachmedien Wiesbaden. Verfügbar unter: https://doi.org/10.1007/978-3-658-30539-0_6

GKV-Spitzenverband. (2020). Leitfaden Prävention nach § 20 Abs. 2 SGB V und Leitfaden Prävention nach § 5 SGB XI. Zugriff am 12.02.2021. Verfügbar unter: https://www.gkv-spitzenverband.de/media/dokumente/krankenversicherung_1/praevention__selbsthilfe__beratung/praevention/praevention_leitfaden/Leitfaden_Pravention_2020_barrierefrei.pdf

Haack, G. & Haß, W. (2018). Evaluation. In Bundeszentrale für gesundheitliche Aufklärung (BZgA) (Hrsg.), Leitbegriffe der Gesundheitsförderung und Prävention, Glossar zu Konzepten, Strategien und Methoden, E-Book 2018 (S. 122–126).

Kooperationsverbund Gesundheitliche Chancengleichheit (Hrsg.). (2017). Kriterien für gute Praxis der soziallagenbezogenen Gesundheitsförderung des Kooperationsverbundes Gesundheitliche Chancengleichheit (3. Aufl.).

Kurz, B. & Kubek, D. (2021). Kursbuch Wirkung. Das Praxishandbuch für alle, die Gutes noch besser tun wollen: mit Schritt-für-Schritt-Anleitungen & Beispielen (6. Auflage). Berlin: Phineo.

Naidoo, J. & Wills, J. (2019). Lehrbuch Gesundheitsförderung (3. aktualisierte Aufl.). Bern: Hogrefe.

Rosenbrock, R. (1997). Gemeindenahe Pflege aus Sicht von Public Health. WZB Discussion Paper, No. P 97–203. Berlin: Wissenschaftszentrum Berlin für Sozialforschung (WZB).

Schmidt, S. (2011). Anpacken – Projektmanagement in Gesundheitsberufen. Berlin, Heidelberg: Springer Berlin Heidelberg. Verfügbar unter: https://doi.org/10.1007/978-3-642-16968-7

Stockmann, R. (2002). Qualitätsmanagement und Evaluation – konkurrierende oder sich ergänzende Konzepte? CEval-Arbeitspapier, 3. Saarbrücken: Universität des Saarlandes, Fak. 05 Empirische Humanwissenschaften, CEval – Centrum für Evaluation.

Stockmann, R. (2004). Was ist eine gute Evaluation? Einführung zu Funktionen und Methoden von Evaluationsverfahren. (CEval-Arbeitspapiere, 9). Saarbrücken: Centrum für Evaluation.

Stockmann, R. & Meyer, W. (2014). Evaluation. Eine Einführung (UTB, Bd. 8337, 2., überarb. und aktualisierte Aufl.). Opladen: Budrich.

Süß, W. (2016). Quartiersbezogene Gesundheitsförderung – Erkenntnisse aus der Evaluation. Public Health Forum, 24 (4), 278–280. Verfügbar unter: https://doi.org/10.1515/pubhef-2016-2138

Süß, W. & Trojan, A. (2018). Prävention und Gesundheitsförderung in Kommunen. In K. Hurrelmann, M. Richter, T. Klotz & S. Stock (Hrsg.), Referenzwerk Prävention und Gesundheitsförderung. Grundlagen, Konzepte und Umsetzungsstrategien (5., vollständig überarbeitete Auflage, S. 405–418). Bern: Hogrefe.

TEIL 4

BEST PRAC

TICE

KAPITEL 17
ZERTIFIZIERUNG DES BETRIEBLICHEN GESUNDHEITSMANAGEMENTS BEI DER IKK SÜDWEST

ROMY SCHU

Ein systematisches Betriebliches Gesundheitsmanagement (BGM) ist effektiv und effizient für alle Beteiligten. Der Artikel beschreibt den systematischen Aufbau eines Betrieblichen Gesundheitsmanagements mittels des sogenannten PDCA-Zyklus bei der IKK Südwest. Dabei wird erst der Bedarf, dann die genaue Ausgangssituation von „Gesundheit" in einer Organisation analysiert. Es folgen zielgerichtete Maßnahmen sowie die Ableitung von Erkenntnissen, die wiederum Grundlage für die Weiterentwicklung einer Strategie sind. Ziel ist der Erhalt bzw. der Aufbau von Mitarbeiter*innengesundheit. Der Artikel beschreibt den Weg von der Idee bis zur erfolgreichen Zertifizierung nach DIN SPEC 91020 „Betriebliches Gesundheitsmanagement" bei der IKK Südwest.

17.1 Einleitung

„Gesunde IKK" heißt das Betriebliche Gesundheitsmanagement bei der IKK Südwest. Wie es von der Idee zu einem zertifizierten Betrieblichen Gesundheitsmanagement gekommen ist, zeigt der nachfolgende Artikel, der die Meilensteine des Weges einer BGM-Zertifizierung aufgreift, den die IKK Südwest erfolgreich beschritten hat. Im September 2020 wurde sie als erste gesetzliche Krankenkasse in Deutschland nach DIN SPEC 91020 „Betriebliches Gesundheitsmanagement" zertifiziert.

Grundlage der Zertifizierung bei der IKK Südwest: DIN SPEC 91020 „Betriebliches Gesundheitsmanagement"

Die Spezifikation DIN SPEC 91020 legt Anforderungen an ein Betriebliches Gesundheitsmanagementsystem fest und gibt Organisationen jeglicher Art, Branche und Größe Hilfestellung beim Aufbau und der Einführung eines BGM-Systems. Die Konzeption von DIN SPEC 91020 begann im September 2011, im Juli 2012 wurde sie veröffentlicht. Entwickelt wurde sie von der BAD Gesundheitsvorsorge und Sicherheitstechnik GmbH beim Deutschen Institut für Normung. Neben den Vertreter*innen der BAD waren Akteure in die Entwicklung eingebunden, wie zum Beispiel der Berufsverband Betriebliches Gesundheitsmanagement, Berufsgenossenschaften, Hochschulen und Zertifizierungsunternehmen und auch die IKK Südwest. Mit DIN SPEC 91020 „Betriebliches Gesundheitsmanagement" gab es nun erstmalig einen allgemein akzeptierten Standard für diesen Bereich. Die darin enthaltenen Anleitungen zielen darauf ab, auch in einem komplexen und sich ständig ändernden Umfeld einen nachhaltigen Erfolg durch den Einsatz des BGM zu erreichen. Dafür enthält die Spezifikation konkrete Anforderungen an die Durchführung und Steuerung eines BGM. Das Arbeitssystem und die gesamte Organisation sollen gesundheitsgerecht sowie leistungsfördernd gestaltet und die Mitglieder des Unternehmens zu einem gesundheitsfördernden Verhalten befähigt werden. Darüber hinaus soll es einem Unternehmen mithilfe der Spezifikation ermöglicht werden, unabhängig von seiner Art und Größe, mit den vorhandenen Strukturen und Prozessen sowie den bereitgestellten Produkten bzw. Dienstleistungen ein eigenes, auf seine betrieblichen Rahmenbedingungen abgestimmtes BGM aufzubauen und mit den Anforderungen anderer Managementsysteme zusammenzuführen. Die systematische Umsetzung eines BGM wirkt sich zum einen positiv auf die Gesundheit und das Wohlbefinden der Beschäftigten im Unternehmen aus. Zum anderen steigert es auch nachweislich die Effizienz der Produkt- bzw. Dienstleistungsrealisierung (Wertschöpfungskette) der Organisation. Der Erfolg hängt jedoch maßgeblich von folgenden Voraussetzungen ab:

- eine systematische Verankerung von Gesundheit in die betrieblichen Kern-, Unterstützungs- und Führungsprozesse sowie in die Träger der Aufbauorganisation,
- ein entsprechendes Engagement aller Mitglieder, Ebenen und Funktionen der Organisation, insbesondere der obersten Leitung,
- das wirksame Leiten und Lenken der Organisation,
- ein aufmerksames Beobachten des Umfeldes der Organisation,
- beständiges Lernen und
- die geeignete Umsetzung von Verbesserungen und/oder Innovationen.

17.2 Betriebliches Gesundheitsmanagement als Qualitätsstrategie bei der IKK Südwest

Angefangen hat alles 2012, als sich ein abteilungsübergreifender Steuerungskreis, der sogenannte Fachkreis „Gesunde IKK" bei der IKK Südwest bildete und sich damit beschäftigte, wie bereits bestehende innerbetriebliche Gesundheitsaktivitäten gebündelt und zielgerichteter aufgebaut werden könnten. Dieser Fachkreis war besetzt mit Vertreter*innen der Bereiche Personal, Unternehmenskommunikation, Gesundheitsförderung, Arbeitsschutz, Gesamtpersonalrat, Gesamtschwerbehindertenvertretung und Frauenbeauftragte.

In mehreren Strategiesitzungen orientierte man sich bei der Vorgehensweise im Wesentlichen an den Eigenschaften eines Projektes, nämlich an einem planmäßigen, zielgerichteten Vorgehen sowie dem Aufbau von Strukturen und Ressourcen. Die IKK Südwest hatte sich mit dem Projekt „Gesunde IKK" zum Ziel gesetzt, ein Vorbild für Angebote der Mitarbeiter*innengesundheit zu werden. Damit dies gelingen konnte, orientierte sie sich bei der Umsetzung am sogenannten PDCA-Zyklus. Dem PDCA-Zyklus folgend gilt es, den Bedarf von Maßnahmen zu ermitteln und zu planen (Plan), diese nach der Umsetzung (Do) zu bewerten (Check) und im Sinne des kontinuierlichen Verbesserungsprozesses (KVP) anzupassen und zu optimieren (Act).

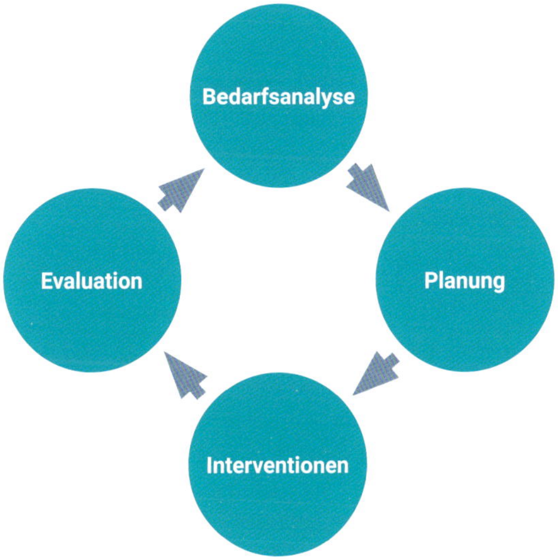

Abb. 17.1: PDCA-Zyklus „Gesunde IKK" (eigene Darstellung)

Abbildung 17.1 zeigt die einzelnen Schritte des PDCA-Zyklus im Projekt „Gesunde IKK" auf:
Schritt 1: Bedarfsanalyse – Wo stehen wir?
Schritt 2: Planung – Wie gehen wir vor?
Schritt 3: Interventionen – Welche Maßnahmen setzen wir um?
Schritt 4: Evaluation – Was haben wir erreicht?

Mit der Anforderung „Umfeld der Organisation verstehen" (DIN, 2012, S. 8) verweist die Spezifikation darauf, dass sich Organisationen an sich verändernde Rahmenbedingungen anpassen müssen, was automatisch Auswirkungen auf deren Mitglieder hat. Dies macht eine unternehmerische Gesellschaftsverantwortung im Sinne der Spezifikation notwendig und beinhaltet neben der Beachtung der gesetzlichen Forderungen auch ein verantwortliches unternehmerisches Handeln bezüglich der Gesundheit. Auf Grundlage des PDCA-Zyklus findet eine regelmäßige Analyse der Faktoren statt, um die Gesundheit der Mitarbeitenden und den damit verbundenen Unternehmenserfolg langfristig zu erhalten. Dabei gilt es im Sinne von DIN SPEC 91020 Erfordernisse und Erwartungen der interessierten Parteien zu verstehen (DIN, 2012, S. 9). Diese müssen identifiziert werden und es müssen Bedarfe abgeleitet werden, um verhaltens- und verhältnispräventive gesundheitsfördernde Strukturen schaffen zu können.

Mit der Schaffung eines Fachkreises und der Vorgehensweise nach dem PDCA-Zyklus wurde somit zu Beginn des Projektes „Gesunde IKK" eine normenkonforme, qualitätsorientierte Vorgehensweise gewählt. Dabei wurden die gesundheitlichen Chancen und Risiken der Mitarbeiter*innen in den Fokus gestellt.

Analysephase

2013 wurde zum ersten Mal, aufbauend auf einem gemeinsam getragenen Grundverständnis in Sachen Gesundheitsmanagement, eine tiefgreifende Analyse der krankheitsbedingten Ursachen der Fehlzeiten und des Gesundheitszustandes der Mitarbeiter*innen mit folgenden Instrumenten durchgeführt:

- Befragung der Mitarbeitenden (MA-Befragung) und Qualitätszirkel
- Ermittlung krankheitsbedingter Fehlzeiten
- Auswertung der Unfallstatistiken
- Arbeitsplatzanalysen und Betriebsbegehungen
- Analyse der anonymen Zahlen des Betrieblichen Eingliederungsmanagements
- Analyse der anonymen Daten der Sozial- und Suchtberatung

Die MA-Befragung und der Qualitätszirkel werden seitdem alle zwei Jahre durchgeführt. Sie dienen sowohl der Ermittlung von Belastungen und Beanspruchungen als auch des Vorhandenseins von Ressourcen auf der Verhaltens- und Verhältnisebene. Integriert in die Befragung wurde zudem eine psychische Gefährdungsanalyse. Somit wurden auch die Anforderungen des Arbeitsschutzes erfüllt. Diese wird regelmäßig fortgeführt.

Krankheitsbedingte Fehl- und Unfallzeiten werden monatlich erfasst, Arbeitsplatzbegehungen finden regelmäßig (jährlich) und anlassbezogen statt. Die Daten des Betrieblichen Eingliederungsmanagements und der Suchtberatung werden monatlich durch die entsprechenden Abteilungen erfasst und dem Fachkreis „Gesunde IKK" zur Verfügung gestellt.

Die Daten der Analyse dienen als Entscheidungsgrundlage und sind Basis für die Definition von Zielen sowie die kontinuierliche Weiterentwicklung des internen Gesundheitsmanagements.

In Bezug auf DIN SPEC 91020 wurden somit die Anforderungen an die Voraussetzungen von Rahmenbedingungen der Analyse erfüllt.

In dem Kapitel „Betriebliche Gesundheitspolitik" wird vorgegeben, dass eine betriebliche Gesundheitspolitik vorhanden und dokumentiert ist. Diese sollte entsprechend dem Zweck der Organisation festgelegt werden und die Bedürfnisse des Unternehmens berücksichtigen.

Zu der Thematik „Aufgaben, Verantwortungen und Befugnisse" gibt die Spezifikation vor, dass die Verantwortung und Befugnisse für das Betriebliche Gesundheitsmanagement definiert sind. Die für das BGM Verantwortlichen und Führungskräfte sind zur Vorgehensweise des Betrieblichen Gesundheitsmanagements geschult.

Unter „Bereitstellung von Ressourcen" wird verstanden, dass die Organisation die erforderlichen Ressourcen für das Betriebliche Gesundheitsmanagement ermittelt und bereitstellen muss. Dazu zählen beispielsweise personelle und finanzielle Ressourcen.

Zu der „Ermittlung und Bewertung von Gesundheitschancen und -risiken" wird vorgegeben, dass Gesundheitschancen und -risiken systematisch ermittelt und analysiert werden. Anhand der Ergebnisse können entsprechende Maßnahmen abgeleitet werden.

Planungsphase

Nach Abschluss der Analysephase beginnt die Planungsphase. In den Sitzungen werden die Analyseergebnisse reflektiert und es wird ein einheitlicher Informationsstand aller Fachkreismitglieder hergestellt. Im Mittelpunkt der Planungsphase steht die detaillierte Konzeption von Projekten für zuvor entdeckte Themenfelder und Belastungen. Ferner werden die Zielgruppen identifiziert, für welche die Maßnahmen gedacht sind. Die genaue Definition der Zielgruppen und die möglichst gezielte Auswahl von Themen und Teilnehmenden sind wesentliche Faktoren für den Erfolg von Prävention. Je genauer ein Präventionsprogramm und die in Aussicht genommene Zielgruppe fokussiert sind, desto größer wird der individuelle Nutzen im Sinne einer risikoadaptierten Prävention und auch der gesamtgesellschaftliche Nutzen.

Bei der IKK Südwest ergeben sich nachfolgende Ziele eines BGM:

- die Reduktion krankheitsbedingter Ausfallzeiten
- die Erhöhung der Zufriedenheit und Produktivität der Mitarbeiter*innen
- ein verbessertes Gesundheitsverhalten und der Erhalt der Leistungsfähigkeit
- der Ausbau einer gesunden Unternehmenskultur

Bei der Planung ist – um normenkonform zu sein – auf eine Mitarbeiterorientierung und die Partizipation von Mitarbeiter*innen zu achten. Es muss in regelmäßigen Abständen oder bei Bedarf für die Mitarbeitenden die Möglichkeit festgelegt werden, ein konstruktives, persönliches Feedback über ihren Anteil an der Wirksamkeit des BGM und dem Leistungsergebnis der Organisation zu erhalten. Prozesse müssen dokumentiert und für die Mitarbeitenden nachvollziehbar sein. Ferner muss die Infrastruktur der Organisation ermittelt sowie gesundheitsgerecht und leistungsförderlich bereitgestellt werden. Zur Zielerreichung müssen erforderliche Führungs-, Kern- und Unterstützungsprozesse unter den Vorgaben der Qualitätskriterien entwickelt und dokumentiert werden. Die auf Basis der analysierten gesundheitlichen Chancen und Risiken ermittelten Handlungsbedarfe sind dann Grundlage der Interventionen.

Interventionsphase

Mit den in 2013 erstmals umfassend durchgeführten Analysen schuf man die Rahmenbedingungen für zielgerichtete Interventionen zur Belastungsminimierung und Gesundheitsverbesserung. So wurde 2013/2014 im Intranet der IKK Südwest eine eigene Seite für das Projekt „Gesunde IKK" entwickelt. Die eigene Rubrik informiert über den Stand von Strukturen sowie über Maßnahmen bei der Umsetzung der Gesundheitsförderung. Im Rahmen eines Ideenwettbewerbes wurde ein Markenclaim für das eigene BGM entwickelt, der den Wiedererkennungswert des BGM steigern soll.

GESUNDE IKK –
GEMEINSAM MEHR BEWEGEN

Abb. 17.2: Markenclaim „Gesunde IKK"

Um den Anforderungen der Norm gerecht zu werden und Strukturen zu schaffen, wurde zudem 2015 eine Dienstvereinbarung der IKK Südwest abgeschlossen, die Ziele, Inhalte sowie die Vorgehensweise bei der Umsetzung eines BGM regelt und somit eine Verbindlichkeit für die Beteiligten herstellt.

IKK Südwest

Saarbrücken, 23.07.2015

Dienstvereinbarung Nr. 14

über das betriebliche Gesundheitsmanagement

Zwischen der IKK Südwest - Körperschaft des öffentlichen Rechts -, Saarbrücken, vertreten durch den Vorstand

einerseits

und

dem Gesamtpersonalrat sowie der Gesamtschwerbehindertenvertretung der IKK Südwest, vertreten durch die Vorsitzenden

andererseits

wird folgende Dienstvereinbarung geschlossen:

Abb. 17.3: Auszug aus der Dienstvereinbarung des Betrieblichen Gesundheitsmanagements der IKK Südwest

Auf Basis der Analysen wurden weitere zahlreiche Verhaltens- sowie verhaltens- und verhältnisspezifische Maßnahmen abgeleitet wie beispielsweise:

- Führungskräftetrainings zum Thema „Gesund Führen"
- Aufbau einer internen Sozial- und Suchtberatung
- Regelungen zur Bezuschussung von Maßnahmen wie die der Raucherentwöhnung oder zur Rückengesundheit
- Seminarreihen „Arbeit und Gesundheit", welche die Entstehung und den Umgang mit arbeitsbezogenen Belastungen trainiert und für Lösungen sorgt
- Bündelung der Aktivitäten der Betriebssportgruppen unter dem Dach „Gesunde IKK"
- Aufbau eines standardisierten Verfahrens zum Betrieblichen Eingliederungsmanagement (BEM)
- Aufbau einer Hotline zur anonymen Beratung bei gesundheitsrelevanten Themen im Rahmen des Employee Assistance Program (EAP)

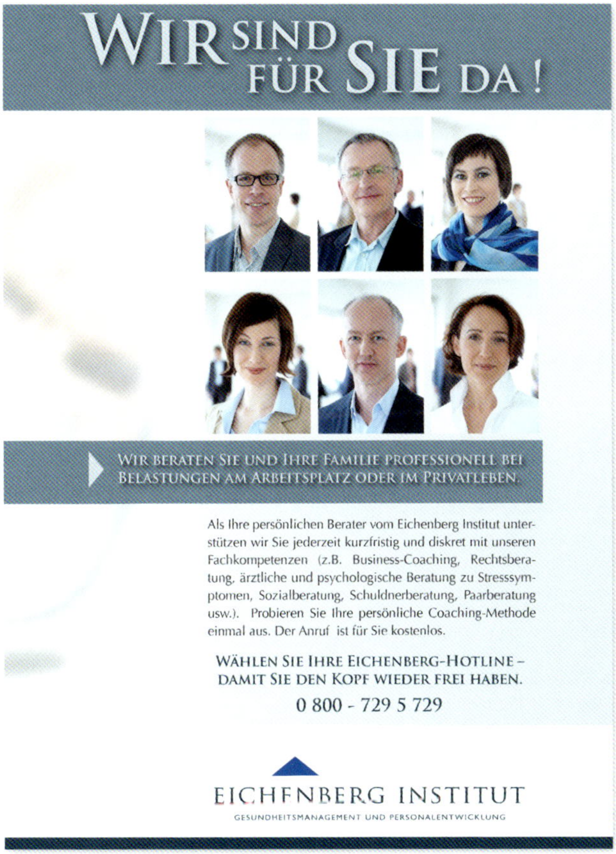

Abb. 17.4: Plakat der EAP-Hotline

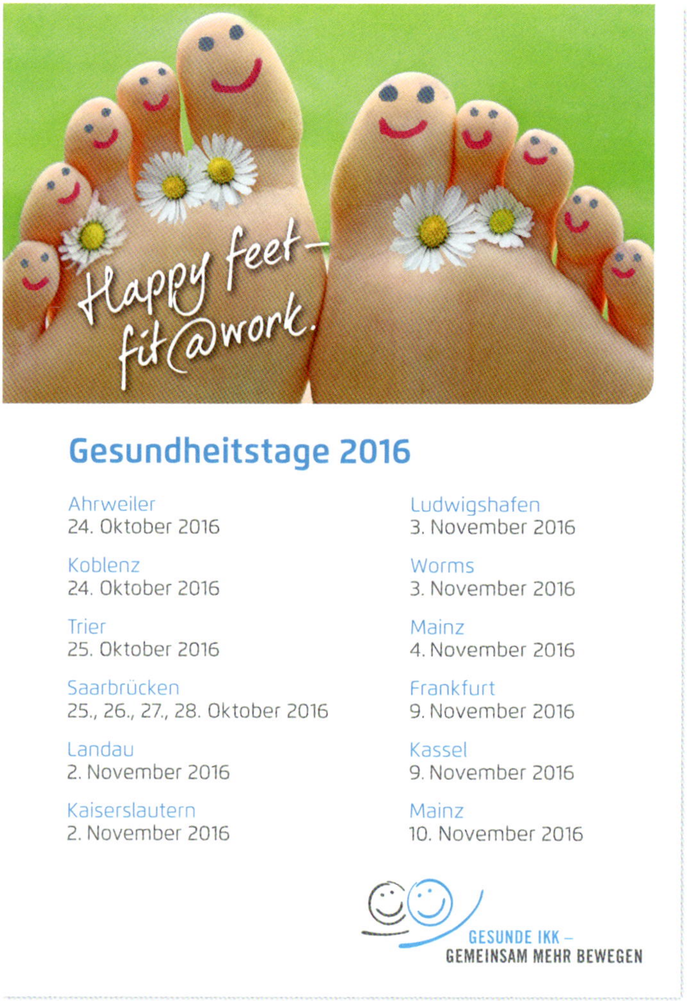

Abb. 17.5: Plakat Gesundheitstage

Multimodale Gesundheitskonzepte runden die wirkungsvolle Vorgehensweise ab, um die für Verwaltungen typische Belastung „ständiges Sitzen" und die daraus resultierenden Muskel-Skelett-Erkrankungen anzugehen. Unter dem Motto „Einfach bewegen" wurde zum Beispiel das Konzept „Bewegendes Büro" entwickelt. Das Konzept besteht u. a. aus verschiedenen Bausteinen wie einem Impulsvortrag, der Ermittlung der individuellen Belastung am Arbeitsplatz, der Schaffung von Bewegungsanreizen (siehe Abb. 17.6) sowie der Schulung von Multiplikator*innen zur Umsetzung von einfachen Bewegungsübungen am Arbeitsplatz. Ziel ist es, den Bewegungsanteil im Arbeitsalltag zu erhöhen und Muskel-Skelett-Erkrankungen vorzubeugen.

Kennenlernen, Erprobung und Bewertung von Bewegungsanreizen

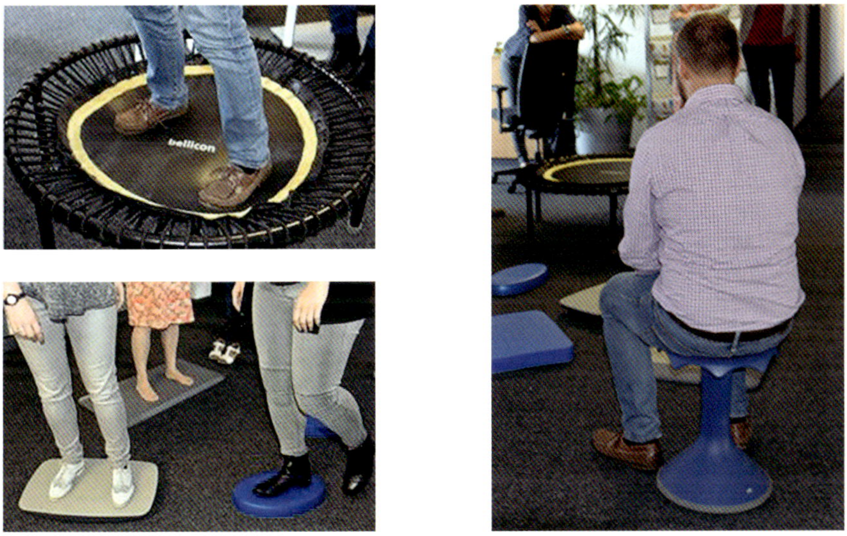

Abb. 17.6: Bewegungsanreize für Teams bei der IKK Südwest

Evaluation

Zur kontinuierlichen Verbesserung zählt, dass die Wirksamkeit des Betrieblichen Gesundheitsmanagementsystems ständig evaluiert und verbessert werden muss (siehe PDCA-Zyklus). Dabei sind das Führungsverhalten, die Umsetzung der betrieblichen Gesundheitspolitik, die Festlegung von betrieblichen Gesundheitszielen, die Ableitung und Umsetzung von Maßnahmen zur Zielerreichung, die Datenanalyse, die Auswertung der Auditergebnisse, die Managementbewertung sowie Korrektur- und Vorbeugungsmaßnahmen zu berücksichtigen.

Um die Wirksamkeit der Interventionen der IKK Südwest zu überprüfen, werden die in der Analyse verwendeten Instrumente in regelmäßigen Abständen eingesetzt. Das Feedback von Maßnahmen wird regelmäßig sowohl von den Mitarbeiter*innen als auch den Führungskräften erfasst. Die Darstellung und Bewertung der Maßnahmen fließen in den jährlichen Gesundheitsbericht „Gesunde IKK". Dies ist wesentlich für ein nachhaltiges Gesundheitsmanagement.

Inhaltsverzeichnis

Abb. 17.7: Auszug aus einem Gesundheitsbericht „Gesunde IKK"

17.3 Ablauf der Zertifizierung bei der IKK Südwest

Nach den Jahren des Aufbaus und der aktiven Umsetzung eines BGM bei der IKK Südwest wurden 2019 Vorbereitungen für eine Zertifizierung nach DIN SPEC 91020 getroffen. Zunächst wurde eine akkreditierte Zertifizierungsstelle ausgewählt. Mit Vertragsabschluss wurde der zeitliche Plan für das Zertifizierungsaudit bis hin zum Überwachungs- und Rezertifizierungsaudit festgelegt. Gleichzeitig begann man mit der Vorbereitung des Audits, mit dem Sammeln und Auswerten der Dokumente zur Bewertung des gesundheitlichen Managementsystems der IKK Südwest.

Mit dem Start der eigentlichen DIN SPEC 91020-Zertifizierung wurde zunächst ein Systemaudit von der Zertifizierungsgesellschaft durchgeführt. Dabei erfolgte eine Überprüfung der Systemkonformität zur Spezifikation anhand von Dokumenten und Auditgesprächen mit Vertreter*innen des Fachkreises „Gesunde IKK“, den Führungskräften sowie Mitarbeiter*innen an verschiedenen Standorten. Die Ergebnisse aus dem Audit flossen wieder in den PDCA-Zyklus ein und auf dieser Grundlage wurden erste Anpassungen vorgenommen. Insbesondere wurde die Integration in alle Prozesse ausgeweitet sowie sechs Verfahrensweisen des Projektes „Gesunde IKK“ an die Anforderungen von DIN SPEC 91020 angepasst und übersetzt. Nachfolgende Tabelle zeigt das Ergebnis der Anforderungen und die Lösungen durch die „Gesunde IKK“:

Tab. 17.1: Die 6 Verfahrensweisen im Projekt „Gesunde IKK" nach DIN SPEC 91020

<table>
<tr><th>Verfahrensweise</th><th>Umsetzung</th></tr>
<tr><td>Ermittlung von Risiken und Chancen</td><td>Zur Ermittlung von Risiken und Chancen werden regelmäßig folgende Analysemethoden eigesetzt:
• Betriebliches Vorschlagswesen (laufend)
• MA-Befragung (im Turnus von 2 Jahren)
• Qualitätszirkel (im Anschluss an die MA-Befragung)
• Arbeitsplatzanalyse (nach Bedarf)
• Gesundheitsberichterstattung von den Krankenkassen (jährlich)</td></tr>
<tr><td>Verfahren zur Ermittlung von Kompetenzen im BGM</td><td>• Grundlage für die Kompetenzen und Qualifikationen zum BGM stellt der „Leitfaden Prävention" der gesetzlichen Krankenkassen dar. Mit dem „Leitfaden Prävention" werden Handlungsfelder und qualitative Kriterien für die Leistungen der Krankenkassen in der Primärprävention und Betrieblichen Gesundheitsförderung festgelegt.
• Regelmäßig werden Schulungen zum Thema „Gesundheit für Mitarbeitende und Führungskräfte" angeboten. Die Wirksamkeitsprüfung erfolgt durch die Rückmeldung der Vorgesetzten und Feedbackbögen.
• Trainer*innen für Maßnahmen müssen eine Qualifikation nach § 20 SGB V vorweisen.</td></tr>
<tr><td>Verfahren zur Dokumentenlenkung</td><td>Die Dokumentenlenkung entspricht dem Unternehmensstandard. Folgende Vorgaben sind einzuhalten und im Fußbereich eines Dokumentes festzuhalten:
<table>
<tr><td>Dokumentenname</td><td colspan="3"></td></tr>
<tr><td>Verantwortliche(r)</td><td></td><td>Freigabe am</td><td></td></tr>
<tr><td>Klassifizierung</td><td></td><td>Freigabe durch</td><td></td></tr>
</table></td></tr>
<tr><td>Verfahren zur Mitarbeiterorientierung</td><td>• Ideenmanagement
• Betriebliches Eingliederungsmanagement
• Psychische Gefährdungsbeurteilung im Rahmen der MA-Befragung
• Maßnahmen der Personalentwicklung (Fort- und Weiterbildungen)
• Regelmäßige Ideenwettbewerbe z. B. zu „Bewegendes Büro" und Homeoffice</td></tr>
<tr><td>Verfahren interne Audits</td><td>Als Anleitung für die internen Audits wird DIN EN ISO 19011 verwendet.</td></tr>
<tr><td>Verfahren zur Behebung von Abweichungen</td><td>Die Behebung von Abweichungen wird in regelmäßigen Abständen vom Fachkreis „Gesunde IKK" und der obersten Leitung (Vorstand) besprochen. Dort werden folgende Vorkommnisse betrachtet:
• Negative Rückmeldung zu Angeboten der Betrieblichen Gesundheitsförderung
• Negative Rückmeldung zu Arbeitsmitteln, -organisation und -abläufen
• Nichterkennung von psychischen, physischen und physikalischen Belastungen am Arbeitsplatz
• Ergebnisse der internen Audits</td></tr>
</table>

Am Ende des Audits flossen die Erkenntnisse auch in die Prozesse des innerbetrieblichen BGM ein. Es wurde die Prozesslandkarte „Gesunde IKK" weiterentwickelt, wie die nachfolgende Abbildung zeigt.

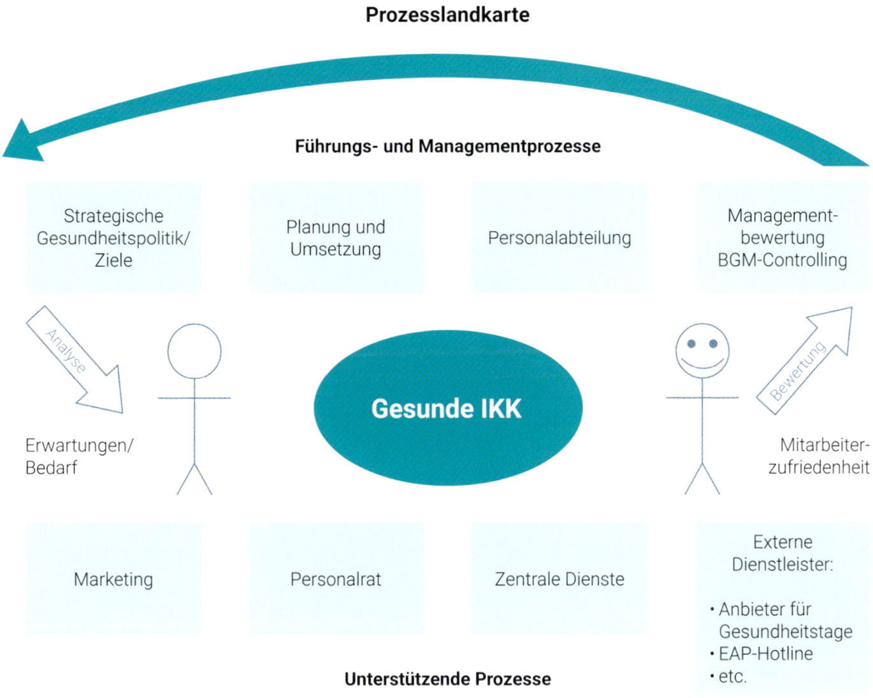

Abb. 17.8: Prozesslandkarte „Gesunde IKK" (eigene Darstellung)

Als wesentliche Weiterentwicklungspunkte des Prozesses sind zu nennen:

- Zu den Führungs- und Managementprozessen im Projekt „Gesunde IKK" zählen die strategische Gesundheitspolitik, die Zieldefinition, die Planung und Umsetzung von Maßnahmen, die Prozesse der Personalabteilung, die Managementbewertung sowie das BGM-Controlling. Aus diesen Prozessen bildet sich der PDCA-Zyklus des BGM-Systems.

- Zur Unterstützung dieser Prozesse werden das Marketing, der Personalrat und die Zentralen Dienste miteinbezogen. Darüber hinaus sollen externe Dienstleister*innen verstärkt einbezogen werden.

- Die Planung und Steuerung der Prozesse wird zentral von „Gesunde IKK" ausgeführt. Dort laufen alle Prozesse zusammen. Regelmäßig werden die Erwartungen und Bedarfe der Mitarbeitenden analysiert. Dazu werden Methoden wie beispielsweise eine regelmäßig durchgeführte MA-Befragung, Gesundheitszirkel und Arbeitsplatzanalysen eingesetzt. Der Kreislauf wird durch eine regelmäßige Bewertung (Managementbewertung, BGM-Controlling) geschlossen. Das Ziel ist und bleibt eine optimale Gesundheit und die Mitarbeiter*innenzufriedenheit der Beschäftigten der IKK Südwest.

Nachdem alle Audits abgeschlossen sowie Dokumente und Prozesse angepasst waren, wurde die IKK Südwest im Sommer 2020 als erste und einzige gesetzliche Krankenkasse in Deutschland nach DIN SPEC 91020 zertifiziert – ein Novum in der gesetzlichen Krankenversicherung in Deutschland.

Dieser Schritt ist erst der Beginn einer langen Gesundheitsreise bei der IKK Südwest.

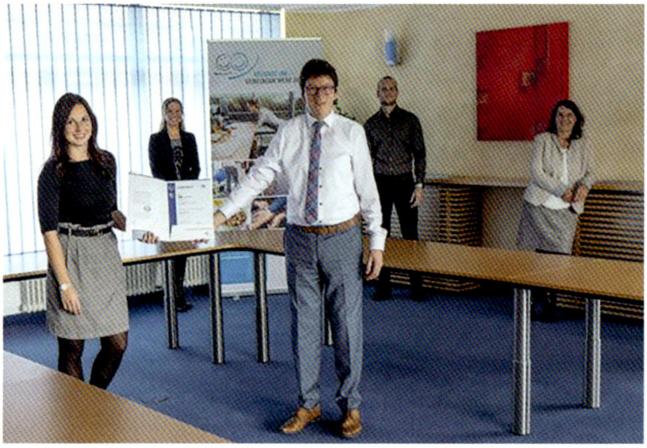

Abb. 17.9: Romy Schu (l.) und Prof. Dr. Jörg Loth bei der Übergabe des Zertifikates

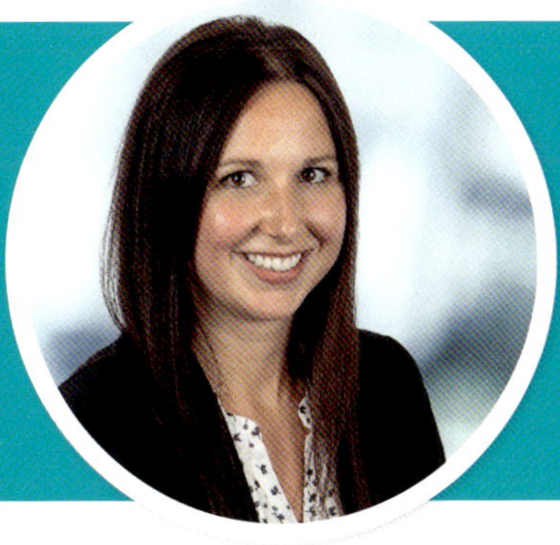

ROMY SCHU

Romy Schu, Gesundheitswissenschaftlerin, studierte im Master-Studiengang „Prävention und Gesundheitsmanagement“ mit den Schwerpunkten Coaching und sportpsychologische Trainingstechniken an der Deutschen Hochschule für Prävention und Gesundheitsmanagement (DHfPG) in Saarbrücken. Während des Studiums arbeitete sie bei der Krankenkasse IKK Südwest im Bereich Gesundheitsförderung. 2017 wechselte sie zur DHfPG und kümmerte sich dort um die Studierendenbetreuung. Im Februar 2019 kehrte sie zurück zur IKK Südwest und ist seitdem dort für die Steuerung und Koordination der kassenartenübergreifenden Gesundheitsförderung und Prävention im Saarland zuständig. 2020 übernahm sie die Federführung bei der Zertifizierung des internen Betrieblichen Gesundheitsmanagements der IKK Südwest („Gesunde IKK“) nach DIN SPEC 91020 „Betriebliches Gesundheitsmanagement“.

Literatur:

DIN Deutsches Institut für Normung e. V. (2012). DIN SPEC 91020 „Betriebliches Gesundheitsmanagement“ (DIN SPEC 91020:2012-07).

KAPITEL 18
»DAS SAARLAND LEBT GESUND!« – LEBENSPHASE KINDHEIT UND JUGEND

DIRK MATHIS

Der Verein Prävention und Gesundheit im Saarland (PuGiS e. V.) ist ein gemeinnütziger Verein, der im Saarland u. a. das Programm »Das Saarland lebt gesund!« (DSLG) begleitet. Als Projektträger, der insbesondere durch das saarländische Ministerium für Soziales, Gesundheit, Frauen und Familie sowie durch das GKV-Bündnis für Gesundheit finanziert wird, koordiniert PuGiS e. V. Gesundheitsförderungsprojekte. PuGiS e. V. unterstützt saarländische Kommunen vor allem in Form von fachlicher Expertise bei den Themen Gesundheitsförderung und Prävention sowie Gesundheitsplanung – so auch beim Programm »Das Saarland lebt gesund!«. Das Programm bietet lebensphasenorientierte Projekte in den Settings Kindergarten, Schule, Familie, Betrieb und Kommune an. Dazu wurden Strukturen aufgebaut, Lenkungsgruppen initiiert und ein Qualifikationsangebot geschaffen. Die verschiedenen Projektskizzen zeigen Best Practice-Beispiele aus den Settings Kindergarten, Schule, Berufsschule und Familie.

18.1 Einleitung

Der Verein Prävention und Gesundheit im Saarland (PuGiS e. V.) ist ein gemeinnütziger Verein, der zurzeit Projektträger von drei unterschiedlichen Projektbereichen ist. PuGiS e. V. und seine Projektbereiche finanzieren sich durch Projektmittel, insbesondere des saarländischen Ministeriums für Soziales, Gesundheit, Frauen und Familie sowie des GKV-6-Bündnisses für Gesundheit. Die einzelnen Projektbereiche sind unterteilt in die „Koordinierungsstelle Gesundheitliche Chancengleichheit" und „Verzahnung von Arbeits- und Gesundheitsförderung" sowie »Das Saarland lebt gesund!«.

Die Unterstützungsleistung von PuGiS e. V. erfolgt allgemein für die saarländischen Kommunen, vor allem in Form der Vorhaltung spezieller Fachlichkeit für die Themen Gesundheitsförderung und Prävention sowie Gesundheitsplanung. Dabei stellen die drei Bereiche Vernetzung, Qualifizierung und Beratung die Säulen dieser Unterstützung dar.

1. **Vernetzung auf Landes- und Bundesebene:** PuGiS e. V. vernetzt innerhalb der saarländischen gesundheitsförderlichen Strukturen und führt diese auch mit länderübergreifend agierenden Institutionen wie Krankenkassen oder der Bundeszentrale für gesundheitliche Aufklärung (BZgA) zusammen. Darüber hinaus leistet PuGiS e. V. einen wichtigen Beitrag zur Integration der verschiedenen Interessen hinsichtlich einer landesweiten Strategie im Bereich Prävention und Gesundheitsförderung. Neben dem engen Kontakt zu den wichtigen Trägerinstitutionen des Saarlandes im Bereich Gesundheitsförderung und den zahlreichen saarländischen Vertreter*innen von Zielgruppen in unterschiedlichen Settings ist auch der enge Kontakt zu Forschungseinrichtungen wie zum Beispiel zur Deutschen Hochschule für Prävention und Gesundheitsmanagement (DHfPG) förderlich, womit eine hohe Qualität und eine nachhaltige, innovative Entwicklung der Gesundheitsförderung der saarländischen Kommunen möglich wird.

2. **Qualifizierung:** Neben der Verantwortung für alle Bürger*innen ist die Kommune auch Trägerin wichtiger Lebenswelten wie Kitas oder Schulen. Durch die Unterstützung von PuGiS e. V. mit Fachwissen, der Vermittlung von bewährten Programmen und Fördermöglichkeiten wird es für die Kommune möglich, ein integriertes kommunales Entwicklungskonzept unter dem Motto „Health in All Policies“ (HiAP) zu entwickeln. Die Unterstützung erfolgt zum Beispiel durch die Begleitung von Konferenzen, die Initiierung von themenbezogenen Workshops, die Beratung und Qualifizierung regionaler Akteure mit Fortbildungen oder die Durchführung wissenschaftlich begleiteter Modellprojekte. Hier ist vor allem die Multiplikatorenschulung zur „Fachkraft für Kommunales Gesundheitsmanagement“, die in Zusammenarbeit mit der BSA-Akademie in das Programm »Das Saarland lebt gesund!«. implementiert wurde, ein sehr gutes Instrument, um kommunale Akteure in die Lage zu versetzen, regionale Strukturen sowie auch schon vorhandene Projekte und Ressourcen zu koordinieren. Ebenso werden Fachtage, Fachforen und Workshops der saarländischen Koordinierungsstelle Gesundheitliche Chancengleichheit angeboten.

3. **Beratung und Unterstützung:** PuGiS e. V. bietet den Kommunen eine von Kostenträger- oder Anbieterinteressen unabhängige Übersicht der saarländischen Angebote und Initiativen und unterstützt ebenfalls durch fachliche Beratung. Hierzu zählt auch eine gesundheitswissenschaftliche Einschätzung der Qualität von Maßnahmen und Interventionen auf Basis der Good Practice-Kriterien, die so zur Qualitätssicherung im Rahmen der Gesundheitsförderung in den verschiedenen Settings der Kommune beiträgt. Ebenso entwickelt PuGiS e. V. passgenaue Maßnahmen oder Projekte und stellt diese den Partnern zur Verfügung. Des Weiteren gehört auch die Unterstützung der Kooperationspartner bei der Umsetzung eigener Projektideen in den unterschiedlichen Phasen des Projektmanagements zu den Leistungen des Vereins.

18.2 Gesundheitsziele

Gesundheitsziele sind anerkannte Steuerungsinstrumente im Gesundheitswesen (Bundesministerium für Gesundheit [BMG], 2021). Primäres bzw. übergeordnetes Ziel, das durch die Schaffung von gesundheitsförderlichen Lebensbedingungen wie auch durch den Aufbau bzw. die Weiterentwicklung von gesundheitsförderlichen Strukturen in verschiedenen Settings erreicht werden soll, ist die allgemeine Gesundheit der Bevölkerung. Durch gesundheitsförderliche Strukturen soll die Gesundheit einzelner Personen sowie bestimmter Gruppen in definierten Bereichen oder Lebenswelten verbessert werden.

Die Gesundheitsziele bilden einen gemeinsamen Handlungsrahmen, der Fachkompetenzen bündelt. Seit 2010 arbeiten Vertreter*innen der Kostenträger, der Leistungserbringer und Sozialpartner, der Politik, des Bundes, der Länder und Kommunen, der Selbsthilfe- und Patientenorganisationen sowie der Wissenschaft und Industrie in einem Arbeitskreis zusammen. Der Identifizierung zentraler gesundheitspolitischer Herausforderungen folgt die Entwicklung realistischer Ziele und abgestimmter Strategien, um diese Ziele zu erreichen. 2003 wurden die ersten fünf, 2006 das sechste nationale Gesundheitsziel der Politik und der Fachöffentlichkeit von diesem Arbeitskreis vorgelegt (BMG, 2021). Die formulierten Gesundheitsziele finden zum einen Anwendung auf Bundesebene, zum anderen werden sie auch auf Länderebene übertragen und sollen als Orientierung dienen, um nachhaltige Perspektiven im Bereich von Prävention und Gesundheitsförderung zu schaffen. Neben Zielen zu spezifischen krankheitsbezogenen Handlungsfeldern, zum Beispiel den Zielen, das Erkrankungsrisiko für Diabetes mellitus Typ 2 zu senken oder den Tabakkonsum zu reduzieren, wurden auch sektorenübergreifende Ziele formuliert. Diese erstrecken sich zudem über die gesamte Lebensspanne und sind somit ein lebenslanger Begleiter. Sie sind vor allem fixiert durch die Zielbereiche „Gesund aufwachsen" und „Gesund älter werden".

Dabei ist das Gesundheitsziel „Gesund aufwachsen" im Bezug zur Kinder- und Jugendgesundheit im Zielkanon das erste auf eine einzelne Bevölkerungs- und Altersgruppe abgestimmte Gesundheitsziel (BMG, 2010).

Gesundheitsziel „Gesund aufwachsen"

Speziell das nationale Gesundheitsziel „Gesund aufwachsen" ist von elementarer Bedeutung, auch aus einer gesamtgesellschaftlichen Perspektive heraus. Die Zukunftsfähigkeit der Gesellschaft ist auf die Gesundheit der nachwachsenden Generationen angewiesen. In dieser Lebensphase kann und muss auch die Grundlage für eine langfristige bzw. lebenslange gesundheitsförderliche Lebensweise gelegt werden (Arbeitsgemeinschaft für Kinder- und Jugendhilfe [AGJ] & Berufsverband der Kinder- und Jugendärzte e. V. [BVKJ], 2012). Die sich immer rascher wandelnden Lebensbedingungen, nicht zuletzt verdeutlicht in Zeiten der Coronapandemie, und die damit einhergehenden veränderten Lebensstile, führen zu immer stärkeren gesundheitlichen Risiken und Beeinträchtigungen. Daher ist es eine gesamtgesellschaftliche Verpflichtung, für die nachwachsenden Generationen eine effektive, zielgerichtete Gesundheitsförderung zu ermöglichen, die alle Kinder und Jugendlichen, speziell auch sozial benachteiligte oder vulnerable erreicht.

Gesundheitsförderung im Kindes- bzw. Jugendalter
Zuerst muss an dieser Stelle konstatiert werden, dass das Kindesalter die gesündeste Lebensphase darstellt (Lampert, Hoebel, Kuntz, Müters & Kroll, 2017), aber die Präventionspotenziale bei Weitem noch nicht ausgeschöpft sind. Erste repräsentative Daten über den Gesundheitszustand von Kindern und Jugendlichen wurden 2007 durch die „Studie zur Gesundheit von Kindern und Jugendlichen in Deutschland" (KiGGS) erhoben und veröffentlicht. Derzeit stehen noch zwei weitere Befragungswellen zur Verfügung (Welle 2 für den Zeitraum 2009 bis 2012 und Welle 3 für den Zeitraum 2014 bis 2017).

Entsprechende Angebote für diesen Lebensphasenbereich haben das primäre Ziel, Kinder oder Jugendliche in die Lage zu versetzen, sich gesundheitsförderliche Handlungsweisen anzueignen und diese in tägliche Abläufe zu integrieren. Gerade die „bedeutsamen Zivilisationskrankheiten" Diabetes mellitus Typ 2 und Herz-Kreislauf-Erkrankungen wie Hypertonie oder koronare Herzkrankheit, aber auch Muskel-Skelett-Erkrankungen wie chronische Rückenschmerzen oder Arthrose haben häufig ihren Ursprung im Kindes- und Jugendalter.

Zur Gesundheitsförderung von Kindern und Jugendlichen gehört auch die Förderung des sozialen, psychischen und physischen Wohlbefindens, mit dem Schwerpunkt der Stärkung von Ressourcen und der Belastungssenkung. Grundlage sind die Empfehlungen der „Ottawa-Charta zur Gesundheitsförderung" der Weltgesundheitsorganisation (World Health Organization [WHO], 1986). Dadurch wird die Zielrichtung für die jeweiligen Maßnahmen festgelegt, nämlich Kinder und Jugendliche zu gesundheitsförderlichem Handeln zu befähigen und gesundheitsgerechte Rahmenbedingungen zu schaffen.

Bedingungen für eine gelingende Gesundheitsförderung sind eine alters- und geschlechtergerechte bzw. alters- und geschlechterspezifische Ausgestaltung der Projekte. Dabei ist es sinnvoll, dass die verschiedenen Komponenten im Sinne einer „gesundheitlichen Chancengleichheit" direkt mitberücksichtigt werden.

Ebenso sollen sie die Partizipation von Mädchen und Jungen ermöglichen, im Blickwinkel der eigenen Gesundheit stehen und unter Einbeziehung des individuellen kulturellen Hintergrundes entwickelt werden. Als sinnvolle Orte zur Umsetzung der Maßnahmen oder Projekte dienen die verschiedenen Lebenswelten bzw. Settings, in denen Kinder sich wiederfinden. Um die Qualität der Maßnahmen bzw. der Angebote im Hinblick auf Prävention und Gesundheitsförderung überprüfen zu können, haben sich unter anderem die „Kriterien für gute Praxis" der soziallagenbezogenen Gesundheitsförderung des Kooperationsverbundes „Gesundheitliche Chancengleichheit" bewährt. Zur Qualitätssicherung werden die Prinzipien des Empowerments, der Niedrigschwelligkeit und Zielgruppenorientierung herangezogen.

Nachfolgend werden primär die spezifischen Aktivitäten von »Das Saarland lebt gesund!« in den drei in der Einleitung allgemein beschriebenen Unterstützungsbereichen für die jeweiligen Kooperationspartner, verknüpft mit entsprechenden Best Practice-Beispielen, dargestellt.

18.3 Vernetzung auf Landes- und Bundesebene

Die Kampagne »Das Saarland lebt gesund!« ist ein saarlandweites Programm, bei dem die Prävention und Gesundheitsförderung aller Bürger*innen im Saarland im Fokus stehen.

Der Regionalverband Saarbrücken und alle fünf weiteren saarländischen Landkreise sind Kooperationspartner der Kampagne, die zusammen mit einer Vielzahl saarländischer Kommunen, bzw. saarländischer Städte und vielen interdisziplinären Kooperationspartnern gemeinsam für eine gesündere Lebensweise eintreten. Dabei ist die langfristige Schaffung von gesundheitsförderlichen Strukturen ein wesentlicher Baustein, um allen Menschen im Saarland ein gesundes Aufwachsen, Leben und Altern zu ermöglichen. Dazu sollen die Menschen informiert, sensibilisiert, befähigt und motiviert werden, die eigene Lebensweise gesünder zu gestalten.

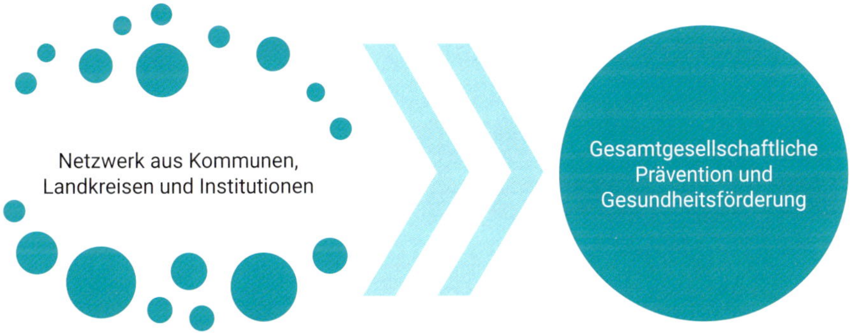

Abb. 18.1: Verständnis von »Das Saarland lebt gesund!« (eigene Darstellung)

Zusammen mit den jeweiligen Partnerkommunen in engem, individuellem Austausch zu stehen und präventive bzw. gesundheitsfördernde Maßnahmen zu koordinieren, wird im Programm als notwendig erachtet. Dabei stellt sich der Mehrwert für die kooperierenden Kommunen mit der Kampagne »Das Saarland lebt gesund!« zum einen durch die Unterstützung der Kommune auf strategischer Ebene, zum anderen auch auf operativer Ebene dar. So wird »Das Saarland lebt gesund!« zum Beispiel in Zusammenarbeit mit der Kommune durch gezieltes Einbringen von Fachexpertise beim Aufbau gesundheitsförderlicher Strukturen aktiv. Dabei nimmt es beispielsweise eine beratende Position ein, um diese Strukturen zu entwickeln oder es identifiziert relevante Stakeholder auf kommunaler Ebene und führt diese zusammen. Gleichzeitig werden Ist- oder Bedarfsanalysen durchgeführt und die Kommune wird bei der Realisierung von präventiven oder gesundheitsfördernden Maßnahmen unterstützt, zum Beispiel durch die Bereitstellung von personellen Ressourcen.

Aber auch das Zusammenführen der Aktivitäten der einzelnen Kommunen hin zu einer landkreisbezogenen oder saarlandweiten Strategie stellt einen Arbeitsschwerpunkt von PuGiS e. V. bzw. von »Das Saarland lebt gesund!« dar.

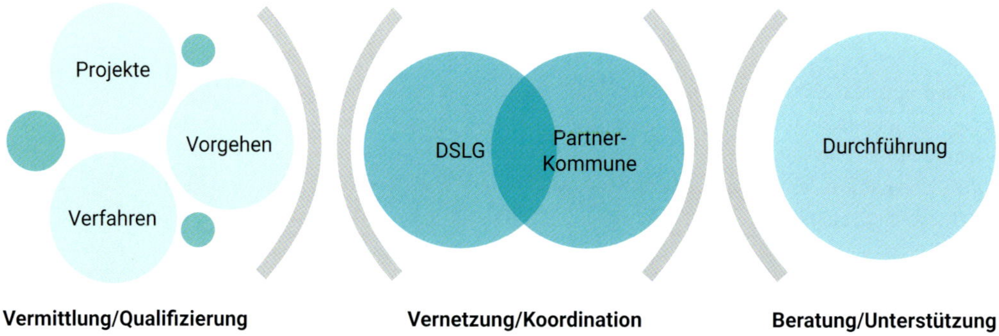

Abb. 18.2: Aufgabenfelder von »Das Saarland lebt gesund!« (eigene Darstellung)

Um in diesem Zusammenhang einen regelmäßigen Austausch der einzelnen Partner sicherzustellen nimmt PuGiS e. V. bzw. »Das Saarland lebt gesund!« auch eine moderierende Position ein, um alle relevanten Akteure in regelmäßigen Abständen zusammenzuführen und dadurch eine Vernetzung zu ermöglichen. Dazu wurden Gesprächskreise auf verschiedenen Ebenen eingerichtet, die regelmäßig tagen. Dies sind im Einzelnen:

- **Der landesweite Lenkungskreis**
  Der landesweite Lenkungskreis ist das übergeordnete Steuerungsgremium von »Das Saarland lebt gesund!«, das sich mit dem strategischen Geschehen und den damit einhergehenden Zielsetzungen auseinandersetzt. Zu diesem Gremium lädt PuGiS e. V. in Abstimmung mit dem saarländischen Gesundheitsministerium alle Partner sowie eine Vertretung der Kommunen, die durch die Lenkungsgruppenleitungen gewählt wurde, ein. In diesem Gremium, das über ein hohes Maß an Fachexpertise verfügt, werden die wesentlichen Entscheidungen zur Steuerung getroffen. Dabei werden partizipativ die Ideen der Beteiligten mit aufgegriffen und es wird die strategisch beste Lösung gewählt. Der landesweite Lenkungskreis tagt ein- bis zweimal im Jahr.

- **Das Lenkungsgruppenleiter-Treffen**
  Zum Lenkungsgruppenleiter-Treffen werden alle Lenkungsgruppenleiter*innen sowie Ver-

treter*innen der Institutionen zwei- bis viermal im Jahr eingeladen. Es dient dem aktiven Austausch zu guten Projekten. Daneben finden während dieser Treffen auch Kurzvorträge oder „Mini-Schulungen" statt. Diese Sitzungen haben einen hohen partizipativen Charakter, da sie die Bedürfnisse und Bedarfe seitens der Kommunen einbeziehen. Gleichzeitig werden die „Kümmerer" zu aktiver Gesundheitsförderung befähigt.

- **Landkreisbezogene Lenkungsgruppenleiter-Treffen**
  Zu den landkreisbezogenen Lenkungsgruppenleiter-Treffen werden alle zu dem jeweiligen Landkreis zugehörigen kommunalen Lenkungsgruppenleiter*innen in Zusammenarbeit mit den zuständigen Vertreter*innen des Landkreises eingeladen.

- **Kommunales Lenkungsgruppen-Treffen**
  Auf kommunaler Ebene gibt es Lenkungsgruppen, die sich aus wichtigen und aktiven „Playern" der örtlichen Gesundheitsförderung zusammensetzen. In diesen Zusammenkünften werden aktuelle kommunale Themen besprochen, Bedarfe erläutert und gesundheitsfördernde Angebote/Maßnahmen geplant.

- **Präventionsforen**
  Um sowohl Fachpersonal der Prävention und Gesundheitsförderung als auch Multiplikatoren zur Weiterentwicklung ihres Wirkens hinsichtlich Prävention und Gesundheitsförderung im Saarland zum Handeln zu befähigen und miteinander zu vernetzen, wurden die Präventionsforen entwickelt. Diese Fachveranstaltung findet ein- bis zweimal im Jahr mit unterschiedlicher Ausrichtung, orientiert an den Präventionszielen „Gesund aufwachsen", „Gesund leben" und „Gesund älter werden" statt. Dabei setzt sich das Programm aus fachspezifischen Impulsvorträgen, einem „Markt der Möglichkeiten" mit guten Projekten aus dem jeweiligen Präventionsziel sowie einer interaktiven Austauschplattform (z. B. Workshops, Ideenwerkstatt, Open Space) zusammen.

Neben dieser saarlandweiten Vernetzung ist auch die Vernetzung von PuGiS e. V. auf Bundesebene mit den jeweiligen Landesvereinigungen bzw. Landeszentren für Gesundheit notwendig. In jedem Bundesland existiert eine Institution, die dabei hilft, die Ziele der nationalen Präventionsstrategie auf kommunaler Ebene zu konkretisieren. Unter dem Dach der Bundesvereinigung Prävention und Gesundheitsförderung sind die Landesvereinigungen bzw. Landeszentren miteinander vernetzt, die sich gegenseitig ergänzen.

18.4 Qualifizierung

Für eine nachhaltige, qualitätsgesicherte und erfolgreiche Sicherung der gesundheitsförderlichen bzw. präventiven Maßnahmen sind qualifizierte kommunale Multiplikator*innen, die die Umsetzung der Maßnahmen saarlandweit unterstützen, zwingend erforderlich. Sie werden durch »Das Saarland lebt gesund!« mit konkreten Angeboten zur Weiterentwicklung ihres

Wirkens hinsichtlich Prävention und Gesundheitsförderung im Saarland befähigt und darüber hinaus vernetzt.

Dabei werden sie sowohl fachlich (in verschiedenen Themen der Gesundheitsförderung) als auch in didaktischen Inhalten (z. B. Moderation, Coaching, Evaluation) geschult. Zusätzlich werden Schulungen, die die Multiplikator*innen zur Umsetzung expliziter Projekte befähigen, angeboten.

Ein Alleinstellungsmerkmal bietet hier die Qualifikation zur „Fachkraft für Kommunales Gesundheitsmanagement" in Kooperation mit der Deutschen Hochschule für Prävention und Gesundheitsmanagement/BSA-Akademie. Dieser Lehrgang besteht aus einer Selbstlernphase und einer viertägigen Präsenzphase, die mit einer Prüfungsleistung und einem Zertifikat abschließt. Inhalte dieser Ausbildung sind zum Beispiel:

- Aufbau und Funktion des Gesundheitswesens und der Sozialversicherung in Deutschland
- Gesundheitsförderung nach dem Settingansatz: Entstehung von Gesundheit und Krankheit, Public Health Action Cycle (Gesundheitsförderungsprozess in der Kommune), Schnittstellen und Akteure der Gesundheitsförderung, Schaffung gesundheitsförderlicher Lebenswelten, Bedarfsanalyse, Projektmanagement, Evaluation
- Moderation und Management von Netzwerkprozessen: Kennenlernen der Kommunikationsgrundlagen, Rolle der moderierenden Person, Moderationstechniken, Prozesssteuerung
- Planung, Dokumentation, Beurteilung und Evaluation gesundheitsförderlicher Maßnahmen nach übergreifenden Qualitätskriterien

Darüber hinaus bietet das »Das Saarland lebt gesund!« zielgerichtete Fortbildungen in Zusammenarbeit mit verschiedenen Institutionen für Akteure in speziellen Settings an. Hier werden zum Beispiel in Zusammenarbeit mit dem Landesinstitut für Pädagogik und Medien (LPM) ganze pädagogische Tage als Abrufveranstaltung für alle Schulformen angeboten, um Lehrer*innen und sonstige in diesem Setting arbeitende Menschen über die Möglichkeiten und den Einsatz von gesundheitsförderlichen Maßnahmen im schulischen Umfeld zu sensibilisieren, zu motivieren bzw. zu informieren.

18.5 Beratung und Unterstützung von Kommunen

Wenn Kinder und Jugendliche gesund aufwachsen sollen, müssen sie in jeder Lebensphase gefördert werden (Bundesministerium für Familie, Senioren, Frauen und Jugend [BMFSFJ], 2009). Sie benötigen einen Zugang zu Bewegung, Entspannung und ausgewogener Ernährung, aber auch die umfassende Förderung von Lebenskompetenzen. Grundlage für Konzepte oder Strategien sind die Empfehlungen der „Ottawa-Charta" der Weltgesundheitsorganisation (WHO, 1986). Die Wirkungen müssen durch Interventionen in verschiedenen relevanten Settings hervorgerufen werden.

Das Programm »Das Saarland lebt gesund!« orientiert sich primär an diesen Settings. Für die praxisfeldbezogene und alltagsgerechte Umsetzung von Aktivitäten im Rahmen des Gesundheitszieles „Gesund aufwachsen" sind nach Auffassung von Richter-Kornweitz et al. (2020) Kindertageseinrichtungen, Schulen, Familien oder Stadtteile als relevante kommunale Lebenswelten prädestiniert.

Die jeweiligen Settings sind geprägt durch die individuellen Entwicklungsverläufe, aber auch gekennzeichnet durch eine Reihe von Übergängen. Diese sind der Eintritt in die Kindertagesstätte, dann in den Kindergarten, der Wechsel in die Grundschule, der Übergang zur weiterführenden Schule, in die gymnasiale Oberstufe oder in eine berufliche Ausbildung, danach ggf. der Eintritt in die Universität oder in das Berufsleben (Dumont, Maaz, Neumann & Becker, 2014).

Neben der von Kostenträger- und Anbieterinteressen unabhängigen Übersicht von deutschlandweiten oder kommunalen Projekten bietet »Das Saarland lebt gesund!« seinen Partnern auch neu entwickelte Produkte, u. a. in Form von neuen Projektideen, die den Kommunen zur eigenen Umsetzung passgenau zur Verfügung gestellt werden. Durch die Mitarbeit in deutschlandweit agierenden Arbeitsgruppen können aber auch in anderen Bundesländern erfolgreich umgesetzte Best Practice-Projekte ins Saarland überführt und implementiert werden. Individuelle landesbezogene kommunale Projekte, die im Saarland erfolgreich umgesetzt wurden, werden im Rahmen von Steuerungstreffen anderen Kommunen vorgestellt und bei Interesse und Bedarf in diesen nach Adaption durchgeführt. Hierbei übernimmt »Das Saarland lebt gesund!« eine vermittelnde Rolle, um den Kommunen ein größtmögliches Angebotsportfolio aus den klassischen Handlungsfeldern Bewegung, Ernährung, Stress/psychische Belastungen und Suchtmittelkonsum mit drei übergeordneten Lebensphasen und den dazugehörigen Präventionszielen anzubieten.

Setting Kindertageseinrichtungen/Kindergärten

Nach Lohaus, Jerusalem und Klein-Heßling (2006) entwickeln und verfestigen sich im frühen Kindesalter gesundheitlich bedeutsame Verhaltensweisen und Lebensstile. Nicht zuletzt aufgrund dieser Feststellung ist es sinnvoll, dass eine frühzeitige Gesundheitsförderung bereits im Setting Kita einsetzt.

Kitas sind zwar im Bezug zu Schulen oft weniger strukturiert, bieten aber einen sehr großen Raum, um Interventionen der Prävention und Gesundheitsförderung zu implementieren.

Vor allem die gute Erreichbarkeit und Empfänglichkeit der Eltern für gesundheitsfördernde Themen ist ein wichtiger Faktor (Lohaus et al., 2006), der die Kita als einen guten Ort der Gesundheitsförderung charakterisiert.

»Das Saarland lebt gesund!« – Best Practice-Beispiel: Kinder-Wohlfühlzeit für Kleinkinder

Durch den Lockdown in der zweiten Welle der Coronapandemie wurden in den Kindertageseinrichtungen nur Kinder in Notgruppen betreut. Neben den fehlenden Sozialkontakten waren die Freizeitaktivitäten der jüngsten Gemeindemitglieder zusätzlich stark eingeschränkt, da auch Sport- und Turnvereine nicht trainieren durften und Freundinnen und Freunde selten bis gar nicht besucht werden konnten. Die Bewegungsmöglichkeiten für Kinder waren begrenzt und es fiel den Eltern neben Homeoffice und Homeschooling älterer Geschwister entsprechend schwer, einen aktiven Tagesablauf zu gestalten. »Das Saarland lebt gesund!« wirkte diesem Umstand in Zusammenarbeit mit der Gemeinde Losheim am See und den kommunalen Kitas durch maßgeschneiderte Online-Angebote entgegen.

Ziel war es, ein bedarfsorientiertes, zeitgemäßes Angebot für die Kinder umzusetzen. Die „Kinder-Wohlfühlzeit" hatte ihre Zielstellung neben der Bewegungsförderung auch in der sozialen Kontaktpflege durch Interaktion der Kleinkinder im Livestream. Inhalte waren die spielerische Bewegungsförderung im Rahmen von niedrigschwelligen, kindgerechten Fantasiegeschichten (z. B. Zoobesuch oder Schatzsuche) mit abschließender, kurzer Entspannungseinheit. Spielerische Übungen und Spaß an der Bewegung standen dabei im Vordergrund.

Eine Vernetzung zum Setting Schule, um damit Kinder und Familien langfristig und nachhaltig bei der Entwicklung eines gesundheitsförderlichen Lebensstils zu unterstützen, ist nach Fthenakis (2003) vor allem im Bereich der Transition, dem Übergangsmanagement, sehr wichtig. Die Landesvereinigung für Gesundheit Niedersachsen (LVG), die Akademie für Sozialmedizin (AFS) und die Bundeszentrale für gesundheitliche Aufklärung (BZgA) (2013) gehen auch in ihrer Definition von Präventionsketten auf diese Thematik ein. Spezielles Augenmerk liegt auch hier auf den Übergängen zwischen zwei Lebensphasen. Diese so zu gestalten, dass sie gut gelingen, ist eines der Ziele von Präventionsketten. Diese Ketten werden gebildet, um die Unterstützungsangebote verschiedener Akteur*innen in einem Setting aufeinander abzustimmen und miteinander zu verbinden. Aus dieser Sicht soll eine ressort- und handlungsübergreifende Vernetzung ermöglicht werden.

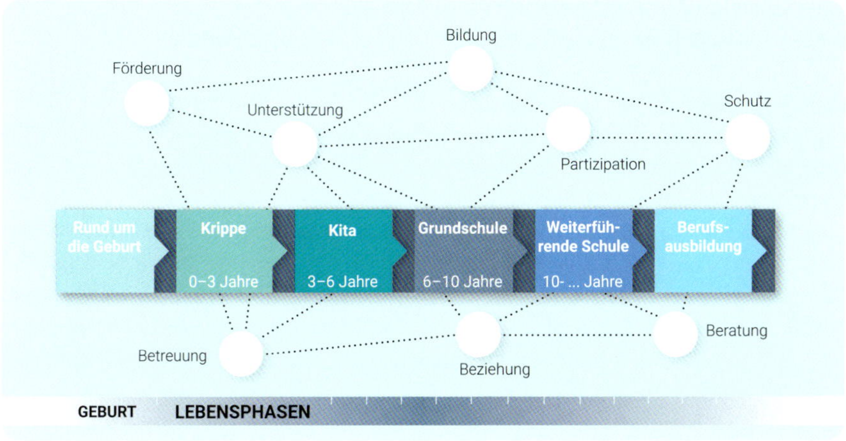

Abb. 18.3: Präventionskette – lebensphasenorientiert (LVG et al., 2013, S. 16)

Daher war auch der Transfer des erfolgreichen Projektes „Kinder-Wohlfühlzeit" vom Einsatzbereich in Kindertageseinrichtungen in die Grundschule eine nahe liegende und zugleich wichtige Maßnahme.

Setting Schule

Gesundheitsfördernde Programme bzw. Projekte gerade im Setting Schule durchzuführen, ist aus unterschiedlichen Gründen elementar. So ist durch das Gesetz über die Schulpflicht im Saarland ein Alleinstellungsmerkmal für diese Lebenswelt festgelegt – alle Kinder im Saarland sind über die Institution „Schule" in einem bestimmten Zeitraum „erreichbar", egal welcher sozioökonomischen Schicht sie angehören. Nach Geene und Rosenbrock (2012) ist die Schule im Bereich der kindlichen Lebenswelten das Setting mit der stärksten Strukturierung, den meisten Akteuren (z. B. Schüler*innen, Eltern oder Schulträger) und Ressourcen sowie dem höchsten Organisationsgrad. Nach Rütten und Pfeifer (2016) ist die schulische Lebenswelt als ein zentraler Ansatzpunkt für die Bewegungsförderung von Kindern und Jugendlichen erwiesen.

Das Setting Schule ist nach Lindemann und Braksiek (2018) eine relevante Lebenswelt, in der Gesundheitsförderung als Persönlichkeitsentwicklung stattfinden kann.

Dadaczynski (2012) stellt den Zusammenhang zwischen Gesundheit als zentraler Ressource und der Erreichung des Bildungs- und Erziehungsauftrages von Schule dar.

Wichtigste Garanten für einen Maßnahmenerfolg bei der Projektentwicklung und Durchführung aus Sicht der Schulen sind nach Lindemann und Braksiek (2018) die Unterstützung durch die Schulleitung, die ertragreiche Zusammenarbeit mit den Kooperationspartner*innen sowie das Angebot passgenauer Maßnahmen.

Es ist durchaus sinnvoll, das Setting Schule noch weiter zu untergliedern, da sich die individuellen Entwicklungen bei den Kindern in dieser Lebensphase ständig und rasant ergeben.

Setting Grundschule

Nach Matern (2010) ist die Grundschule ein bevorzugter, vielleicht sogar ein optimaler Ort für Präventionsansätze. Neben den bekannten Gründen und der nachgewiesenen positiven Wirkung möglichst früher Maßnahmen im Verlauf des Lebens können hier wirklich alle Kinder erreicht werden, egal aus welcher gesellschaftlichen Gruppe sie kommen. Kindergärten oder Kindertagesstätten sind aus der Sicht von Matern (2010) stärker selektiv, d. h. Kinder aus Familien mit geringem Einkommen oder niedrigem Bildungsabschluss der Eltern sind hier unterrepräsentiert. Die Institution Grundschule bietet demnach die Möglichkeit einer fächerübergreifenden Thematisierung von Prävention und Gesundheitsförderung und damit eine bewusste Auseinandersetzung mit gesundheitsrelevanten Fragen. Mögliche Ziele der hier eingesetzten Interventionen sind zum Beispiel die Ausprägung von gesundheitsfördernden Verhaltensweisen und zeitgleich die Problematisierung gesundheitsschädigender Verhaltensweisen, um so die Eigenverantwortung jedes einzelnen Menschen für seine Gesundheit nachhaltig zu entwickeln.

»Das Saarland lebt gesund!« – Best Practice-Beispiel: Kinder-Wohlfühlzeit für Grundschulkinder

Die Kinder-Wohlfühlzeit ist in ihrem Ursprung ein digitales Angebot für Kindergärten bzw. Grundschulen, das zur Zeit der zweiten Welle der Coronapandemie entwickelt wurde. Bedingt durch die zu dieser Zeit geltenden Verordnungen der Landesregierung zur Eindämmung der Pandemie befanden sich die Grundschulen im Wechselunterricht. Auch konnten Sportvereine ihre Angebote, Trainings- bzw. Bewegungszeiten aufgrund der Kontaktbeschränkungen nur sehr reduziert durchführen. Vielen Kindern fehlte das Spielen, Toben und auch grundsätzlich die Bewegung. »Das Saarland lebt gesund!« stellte in dieser Zeit den Grundschulen über einen Livestream digitale niedrigschwellige Bewegungsangebote in Form von erzählten, altersgerechten Bewegungsgeschichten zur Verfügung, die zeitgleich die Kinder im Klassenraum, aber auch die Kinder zu Hause zu mehr Bewegung animierten. Darüber hinaus wurde das Gesundheitswissen im Bezug zu den primärpräventiven Handlungsfeldern auf altersgerechte Weise in Form eines Gesundheitsquiz aufgebaut. Die Übungen, die spielerisch und kindgerecht in eine Geschichte eingebettet wurden, sprachen die Motorik (Spaß an der Bewegung, Körperbewusstsein, Beweglichkeit, Koordinationsfähigkeit), die Sensorik und die kognitive Fähigkeit der Kindergarten- bzw. Grundschulkinder an. Am Ende der dynamischen Bewegungsgeschichte stand immer eine kleine, zielgerichtete Entspannungsphase. Als interaktives Element der ganzheitlichen Gesundheitsförderung deckte das „Gesundheitsrad" die Kategorien Bewegung, Ernährung, Entspannung, Rhythmus, Gehirnjogging, Koordination und Quiz ab. Das Gesundheitsrad wurde in jede der Bewegungsgeschichten miteinbezogen und dabei ca. dreimal gedreht, wodurch eine der Kategorien zufällig zugewiesen wurde. Im Anschluss wurde eine Karte aus der entsprechenden Kategorie gezogen, welche die Frage oder die Übung vorgab. Die Klasse musste dann die Frage oder Übung lösen, wobei Punkte vergeben werden konnten und somit auch ein kompetitiver Charakter (Klassen- oder Schul-Challenge) innerhalb des Bewegungsangebotes ermöglicht wurde.

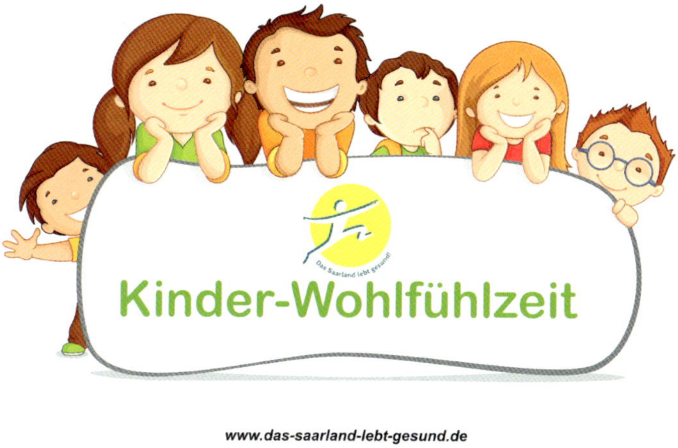

Abb. 18.4: Logo der Kinder-Wohlfühlzeit

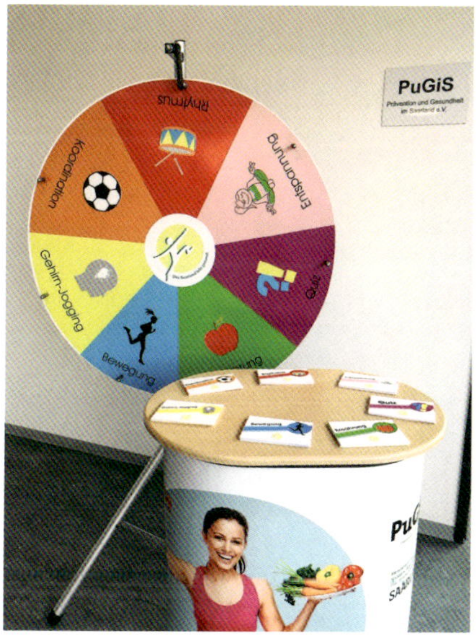

Abb. 18.5: Gesundheitsrad

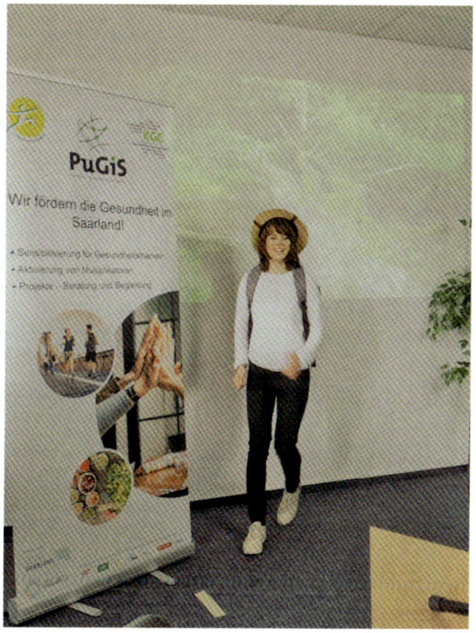

Abb. 18.6: Umsetzung der digitalen Kinder-Wohlfühlzeit

»Das Saarland lebt gesund!« – Best Practice-Beispiel: „Apfel, Karotte und Co"

„Apfel, Karotte und Co." ist ein konzipiertes Projekt der Arbeitsgemeinschaft „Kommunale Gesundheitsförderung" des Landkreises Neunkirchen, verbunden mit einer Weiterentwicklung durch »Das Saarland lebt gesund!«. Wie bekannt, haben Ernährung und Bewegung eine essenzielle Bedeutung für die Prävention und Gesundheitsförderung, auch aus kultureller Perspektive. Die Essgewohnheiten und die damit verbundenen Rituale bzw. die Esskultur sind von Bedeutung für Wohlbefinden, Kommunikation und Sozialverhalten. Ebenso erzeugen Bewegung und Sport Glücksgefühle und fördern positive Stimmungen. Zudem werden in den Spielgruppen Beziehungen und Sozialkontakte aufgebaut und gepflegt.

Der Mitmach-Parcours „Apfel, Karotte & Co." wurde für Grundschulen (Klassenstufen 1–4) konzipiert. Benötigtes Inventar konnte teilweise beim Gesundheitsamt Neunkirchen ausgeliehen werden. Der Parcours umfasste sechs Themenstationen, die durch Bewegungsaktionen verknüpft wurden. Es wurden folgende Spielstationen absolviert:

1. Ernährungsstation: Bilderrätsel „Die Schlacht am Buffet"
2. Ernährungsstation: „Blind schmecken"
3. Ernährungsstation: Ratespiel „Wieviel Zucker?"
4. Ernährungsstation: Ratespiel „1, 2, oder 3"
5. Ernährungsstation: „Ernährungsampel"
6. Bewegungsmodule

Als Abschluss des Mitmach-Parcours erhielten alle Kinder eine Urkunde.

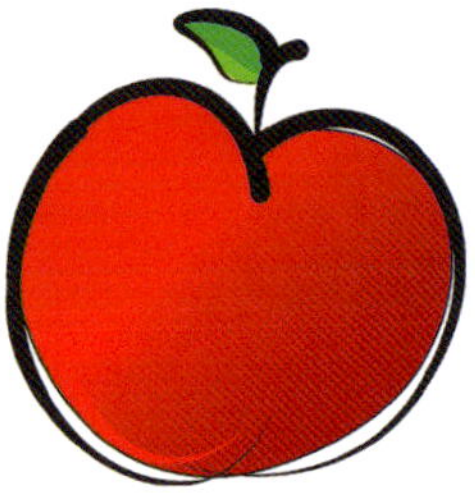

Apfel, Karotte und Co

Abb. 18.7: Projektsymbol „Apfel, Karotte und Co."

Setting berufliche Schulen

Auch weiterführende Schulformen bieten ein großes Spielfeld, um entsprechende Akzente zu setzen.

Vor allem ist auch hier wieder der Übergang bzw. die Schnittstelle zum Berufsleben zu berücksichtigen, also die beruflichen Schulen, die bei der Anzahl gesundheitsförderlicher Maßnahmen noch deutlich unterrepräsentiert sind. Stab und Hacker (2008) zeigen dies in ihrer Arbeit zur

Identifikation wirksamer Strategien zur Verminderung sozialer und gesundheitlicher Benachteiligung bei unterprivilegierten Jugendlichen in einer Bestandsanalyse auf. Das zentrale Ergebnis der Arbeit ist, dass berufliche Schulen kaum Berücksichtigung durch Interventionen bzw. Projekte erfahren. Ebenfalls stellen nach dieser Analyse benachteiligte Jugendliche berufsvorbereitender Bildungsgänge keine Zielgruppe dar. Bestärkt durch diese Ergebnisse halten die Autoren fest, dass der Abbau sozialer Ungleichheit nur durch eine Verknüpfung von Bildung und Gesundheit auch im Setting der berufsbildenden Schulen möglich ist.

»Das Saarland lebt gesund!« hatte in Zusammenarbeit mit dem Saarpfalz-Kreis und dem Berufsbildungszentrum Homburg im Rahmen eines Erasmus-Projektes genau dort einen Ansatz gefunden, um auf diese Problematik einzugehen. Das Projekt reagierte auf die in der jüngeren Vergangenheit immer häufiger auftretenden Meldungen psychischer Erkrankungen bei Schüler*innen.

Psychische Probleme wie etwa Stress, Angst und Depressionen führen bei den Betroffenen nachweislich zu Schwierigkeiten, die an sie herangetragenen Aufgaben zu erfüllen. Nicht zuletzt enden diese Schwierigkeiten in schlechten schulischen Leistungen, die wiederum zu schwindendem Selbstbewusstsein führen. Dadurch können vermehrt soziale Probleme hervorgerufen werden, die sich wiederum negativ auf multidimensionale gesundheitliche Faktoren auswirken. Genau hier setzte das Projekt an, indem es psychischen Problemen präventiv entgegentrat. Zunächst beschäftigten sich die Teilnehmenden des Projektes mit den theoretischen Hintergründen mentaler Gesundheit und sie entwarfen ein Booklet. Danach wurden von den Schüler*innen Werkzeuge entwickelt und hergestellt, die sich positiv auf die mentale Gesundheit auswirken konnten.

Setting Familie

In den ersten Lebensjahren werden Kinder durch ihre engsten Bezugspersonen, vor allem durch ihre Eltern unterstützt. Dadurch haben natürlich gerade diese Bezugspersonen einen wesentlichen Einfluss auf die Entwicklung des Kindes in vielen Bereichen, nicht zuletzt auch im Hinblick auf die Gesundheit. Sie sind verantwortlich für das Schaffen von gesunden Rahmenbedingungen und nehmen entscheidenden Einfluss auf das Gesundheitsverhalten der Kinder. Nach Walter, Minne und Borutta (2011) werden als wichtigste gesundheitsförderliche Faktoren bei Kindern eine dauerhaft gute Beziehung zu primären Bezugspersonen und ein sicheres Bindungsverhalten eingestuft. Weiter haben nach Walter et al. (2011) vor allem auch das Familienklima, der elterliche Führungsstil, aber auch schwere Erkrankungen eines Elternteiles Einfluss auf die gesundheitliche Entwicklung des Kindes.

Eltern haben für die Kinder in vielen Bereichen eine Vorbildfunktion, auch im Bezug zu allen primärpräventiven Handlungsfeldern, vor allem im Bewegungs- oder Ernährungsverhalten.

Nach Rütten und Pfeifer (2016) ist in den ersten Lebensjahren das häusliche Umfeld der wichtigste Impulsgeber für Bewegungsaktivitäten. Vor allem spielen die Eltern aus seiner Sicht eine zentrale Rolle und sollten bei Interventionen aktiv miteinbezogen werden. Ebenso hat sich in vielen Studien gezeigt, welche zentrale Bedeutung (Geene & Rosenbrock, 2012) Eltern, insbesondere Mütter als „Gesundheitsmanagerinnen ihrer Familien" für die Gesundheits- und Bildungschancen ihrer Kinder haben können.

Baumann, Meixner, Fenger und Wollesen (2019) zeigen im Rahmen ihrer durchgeführten Studie „Steigerung der präadoleszenten körperlichen Aktivität durch Gesundheits-Apps für Familien", dass

- sich Schüler*innen im Alter von 10 bis 14 Jahren offen für Aktivitäten mit den Eltern zeigten und
- bei den Jugendlichen die Handlungsfelder Bewegung und Ernährung dominierten.
- Als gemeinsame Aktivitäten mit ihren Eltern gaben die Jugendlichen am häufigsten an, spazieren zu gehen, Fahrrad zu fahren, schwimmen zu gehen, zu joggen, zu kochen und gemeinsam essen zu gehen.

Genau hier haben die nachfolgenden Best Practice-Beispiele von »Das Saarland lebt gesund!« ihren Ansatz.

»Das Saarland lebt gesund!« – Best Practice-Beispiel: „Bärenhunger-Familienkochbox"

Ein saarländisches kommunales Konzept ist zum Beispiel in Zusammenarbeit mit dem Landkreis Saarlouis entstanden, die „Bärenhunger-Familienkochbox". Dabei wurden im Leistungsbezug stehenden Familien Lebensmittel und Rezepte unentgeltlich zur Verfügung gestellt, die dann in Live-Kochshows gemeinsam mit den gesamten Familien verkocht werden konnten. Dadurch lernten die Eltern Essen gemeinsam mit ihren Kindern zuzubereiten und, dass ausgewogene Ernährung nicht gleichzeitig mit einer teureren Ernährung einhergeht. Abgerundet wurde das Angebot der Box mit kleinen Sportgeräten oder animierenden Übungen zum täglichen Einsatz im Themenfeld Bewegung und Entspannung. In der Weiterentwicklung dieses Projektes wurde ein Online-Live-Kochkurs mit einer qualifizierten Ernährungsberaterin integriert. Unter Partizipation der beteiligten Familien wurden vielseitig ausgerichtete und kostengünstige Rezepte abgestimmt und diese zum Einkauf vorab zusammen mit einem Direktlink zum Zuschalten an die angemeldeten Familien gesendet. An ausgewählten Terminen wurden dann über einen Zeitraum von je 60 bis 90 Minuten gesunde und einfache Rezeptideen live „vorgekocht", die gemeinsam in der Familie mit den Kindern zubereitet wurden.

Ziel war es, das niedrigschwellige Angebot der Kochboxen aufzugreifen, um den Familien und insbesondere den Kindern in kompakten Informations- und Anleitungseinheiten durch die ernährungswissenschaftlich qualifizierte Live-Köchin kindgerecht Wissen über die entsprechenden Lebensmittel und deren Verarbeitung zu vermitteln sowie den Umgang mit Koch- und Küchenutensilien zu schulen.

Im Online-Live-Kochkurs wurde dann direkt auf die Zubereitungsarten und die gesundheitlichen Wirkungen der verwendeten Lebensmittel Bezug genommen. Ebenso wurde die Interaktion mit den Familien – besonders mit den Kindern – durch die Referentinnen im offenen Austausch und mit einfachen Fragen zur Ernährungskompetenz forciert. Durch das Liveformat nutzten die Kinder zudem selbstständig die Gelegenheit, mehrfach Fragen an die Referentinnen zu inhaltlichen Varianten der Gerichte zu stellen.

»Das Saarland lebt gesund!« – Best Practice-Beispiel: „Küchenhelfer"

»Das Saarland lebt gesund!« hatte für die Zielgruppe vielseitige Rezeptvorschläge zusammengestellt, die gleichermaßen ausgewogen, günstig und schnell – auch mithilfe der Kinder – zuzubereiten waren. Für eine zusätzliche Zeitersparnis wurden die Rezepte in einen gesamten Wochen-Essensplan mit passendem Einkaufsplan (Mengenangaben jeweils für 2 bis 4 Personen) eingearbeitet.

Die teilnehmenden Familien erhielten nach der Anmeldung zweimal wöchentlich einen Newsletter mit der Rezeptsammlung und den dazugehörigen Wochen-Einkaufsplänen. Durch diese Hilfestellung konnte das individuelle Zeitmanagement der Eltern optimiert und Einkäufe auf zweimal wöchentlich reduziert werden. Gleichzeitig standen Rezepte bereit, welche die Anforderungen an eine ausgewogene Ernährungsgestaltung innerhalb der Familie gesund und schnell erfüllten.

Setting Stadtteile/Quartiere

Stadtteile oder Quartiere bieten die große Möglichkeit, Menschen dort zu erreichen, wo sie leben, spielen, lernen, arbeiten, konsumieren und in Nachbarschaften eingebunden sind. In verschiedenen Programmen zur spezifischen Städtebauförderung, mit denen städtebaulich, wirtschaftlich und sozial benachteiligte sowie strukturschwache Stadt- und Ortsteile stabilisiert und aufgewertet werden sollen, fehlen oftmals gesundheitsförderliche Gesichtspunkte. »Das Saarland lebt gesund!« möchte gesundheitsbezogene Maßnahmen sowie Aktivitäten der Gesundheitsförderung auch in (sozial benachteiligten) saarländischen Quartieren umsetzen. Durch die Ausrichtung von Projekten auf Stadtteile bzw. Wohngebiete ergibt sich die Möglichkeit, vulnerable Bevölkerungsgruppen und Menschen zu erreichen, die sonst kaum Zugang zu Angeboten haben oder sogar gänzlich von gesundheitsförderlichen Angeboten ausgeschlossen sind. Hierdurch entstehen Potenziale für eine stärkere Aktivierung und Beteiligung der Bewohner*innen, damit eine partizipative, niedrigschwellige und nachhaltige Gestaltung von Angeboten ermöglicht wird und Rahmenbedingungen im Quartier verbessert werden können.

Nicht zuletzt konnen nachgewiesenermaßen auch Kinder und Jugendliche zum Beispiel von einem größeren gesundheitsförderlichen Angebotsportfolio im Quartier und von aktivierenden äußeren Bedingungen profitieren. Gerade die Handlungsfelder Bewegung und Ernährung spielen für die Gesundheitsförderung im Quartier eine wesentliche Rolle.

»Das Saarland lebt gesund!« – Best Practice-Beispiel: „Kindergesundheitstag"

Der Kindergesundheitstag ist eine Veranstaltung von PuGiS e. V. und des Projekts »Das Saarland lebt gesund!« in Kooperation mit den Partnerkommunen oder auch Stadtteilen bzw. Quartieren. Die Veranstaltung dauerte etwa vier Stunden. Unter dem Motto „Die Abenteuer von Gesundheitsinspektor Power – Kannst du das Rätsel lösen?" nahmen Kinder zwischen 5 und 15 Jahren an einer Detektiv-Challenge teil. Dabei wurden die Kinder und ihre Eltern für die Themen Ernährung, Bewegung, Kindergesundheit, Mobbing, Selbstbehauptung und Sucht mit verschiedenen Mitmachaktionen und einem Bühnenprogramm sensibilisiert. An jeder Station erhielten die Kinder einen Teil der Lösung – mit „Geheimtinte" auf das Lösungsblatt geschrieben. Wer alle Teile des Codes erspielt hatte, konnte sich am Projektstand gemeinsam mit den Assistent*innen des Gesundheitsinspektors unter einer Schwarzlichtlampe vergewissern, ob der Code geknackt wurde. Für alle Spürnasen mit dem richtigen Lösungswort gab es eine Urkunde und einen Preis.

Das Konzept gewährleistete zum einen eine dynamische und kontrollierte Interaktion, zum anderen sollten die Kinder sich spielerisch Wissen zu den Themen Ernährung, Mobbing und Sucht aneignen, während sie in Bewegung waren. Darüber hinaus lernten sie niedrigschwellig die Angebote der Sportvereine in ihrer direkten Umgebung kennen. Auch die Eltern wurden speziell für die Themen Erste Hilfe am Kind, Zahnhygiene und Zuckerkonsum sensibilisiert.

18.6 Ausblick

Die Gesundheit von Kindern ist in besonders hohem Maß verhaltens- und verhältnisabhängig.

Um allen Kindern die bestmöglichen Chancen für ein gesundes Aufwachsen zu ermöglichen, müssen Maßnahmen, Programme oder Projekte der Prävention und Gesundheitsförderung bereits zu einem frühestmöglichen Zeitpunkt ansetzen und sich an den Bedarfen der in den jeweiligen Settings befindlichen Kinder und Jugendlichen orientieren. Dies muss immer auch aus der Perspektive der Reduzierung von gesundheitlichen Ungleichheiten betrachtet werden.

Für die Zukunft wird es für die erfolgreiche weitere Etablierung des Programmes »Das Saarland lebt gesund!« über alle Lebensphasen hinweg, auch speziell im Bezug zum Präventionsziel „Gesund aufwachsen", wichtig sein, eine gute Mischung zwischen verhaltens- und verhältnispräventiven Projekten und Ansätzen in die kommunale Gesundheitsförderung zu transferieren. Die Themen Prävention und Gesundheitsförderung müssen in Zukunft noch mehr in zahlreiche Politikfelder eingespielt und daraus resultierend als komplexe Querschnittsaufgabe betrachtet und verstanden werden. Insbesondere die elementaren Handlungsfelder Bewegung und Ernährung sind noch weiter in den Fokus der Öffentlichkeit zu stellen.

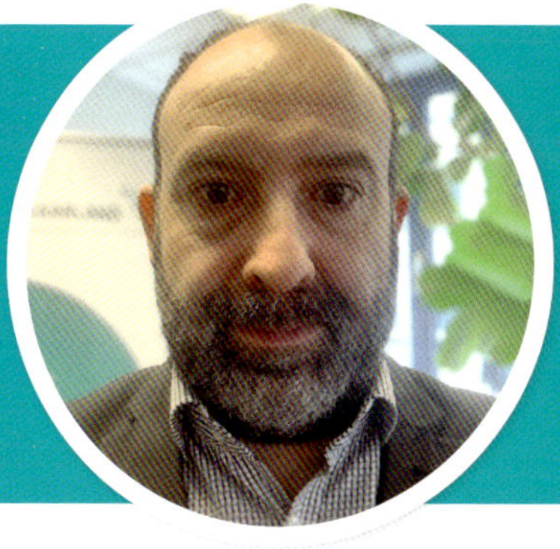

DIRK MATHIS

Dirk Mathis ist seit 2019 Geschäftsführer des Vereins „Prävention und Gesundheit im Saarland (PuGiS e. V.)". Davor hatte er das Glück, seine große Leidenschaft, den Hallenhandball, mit einem Beruf verbinden zu können. Er wurde Landestrainer und Referent für Aus- und Fortbildung beim Handball-Verband Saar. Ebenfalls war und ist er als Autor für Fachzeitschriften aktiv. Seit 2015 war er als Referent der Talentförderung und von 2017 an als Geschäftsstellenleiter Leistungssport beim Landesportverband für das Saarland tätig. Der Sport und die Bewegung begleiteten ihn sein ganzes Leben in unterschiedlicher Art und Weise. Er konnte vielfältige Erfahrungen sammeln und vor allem an sportlich talentierte Kinder und Jugendliche weitergeben. Mit der Übernahme der Geschäftsführerposition bei PuGiS e. V. erweiterte sich diese Zielgruppe um ein Vielfaches. Seine Aufgabe sieht er darin, für die Menschen im Saarland, speziell auch für die Kinder und Jugendlichen, noch bessere gesundheitsförderliche Strukturen zu schaffen und so ein „gesundes Aufwachsen" möglich zu machen.

Literatur

Arbeitsgemeinschaft für Kinder- und Jugendhilfe & Berufsverband der Kinder- und Jugendärzte e. V. (2012). Gesundes Aufwachsen von Kindern und Jugendlichen – Kooperation von Gesundheitswesen und Kinder- und Jugendhilfe. Gemeinsame Handlungsempfehlungen. Berlin. Zugriff am 13.08.2019. Verfügbar unter: https://www.kindergesundheit-info.de/fileadmin/user_upload/kindergesundheit-info.de/Download/download_handlungsempfehlungen-agj-bvkj.pdf

Baumann, H., Meixner, C., Fenger, A. & Wollesen, B. (2019). Steigerung der präadoleszenten körperlichen Aktivität durch Gesundheitsapps für Familien. In A. Arampatzis, S. Braun, K. Schmitt & B. Wolfarth (Hrsg.), Sport im öffentlichen Raum. 24. dvs-Hochschultag. Hamburg: Czwalina.

Bundesministerium für Familie, Senioren, Frauen und Jugend. (2009). 13. Kinder- und Jugendbericht. Bericht über die Lebenssituation junger Menschen und die Leistungen der Kinder und Jugendhilfe in Deutschland. Zugriff am 10.09.2021. Verfügbar unter: https://www.bmfsfj.de/resource/blob/93144/f5f2144cfc504efbc6574af8a1f30455/13-kinder-jugendbericht-data.pdf

Bundesministerium für Gesundheit. (2010). Nationales Gesundheitsziel. Gesund aufwachsen: Lebenskompetenz, Bewegung, Ernaehrung. Zugriff am 10.09.2021. Verfügbar unter: https://www.bundesgesundheitsministerium.de/fileadmin/Dateien/3_Downloads/G/Gesundheitsziele/Broschuere_Nationales_Gesundheitsziel_-_Gesund_aufwachsen_Lebenskompetenz__Bewegung__Ernaehrung.pdf

Bundesministerium für Gesundheit. (2021). Gesundheitsziele. Zugriff am 10.09.2021. Verfügbar unter: https://www.bundesgesundheitsministerium.de/themen/gesundheitswesen/gesundheitsziele.html

Dadaczynski, K. (2012). Stand der Forschung zum Zusammenhang von Gesundheit und Bildung. Zeitschrift für Gesundheitspsychologie, 20, 141–153.

Dumont, H., Maaz, K., Neumann, M. & Becker, M. (2014). Soziale Ungleichheiten beim Übergang von der Grundschule in die Sekundarstufe I. Zeitschrift für Erziehungswissenschaft, 17, 141–165.

Fthenakis, W. (2003). Auf den Anfang kommt es an! – Perspektiven zur Weiterentwicklung des Systems der Tageseinrichtungen für Kinder in Deutschland. Weinheim: Beltz.

Geene, R. & Rosenbrock, R. (2012). Der Settingansatz in der Gesundheitsförderung mit Kindern und Jugendlichen. In Bundeszentrale für gesundheitliche Aufklärung (BZgA) (Hrsg.), Gesundes Aufwachsen für alle! Anregungen und Handlungshinweise für die Gesundheitsförderung bei sozial benachteiligten Kindern, Jugendlichen und ihren Familien (Gesundheitsförderung konkret, Bd. 17, S. 46–75). Köln: Bundeszentrale für gesundheitliche Aufklärung.

Lampert, T., Hoebel, J., Kuntz, B., Müters, S. & Kroll, L. E. (2017). Gesundheitliche Ungleichheit in verschiedenen Lebensphasen. Berlin: Robert Koch-Institut (RKI). Zugriff am 09.07.2019. Verfügbar unter: http://www.rki.de/DE/Content/Gesundheitsmonitoring/Gesundheitsberichterstattung/GBEDownloadsB/gesundheitliche_ungleichheit_lebensphasen.pdf?__blob=publicationFile

Landesvereinigung für Gesundheit Niedersachsen, Akademie für Sozialmedizin & Bundeszentrale für gesundheitliche Aufklärung. (2013). Werkbuch Präventionskette, Herausforderungen und Chancen beim Aufbau von Präventionsketten in Kommunen. Hannover: Landesvereinigung für Gesundheit Niedersachsen.

Lindemann, U. & Braksiek, M. (2018). Jubiläumsschrift 10 Jahre „Fit durch die Schule" – Ergebnisse der wissenschaftlichen Begleitung. Dusseldorf: AOK-Rheinland/Hamburg.

Lohaus, A., Jerusalem, M. & Klein-Heßling, J. (Hrsg.). (2006). Gesundheitsförderung im Kindes- und Jugendalter. Göttingen: Hogrefe.

Matern, S. (2010). Gesundheitsförderung in der Grundschule – Möglichkeiten und Grenzen bei der Zusammenarbeit mit außerschulischen Institutionen am Beispiel eines vierjährigen Evaluationsprojektes. Dissertation. Universität Duisburg-Essen, Duisburg.

Richter-Kornweitz, A. & Kruse, C. (2015). Gesundheitsförderung im Kindesalter. Verfügbar unter: https://doi.org/10.17623/BZGA:224-i041-1.0

Rütten, A. & Pfeifer, K. (Hrsg.). (2016). Nationale Empfehlungen für Bewegung und Bewegungsförderung. Erlangen: Friedrich-Alexander-Universität Erlangen-Nürnberg.

Stab, N. & Hacker, W. (2008). Prävention und Gesundheitsförderung bei sozial benachteiligten Jugendlichen in berufsbildenden Schulen. Prävention und Gesundheitsförderung, 3 (2), 87–94. Verfügbar unter: https://doi.org/10.1007/s11553-008-0115-3

Walter, U., Minne, S. & Borutta, B. (2011). Elternkompetenz und Operationalisierung in multidisziplinärer Perspektive. Kompetenzen und Kriterien zur Bestimmung bzw. Messung von elterlichen Kompetenzen bei Kindern im Alter von 0 bis 6 Jahren. BZgA. Köln: Bundeszentrale für gesundheitliche Aufklärung.

World Health Organization. (1986). Ottawa-Charta for Health Promotion. The move towards a new public health. Ottawa: World Health Organization.

KAPITEL 19
AUFBAU VON GESUNDHEITS-KOMPETENZNETZWERKEN

MARKUS SCHWARZ

Beim Präventivsportprojekt des Instituts für Sport- und Präventivmedizin der Universität des Saarlandes handelt es sich um ein akzeptiertes kostengünstiges Modell mit hohem Bindungscharakter. Der von den Krankenkassen finanzierte Check-up dient zur gesundheitlichen Absicherung und zur Evaluation der Entwicklung der körperlichen Leistungsfähigkeit und kardiovaskulärer Risikofaktoren. Das Programm soll zu vermehrter körperlicher bzw. sportlicher Aktivität auch im Alltag anleiten und motivieren. Der wöchentliche Bewegungsumfang orientiert sich an einem geschätzten Energieumsatz von circa 2000 Kilokalorien zusätzlich. Die individuelle Dosierung ist eine wichtige Komponente, um Über- oder Unterforderungen zu vermeiden und eine dauerhafte Bindung an das Programm zu erreichen. Zur Betreuung der Gesundheitssportler*innen sind gut ausgebildete Bewegungsfachkräfte erforderlich. Eine Sporthalle kombiniert mit einem Fitness- und Kraftraum sowie ein Outdoor-Bereich, wie zum Beispiel eine Waldrunde, bieten optimale Voraussetzungen, um ein interessantes und erfolgreiches Bewegungsprogramm dauerhaft anzubieten.

19.1 Ausgangssituation

Degenerative Erkrankungen des Herz-Kreislauf-Systems und Bewegungsapparates bedrohen in den westlichen Industrieländern nach wie vor unsere Lebensqualität. Die Wertigkeit einer insbesondere durch den medizinischen Fortschritt erreichten höheren Lebenserwartung wird damit relativiert. Therapien sowie eine eventuelle Frühinvalidität verursachen zudem immense Kosten. Neben falschen Ernährungsgewohnheiten ist Bewegungsmangel als negative Folge unserer technisierten Umwelt oft Auslöser und/oder Verstärker dieser Erkrankungen (Löllgen, 2015). Die vorbeugende Funktion von körperlicher bzw. sportlicher Aktivität wurde insbesondere in den letzten beiden Jahrzehnten durch eine Reihe wissenschaftlicher Studien belegt (Farell et al., 2013, Lee et al., 2014, Guthold et al., 2018). Beispielsweise haben körperlich inaktive Personen ein etwa doppelt so hohes Risiko, einen Herzinfarkt zu erleiden wie vergleichbare Personen mit einem aktiven Lebensstil. Die Weltgesundheitsorganisation (WHO) propagiert ebenso wie die medizinischen Fachgesellschaften Bewegung und Sport neben einer gesunden Ernährung als wichtigste natürliche Maßnahme zur Gesundheitsvorsorge (Garber et al., 2011). Darüber hinaus haben gesundheitssportliche Betätigung und das sich daraus entwickelnde

Gesundheitsbewusstsein häufig auch positive Begleiteffekte auf weitere gesundheitliche Risikofaktoren wie zum Beispiel Rauchen und Disstress. Regelmäßiger Sport kann als Vehikel dienen, um ungünstige Verhaltensweisen zu ändern (Hollstein, 2019).

Nachdem in neuester Zeit zunehmend über Organisationsstrukturen und Inhalte bezüglich gesundheitssportlicher Betätigung nachgedacht und zum Teil in verschiedenen Modellen praktiziert wird, möchten wir unsere Erfahrungen auf diesem Sektor weitergeben. Am Sportmedizinischen Institut wurde 1990 neben einer schon seit 1980 existierenden Rehabilitationssportgruppe für innere Erkrankungen (Herzsportgruppe) zusätzlich eine Präventivsportgruppe gegründet. Die Teilnehmenden rekrutierten sich zunächst aus Bediensteten der Universität des Saarlandes, später zusätzlich aus verschiedenen saarländischen Betrieben.

Ausgangspunkt unserer Bemühungen war die Erkenntnis aus der täglichen Praxis, dass in weiten Kreisen der Bevölkerung die Einsicht, selbst aktiv etwas zur Erhaltung und Förderung der Gesundheit beizutragen, zwar durchaus vorhanden ist, die praktische Umsetzung in der Alltagssituation die Einzelnen aber häufig überfordert. Diese Überforderung äußert sich in motivationalen Problemen zur Aufnahme eines gesundheitssportlichen Programms, aber auch in der Beibehaltung und mangelnden Bindung (Drop-out) an diese Aktivitäten (Pahmeier & Tiemann 2013).

Während es noch relativ einfach ist, geeignete Bewegungsformen (insbesondere Ausdauersportarten mit dynamischer Beanspruchung großer Muskelmassen wie beispielsweise Laufen, Radfahren oder Schwimmen) und den erforderlichen Belastungsumfang vorzugeben, ist die Realisierung der optimalen Intensität sehr viel schwieriger. Aber gerade die individuell ausgerichtete Intensität ist im Gesundheitssport eine wesentliche Voraussetzung sowohl für Effizienz als auch Motivation. Die alleinige subjektive Einschätzung hat sich aufgrund eigener Untersuchungen, aber auch aufgrund von Studien anderer Arbeitskreise als unzureichend erwiesen (Weitl & Gmelch, 2002). Insbesondere besteht häufig eine Tendenz zur Überbelastung mit daraus resultierendem Missverhältnis zwischen Nutzen und Risiko des betriebenen Sports.

19.2 Pilotphase

Ziel der Untersuchung war es deshalb, bei Personen mit kardiovaskulären Risikofaktoren ein einjähriges gesundheitssportliches Trainingsprogramm einschließlich Ernährungsberatung durchzuführen, das neben leistungsphysiologischen bzw. metabolischen Adaptionen gleichzeitig eine möglichst hohe Teilnahmeakzeptanz aufweist (1995). Ausgehend von einer internistischen und orthopädischen Untersuchung zur Beurteilung der körperlichen Leistungsfähigkeit bzw. Belastbarkeit wurde ein individuell dosiertes Trainingsprogramm zusammengestellt (siehe Tab. 19.1). Dabei konnten wir auf unsere Erfahrungen aus dem Rehabilitationssport (insbesondere Herzsportgruppen) und Leistungssport zurückgreifen.

19.3 Sportmedizinische Betreuung

Zu Beginn wurde ein internistischer und orthopädischer Ausgangsstatus erhoben. Darüber hinaus war es wichtig, bereits zu diesem Zeitpunkt durch die Persönlichkeitsstruktur sowie die berufliche und familiäre Situation vorgegebene Rahmenbedingungen, die Einfluss auf die Trainingskonzeption haben können, zu erfassen.
Das diagnostische Spektrum beinhaltete folgende Untersuchungen:

1. Risikokonstellation
   - Körpergewicht und Körperfettanteil
   - Kardiovaskuläre Risikofaktoren, Beschwerden
   - Ruhe- und Belastungs-EKG inklusive Blutdruckverhalten
   - Fakultativ: Echokardiografie

2. Leistungsfähigkeit und geeignete Trainingsintensität
   - Fahrrad- oder Laufbandergometer mit Ermittlung der Ausdauerleistungsgrenze anhand der Laktat-Leistungskurve und der abgeleiteten Trainingsherzfrequenz

Wurde ein relevanter Risikofaktor festgestellt, erfolgte die Aufnahme in das einjährige Betreuungsprogramm. Auf der Basis der erhaltenen Daten wurde ein individueller Trainingsplan aufgestellt.

Bei Bedarf wurde zusätzlich eine Ernährungsberatung anhand einer computergestützten Ernährungsanalyse durchgeführt. Sowohl wissenschaftliche Studien als auch praktische Erfahrungen zeigen immer wieder, dass die Kombination aus sportlicher Betätigung und gesunder Ernährung sehr viel mehr bewirken kann als lediglich die Veränderung von einzelnen Verhaltensweisen.

Die gesundheitlichen und leistungsphysiologischen Parameter wurden nach drei Monaten im Rahmen einer Zwischenuntersuchung (ZU) kontrolliert, um eventuell notwendige Anpassungen vorzunehmen, Probleme zu erkennen und positive Entwicklungen als Motivationsverstärker einzusetzen. Nach zwölf Monaten erfolgte eine abschließende Untersuchung (AU).

19.4 Sportpraktische bzw. sportpädagogische Konzeption

Das körperliche Training umfasste eigenständige Ausdauertrainingseinheiten (etwa zwei- bis dreimal pro Woche jeweils 30 bis 60 Minuten je nach Leistungsfähigkeit, was einem zusätzlichen Energieumsatz von ca. 500 bis 1500 Kilokalorien/Woche entspricht), die zur besseren Kontrolle und Planung protokolliert wurden.

Die Trainingsintensität wurde anhand der ergometrischen Daten (Ermittlung der sogenannten individuellen anaeroben Schwelle als Kriterium der Ausdauerleistungsfähigkeit) vorgegeben (siehe Tab. 19.1).

Tab. 19.1: Aufbau des Präventivsportprogramms

Eigenständiges Training	Gruppentraining	Rahmenveranstaltungen
• **individuell abgestimmtes Herz-Kreislauftraining** • **individuell abgestimmtes Kräftigungs- und Dehnungsprogramm** • **evtl. Entspannungstraining** • **Alltagsbelastungen richtig ausführen**	• **Aufwärmphase (15–20 min)** • **funktionelle Gymnastikphase** Muskelkräftigung, -dehnung, Körperwahrnehmungs- und Entspannungstraining, Koordinationstraining • **Ausdauerphase (20 min)** Herz-Kreislauf-Training durch z. B. flottes Gehen, Laufen, ausdauerorientierte Spiel- und Übungsformen, ggf. Ergometertraining • **Spielphase (20 min)** Mannschaftsrückschlagspiele bzw. modifizierte Spiele wie z. B. Prellball, Volleyball, Fußballtennis, Federball	***Informationsabende mit Themen wie z. B.*** • **Vollwerternährung** • **Erste Hilfe** • **verschiedene theoretische Inhalte aus dem sportpraktischen Bereich** ***Freizeitveranstaltungen wie z. B. gemeinsame*** • **Radtouren** • **Schwimmbadbesuche** • **Wanderungen**

Zu den für ein Herz-Kreislauf-Training infrage kommenden Sportarten gehörten vor allem Walking, Jogging, Radfahren und Schwimmen. Die direkte Auswahl der Sportart richtete sich nach den Interessen der Teilnehmenden einschließlich möglicher Vorerfahrung, nach der Durchführbarkeit und dem medizinischen Befund (z. B. Übergewicht, orthopädische Beschwerden etc.).

Neben einem gut funktionierenden „Motor" – dem Herz-Kreislauf-System – ist auch ein gewisses Maß an Kraft und Beweglichkeit zur Erhaltung der „Karosserie" – das Muskelkorsett – notwendig. Deshalb absolvierten die Teilnehmenden ergänzend ein individuell abgestimmtes Kräftigungs- und Dehnungsprogramm.

Zu Beginn eines körperlichen Trainings wurde ein etwa 10- bis 15-minütiges Aufwärmen durchgeführt, das der psychischen Einstimmung, der Anregung des Herz-Kreislauf-Systems und des Stoffwechsels sowie der Verletzungsprophylaxe diente. Um Überlastungsschäden des Stütz- und Bewegungsapparates zu vermeiden, lernten die Teilnehmenden die richtige Ausführung typischer Alltagsbelastungen (z. B. Tragen und Heben). Zur psychischen Stabilisierung trugen einfache Entspannungstechniken bei, die von den Teilnehmenden auch selbstständig durchgeführt werden konnten (Schwarz, L. & Schwarz, M., 2003).

Darüber hinaus fand ein- bis zweimal wöchentlich ein Gruppentraining in der Sporthalle bzw. auf dem Gelände der Landessportschule statt (siehe Tab 19.1).

Im Rahmen dessen sollte zunächst das richtige Aufwärmen erlernt werden, das aus einem moderaten Einlaufen bzw. Traben, mobilisierenden Variationen, koordinativen Elementen und einem Dehnprogramm bestand.

Daran schloss sich die Gymnastikphase mit vielfältigen Gestaltungsmöglichkeiten an. Kräftigung, Dehnung bzw. Lockerung standen im Mittelpunkt (Wirbelsäulengymnastik, Rückenschule). Aber auch Körperwahrnehmungs- und Entspannungstraining gehörten in diesen Teil. Ein koordinatives Training (u. a. Spielformen bzw. Geschicklichkeitsspiele) förderte die Wahrnehmung sowie die Bewegungssicherheit und diente der Verletzungs- bzw. Unfallprophylaxe. Zusätzlich wurden Bewegungsabläufe ökonomisiert.

Innerhalb der anschließenden Ausdauerphase wurden das Herz-Kreislauf-System und der Stoffwechsel durch flottes Gehen bzw. Walking, Traben, Laufen bzw. ausdauerorientierte Spiel- und Übungsformen trainiert. Durch Puls- und gelegentliche Laktatkontrollen wurde die Intensität kontrolliert und gesteuert.

Neben koordinativen Trainingseffekten war das Spiel am Ende des Gruppentrainings ein wichtiger Impuls für die Motivation und Gruppendynamik. Bevorzugt wurden die sogenannten Mannschaftsrückschlagspiele wie zum Beispiel Prellball, Volleyball und Fußballtennis wegen der geringen Verletzungsgefahr und guten Dosierbarkeit. Aber auch Einzelrückschlagspiele wie Federball oder Softtennis und bei leistungsfähigeren Teilnehmenden auch modifizierte Mannschaftsspiele wie zum Beispiel Basketball mit einem höhenvariablen, freistehenden Korbständer kamen zum Einsatz (siehe Tab. 19.2).

Beim Gruppentermin bestand außerdem die Gelegenheit, Fragen und Probleme sportpraktischer und medizinischer Art zu erörtern.

Zusätzlich wurden Informationsabende zu ausgewählten Themenbereichen (z. B. gesunde Ernährung, Heimtraining etc.) durchgeführt. Gemeinsame Freizeitveranstaltungen, wie beispielsweise Fahrradtouren oder Schwimmbadbesuche, standen ebenfalls auf dem Programm (siehe Tab. 19.2).

Die Befunde wurden auf verschiedenen Kongressen vorgestellt und publiziert (u. a. Schwarz, M. et al., 1991, Schwarz, M. et al., 1993, Schwarz, L. et al., 1996). Beispielhaft werden hier die Entwicklung der körperlichen Leistungsfähigkeit, von Blutdruck und Cholesterin einschließlich der Unterfraktionen dargestellt.

Die Gesamtgruppe wurde retrospektiv in eine aktive Gruppe mit deutlicher Leistungsverbesserung und eine inaktive Gruppe ohne bzw. mit geringer Leistungssteigerung unterteilt.

Die Leistungsfähigkeit nahm in der aktiven Gruppe innerhalb eines Jahres um etwa 12 Prozent und die Leistung an der Ausdauerleistungsgrenze um 19 Prozent zu. Während die maximale Herzfrequenz in beiden Gruppen nahezu unverändert blieb, reduzierte sich die submaximale Herzfrequenz (100 Watt bei der Fahrradergometrie) bei der aktiven Gruppe um ca. 6 Prozent gegenüber einem tendenziellen Anstieg um knapp 2 Prozent bei der inaktiven Gruppe (siehe Tab. 19.2).

Tab. 19.2: Prozentuale Veränderungen (%) der körperlichen Leistungsfähigkeit bei der aktiven Gruppe (maximal und im Bereich der Ausdauerleistungsgrenze = individuelle anaerobe Schwelle (IAS)) mit niedriger Herzfrequenz (HF) im submaximalen alltagsrelevanten Intensitätsbereich. Zum Vergleich ist eine inaktive Gruppe (n = 9) ohne relevante Veränderungen aufgeführt (*** = hochsignifikant)

	Leistung (max.)	**Leistung (IAS)**	**HF (submax.)**
Aktive Gruppe (n = 21)	11,8 % ***	19,1 % ***	-5,8 % ***
Inaktive Gruppe (n = 9)	0,9 %	2,9 %	1,7 %

Bei der Gruppe mit erhöhtem Cholesterin wurde nach einem Jahr ein um 13 Prozent niedrigeres Gesamt-Cholesterin, ein um 17 Prozent niedrigeres LDL-Cholesterin bei nahezu unverändertem HDL-Cholesterin gemessen (siehe Abb. 19.1). Der unveränderte Wert beim HDL-Cholesterin ist vermutlich auf das relativ hohe Ausgangsniveau (≥ 60 mg/dl) zurückzuführen. Durch die deutliche Reduktion des LDL-Cholesterins kommt es dennoch zu einer günstigen Beeinflussung des LDL/HDL-Verhältnisses (Schwarz et al., 1993).

Beim Cholesterin sind jahreszeitliche Schwankungen bekannt, sodass die Entwicklung des Risikofaktors anhand der Intervention nur bei einem mindestens einjährigem Untersuchungszeitraum entsprechend interpretiert werden kann (Azevedo et al., 2013).

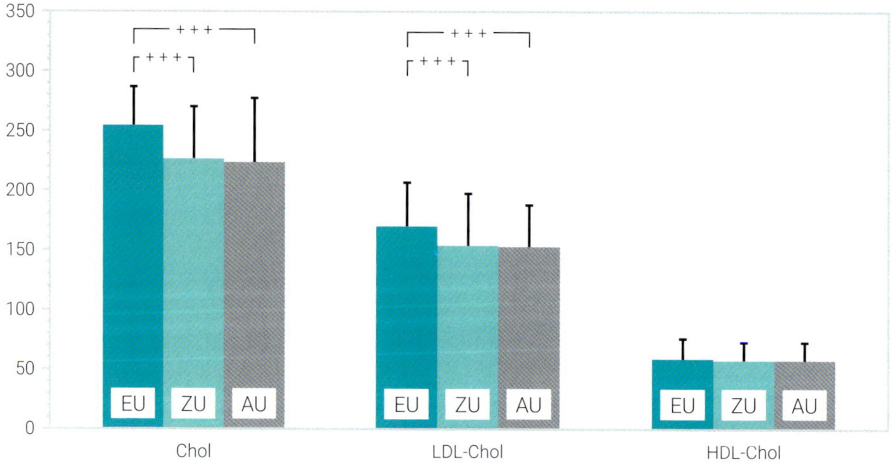

Abb.19.1: Verhalten von Cholesterin (Chol), LDL-Cholesterin (LDL-Chol) und HDL-Cholesterin (HDL-Chol; mg/dl) innerhalb der Untergruppe mit erhöhtem Cholesterin bei der Eingangsuntersuchung (EU) im Vergleich zur Zwischenuntersuchung (ZU) nach drei Monaten und der Abschlussuntersuchung (AU) nach einem Jahr (MW ± SD; *p ≤ 0,05, **p ≤ 0,01, ***p ≤ 0,001)

Der systolische Blutdruck nahm in Ruhe um 10 Prozent und der diastolische Blutdruck sogar um 16 Prozent ab. Bei gegebener Belastungsstufe (100 Watt bei der Fahrradergometrie) reduzierte sich der systolische und diastolische Wert um 9 Prozent (siehe Abb. 19.2).

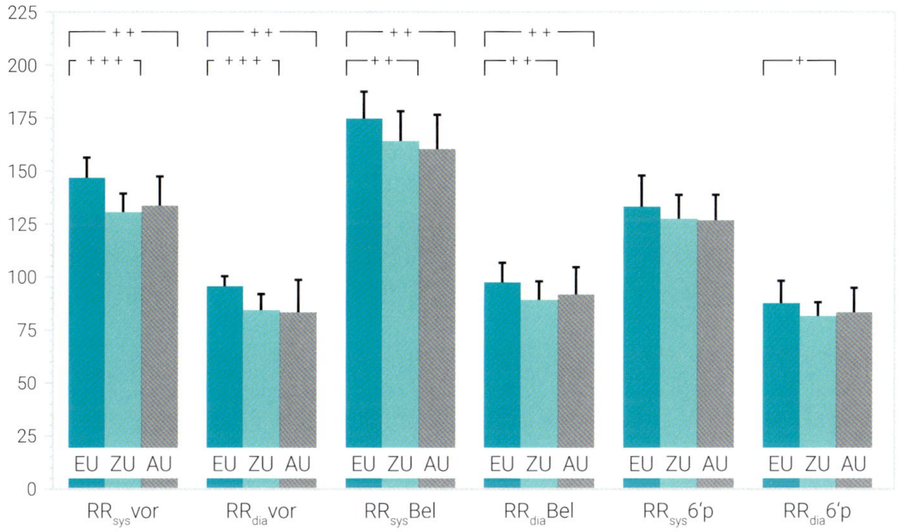

Abb. 19.2: Verhalten von systolischem und diastolischem Blutdruck (mmHg) in Ruhe, während und nach stufenweiser ansteigender Belastung bei der Untergruppe mit erhöhtem Blutdruck bei der Eingangsuntersuchung (EU) im Vergleich zur Zwischenuntersuchung (ZU) nach drei Monaten und der Abschlussuntersuchung (AU) nach einem Jahr (MW ± SD; *p ≤ 0,05, **p ≤ 0,01, ***p ≤ 0,001)

Gerade der ganzheitliche Charakter dieses Projektes war von hoher Bedeutung. Es wurde nicht nur der Körper, sondern auch die Psyche berücksichtigt („Spaß, Motivation, Entspannung").

Im Rahmen einer Befragung zur Akzeptanz des Programmes wurde das Gesundheitsmotiv gefolgt von Spaß, Entspannung durch Ablenkung und das Training in der Gruppe sowie die sportmedizinische Betreuung favorisiert. Zu Beginn stuften ca. 20 Prozent, am Ende über 50 Prozent der Teilnehmenden ihre Fitness als „gut bis sehr gut" ein (Schwarz et al., 1995).

Neben dem Herz-Kreislauf-System wurde auch der aktive und passive Bewegungsapparat durch Kraft- und Dehnübungen, Lockerungs- und Entspannungsübungen sowie Rückenschulelemente miteinbezogen. Der Programminhalt „Funktionelle Gymnastik" wurde von den Teilnehmenden als „sehr wichtig" eingestuft (Schwarz et al., 1995).

Gerade die Partner- und (Gruppen-)Spiele bzw. Spielformen am Ende der gemeinsamen Bewegungseinheit haben sich neben den vor allem koordinativen Trainingseffekten als wichtiger pädagogischer Bestandteil dieses gesundheitssportlichen Konzeptes erwiesen. Spiele besitzen generell einen hohen Aufforderungscharakter zur Bewegung und fördern vor allem in Partner- oder Gruppenform intensiv die psychosozialen Ressourcen der Teilnehmenden. Sie wirken entspannend durch den Ablenkungseffekt und tragen insbesondere durch Spaß und Freude zu einer langfristigen Bindung an das gesundheitssportliche Programm bei (Schwarz M. & Schwarz L., 1995, Kolb et al., 2009, Duttler, 2014).

Das eigenständige Training förderte neben den physiologischen Effekten die Unabhängigkeit bzw. Selbstständigkeit als wichtige Komponente für einen langfristigen lebensbegleitenden Bewegungs- und Trainingsrhythmus.

Die circa einjährige Betreuung schien auch aus pädagogischer Sicht sinnvoll, um vorher inaktive Personen dauerhaft, quasi ein Leben lang, an Bewegung und Sport zu gewöhnen. Eine Betreuung über lediglich einige Wochen oder Monate erwies sich meist als nicht ausreichend, um auf Dauer Veränderungen des Lebensstils zu erreichen. Viele Teilnehmende sind bei freier Kapazität auch über den Untersuchungszeitraum hinaus dauerhaft Mitglied der Gruppe geblieben.

Insgesamt zeigte sich, dass Akzeptanz und Erfolg einer präventiv ausgerichteten Intervention an das Vorhandensein verschiedener sowohl personeller als auch infrastruktureller Voraussetzungen geknüpft waren (Schwarz et al., 1996). Die individuelle und ganzheitliche Ausrichtung mit längerfristiger intensiver Betreuung ist nach wie vor bei Personen mit bereits manifester Risikokonstellation gerechtfertigt. Halbherzige oder auf Einzelaspekte zielende bzw. punktuell eingesetzte „Aktionen“ können zwar als Initialzündung nützlich sein, verpuffen aber letztendlich, wenn der betreffenden Person nicht ein konkretes Betreuungsangebot an die Hand gegeben wird. Neben dem Versicherungsträger sollten auch die Teilnehmenden im Sinne der Selbstverantwortung an den Kosten beteiligt werden.

19.5 Weiterentwicklung des Projektes

Mit diesen positiven Ergebnissen und Erfahrungen wurde das Programm nach und nach für interessierte außeruniversitäre Personen geöffnet und auch in verschiedenen Vereinen des Saarländischen Turnerbundes weiterverbreitet.

Gemeinnützige Sportvereine bieten aufgrund ihrer Infrastruktur ideale Voraussetzungen für permanente Bewegungsangebote mit langfristiger Bindung – im Gegensatz zu Kurssystemen mit beispielsweise 10 bis 15 Terminen – und das auf meist kostengünstiger Ebene.

Das Projekt wurde während der Pilotphase im Wesentlichen von verschiedenen Krankenkassen finanziert, wodurch die aufwendigen sportmedizinischen Untersuchungen und die enge Betreuung während der Studienphase ermöglicht wurden. Im Anschluss wurde lediglich ein Check-up zu Beginn und in zweijährigem Turnus empfohlen, der auch in der hausärztlichen

Praxis absolviert werden konnte, was zu deutlich moderateren Kosten (im Rahmen eines monatlichen Vereinsbeitrages) führte und dadurch weiter von den Krankenkassen bzw. Krankenversicherungen unterstützt wurde.

Das Programm wurde bei verschiedenen saarländischen gesundheitsorientierten Veranstaltungen vorgestellt und beworben (Freizeitmesse, Tag des Gesundheitssports u. Ä.).

Im Laufe der Jahre wurden in Kooperation mit dem Sportmedizinischen bzw. Sportwissenschaftlichen Institut der Universität des Saarlandes zahlreiche Aus- und Fortbildungen vor allem mit dem Saarländischen Turnerbund durchgeführt, um gut ausgebildete Fachübungsleiter*innen („Fitness und Gesundheit") für Gesundheitssportgruppen zur Verfügung zu haben.

Auch in der Sportlehrer- bzw. Bachelor- und Masterausbildung wurden diese spezifischen Inhalte integriert, sodass die Studierenden neben dem universitären Abschluss auf diesem Weg Zusatzqualifikationen erwerben konnten bzw. auch aktuell können, um den Gruppen in den Vereinen dadurch ebenfalls Unterstützung leisten zu können.

Durch verschiedene Hospitationen und Lehrversuche werden die Gruppenteilnehmenden ständig mit neuen Programminhalten versorgt und erhalten durch den Kontakt mit den Studierenden immer „frischen Schwung".

In den Folgejahren wurde das Programmangebot neben dem Gruppentraining in der Sporthalle der Universität des Saarlandes um ein 90-minütiges gerätegestütztes Training im Fitness- und Kraftraum des Olympiastützpunktes Rheinland-Pfalz/Saarland erweitert. Seitdem wird dort ein individuell zusammengestelltes und dosiertes Kraft- und Beweglichkeitstraining angeboten. Die Teilnehmenden werden an den ausgewählten Geräten mittels multiplem Wiederholungsmaximum ausgetestet und bekommen einen persönlichen Trainingsplan erstellt, der sich je nach Leistungsfähigkeit bzw. Belastbarkeit an der Intensität eines Kraftausdauer- oder Muskelaufbautrainings orientiert. Mobilisations- und Beweglichkeitstraining findet unter anderem meist auch hier wegen den intensiveren sozialen Interaktionen in der Gruppe statt.

Zum Aufwärmen werden primär die ausdauerorientierten Geräte wie Fahrrad-, Laufband, Ruder- und Handkurbelergometer oder Stepper bzw. Crosstrainer verwendet. Zum Teil wird auch eine Outdoor-Walking- oder -Joggingrunde gewählt.

Es wurden in den darauffolgenden Jahren insbesondere zum Energieumsatz und zum Walking – eine in diesem Zeitraum neuere und beliebte Bewegungsform vor allem bei älteren Gesundheitssportler*innen – weitere Studien primär mit den Teilnehmenden der Präventivsportgruppe durchgeführt.

Zunächst wurde der Energieumsatz bei dem 90-minütigen gemischten Gruppentraining im Präventivsport (Leistungsfähigkeit 2,5 ± 0,3 Watt kg^{-1}) im Vergleich zum Rehabilitationssport

(Herzsport) gemessen, differenziert in Patient*innen mit geringer Leistungsfähigkeit (Übungsgruppe, 1,3 ± 0,2 Watt kg^{-1}) und höherer Leistungsfähigkeit (Trainingsgruppe, 2,0 ± 0,2 Watt kg^{-1}). Die Präventivsportler*innen und die Trainingsgruppe erreichten einen vergleichbaren Energieumsatz von 426 ± 66 bzw. 408 ± 60 kcal·h^{-1}. Die Übungsgruppe mit primär koordinativen Elementen lag mit 288 ± 54 kcal·h^{-1} signifikant niedriger (siehe Abb. 19.3).

Schlussfolgernd entspricht ein gemischtes Bewegungsprogramm von Gesundheitssportler*innen oder Herzsportpatient*innen einer Trainingsgruppe einer insgesamt moderaten körperlichen Aktivität von circa 400 bis 450 Kilokalorien (Kcal). Es sind also weitere Trainingseinheiten notwendig, um den wöchentlichen Mindestenergieumsatz (1500–2000 Kcal/Woche) zur Erzielung von günstigen Gesundheitseffekten zu erreichen (Schwarz et al., 2003).

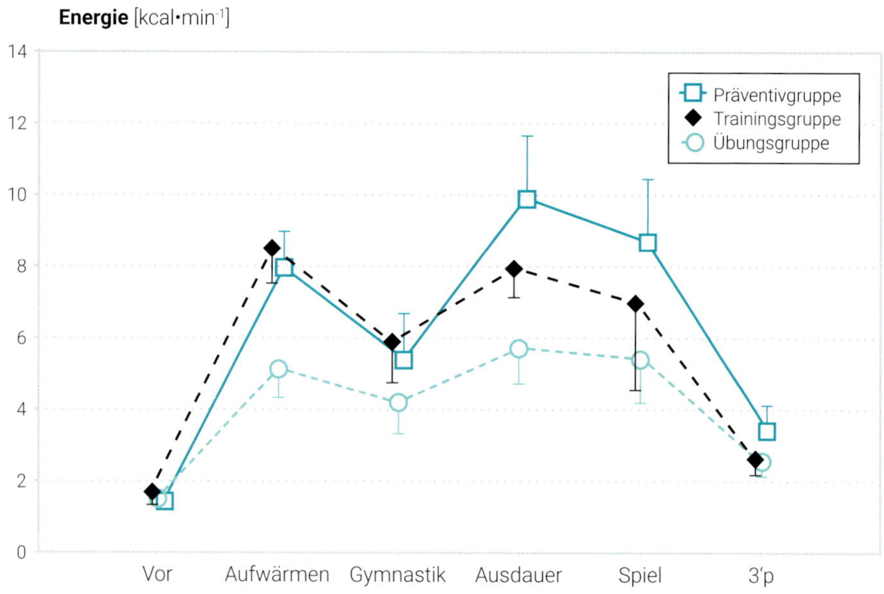

Abb.19.3: Energieumsatz während des 90-minütigen Gruppentrainings bei der Präventivsportgruppe (blau), der Herzsporttrainingsgruppe (schwarz) und -übungsgruppe (hellblau)

Im Anschluss wurde der Energieumsatz während eines gemischten 90-minütigen Fitness- und Krafttrainingsprogramms (Aufwärmen, Dehnen, Kraftausdauer Zirkeltraining, Ausdauerbelastung), mit Gesundheitssportler*innen (Leistungsfähigkeit (~ 2,3 Watt/kg) im Fitness- und Kraftraum des Olympiastützpunktes Rheinland-Pfalz/Saarland überprüft (Schwarz M. et al., 2005).

Insgesamt wurden während der 90 Minuten 425 ± 65 kcal (278 ± 42 kcal/h = ca. 4 MET) umgesetzt, das in etwa dem 90-minütigen Gruppentraining der Präventivsportler*innen in der Sporthalle entspricht (s. o.). Während des Ausdauerteils war der Energieumsatz fast doppelt so hoch wie beim Kraftzirkel.

Mit beiden Trainingsterminen zusammen kann ein Energieumsatz von circa 800 bis 900 Kilokalorien erzielt werden, der in etwa der Hälfte des wöchentlich empfohlenen Trainingsumfangs von 1500 bis 2000 Kilokalorien pro Woche entspricht. Zwei bis drei weitere eigenständige Trainingseinheiten sind empfehlenswert (Schwarz et al., 2005).

Mehrere Untersuchungen zum Walking bzw. Nordic Walking haben gezeigt, dass die Bewegungsform gerade für ältere Gesundheitssportler*innen einen ausreichenden Trainingsreiz bei geringem Überforderungsrisiko bietet, über die Herzfrequenz oder die Geschwindigkeit gut dosierbar ist und auch zu einem nennenswerten Energieumsatz (300–400 kcal/h) bei entsprechender Intensität (≥ 6 km/h) führt (Schwarz et al.,1998, 1999, 2006). Beim Nordic Walking wird bei vergleichbarer Geschwindigkeit ein um etwa 10 Prozent höherer Energieumsatz erzielt (Schwarz et al., 2007).

Neuere Befunde zeigen, dass Umfang und Intensität bei Bewegungs- und Trainingsprogrammen für einen optimalen Gesundheitseffekt deutlich höher sein sollen als bisher angenommen. Die Empfehlungen des American College of Sports Medicine (Garber et al., 2011) scheinen eher den Mindest- bzw. den Einstiegsanforderungen zu entsprechen (150 Min. moderates oder 75 Min. intensives Training pro Woche) (Hollstein, 2019).

Nach Untersuchungen von Moore et al. (2012) erhöht ein Trainingsumfang von > 20 MET Stunden (> ~ 1500 kcal) pro Woche die Lebenserwartung um 4 bis 5 Jahre (siehe Abb. 19.4).

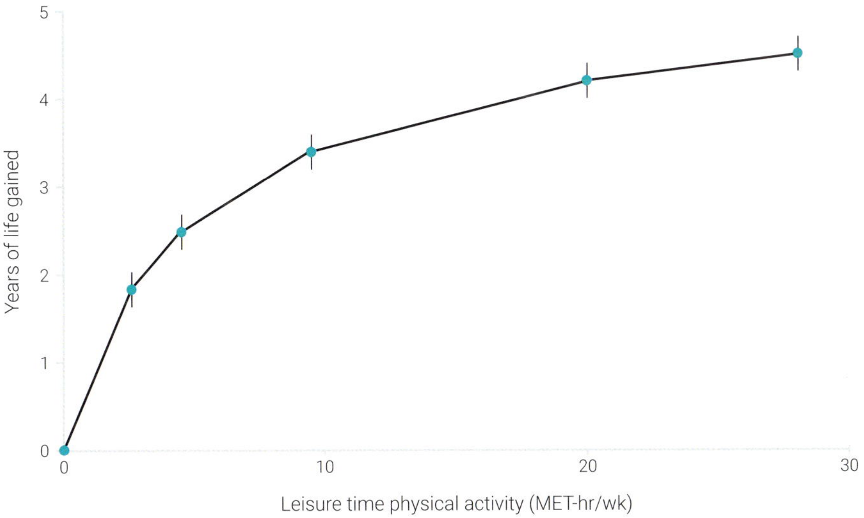

Abb. 19.4: Zusammenhang zwischen freizeitsportlichem Aktivitätslevel und Lebenserwartung (Moore et al., 2012).

Nach Riebe et al. (2015) bzw. Franklin (2014) können fünf intensive Trainingseinheiten pro Woche das relative Risiko, einen akuten Myokardinfarkt zu erleiden, weiter deutlich reduzieren (siehe Abb. 19.5).

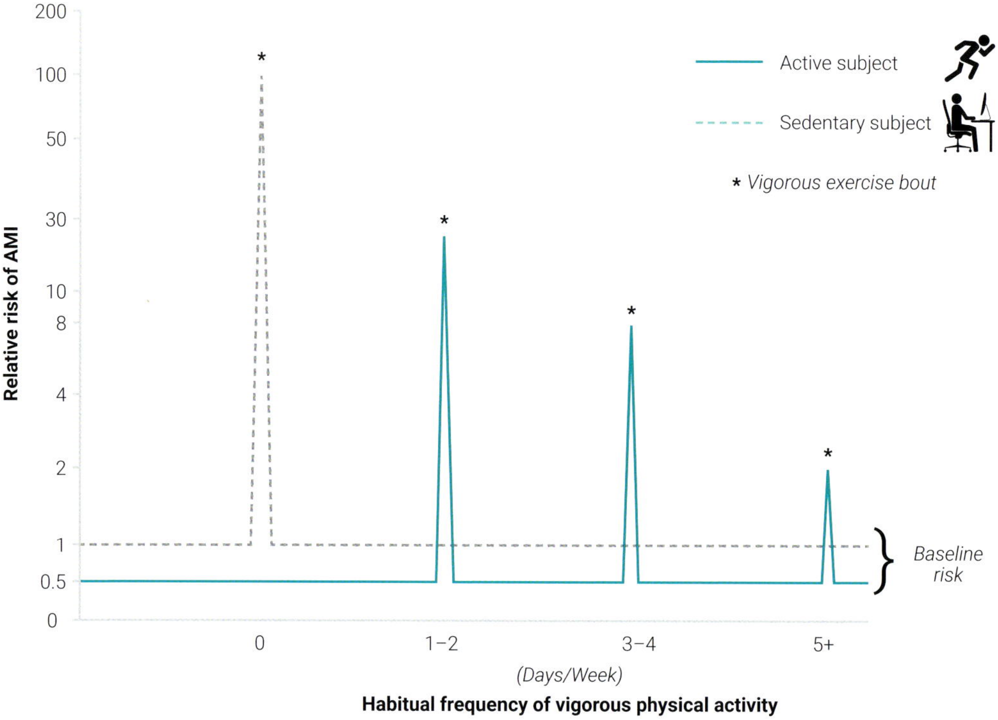

Abb. 19.5: Verhältnis zwischen regelmäßiger intensiver körperlicher Aktivität und dem relativen Risiko, einen akuten Myokardinfarkt (AMI) zu erleiden (Riebe et al., 2015, Franklin et al., 2014)

19.6 Aktuelle Entwicklung

Abb. 19.6 zeigt das momentane Konzept in einer Übersicht. Neben der bewegungs- bzw. trainingsphysiologischen Ebene wird nun der sportpädagogische Bereich separat aufgeführt. Beim Gruppentraining in der Sporthalle (ca. 30 bis 40 Teilnehmende) wird vor allem im Gymnastikteil in zwei Gruppen (jeweils 15 bis 20 Teilnehmende) eingeteilt, die durch jeweils eine*n Übungsleiter*in betreut werden. Für ein differenziertes Angebot und um die erforderlichen Beratungstätigkeiten leisten zu können, sind somit zwei Übungsleiter*innen sinnvoll. Dadurch kann auch bei dieser Gruppengröße für die nötige Sicherheit und Überwachung gesorgt werden.

Zusätzlich wird hier der geschätzte Energieumsatz bei den jeweiligen Trainingseinheiten ergänzt, um den zu ergänzenden eigenständigen wöchentlichen Bewegungs- und Trainingsumfang besser planen zu können.

Konzeption Gesundheitssportprogramm

Trainingsphysiologischer Bereich
(Energieumsatz ca. 2000 Kcal/Woche)

- **Gruppentraining I** (Sporthalle/Outdoor)
  (Energieumsatz ca. 500 Kcal/90 min)

Aufwärmen Aktivierung, Mobilisation
Gymnastik Kräftigung, Mobilisation, Lockerung, Entspannung, koordinative Trainingsformen (z. B. Gleichgewichtstraining)
Ausdauer (Nordic-)Walking, Jogging (ggf. Outdoor)
Sportspiele Prellball, Federball bzw. Badminton, Fußballtennis, mod. Volleyball bzw. Basketball

- **Gruppentraining II** (Gerätegestütztes Fitness-/Krafttraining)
  (Energieumsatz ca. 400–500 Kcal/90 min)

Aufwärmen (Aktivierung, Mobilisation)
Kraftausdauer- oder **Muskelaufbautraining**
Ausdauertraining z. B. Fahrrad-, Laufband-, Ruderergometer, Crosstrainer ...

- **Eigenständiges Training** (Trainingsplan)
  (Energieumsatz noch ca. 1000-1500 Kcal/Woche-> s. rechte Spalte)

Ausdauer-Krafttraining ...
Alltagsoptionen (z. B. zu Fuß/mit dem Fahrrad zum Arbeitsplatz)

Sportpädagogischer Bereich
(Gesundheitsorientierter Lebensstil)

- **Gesundheitsförderung -> Gesundheitskompetenz/ Handlungsfähigkeit**
  Gesundheitswissen, -verhalten, Motivation zum eigenständigen Training ...
- **Dauerhafte Bindung**
  Soziale und psychische Aspekte, Motive, Trainingsvielfalt, Dosierung, Spaß, Trainer- bzw. Übungsleiterverhalten ...
- **Planung des eigenständigen Bewegungs- und Trainingsprogramms**
  (Energieumsatz noch 1000-1500 Kcal/Woche)
  Unter Beachtung der individuellen gesundheitlichen, motorischen und motivationalen Voraussetzungen!

Möglichst z. T. *Alltagsintegration* der körperlichen Aktivität bzw. des Bewegungs-/ Trainingsprogramms (s. linke Spalte)
-> *Dokumentation*

Abb. 19.6: Aktuelle Präventivsportkonzeption in der Übersicht

Um die Gesundheitskompetenz und die Handlungsfähigkeit (siehe rechte Spalte) und dadurch auch die Bindung der Teilnehmenden zu verbessern, wurden die Informationen bzw. Hintergründe und Erfahrungen zu dem Programm in auch für den Laien verständlicher Form im Taschenbuchformat verfasst und über den BLV Verlag München publiziert (Herz-Kreislauf-Training 2003, Das Herz-fit-Buch 2010: So senken Sie Ihr Herzalter – siehe Literaturverzeichnis). In beiden Broschüren finden sich zahlreiche Bewegungsanregungen und Übungen inklusive Dosierungsempfehlungen für zu Hause.

In dem Buch „Herz-Kreislauf-Training" sind sogenannte didaktische Prinzipien aufgeführt, die den Übungsleitenden als „pädagogisches Handwerkszeug" vor allem im Rahmen eines Gruppentrainings dienen (siehe Abb. 19.7; Schwarz L. & Schwarz M., 2003, S. 32).

Die erste Wortpaarung bedeutet, dass auch im Rahmen eines Gruppentrainings die individuelle Leistungsfähigkeit berücksichtigt werden muss! Beim Ausdauertraining ist für jeden Einzelnen entweder Gehen, Walking oder Jogging mit jeweils unterschiedlichem Tempo möglich. Die Teilnehmenden haben eine Trainingsherzfrequenz, die entweder per Test oder per Faustformel abgeleitet wird (Schwarz L. & Schwarz M., 2003, S. 94–95). Auf einem „Rundkurs" lässt sich diese Differenzierung gut bewerkstelligen.

- **Individualität – Differenzierung**
  Ausdauer: THF, Walking – Jogging; Kraft: Wdh-Zahl, Hebel
- **Anschaulichkeit – Bewusstheit**
  Muskelaktivitat tasten; An-, Entspannung bewusst machen
- **Planmäßigkeit – Selbsttätigkeit**
  Wochentrainingsplan selbst führen; „Belohnung"
- **Vielseitigkeit – Motivation**
  Abwechslung: Gruppe, verschiedene Bewegungsformen,
  Neues ausprobieren, Abenteuer, Katharsis

Abb. 19.7: Didaktische Prinzipien (Schwarz L. & Schwarz M., 2003, S. 32)

Bei Kraftübungen sollten Last und Wiederholungszahlen ebenfalls individuell mittels dem sogenannten multiplen Wiederholungsmaximum (mRM) (Kraemer et al., 2006) ausgetestet und angepasst werden. Außerdem sollte die Körperposition bei älteren untrainierten Gesundheitssportler*innen bzw. bei Teilnehmenden mit erhöhtem Blutdruck beachtet werden. Der Kopf bzw. Oberkörper sollte nicht unterhalb der Hüfte platziert werden, um ungünstige Blutvolumenverschiebungen zu vermeiden (Schwarz L. & Schwarz M., 2003, S. 60).

Die nächsten beiden Prinzipien fördern vor allem das Wissen bzw. die Einsicht, was einzelne Trainingsinhalte bewirken bzw. bezwecken. Durch selbstständiges Tasten der Muskelaktivität bei einer bestimmten Dehn- oder Kräftigungsübung wird beispielsweise verdeutlicht, welcher Muskel in welcher Form beansprucht wird. Auch beim Entspannungstraining wie zum Beispiel der progressiven Muskelentspannung bietet sich der Vergleich der entspannten mit der noch nicht entspannten Seite an, um den Effekt der Methode deutlich zu machen.

Der entspannende Effekt von Ballspielen bzw. Spielformen in der Gruppe – vor allem durch Ablenkung – lässt sich einfach durch die Frage „An was haben Sie die letzten Minuten gedacht" verdeutlichen. Kaum jemand kann sich der konzentrierten Aufmerksamkeit und der Freude, die ein geeignetes Sportspiel automatisch abverlangt bzw. verursacht, entziehen und an die Probleme des Alltags denken.

Die dritte Wortpaarung bezieht sich auf das eigenständige wöchentliche Bewegungsprogramm. Mit dem in Tab. 19.3 aufgeführten Dokumentationsbogen (Schwarz L. & Schwarz M., 2003, S. 91, 115) können die wöchentlichen Bewegungs- und Trainingsaktivitäten einfach protokolliert und mit dem Betreuungsteam besprochen werden. Der abgeschätzte Energieumsatz wird in Form von „Bewegungs-Punkten" vereinfacht dargestellt (siehe Tab. 19.4), mit deren Hilfe in der letzten Spalte des Bogens der wöchentliche Energieumsatz bzw. der Trainingsumfang zusammenfassend dokumentiert wird.

Diese Dokumentationsform fördert nicht nur Struktur in der Planung und eine Integration der wöchentlichen Bewegungsaktivitäten in den Alltag, sondern bedeutet letztlich auch positives Feedback bzw. verstärkt den Belohnungseffekt: „Das habe ich geschafft und für meine Gesundheit geleistet!"

Neben den bisherigen Prinzipien fördern Vielseitigkeit und Motivation maßgeblich die Bindung an Bewegungsprogramme. Abwechslung, Spontanität oder Neues ausprobieren macht Spaß, verbessert das Wohlbefinden, verursacht Spannung und macht „süchtig" (siehe Abb. 19.7)!

Trainingsplan

Name ______________________________

KW	Datum	Trainingsinhalte und körperliche Aktivitäten	Dauer (min)	Intensität (Puls/km/h ...)

Tab. 19.3: Dokumentationsbogen mit den Spalten Kalenderwoche (KW), Datum, Trainingsinhalte und körperliche Aktivitäten, Dauer, Intensität (Puls, Geschwindigkeit oder subjektiver Anstrengungsgrad) und (Wohl-)Befinden vor und nach dem Training. Am Ende werden die abgeschätzten „Bewegungs-Punkte" eingetragen, die in Tab. 19.4 (s. u.) beispielhaft aufgeführt sind (Schwarz L. & Schwarz M., 2010).

Monat ______________________ **Jahr** ______________

Befinden ☺-1 😐-2 ☹-3		**Anstrengungsgrad (Borg)**		**Bewegungs-Punkte**	
			Borg-Skala (6–20)		Wochen-Punkte:
			6		
			7 sehr sehr leicht		
			8		
			9 sehr leicht		Wochen-Punkte:
			10		
			11 recht leicht		
			12		
			13 etwas schwer		
			14		Wochen-Punkte:
			15 schwer		
			16		
			17 sehr schwer		
			18		
			19 sehr sehr schwer		Wochen-Punkte:
			20		
					Monats-Punkte:

Tab. 19.4: Beispielhaft ausgewählte „Bewegungs-Punkte" für verschiedene Bewegungs- bzw. Trainingsumfänge/-inhalte und Alltagsaktivitäten. Das Wochenziel sind neun Punkte oder mehr und davon mindestens sieben „grüne" bzw. „fett markierte Punkte" gewährleisten auch einen Trainingseffekt für das Herz-Kreislauf-System (Schwarz L. & Schwarz M., 2010).

Bewegungs-Punkte	**1** Punkt	**2** Punkte	**3** Punkte	**4** Punkte
Walking	**20 min**	**40 min**	**60 min**	**80 min**
Jogging	**15 min**	**30 min**	**45 min**	**60 min**
Radfahren	**30 min**	**60 min**	**90 min**	**120 min**
Schwimmen	**20 min**	**40 min**	**60 min**	**90 min**
Gymnastische Übungen	45 min	90 min		
Alltagsaktivität (z. B. „zu Fuß gehen", Gartenarbeit)	60 min	120 min		

Wie zu Beginn erwähnt, beruhen die Grundlagen des Konzeptes und viele Erfahrungen auf dem schon seit Beginn der 1980er-Jahre durchgeführten Rehabilitationssport mit Herzpatient*innen.

Als ergänzende Leistung zur medizinischen Rehabilitation werden dort die Kosten für den Rehabilitationssport von den Kostenträgern für eine in den meisten Fällen begrenzte Zeit übernommen. Da die Sekundärprävention der chronischen Herzkrankheit auch nach Beendigung der sozialrechtlichen Versorgung eine lebenslange eigenverantwortliche Aufgabe bleibt, können die Patient*innen bei freier Kapazität selbstfinanziert weiter in der Herzgruppe bleiben.

Die Deutsche Gesellschaft für Prävention und Rehabilitation (DGPR) hat nun seit einigen Jahren zusätzlich das Konzept der sogenannten „Nachfolgegruppe" entwickelt. Bei entsprechendem Gesundheitszustand und guter Belastbarkeit können Patient*innen in diese Gruppe ohne ständige ärztliche Präsenz wechseln.

Seit 2012 wurde unsere Präventivsportgruppe auch als Herznachfolgegruppe von den Herzgruppen Saar e. V. als Landesvertretung der DGPR anerkannt, sodass dort auch gut belastbare „rehabilitierte" Herzpatient*innen nach ärztlicher Beurteilung teilnehmen dürfen. So wurde das Konzept auch in die Sekundärprävention integriert. Das vorgestellte Konzept lässt sich nicht nur im Verein, sondern auch in Fitness- und Rehabilitationseinrichtungen integrieren. Neben einem gerätegestützten Trainingsbereich sind eine Sporthalle bzw. ein Gymnastikraum wichtig, um auch die Möglichkeit für ein Entspannungstraining bzw. für Ballspiele zu haben. Primäre Adressatengruppe sind Frauen und Männer zwischen etwa 35 und 80 Jahren, die gesund bleiben oder Risikofaktoren wie Bluthochdruck, Stoffwechselstörungen oder Übergewicht günstig beeinflussen und dabei „Motor und Karosserie" mit hohem Spaßfaktor pflegen und dadurch auch das Wohlbefinden verbessern wollen.

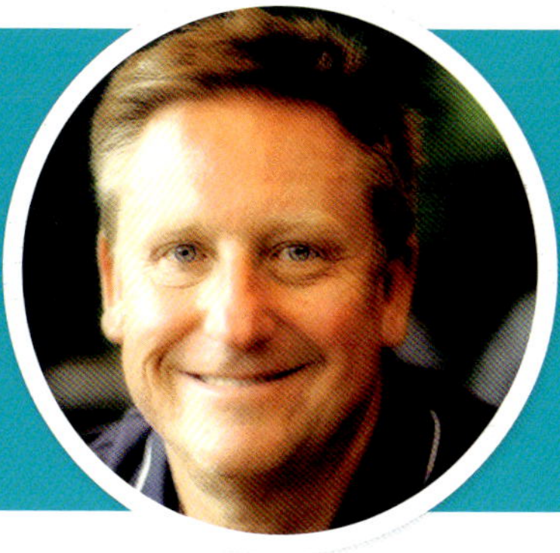

DR. PHIL. MARKUS SCHWARZ

Dr. phil. Markus Schwarz, Akademischer Oberrat, ist Ausbildungsleiter, Studienfachberater und Dozent am Sportwissenschaftlichen Institut der Universität des Saarlandes. Unter seiner Leitung findet die sportpädagogische und organisatorische Betreuung des Präventiv- und Rehabilitationssportprogramms des Instituts für Sport- und Präventivmedizin der Universität des Saarlandes statt. Er ist darüber hinaus bekannt durch zahlreiche Vorträge, Veröffentlichungen sowie Buchpublikationen in den Bereichen Prävention und Rehabilitation.

Literatur

Azevedo, M. F., Saraiva F., de Faria, E., Coelho, O. R. & Sposito, A. (2013). Seasonal Variation of Lipid Profile and Prevalence of Dyslipidemia: A large population study. J Am Coll Cardiol, 61(10), E1330.

Duttler, G. (2014). Zur Bedeutung der (Sport)Freude im Kontext gesundheitsförderlicher körperlicher Aktivität. In S. Becker (Hrsg.), Aktiv und Gesund. Wiesbaden: Springer.

Farrell, S. T., Finley, C. E., Radford, N. B. & Haskell, W. L. (2013). Cardiorespiratory Fitness, Body Mass Index, and Heart Failure Mortality in Men – Cooper Center Longitudinal Study. Circ Heart Fail, 6(5), 898–905.

Franklin, B. A. (2014). Preventing exercise-related cardiovascular events: is a medical examination more urgent for physical activity or inactivity? Circulation, 129, 1081–1084.

Garber, C. E., Blissmer, B., Deschenes, M. R. et al. (2011). American College of Sports Medicine. Position stand: The quantity and quality of exercise for developing and maintaining cardiorespiratory, musculoskeletal, and neuromotor fitness in apparently healthy adults: guidance for prescribing exercise. Med Sci Sports Exerc, 43(7), 1334–1359.

Guthold, R., Stevens, G. A., Riley, L. M. & Bull, F. C. (2018). Worldwide trends in insufficient physical activity from 2001 to 2016: a pooled analysis of 358 population-based surveys with 1.9 million participants. Lancet Glob Health, 6, e1077–1086.

Hollstein T. (2019). Sport als Prävention – Fakten und Zahlen für das individuelle Maß an Bewegung. Dtsch Arztebl; 116(35–36), 1544–1548.

Kolb, M., Kolb, B., Steininger, C. (2009). Spielen im Herz- und Alterssport – aktiv dabei (Band 17). Aachen: Meyer und Meyer.

Kraemer, W. J., Ratamess, N. A., Fry, A. C. & French, D. N. (2006). Strength testing: development an evaluation of methodology. In P. J. Maud & C. Foster (Hrsg.), Physical assessment of human fitness (119–150). Champaign IL: Human Kinetics.

Lee, D. C., Pate, R. R., Lavie, C. J., Sui, X., Church, T. S. & Blair, S. N. (2014). Leisure time running reduces all-cause and cardiovascular mortality risk. J Am Coll Cardiol, 64, 472–481.

Löllgen H. (2015). Gesundheit, Bewegung und körperliche Aktivität. Dtsch Z Sportmed, 66, 139–140.

Moore, S. C., Patel, A. V., Matthews, C. E., Berrington de Gonzalez, A., Park, Y. et al. (2012). Leisure Time Physical Activity of Moderate to Vigorous Intensity and Mortality: A Large Pooled Cohort Analysis. PLoS Med 9(11), e1001335.

Pahmeier, I. & Tiemann, M. (2013). Sport und Gesundheit. In A. Güllich & M. Krüger (Hrsg.), Sport. Das Lehrbuch für das Sportstudium (S. 655–696). Berlin: Springer.

Riebe, D., Franklin, B. A., Thompson, P. D., Garber, C. E., Whitfield, G. P., Magal, M. & Pescatello, L. S. (2015). Updating ACSM's Recommendations for Exercise Preparticipation Health Screening. Med Sci Sports Exerc. 47(11), 2473–2479.

Schwarz, L. & Schwarz, M. (2003). Herz-Kreislauf-Training. München: BLV.

Schwarz, L. & Schwarz, M. (2010). Das Herz-fit-Buch: So senken Sie Ihr Herzalter. München: BLV.

Schwarz, L., Schwarz, M., Kindermann, W. (1994). Präventionsprojekt des Sportmedizinischen Instituts der Universität des Saarlandes. Dtsch Arztebl, 47(11), 554–557.

Schwarz, L., Schwarz, M., Kindermann, W. (1995). Effizienz und Akzeptanz eines gesundheitssportlichen Trainingsprogramms. In W. Kindermann & L. Schwarz, Bewegung und Sport – eine Herausforderung für die Medizin. 34. Deutscher Sportärztekongress Saarbrücken, Ciba-Geigy, 244.

Schwarz, L., Schwarz, M. & Kindermann, W. (1996). Efficiency and acceptance of a health protective physical training program. Int J Sports Med, 17(1), 60.

Schwarz, L., Schwarz, M., Rudolph, J., Scharhag, J. & Kindermann, W. (2007). Energieumsatz sowie metabolische und kardiozirkulatorische Beanspruchung: Vergleich Nordic Walking und Walking. Dtsch Z Sportmed, 58, 7/8.

Schwarz, M., Andres, D., Urhausen, A., Schwarz, L. & Kindermann, W. (1999). Training recommendations for walking in health sports. Int J Sports Med, 20 (1), 57.

Schwarz, M., Schwarz, L. (1995). Mehr Spaß am Sport durch Spiele. UGB-Forum, 1/95, 29–32.

Schwarz, M., Schwarz, L. & Kindermann, W. (1991). Beeinflussung kardiovaskulärer Risikofaktoren durch ein kontrolliertes gesundheitssportliches Trainingsprogramm. In P. Bernett & D. Jeschke (Hrsg.), Sport und Medizin – Pro und Contra (539–541). München: Zuckschwerdt.

Schwarz, M., Schwarz, L. & Kindermann, W. (1993). Auswirkungen eines kontrollierten gesundheitssportlichen Trainingsprogramms auf kardiovaskuläre Risikofaktoren. In K. Tittel, K. H. Arndt & W. Hollmann (Hrsg), Sportmedizin: gestern – heute – morgen (265–268). Leipzig: Johann Ambrosius Barth.

Schwarz, M., Urhausen, A., Ketterer, C. & Kindermann, W. (2003). Energieumsatz während eines gemischten gesundheitssportlichen Trainingsprogramms bei unterschiedlicher Leistungsfähigkeit. Dtsch Z Sportmed, 54 (90).

Schwarz, M., Urhausen, A. & Schwarz, L. (1998). Walking – Eignung als alternative Ausdauertrainingsform im Gesundheits- und Freizeitsport. Dtsch Z Sportmed, 49, 315–317.

Schwarz, M., Urhausen, A., Schwarz, L., König, E. & Kindermann W. (2005). Energieumsatz während eines gemischten Fitness- und Krafttrainingsprogramms mit Gesundheitssportlern. Dtsch Z Sportmed, 56, 7/8, 209.

Schwarz, M., Urhausen, A., Schwarz, L., Meyer, T. & Kindermann, W. (2006). Cardiocirculatory and metabolic responses at different walking intensities. Br J Sports Med, 40, 64–67.

Weitl, M., & Gmelch, M. (2002). Belastungsintensität im gesundheitsorientierten Ausdauersport: Objektive Kontrolle oder subjektive Belastungssteuerung? In Sportwissenschaftliche Themen in Deutschland und im fernen Osten Russlands: eine Kooperation zwischen den Universitäten Augsburg und Chabarowsk (S. 103–117). Hamburg: Kovac.

KAPITEL 20
HANDLUNGSSÄTZE FÜR EIN BETRIEBLICHES GESUNDHEITSMANAGEMENT

OLIVER WALLE

Der Arbeits- und Gesundheitsschutz ist in Deutschland gesetzlich geregelt und bildet die Grundlage für Aktivitäten zur Sicherheit und Gesundheit der Beschäftigten am Arbeitsplatz. Der Wandel der heutigen Arbeitswelt führt allerdings zu neuen Gesundheitseinflüssen im Kontext der beruflichen Tätigkeit. Zentrale Herausforderungen stellen dabei der demografische Wandel mit einer älter werdenden Belegschaft, das Generationenmanagement, das Gesundheitsverhalten der Beschäftigten sowie die digitale Transformation und die damit verbundenen Gesundheitsbelastungen dar. Immer mehr Unternehmen führen daher zusätzliche Aktivitäten zur Gesundheitsförderung der Beschäftigten durch. Am erfolgversprechendsten scheint es, wenn das Betriebliche Gesundheitsmanagement als strategischer Ansatz in der Unternehmensstruktur verankert ist und der Logik des Plan-Do-Check-Act, kurz PDCA-Zyklus folgt, in dem sämtliche Maßnahmen geplant, umgesetzt, evaluiert und im Sinne eines kontinuierlichen Verbesserungsprozesses (KVP) stetig weiterentwickelt werden.

20.1 Grundlage bildet der Arbeits- und Gesundheitsschutz

Die Grundlage für die Aktivitäten zur Sicherheit und Gesundheit der Beschäftigten bei der Arbeit bildet der Arbeits- und Gesundheitsschutz. Demnach sind Unternehmen verpflichtet, Maßnahmen zur Verhütung von Unfällen und arbeitsbedingten Gesundheitsgefahren sowie zur Gestaltung einer menschengerechten Arbeit (§ 2 Abs. 1 ArbSchG) durchzuführen. Die konkreten Pflichten ergeben sich aus § 3 des Arbeitsschutzgesetzes, eingeschlossen der beiden Fokusbereiche Sicherheit und Gesundheit bei der Arbeit. Während der Bereich der Sicherheit durch die Unfallverhütung gut greifbar ist, stellt sich vielmehr die Frage, was im Sinne dieses Gesetzes unter „Gesundheit" verstanden wird. Etwas deutlicher wird es in § 4 Allgemeine Grundsätze, wonach es gilt, Gefährdungen für das Leben sowie die physische und psychische Gesundheit der Beschäftigten möglichst zu vermeiden und verbleibende Gefährdungen möglichst gering zu halten (§ 4 Nr. 1 ArbSchG). Hinsichtlich der Frage nach dem Einfluss auf die Gesundheit oder der Bewertung der Gesundheit der Mitarbeitenden ergibt sich eine Klarheit gemäß § 5. Demnach müssen Unternehmen die Arbeitsbedingungen beurteilen, mögliche Gefährdungen identifizieren und Maßnahmen des Arbeitsschutzes prüfen (§ 5 Abs. 1 ArbSchG). Somit wird deutlich, dass Unternehmen grundsätzlich nur Belastungen und keine Beanspruchungen prüfen müssen. Als Belastungen werden die von außen auf den Menschen einwirkenden Größen und Faktoren bezeichnet, die zu unterschiedlichen Auswirkungen bei Menschen aufgrund deren jeweiligen physischen und psychischen Fähigkeiten führen (Rohmert & Rutenfranz, 1975; DIN EN ISO 26800:201–11). Daher wäre eine Bewertung der Beanspruchungen im Rahmen der Gefährdungsbeurteilung gemäß § 5 sehr aufwendig und aufgrund der Heterogenität der Beschäftigten unter Umständen nicht zielführend. In Befragungen der Mitarbeitenden wird die Abfrage von Beanspruchungen eher verwendet, da es dort auch insbesondere um die Beurteilung der Gesundheit, Arbeitsfähigkeit und Arbeitszufriedenheit geht.

Ein weiterer Bereich mit gesetzlicher Vorgabe zur betrieblichen Gesundheit stellt das Betriebliche Eingliederungsmanagement (BEM) dar. Es handelt sich um ein Angebot an Beschäftigte, die innerhalb eines Jahres länger als sechs Wochen ununterbrochen oder wiederholt arbeitsunfähig waren (§ 167 Abs. 2 SGB IX). Hierbei spielt es keine Rolle, ob diese Menge an krankheitsbedingten Fehltagen bei Beschäftigten aufgrund einer Langzeiterkrankung oder durch mehrere Krankheitsfälle mit unterschiedlichen Diagnosen und Dauern entstanden ist. Letztlich geht es um die Reduzierung der Fehltage im Folgejahr und langfristig um den Verbleib der Beschäftigten im Erwerbsleben. Beim BEM handelt es sich um einen Suchprozess, in dem Maßnahmen zur Verhaltens- und Verhältnisprävention, zur Therapie oder auch zur Qualifizierung/Umschulung zum Einsatz kommen können. Für den Arbeitgeber ist eine Einladung an Betroffene zur Teilnahme am BEM verpflichtend durchzuführen. Für die Beschäftigten ist die Teilnahme freiwillig. Während beim Arbeitsschutz vorrangig die Arbeitsbedingungen im Vordergrund stehen, stellt das BEM ein besonderes Fürsorgeprogramm dar, mit Fokus auf die individuelle Gesundheit sowie den Erhalt der Arbeits- und Beschäftigungsfähigkeit.

Sowohl der Arbeits- und Gesundheitsschutz als auch das Betriebliche Eingliederungsmanagement sind bereits elementar wichtige Systeme zur betrieblichen Gesundheit. Insofern stellt sich die Frage, weshalb Unternehmen zusätzliche Angebote zur Gesundheitsförderung zur Verfügung stellen oder sogar ein Betriebliches Gesundheitsmanagement aufbauen sollen.

20.2 Verständnis von Betrieblicher Gesundheitsförderung (BGF) und Betrieblichem Gesundheitsmanagement

Die DIN-Spezifikation 91020 BGM, die 2020 aufgrund der neuen DIN ISO 45001 Managementsysteme für Sicherheit und Gesundheit bei der Arbeit zurückgezogen wurde, stellte eine auf breiter Basis akzeptierte Definition des BGM dar. Demnach wird es definiert als „... systematische sowie nachhaltige Schaffung und Gestaltung von gesundheitsförderlichen Strukturen und Prozessen einschließlich der Befähigung der Organisationsmitglieder zu einem eigenverantwortlichen, gesundheitsbewussten Verhalten" (DIN, 2012, S. 7). Hierbei wird deutlich, dass es zum einen um Rahmenbedingungen und zum anderen um das Gesundheitsverhalten der Beschäftigten geht. Die Bandbreite der Rahmenbedingungen, die auf physischer, psychischer und sozialer Ebene einen Einfluss auf die Gesundheit haben, kann sehr eng, aber auch sehr weit gefasst werden. Die Definition des Bundesverbandes BGM (BBGM) sieht darüber hinaus noch den Erhalt und die Förderung der Arbeitsbewältigungsfähigkeit der Mitarbeitenden als Ziel eines BGM (BBGM, 2012). Hinsichtlich der Begrifflichkeiten werden oftmals BGM und die Betriebliche Gesundheitsförderung (BGF) wie Synonyme verwendet. BGF ist jedoch nur ein Teil des BGM und kennzeichnet sich vielmehr durch die praktische Umsetzung von Maßnahmen auf der Verhaltens- und Verhältnisebene. Da es sich bei BGM um ein Managementsystem mit prozessorientiertem Ansatz handelt, ist es deutlich komplexer in seiner Ausgestaltung und folgt dem Plan-Do-Check-Act, kurz PDCA-Zyklus. Dieser, von dem US-Amerikaner Walter Andrew Shewhart entwickelte und von W. Edwards Deming verbreitete Regelkreis bildet auch die Grundlage für weitere Managementsysteme wie das Qualitäts-, Arbeitsschutz- und Umweltmanagement. Hierbei gilt es:

- Maßnahmen zu planen (P),
- durchzuführen (D),
- den Erfolg zu messen (C) und
- Verbesserungen abzuleiten (A).

Dieser Zyklus wiederholt sich im Sinne eines kontinuierlichen Verbesserungsprozesses, da sich Anforderungen ändern können. In der ersten Phase Plan (P) gilt es grundsätzlich den Bedarf für ein BGM auf Basis von Herausforderungen, mit denen ein Unternehmen konfrontiert ist, darzustellen und daraus Ziele abzuleiten.

20.3 Herausforderungen für Betriebe

Unbestritten ist die Tatsache, dass Unternehmen primär ökonomisch handeln müssen, weshalb die Sicherstellung der Wettbewerbsfähigkeit ein grundlegendes Ziel jedes Unternehmens darstellt. Da zur Realisierung der unternehmerischen Ziele in der Regel Arbeitskräfte benötigt werden, stellt die Ressource Mensch einen wichtigen Faktor dar. Auch wenn der Arbeits- und Gesundheitsschutz und das BEM bereits einen wesentlichen Beitrag dazu leisten, so muss die Sichtweise auf die Ressource Mensch weiter gefasst werden. Unternehmen investieren insbesondere dann in ihr Personal, wenn dies einen wichtigen Beitrag zur Realisierung der Unternehmensziele darstellt. Hierbei spielen folgende vier Herausforderungen eine Rolle, denen Unternehmen in unterschiedlicher Ausprägung gegenüberstehen:

1. Demografischer Wandel
2. Wertewandel / Generationen Babyboomer bis Z
3. Gesundheit und Gesundheitsverhalten in der Bevölkerung
4. Arbeitswelt 4.0 / digitale Transformation / VUCA-Welt

Aufgrund der im Jahr 2020 aufgetretenen Coronapandemie und der damit verbundenen gesundheitlichen und wirtschaftlichen Folgen ergibt sich noch eine fünfte Herausforderung. Auch wenn in den Jahren 2022, ggf. 2023, mit einer normalisierten Lage zum Infektionsgeschehen aufgrund der Impfungen zu rechnen ist, so wird das Virus vergleichbar den Grippeviren weiterhin vorhanden sein. Bereits in den Jahren 2020 und 2021 haben die Auswirkungen der Pandemie deutlich gemacht, dass der Stellenwert des Menschen in der Arbeitswelt neu betrachtet wird, neue Arbeitsformen unumgänglich sind und auch die Aktivitäten der Betrieblichen Gesundheitsförderung und des Betrieblichen Gesundheitsmanagements neu aufgestellt werden müssen.

20.4 Demografischer Wandel

Der Begriff Demografie steht für die Wissenschaft der Populationen, dabei liegt das Interesse insbesondere auf deren Veränderung. Wesentlich ist dabei das Reproduktionsverhalten, die Migration und die Alterung (MPIDR, 2021). In der öffentlichen Wahrnehmung ist hierbei insbesondere der Begriff des demografischen Wandels bekannt, der sich primär auf die Veränderungen der Altersstruktur einer Region oder eines Landes bezieht. Laut einer Pressemeldung des Statistischen Bundesamts zur 14. Koordinierten Bevölkerungsvorausberechnung ist bis zum Jahr 2024 ein Bevölkerungswachstum zu erwarten, spätestens ab 2040 wird es jedoch einen Rückgang geben (Destatis, 2019a). Die älteren Bevölkerungsgruppen werden bis 2039 wachsen und anschließend bis 2060 relativ stabil bleiben. Eine andere Entwicklung zeigt sich bei der Erwerbsbevölkerung zwischen 20 und 66 Jahren. Bis 2035 wird diese Gruppe um rund vier bis sechs Millionen schrumpfen, sich danach stabilisieren und dann bis 2060, je nach Nettozuwanderung, erneut verringern (Destatis, 2019b). Diese Entwicklung macht deutlich, dass Unternehmen mit einer älter werdenden Belegschaft rechnen müssen, zugleich wird diese Entwicklung je nach Branche und Tätigkeit eine unterschiedlich starke Rolle spielen. Als Konsequenz haben Unternehmen, die diese Entwicklungen bereits in ihrer Belegschaft wahrnehmen, schon mit entsprechenden Gegenmaßnahmen begonnen. Hierzu zählen Programme zur alters- und alternsgerechten Arbeitsplatzgestaltung, zur Qualifizierung und zum Wissenstransfer sowie zur Rekrutierung neuer und Bindung vorhandener Mitarbeitenden.

In Bezug auf die betriebliche Gesundheit rücken der Krankenstand nach Altersgruppen sowie die Arbeitsfähigkeit in den Vordergrund. Wie in Abbildung 20.1 zu erkennen ist, steigt der Krankenstand mit zunehmendem Alter. Deutlich wird dies ab der Altersgruppe 35+ und insbesondere ab 60 Jahren.

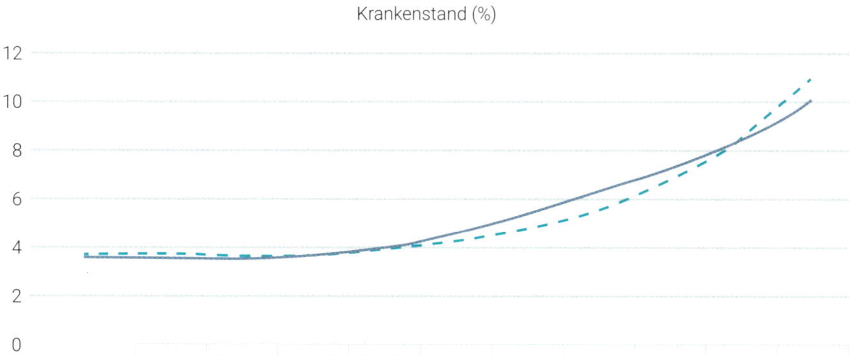

	15–19	20–24	25–29	30–34	35–39	40–44	45–49	50–54	55–59	60–64
Frauen	3,7	3,7	3,5	3,6	4,2	4,9	5,9	6,9	8,1	10,0
Männer	3,8	3,8	3,6	3,7	4,0	4,5	5,2	6,3	8,1	10,9

Frauen Männer

Abb. 20.1: Krankenstand nach Altersgruppen und Geschlecht; Daten der AOK-Mitglieder aus 2019 (Meyer et al. 2020, S. 383)

Demnach entstehen dem Unternehmen höhere Kosten infolge der Lohnfortzahlung, weshalb ein Abflachen des Anstiegs ein strategisches Ziel für das BGM sein kann. In diesem Zusammenhang wird auch die Arbeitsfähigkeit relevant. Nach Ilmarinen und Tempel (2002, S. 166) wird diese als die Summe der Faktoren verstanden, die einen Menschen in einer bestimmten Arbeitssituation in die Lage versetzen, die ihm gestellten Arbeitsaufgaben erfolgreich zu bewältigen. Zur Messung der Arbeitsfähigkeit dient der Arbeitsbewältigungsindex (engl. Work Ability Index, kurz: WAI), der in zahlreichen multidisziplinären klinischen Längsschnittstudien in den 1980/90er-Jahren in Finnland validiert worden ist. In einer elf Jahre laufenden Follow-up-Studie bei über 6000 finnischen Kommunalangestellten konnte zum Beispiel belegt werden, dass der WAI ein geeignetes „Frühwarninstrument" für vorzeitigen Erwerbsausstieg sowie Sterblichkeit darstellt (BAuA, 2013, S. 13). Die Arbeitsfähigkeit sinkt ohne entsprechende Maßnahmen bereits ab der Mitte der Erwerbsphase. Jedoch konnten Studien aufzeigen, dass die Verschlechterung durch eine individuelle Gesundheitsförderung abgemildert werden kann. Kombiniert man diese mit ergonomischen Maßnahmen und verbessertem Führungsverhalten, so zeigt sich ein Erhalt der Arbeitsfähigkeit in einem guten Bereich (Richenhagen, 2007).

Beide Beispiele, die des Krankenstandes und der Arbeitsfähigkeit, machen deutlich, dass BGM einen wichtigen Beitrag zur Bewältigung des demografischen Wandels beitragen kann.

20.5 Wertewandel / Generationen Babyboomer bis Z

Unter einer Generation wird zum einen eine Personengruppe verstanden, die einer Geburten- oder Alterskohorte zuzuordnen ist. Dies können Personen des gleichen Jahrgangs oder einer Bandbreite von Jahrgängen sein. Die Unterscheidung zur nächsten Generation erfolgt durch einen Altersabstand. So lassen sich Generationen in einer Familie hinsichtlich Großeltern, Eltern und Kindern unterscheiden.

Zum anderen wird unter einer Generation auch eine Alterskohorte verstanden, die aufgrund einer gemeinsamen Prägung durch eine spezifische historische oder kulturelle Konstellation eine zeitbezogene Ähnlichkeit aufweisen. Aktuell lassen sich die vier Generationen unterscheiden, die im Erwerbsleben vorzufinden sind (Scholz, 2014; Eberhardt, 2016):

- Generation Babyboomer: ab 1950 Geborene
- Generation X: ab 1965 Geborene
- Generation Y: ab 1980 Geborene
- Generation Z: ab 1995 Geborene

Letztere kennzeichnet sich durch eine stärkere Bedeutung der Work-Life-Balance und auch der Forderung strikter Trennung zwischen Berufs- und Privatleben (Scholz, 2015). Zudem ist die als „Digital Natives“ bezeichnete Generation Y und auch die Generation Z mit dem Internet aufgewachsen. Beide unterscheiden sich von den Babyboomern insbesondere durch die Verwendung neuer Medien und Kommunikationsmittel. Und dies hat auch Einfluss auf das Personalmanagement, die Führungsarbeit und das BGM.

Im Rahmen einer Studie der Deutschen Hochschule für Prävention und Gesundheitsmanagement (DHfPG) wurden Führungskräfte und Vertreter*innen des Personalmanagements in zwei großen Industrieunternehmen hinsichtlich der Unterschiede zwischen den Generationen befragt. Hierbei wurden die Generationen Y und Z sowie X und Babyboomer zusammengefasst, da gerade Y und Z sich erheblich aufgrund der veränderten Werte („mehr Work-Life-Balance“) und der Internet-/Smartphone-Nutzung unterscheiden. Die Teilnehmenden wurden zu den Themenbereichen Führung, Kommunikation, Gesundheit und Forderungen interviewt. Es zeigten sich, wie zu erwarten, Unterschiede, so zum Beispiel bei den Generationen Y und Z eine geringere Akzeptanz von Hierarchieebenen, die Ablehnung einer autoritären Führung sowie der Wunsch nach aktiver Nutzung sozialer Netzwerke und Messengerdienste wie WhatsApp bei der Kommunikation im Unternehmen und dem Einsatz digitaler Lösungen bei Gesundheitsmaßnahmen. Für diese beiden Generationen dient BGM weniger zur Vermeidung von Rückenschmerzen und zum Erhalt der Arbeitsfähigkeit, sondern vielmehr zur Steigerung der Arbeitgeberattraktivität. Demnach kann BGM auch als Personalmarketingstrategie gelten und zur Steigerung der Arbeitgeberattraktivität für bestehende und potenzielle Mitarbeitende bzw. Bewerber*innen beitragen. Unverzichtbare Maßnahmen zur Steigerung der Attraktivität liegen dabei im Bereich Führung, hierbei insbesondere im partizipativen Führungsstil. Zugleich gilt es zu prüfen, wie eine Gesundheitskommunikation für alle vier Generationen aufgebaut werden kann. Hierbei wird es sicherlich einen Mix aus persönlicher Ansprache, sei es auf der persönlichen Ebene zwischen Führungskraft und Mitarbeitenden oder im Rahmen von Teammeetings, sowie über digitale Lösungen wie Unternehmens-App, E-Mail oder über Messengerdienste und soziale Netzwerke geben. Während in der Vergangenheit BGM primär zur Reduzierung eines Krankenstandes und zum Erhalt der Arbeitsfähigkeit eingeführt wurde, so stellt die Steigerung der Arbeitsgeberattraktivität heute einen ebenso wichtigen Grund dar.

20.6 Gesundheit und Gesundheitsverhalten in der Bevölkerung

Einer der wesentlichen Gründe für ein Angebot an Betrieblicher Gesundheitsförderung und Prävention oder sogar den Aufbau eines BGM ist der Erhalt und die Förderung der Gesundheit der Mitarbeitenden über den Rahmen des Arbeits- und Gesundheitsschutzes hinaus. Je nach Problemlage von Unternehmen gibt ein erhöhter Krankenstand Anlass für Aktivitäten zur Senkung. Aber auch ohne auffällige Krankenstände bieten Unternehmen aus sozialem und fürsorgerischem Antrieb heraus entsprechende Programme an. Betrachtet man die Gesundheitssituation in Deutschland, so ergibt sich auch gesellschaftlich die Herausforderung, deutlich aktiver in der Prävention zu werden. Für Unternehmen stellen die nachfolgenden Fakten letztlich auch Risiken dar, weshalb Leistungs- und Arbeitsfähigkeit gefährdet sind.

Gesundheitsverhalten der Deutschen:

- 53 Prozent waren gemäß dem Mikrozensus 2017 übergewichtig. Hierbei weisen die Männer mit 62 Prozent einen deutlich größeren Anteil gegenüber den Frauen (43 %) auf (Destatis, 2018).
- 42,2 Prozent weisen einen Bewegungsmangel auf. Deutschland belegt damit im EU-Länder-Vergleich einen der letzten Plätze (Guthold et al. 2018).

Die Frage, weshalb gerade Deutschland derart schlechte Werte aufzeigt, lässt sich unter anderem durch die Gesundheitskompetenz erklären, die bei 58,8 Prozent der deutschen Bevölkerung gering ist. Die Folgen zeigen sich in einem ungesunden Verhalten wie geringerer Bewegung, schlechterer Ernährung, häufigerem Übergewicht, schlechterer subjektiver Gesundheit sowie höherer Ausfallzeiten am Arbeitsplatz (Schaeffer et al., 2021, S. 3–4).

In Bezug auf das Krankheitsgeschehen lohnt sich ein Blick in die Statistik der gesetzlichen Krankenversicherung (GKV). Demnach rangierten auf Basis der Daten aus 2018 die Muskel-Skelett-Erkrankungen auf Rang eins mit 24,9 Prozent Anteil an den Arbeitsunfähigkeitstagen, es folgten auf Rang zwei die Psychischen und Verhaltensstörungen mit 17,7 Prozent und auf Rang drei die Krankheiten des Atmungssystems mit 15,2 Prozent (Busch, 2020). Betrachtet man das Gesundheitsverhalten und die primären Krankheitsgründe, so ergeben sich für Unternehmen Herausforderungen, die letztlich auch zu ökonomisch relevanten Risiken aufgrund erhöhter sowie steigender Krankenstände werden können. Dies führt einerseits zu einer Lohnfortzahlung, andererseits muss der Arbeitsausfall kompensiert werden.

20.7 Arbeitswelt 4.0 / digitale Transformation / VUCA-Welt

Der Begriff „Arbeitswelt 4.0" ergibt sich hinsichtlich der Nummerierung durch die Fortsetzung der bereits bekannten drei industriellen Revolutionen:

- erste industrielle Revolution durch Einführung mechanischer Produktionsanlagen mithilfe von Wasser und Dampfkraft (Ende 18. Jahrhundert)
- zweite industrielle Revolution durch Einführung arbeitsteiliger Massenproduktion mithilfe von elektrischer Energie (Beginn 20. Jahrhundert)
- dritte industrielle Revolution durch Einsatz von Elektronik und IT zur weiteren Automatisierung der Produktion (Beginn 1970er-Jahre)

Aktuell befinden wir uns in der vierten industriellen Revolution, die u. a. geprägt ist durch den Einsatz Cyber-Physischer Systeme (CPS) (BMBF, 2012). Anstelle nur der Nennung des Begriffs Industrie werden heutzutage eher die Bezeichnungen „Arbeitswelt" oder „Arbeiten 4.0" verwendet. Diese „neue Arbeitswelt" kennzeichnet sich in unserem beruflichen wie privaten Alltag durch neue Produkte und Dienstleistungen wie Drohnen, Roboter und 3-D-Drucker, mit denen mittlerweile menschliches Gewebe gedruckt werden kann. Automatisiertes Fahren, intelligente Häuser oder Beratungen via Computer verändern unsere Arbeitswelt damit enorm (Wiessmann, 2021). Digitalisierung, Flexibilisierung und Prozessbeschleunigungen kennzeichnen die zunehmenden Veränderungen unserer täglichen Arbeitsweise, die Digitalisierung darüber hinaus auch den kompletten privaten Bereich. In diesem Zusammenhang taucht immer wieder der Begriff der VUCA-Welt auf. Hierbei handelt es sich um ein Akronym, das für Volatilität (Schwankung), Uncertainty (Ungewissheit), Complexity (Komplexität) und Ambiguity (Mehrdeutigkeit) steht. Unternehmen sind nur selten auf eine solche Welt vorbereitet (Thode & Wistuba, 2019), weshalb dies sowohl bei Führungskräften als auch Mitarbeitenden zu Ängsten und Stressempfinden führen kann. Grundsätzlich bietet die Arbeitswelt 4.0, die damit verbundene digitale Transformation und die sich stetig verändernden Situationen Chancen und Potenziale, aber auch Risiken sowohl für die Unternehmen allgemein als auch für die Gesundheit, das Wohlbefinden und die Arbeitszufriedenheit der Beschäftigten. Daher sollten die neuen und veränderten Arbeitsbedingungen stets beurteilt und zeitnah unter Einbezug der Mitarbeitenden hinsichtlich möglicher Anpassungen geprüft werden.

20.8 Fazit: Handlungsansätze für ein BGM und Einfluss der Coronapandemie

Für Unternehmen gilt es, die zuvor dargestellten Herausforderungen auf deren Relevanz für die eigene Situation zu prüfen und Lösungsansätze zu suchen. In Bezug auf die Ressource Mensch eignet sich dabei der Aufbau eines BGM, da dessen systemischer Ansatz auch eine regelmäßige und verbindliche Prüfung sich verändernder Situationen aufgrund des PDCA-Zyklus bereits vorsieht. Jüngstes Beispiel stellt die Coronapandemie dar, die anfangs die Aktivitäten zur Gesundheitsförderung und Prävention vor Ort zum Erliegen brachte, dann aber auch den Impuls zur Veränderung gab. Hieraus ergaben sich neue Herausforderungen, wie beispielsweise die Ergonomie im Homeoffice oder das Führen und die Kommunikation auf Distanz unter Verwendung digitaler Lösungen, aber auch die Entwicklung neuer digitaler Leistungen auf Seiten der BGF-/BGM-Dienstleistenden. Abbildung 20.2 stellt die Herausforderung und die Betrachtung der internen Situation im Unternehmen dar, die als Grundlage für die Bedarfsbestimmung eines BGM herangezogen werden.

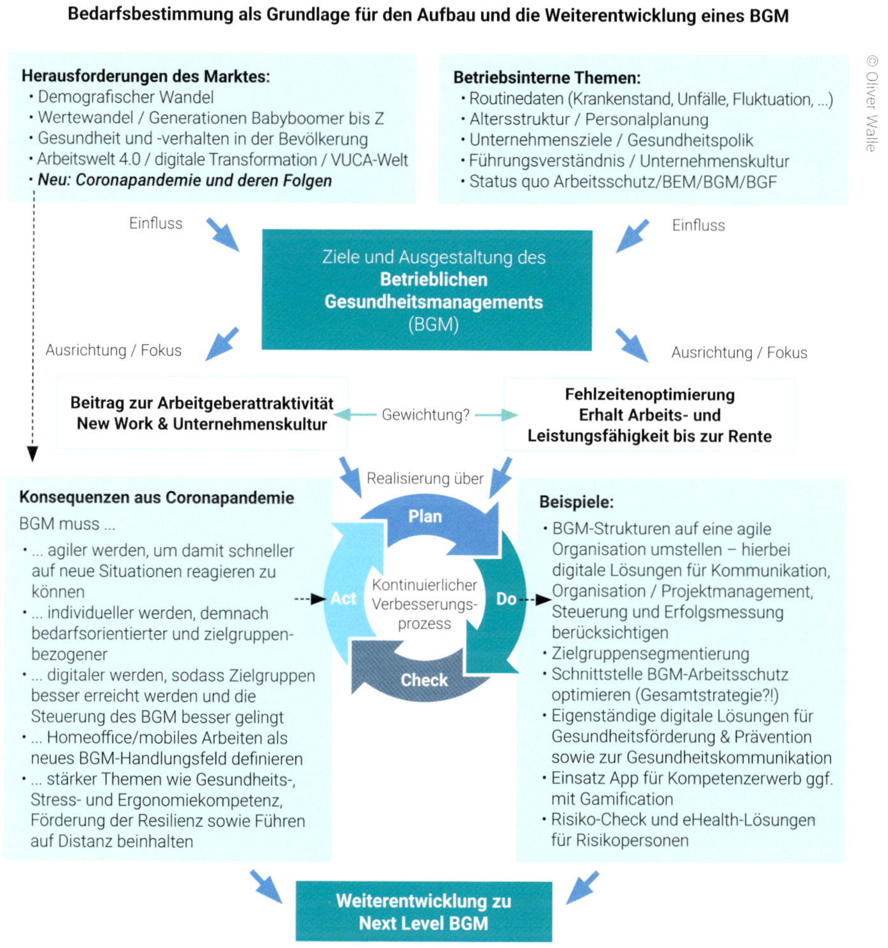

Abb. 20.2: Modell Next-Level-BGM unter Berücksichtigung der Coronapandemie

Dem PDCA-Zyklus folgend ergeben sich daraus BGM-Schwerpunkte und konkrete Ziele sowie die daraus resultierenden Maßnahmen. In der Abbildung wird aber auch die Situation der Coronapandemie und die daraus resultierenden Veränderungen dargestellt, die bei einem initialen Aufbau des BGM in die Phase „Plan" einfließen oder aber im Zuge der Weiterentwicklung des BGM in der Phase „Act" zu prüfen sind. In gleicher Form gilt es jährlich veränderte oder neue Herausforderungen zu prüfen und so das BGM im Sinne des kontinuierlichen Verbesserungsprozesses stetig weiterzuentwickeln.

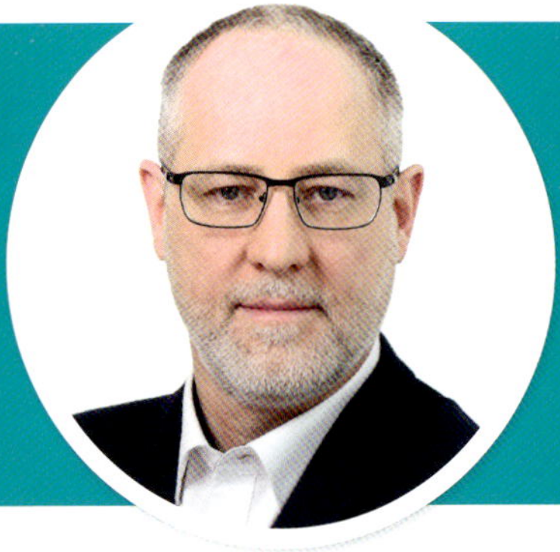

OLIVER WALLE

Oliver Walle ist Dozent an der Deutschen Hochschule für Prävention und Gesundheitsmanagement und an der BSA-Akademie, Dozent an der Technischen Universität Kaiserslautern, Geschäftsführer der Health 4 Business GmbH sowie Mitglied im Vorstand des Bundesverbandes BGM. Als Experte für den strategischen Aufbau und die Steuerung eines BGM durch Kennzahlensysteme berät er bundesweit namhafte Unternehmen auch in Demografieprojekten sowie bei der Gestaltung gesundheitsförderlicher Arbeitsbedingungen. Zudem begleitet er Unternehmen bei der Integration des BGM in die DIN ISO 45001 – Managementsysteme für Sicherheit und Gesundheit bei der Arbeit.

Literatur

Bundesanstalt für Arbeitsschutz und Arbeitsmedizin (BAuA). (2013). Why WAI? Der Work Ability Index im Einsatz für Arbeitsfähigkeit und Prävention – Erfahrungsberichte aus der Praxis. Dortmund: Bundesanstalt für Arbeitsschutz und Arbeitsmedizin.

Bundesverband BGM (BBGM). (2012). Zentrale Begriffe und ihre Verwendung. Zugriff am 25.06.21. Verfügbar unter: https://bbgm.de/wp-content/uploads/2019/07/Glossar.120918_Paper_Begriffe_AG1.pdf

Bundesministerium für Bildung und Forschung (BMBF). (2012). Aus: Bericht der Promotorengruppe Kommunikation der Forschungsunion Wirtschaft – Wissenschaft; im Fokus: Das Zukunftsprojekt Industrie 4.0; Handlungsempfehlungen zur Umsetzung. Verfügbar unter: https://www.bmbf.de/upload_filestore/pub_hts/kommunikation_bericht_2012-1.pdf

Busch, K. (2020). Die Arbeitsunfähigkeit in der Statistik der GKV. In B. Badura, A. Ducki, H. Schröder, J. Klose & M. Meyer (Hrsg.), Fehlzeiten-Report 2020. Gerechtigkeit und Gesundheit (S. 697–715). Berlin: Springer.

DIN EN ISO 26800 (2011). Ergonomie – Genereller Ansatz, Prinzipien und Konzepte. Berlin: Beuth.

DIN SPEC 91020 (Juli 2012). Betriebliches Gesundheitsmanagement. Berlin: Beuth.

Eberhardt, D. (2016). Generationen zusammen führen. Mit Millennials, Generation X und Babyboomern die Arbeitswelt gestalten (1. Aufl.). Freiburg: Haufe-Lexware.

Guthold R., Stevens, G. A., Riley, L. M., Bull, F. C. (2018). Worldwide trends in insufficient physical activity from 2001 to 2016: a pooled analysis of 358 population-based surveys with 1.9 million participants, The Lancet Global Health, Volume 6, Issue 10, 2018.

Ilmarinen, J., Tempel, J. (2002). Arbeitsfähigkeit 2010 – Was können wir tun, damit wir gesund bleiben? Hamburg: VSA Verlag.

Max-Planck-Institut für demografische Forschung (MPIDR). (2021). Was ist Demografie? Zugriff am 25.06.21. Verfügbar unter: https://www.demogr.mpg.de/de/ueber_uns_6113/was_ist_demografie_6674

Meyer, M., Wiegand, S., Schenkel, A. (2020). Krankheitsbedingte Fehlzeiten in der deutschen Wirtschaft im Jahr 2019. In B. Badura, A. Ducki, H. Schröder, J. Klose & M. Meyer (Hrsg.), Fehlzeiten-Report 2020. Gerechtigkeit und Gesundheit (S. 365–444). Berlin: Springer.

Richenhagen, G. (2007). Beschäftigungsfähigkeit, altersflexibles Führen und gesundheitliche Potenziale. In: Personalführung 8 (2007), S. 44–51.

Rohmert, W. & Rutenfranz, J. (1975). Arbeitswissenschaftliche Beurteilung der Belastung und Beanspruchung an unterschiedlichen industriellen Arbeitsplätzen. Bonn: Bundesministerium für Arbeit und Sozialordnung.

Schaeffer, D., Berens, E.-M., Gille, S., Griese, L., Klinger, J., de Sombre, S., Vogt, D. & Hurrelmann, K. (2021). Gesundheitskompetenz der Bevölkerung in Deutschland – vor und während der Coronapandemie: Ergebnisse des HLS-GER 2. Bielefeld: Interdisziplinäres Zentrum für Gesundheitskompetenzforschung (IZGK). Universität Bielefeld.

Scholz, C. (2014). Generation Z. Wie sie tickt, was sie verändert und warum sie uns alle ansteckt (1. Auflage). Weinheim: Wiley.

Scholz, C. (2015). Auf Generation Y folgt Generation Z. Zugriff am 25.06.21. Verfügbar unter: https://www.computerwoche.de/a/auf-generation-y-folgt-generation-z,3092911

Statistisches Bundesamt (Destatis). (2018). Mikrozensus – Fragen zur Gesundheit – Körpermaße der Bevölkerung. Zugriff am 25.06.21. Verfügbar unter: https://www.destatis.de/DE/Themen/Gesellschaft-Umwelt/Gesundheit/Gesundheitszustand-Relevantes-Verhalten/Publikationen/Downloads-Gesundheitszustand/koerpermasse-5239003179004.pdf? blob=publicationFile

Statistisches Bundesamt (Destatis). (2019a). 14. koordinierte Bevölkerungsvorausberechnung – Basis 2018. Zugriff am 25.06.21. Verfügbar unter: https://www.destatis.de/DE/Themen/Gesellschaft-Umwelt/Bevoelkerung/Bevoelkerungsvorausberechnung/aktualisierung-bevoelkerungsvorausberechnung.html

Statistisches Bundesamt (Destatis). (2019b). Bevölkerung im Erwerbsalter sinkt bis 2035 voraussichtlich um 4 bis 6 Millionen. Zugriff am 25.06.21. Verfügbar unter: https://www.destatis.de/DE/Presse/Pressemitteilungen/2019/06/PD19_242_12411.html

Thode, S., Wistuba, L. (2019). SWOT3 als Methode der agilen Strategieentwicklung. In M. H. Dahm & S. Thode (Hrsg.), Strategie und Transformation im digitalen Zeitalter (S. 23–38). Springer: Heidelberg.

Wiessmann, F. (2021). Arbeiten 4.0: Bedürfnisse, Chancen und Risiken, Haufe Arbeitsschutz Office. Zugriff am 02.07.2021. Verfügbar unter https://www.haufe.de/arbeitsschutz/arbeitsschutz-office-professional/arbeiten-40-aus-psychologischer-sicht_idesk_PI13633_HI9832617.html

KAPITEL 21
BGM ERFOLGREICH UND NACHHALTIG UMSETZEN – ANALOG UND DIGITAL

JENS BREHM & SARAH STAUT

Technische Innovationen, die Digitalisierung und die COVID-19-Pandemie haben erhebliche Auswirkungen auf die Arbeitswelt. Damit ihre Belegschaften gesund und leistungsfähig bleiben, gehen immer mehr Betriebe das Thema Gesundheit in Form eines Betrieblichen Gesundheitsmanagements (BGM) an. Ein erfolgreiches BGM wirkt nachhaltig positiv auf die physische und psychische Gesundheit. Es orientiert sich an einer bedarfs- und prozessorientierten Vorgehensweise und bietet vielfältige Möglichkeiten zur Prävention von Zivilisationskrankheiten. Die Maßnahmen sollten dabei immer auf Basis einer sorgfältigen Analyse erfolgen. Während viele Maßnahmen noch in traditionellen, analogen Formen angeboten werden, nimmt der Anteil digitaler Lösungen seit einigen Jahren stetig zu. Der Beitrag gibt einen Überblick über analoge und digitale Lösungen und zeigt, wie diese zielführend in ein BGM eingebunden werden können.

21.1 Einleitung

Technische Innovationen und die Digitalisierung treiben den Wandel der Arbeitswelt stetig voran. Auch die COVID-19-Pandemie trägt zu diesem Wandel bei. Viele Betriebe sind gezwungen, Arbeitsweisen grundlegend umzugestalten und flexible Arbeitslösungen vorzuhalten. Für die Beschäftigten entstehen neue Herausforderungen und der Erhalt sowie die Förderung der Gesundheit gewinnen zunehmend an Bedeutung. Viele Betriebe haben dies erkannt und sich auf den Weg zu einer „gesunden Organisation" begeben. Neben Aktivitäten zum Arbeitsschutz führen viele hierzu ein Betriebliches Gesundheitsmanagement ein.

21.2 Ablauf und Inhalte eines BGM

In jedem Unternehmen bestehen unterschiedliche Rahmenbedingungen, Prozesse und Strukturen, die ein auf den jeweiligen Betrieb zugeschnittenes BGM erfordern. Daher kann es kein komplett fertiges und universell anwendbares BGM-Konzept geben. Vielmehr gibt es bewährte Standards und Kriterien, die es ermöglichen, ein wirksames BGM aufzubauen, es aufrechtzuerhalten und weiterzuentwickeln. Im Vordergrund steht dabei die Berücksichtigung einer bedarfs- und prozessorientierten Vorgehensweise (Deutsche Gesetzliche Unfallversicherung

[DGUV], 2014; Europäisches Netzwerk für Betriebliche Gesundheitsförderung [ENWHP], 2014; GKV-Spitzenverband, 2020; Initiative Neue Qualität der Arbeit [INQA], 2016; DIN ISO 45001).

Die Grundlage für ein erfolgreiches BGM bilden die gesetzlichen Regelungen zum Arbeitsschutz, zum Betrieblichen Eingliederungsmanagement (BEM) und zur Betrieblichen Gesundheitsförderung (BGF). Die Gesamtheit dieser Themen zusammenzuführen und nutzbar zu machen, erfordert Akteur*innen in verschiedenen Rollen und Funktionen.

Ein erfolgreiches BGM besteht aus vielen Teildisziplinen, die zusammengebracht werden müssen. Beim Einstieg in ein BGM kann daher der klassische PDCA-Regelkreis helfen, die notwendigen Rahmenbedingungen, Voraussetzungen und Strukturen für eine erfolgreiche Präventionsarbeit zu schaffen. Er unterstützt die Vereinbarung von Zielen, den Aufbau von Strukturen, die Bereitstellung von Ressourcen sowie die Durchführung der Schritte Analyse, Maßnahmenplanung und -umsetzung, die Evaluation sowie die kontinuierliche Umsetzung und Verbesserung der betrieblichen Gesundheitsförderungsaktivitäten.

Dem PDCA-Regelkreis folgend, gilt es:

- Maßnahmen zu planen (Plan),
- Maßnahmen umzusetzen (Do),
- Maßnahmen zu bewerten (Check),
- diese kontinuierlich weiterzuführen und zu verbessern (Act).

Die nachfolgende Abbildung (Abb. 21.1) zeigt ein ganzheitliches Ablaufschema eines BGM-Prozesses. Der Prozess orientiert sich am PDCA-Regelkreis und gliedert sich in sechs Schritte. Zum besseren Verständnis werden die einzelnen Schritte in der Abbildung kurz beschrieben.

PLAN	1	BEDARFSBESTIMMUNG	Initiieren, Vorbereiten und Planen des BGM
	2	ANALYSE	Ermittlung und Bewertung der Gesundheitschancen und -risiken
	3	INTERVENTIONSPLANUNG	Ableitung von Maßnahmen zur Erreichung der Gesundheitschancen und -risiken
DO	4	INTERVENTION	Durchführung von Maßnahmen in gesundheitsrelevanten Handlungsfeldern
CHECK	5	EVALUATION	Bewertung von Maßnahmen in gesundheitsrelevanten Handlungsfeldern
ACT	6	NACHHALTIGKEIT	Kontinuierliche Umsetzung und Verbesserung

Abb. 21.1: 6-Phasen-Modell eines BGM (© BSA/DHfPG)

BGM planen: Bedarfsbestimmung

BGM-Projekte werden in der Regel aufgrund eines Handlungsbedarfs gestartet. Hierzu muss das Thema Gesundheit in den Betrieb eingebracht werden. Die Beweggründe sind verschieden: hohe Krankenstände, demografischer Wandel, Wunsch innerhalb der Belegschaft, unzureichende Arbeitsbedingungen oder ein verbesserungswürdiges Arbeitsklima etc. Neben den Beweggründen sollte auch geklärt werden, welche Interessen an einem BGM bestehen, wie es definiert wird und was es leisten soll. Inwieweit es schließlich dazu kommt, dass ein BGM eingeführt wird, ist in erster Linie eine Frage der Aushandlung zwischen den betrieblichen Akteuren. Folglich müssen Arbeitgeber, Führungskräfte und Interessenvertretung (Betriebs- oder Personalrat) gemeinsam über das Vorgehen zur Einführung eines BGM entscheiden.

Ist die Entscheidung gefallen, das Thema BGM weiterzuverfolgen, sollte von der Geschäftsführung eine Projektleitung für die Entwicklung und Koordination des BGM beauftragt werden. Diese ist dafür zuständig, die Angebote, Maßnahmen, Ressourcen und die Ausrichtung auf den betrieblichen Bedarf zu entwickeln und abzustimmen. Hierzu informiert und überzeugt sie die entsprechenden Beteiligten (z. B. Interessenvertretungen, Führungskräfte etc.), fungiert als Schnittstelle und knüpft inner- und überbetriebliche Netzwerke. Um die Gesundheit von Beschäftigten zu erhalten und zu fördern, ist ein funktionierender Arbeitsschutz eine grundlegende Voraussetzung. Dementsprechend sind Arbeitsmediziner*innen und Fachkräfte für Arbeitssicherheit wichtige betriebliche Partner.

Die Bedarfsbestimmung ist gekennzeichnet durch die Festlegung von Zielen, die mithilfe eines BGM erreicht werden sollen. Stehen die Ziele des Projektes fest, erfolgt eine erste Planung. Diese beinhaltet alle wesentlichen Schritte des Projektes sowie bereits mögliche Analyseinstrumente.

BGM planen: Analyse

Die Analyse dient der Ermittlung und Bewertung der Gesundheitschancen und -risiken. Sie beschäftigt sich mit der Frage, welche Faktoren die physische und psychische Gesundheit, aber auch die Leistungsfähigkeit von Beschäftigten bestimmen. Das Ziel ist es, das Zusammenwirken von arbeitsbedingten Faktoren und anderen möglichen Ursachen für die Entstehung von Muskel-Skelett-Erkrankungen, Herz-Kreislauf-Krankheiten und psychischen Beeinträchtigungen zu analysieren. Darüber hinaus werden durch den Einbezug der Beschäftigten auch Ressourcen und Potenziale für die Betriebliche Gesundheitsförderung aufgezeigt. Wie intensiv und komplex die Analyse gestaltet wird, hängt maßgeblich von den Ergebnissen der Bedarfsbestimmung ab. Zu den bewährten Analysemethoden zählen die betriebliche Dokumentenanalyse, die Arbeitsplatzbegehung, die Befragung, die Beobachtung, Experteninterviews und Gesundheitszirkel bzw. Analyseworkshops.

BGM planen: Interventionsplanung

Die Interventionsplanung dient sowohl der Ableitung von Maßnahmen zur Reduzierung gesundheitlicher Risiken als auch der Stärkung von organisationalen und individuellen Schutzfaktoren für die physische und psychische Gesundheit. Hierzu müssen die vorliegenden Analysedaten aufbereitet, interpretiert und bewertet werden. Aus den Ergebnissen werden bedarfs- und zielgruppenbezogene Interventionen abgeleitet und in einen Maßnahmenplan überführt.

BGM durchführen: Intervention
Um die Gesundheit der Beschäftigten zu fördern, ist es von grundlegender Bedeutung, die zentralen Handlungsfelder zu identifizieren, die sowohl einen Gesundheitsbezug als auch einen Bezug zur Arbeitsfähigkeit und zum Arbeitsverhalten haben. Von besonderem Interesse sind vor allem die Handlungsfelder:

- gesunde Arbeitsbedingungen und
- gesundes Verhalten.

Zur Ausgestaltung der gesundheitsrelevanten Handlungsfelder stehen den Betrieben eine Vielzahl von Maßnahmen zur Verfügung. Diese lassen sich grundsätzlich danach unterscheiden, ob sie auf die Optimierung der technischen und organisatorischen Arbeitsbedingungen (Verhältnisprävention) oder das personenbezogene, gesundheitsförderliche Verhalten der Beschäftigten (Verhaltensprävention) abzielen. Gesunde Arbeitsbedingungen ermöglichen es den Beschäftigten, gesund und leistungsfähig zu bleiben. Darüber hinaus sollten die Beschäftigten aber auch Kompetenzen zur Förderung ihres individuellen Gesundheitsverhaltens erwerben.

BGM bewerten: Evaluation
Die festgelegten Maßnahmen sind dahingehend zu überprüfen, ob sie vollständig umgesetzt wurden und dazu geführt haben, die definierten Gesundheitsziele zu erreichen. Es muss festgelegt werden, welche Indikatoren und Merkmale evaluiert werden sollen und welche Methoden hierzu angewendet werden.

BGM verbessern: Nachhaltigkeit
Ein wesentlicher Erfolgsfaktor im Hinblick auf die Nachhaltigkeit eines BGM ist die kontinuierliche Umsetzung und Verbesserung. Die inhaltliche Gestaltung in der Nachhaltigkeitsphase wird dabei durch das Ergebnis der Evaluation bestimmt. Es sind lediglich diejenigen Maßnahmen sinnvoll, die sich als effektiv erweisen und/oder eine bestimmte Akzeptanz aufzeigen.

21.3 Präventionspotenzial von Zivilisationskrankheiten in der Arbeitswelt

Zu den Schwerpunktthemen eines BGM zählen die Prävention von Muskel-Skelett- und Herz-Kreislauf-Erkrankungen sowie die Förderung der psychischen Gesundheit.

Beschwerden des Bewegungsapparates zählen nach wie vor zu den häufigsten gesundheitlichen Problemen und sind einer der Hauptgründe für Arbeitsunfähigkeit. Fast ein Viertel aller durch Arbeitsunfähigkeit bedingten Ausfalltage sind auf Muskel-Skelett-Erkrankungen wie Rückenschmerzen, Arthrosen und Osteoporose zurückzuführen (Bundesanstalt für Arbeitsschutz und Arbeitsmedizin [BAuA], 2021c).

Das Spektrum der Faktoren im betrieblichen Umfeld, die Beschwerden und Erkrankungen im Muskel-Skelett-System verursachen können, ist breit. Es umfasst biomechanische Beanspruchungen durch körperliche Anforderungen in Form von (DGUV, 2016, S. 6–8):

- manuellen Lastenhandhabungen (Heben, Halten, Tragen, Ziehen und Schieben),
- Arbeiten in erzwungener Körperhaltung (Sitzen und Stehen ohne wirksame Entlastung, Arbeiten in starker Rumpfbeuge, Hocken, Knien und Liegen, Arbeiten über Schulterniveau),
- Arbeiten mit erhöhter Kraftanstrengung oder Krafteinwirkung,
- repetitiven Tätigkeiten mit hohen Handhabungsfrequenzen,
- Tätigkeiten mit Einwirkung von Hand-Arm- oder Ganzkörpervibrationen und
- bewegungsarmen Tätigkeiten.

Des Weiteren spielen die Einwirkung physikalischer und chemischer Faktoren sowie Modifikationen durch Faktoren der Arbeitsorganisation und der psychosozialen Situation der Beschäftigten eine Rolle. Neben den dargestellten arbeitsbezogenen Faktoren müssen auch individuelle Faktoren in der Entstehung und Entwicklung von Beschwerden und Erkrankungen im Muskel-Skelett-System berücksichtigt werden.

Auch Herz-Kreislauf-Erkrankungen (HKE) sind häufig und gewinnen vor dem Hintergrund des demografischen Wandels sowie der verlängerten Lebensarbeitszeit immer mehr an Bedeutung. In den Arbeitsunfähigkeitsstatistiken sind sie neben Muskel-Skelett-Erkrankungen, Infektionserkrankungen, psychischen Erkrankungen und Erkrankungen des Verdauungssystems von Bedeutung (BAuA, 2021c). Bei ihrer Entstehung können neben außerberuflichen Ursachen auch bestimmte Arbeitsbedingungen eine Rolle spielen. Zu den etablierten außerberuflichen Ursachen gehören (Flammer, Steffel & Lüscher, 2014, S. 30–34; Yusuf et al., 2004, S. 945):

- Rauchen,
- Alkoholkonsum,
- mangelnde Bewegung,
- falsches Ernährungsverhalten verbunden mit Übergewicht,
- hohe Blutfettwerte,
- Bluthochdruck,
- Diabetes,
- familiäre Disposition und
- psychosoziale Faktoren (Stress).

Als berufliche Ursachen stehen neben psychosozialen Belastungen am Arbeitsplatz und physikalischen Risikofaktoren auch physische Faktoren in der Diskussion hinsichtlich der Entstehung von HKE. Hierzu zählen einerseits körperliche Schwerarbeit, andererseits aber auch die physische Unterforderung durch langes berufliches Sitzen oder Stehen (BAuA, 2021a).

Aufgrund verschiedener Entwicklungen ist die psychische Gesundheit in der Arbeitswelt verstärkt in den Fokus gerückt. Trotz rückläufiger Krankenstände in den letzten Jahren nimmt der relative Anteil psychischer Erkrankungen am Arbeitsunfähigkeitsgeschehen zu (Badura, Ducki,

Schröder, Klose & Meyer, 2020). Außerdem sind psychische Erkrankungen die häufigste Ursache für krankheitsbedingte Frühberentungen (Meschede et al., 2020, S. 347).

Der rasante Umbruch unserer Arbeitswelt verändert auch die psychischen Anforderungen an Beschäftigte. Die zunehmende Verbreitung der Digitalisierung und Wissensarbeit geht mit steigenden kognitiven Anforderungen einher. Zudem steigt der Anteil von Beschäftigten im Dienstleistungsbereich. Immer mehr Beschäftigte müssen mit Kund*innen oder Patient*innen umgehen und Tätigkeiten verrichten, die mit hohen emotionalen Anforderungen verbunden sind (BAuA, 2021b).

Auch durch die COVID-19-Pandemie werden unerwartete Anforderungen an viele Betriebe und deren Beschäftigte gestellt. So hat beispielsweise der Anteil der Beschäftigten, die im Homeoffice arbeiten, stark zugenommen. Dort, wo Tätigkeiten und Digitalisierungsgrad es ermöglicht haben, wurde und wird Homeoffice praktiziert. Besprechungen werden via Software für Online-Meetings, Video- und Webkonferenzen vorgenommen und reihen sich für viele Beschäftigte Tag für Tag aneinander. Solche Veränderungen der Arbeitsorganisation, der Arbeitszeitgestaltung, aber auch der Art und Weise der Kommunikation und Kooperation sind Herausforderungen für die psychische Gesundheit.

Doch „Arbeit" stellt nicht ausschließlich eine Belastung dar oder macht per se krank. Für viele Beschäftigte beinhaltet die Arbeit wertvolle Ressourcen, die die psychische Gesundheit sogar stärken können, und das unabhängig von Alter, Geschlecht und Branche. Arbeitsbezogene Faktoren wie Handlungs- und Entscheidungsspielraum, mitarbeiterorientierte Führung, Gemeinschaftsgefühl/Kollegialität und Möglichkeiten zur Weiterentwicklung hängen nachweislich positiv mit der psychischen Gesundheit zusammen. Demgegenüber führen etwa Termindruck, emotional fordernde Arbeit, die fehlende Vereinbarkeit von Beruf und Familie oder die Sorge um den eigenen Arbeitsplatz zu einer geringeren psychischen Gesundheit (INQA, 2019, S. 5).

21.4 Interventionen zur Prävention von Zivilisationskrankheiten in der Arbeitswelt

Im Betrieblichen Gesundheitsmanagement geht es um die systematische Entwicklung und Steuerung betrieblicher Rahmenbedingungen, Strukturen und Prozesse, die die gesundheitsförderliche Gestaltung der Arbeit und Organisation sowie die Befähigung zum gesundheitsfördernden Verhalten zum Ziel haben (DGUV, 2011). Interventionen finden demnach im Rahmen des BGM-Prozesses statt und führen zu einer ganzheitlichen Betrachtung von gesunder Arbeit und den Bedürfnissen der Beschäftigten.

In einem BGM sollten Interventionen sowohl primär-, sekundär- und tertiärpräventive Ansätze als auch verhaltens- und verhältnispräventive Ansätze berücksichtigen. Zentrale Ansatzpunkte sind:

- die Optimierung der technischen und organisatorischen Arbeitsbedingungen (Verhältnisprävention) und
- das personenbezogene, gesundheitsförderliche Verhalten der Beschäftigten (Verhaltensprävention).

Maßnahmen der Verhältnisprävention zielen darauf ab, die technischen und organisatorischen Arbeitsbedingungen zu optimieren und gesundheitsförderliche Arbeitsverhältnisse zu schaffen. In Bezug auf die Prävention von Muskel-Skelett-Erkrankungen (MSE) zählen hierzu beispielsweise die ergonomische Gestaltung der Arbeitsstätte bzw. des Arbeitsplatzes, die Optimierung der Arbeitsbedingungen und der Arbeitsumgebungsfaktoren (z. B. Beleuchtung, Klima, Lärm), Prozessoptimierungen sowie eine gesundheitsförderliche Gestaltung von Arbeitsabläufen und Arbeitsaufgaben.

Im Rahmen der Verhaltensprävention geht es darum, personenbezogene Maßnahmen durchzuführen, die beim Verhalten der Beschäftigten ansetzen. Ziel dabei ist es, das Verhalten der Beschäftigten hin zu einem gesundheitsförderlichen Arbeits- und Lebensstil zu verändern. Zu den verhaltensorientierten Maßnahmen in Bezug auf die Prävention von MSE zählen beispielsweise Unterweisungen bzw. Schulungen zu einem gesundheitsförderlichen Bewegungsverhalten und zu einer ergonomischen sowie rückenschonenden Arbeitsweise.

Zur Optimierung des Präventionserfolgs sollten Maßnahmen der Verhaltens- und Verhältnisprävention miteinander kombiniert werden (Barthelmes, Bödeker, Sörensen, Kleinlercher & Odoy, 2019).

Die Möglichkeiten zur Prävention von Zivilisationskrankheiten in der Arbeitswelt sind vielfältig. Sie sollten auf Basis einer sorgfältigen Analyse ausgewählt und umgesetzt werden. Nachfolgende Tabelle zeigt exemplarische Maßnahmen zur Prävention von Muskel-Skelett- und Herz-Kreislauf-Erkrankungen sowie zur Förderung der psychischen Gesundheit.

Tab. 21.1: Personen- und bedingungsbezogene Maßnahmen zur Prävention von Zivilisationskrankheiten in der Arbeitswelt (modifiziert nach Müller, 2020, S. 117–119; Uhle & Treier, 2019)

Handlungsfeld	Personenbezogene Interventionen (verhaltensorientiert)	Bedingungsbezogene Interventionen (verhältnisorientiert)
Muskel-Skelett-Erkrankungen	• Rückenschulkurse, Wirbelsäulengymnastik, Bewegungsprogramme • Kooperationen mit Sportvereinen oder Fitnessstudios • Ausbildung von Multiplikator*innen (z. B. Ergonomiescouts) • Rückencoaching, Beratung am Arbeitsplatz • Arbeitsplatzbegehungen • Bewegungspausen	• gesundheitsgerechte Gestaltung der Arbeits-/Leistungsbedingungen (z. B. höhenverstellbare Schreibtische, gute ergonomische Stühle, die den verschiedenen körperlichen Bedürfnissen von Beschäftigten entsprechen (Größe, Gewicht, Bewegungsdrang, Vorschädigungen)) • Bereitstellung spezieller Arbeits-/Hilfsmittel • arbeitsmedizinische Vorsorge
Herz-Kreislauf-Erkrankungen	• Betriebssportgruppen (z. B. Laufen, Walking, Fußball usw.) • Kooperationen mit Sportvereinen oder Fitnessstudios • Check-ups (z. B. Herzratenvariabilität, Vermessung der Augengefäße) • Ausbildung von Multiplikator*innen (z. B. Bewegungsscouts) • Durchführung von Leistungstests (z. B. Laktatmessung) • Durchführung von Aktionen (z. B. „Mit dem Rad zur Arbeit", „Treppe statt Aufzug", Schritte-Challenge)	• ergonomische, bewegungsfreundliche Arbeitsplatzgestaltung • bewegungsförderliche Gestaltung betrieblicher Räumlichkeiten (z. B. Bewegungsräume, gesicherte Fahrradstellplätze, Umkleiden) • gesunde Gestaltung des Arbeitsplatzes (z. B. gute klimatische Verhältnisse und funktionelle Arbeitskleidung) • arbeitsmedizinische Vorsorge
Förderung der psychischen Gesundheit	• Kurse zur Stärkung der persönlichen Ressourcen und psychischen Gesundheit (Entspannungskurse/-training, Stressbewältigungstraining, Konfliktmanagementkurse) • individuelle Beratung/Coaching	• (tertiär-)präventive Beratungsangebote und Programme • Einsatz von innerbetrieblichen Mediatoren • Mobbingberatung, Sozialberatung • Dienst-/Betriebsvereinbarungen z. B. zu Mobbing, Konflikten • gesunde Führung • regelmäßig Mitarbeitergespräche durchführen • offene Kommunikationspolitik • Förderung von Kooperationen zwischen Beschäftigten • wertschätzende Konfliktkultur

In den meisten Unternehmen in Deutschland bewegen sich die Maßnahmen innerhalb eines BGM immer noch in traditionellen Formen, wenngleich diese immer mehr digital unterstützt werden.

21.5 Digitale Lösungen in einem BGM

Seit einigen Jahren wächst der Anteil digitaler Lösungen im BGM insbesondere bei der Maßnahmenumsetzung, aber auch im Rahmen der Analyse und Gesundheitskommunikation kommen diese zum Einsatz.

Das digitale BGM ermöglicht die Übertragung von vorhandenen oder neu erfassten Daten im Rahmen eines BGM in ein digitales Format mit dem Ziel der Verbreitung in und über Datennetze/-n (Walle, 2018, S. 86). Das Portfolio des digitalen BGM reicht von Informationssystemen (z. B. Intranet) über Softwarelösungen und Apps bis hin zu Datenerfassungssystemen (z. B. Fitnesstracker). Smartphones, Tablets und tragbare Sensoren (Wearables) sind dabei wesentliche Medien, die viele innovative Möglichkeiten eröffnen.

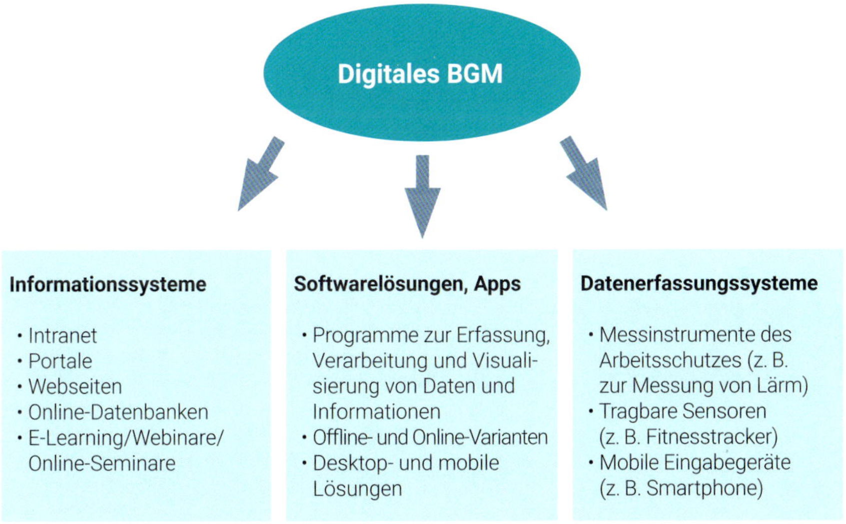

Abb. 21.2: Gliederung des digitalen BGM (© BSA/DHfPG)

21.6 Einsatz digitaler BGM-Lösungen

Zunehmend kommen nach § 20 SGB V zertifizierte Apps auf den Markt, die eine Förderung durch die Krankenkassen ermöglichen und demnach auch als qualifizierte Präventionsprogramme für Versicherte oder im Rahmen eines BGM eingesetzt werden können. Seit 2020 greift zudem das neue Digitale-Versorgung-Gesetz (DVG), durch welches Ärzt*innen Apps verschreiben können, sodass sich mittels E-Health-Lösungen bei gesundheitlich betroffenen Beschäftigten Einsatzmöglichkeiten ergeben. Laut Bundesministerium für Gesundheit (BMG) (2020) fasst man unter „E-Health" Anwendungen zusammen, „die zur Unterstützung der Behandlung und Betreuung von Patient*innen die Möglichkeiten nutzen, die moderne Informations- und Kommunikationstechnologien (IKT) bieten".

Bereits heute vorhandene digitale Lösungen können ein großes Spektrum zur Unterstützung von Beschäftigten hinsichtlich Gesundheitsförderung und Prävention wie auch in den Bereichen Kuration/Reha abdecken.

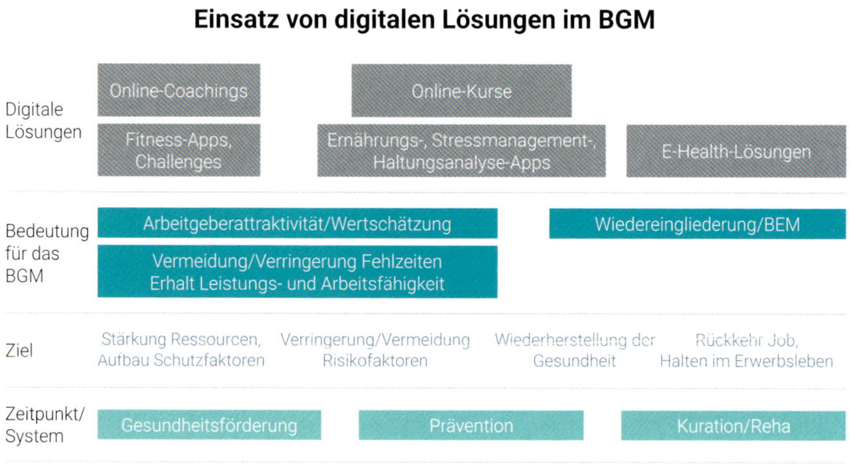

Abb. 21.3: Einsatz digitaler Lösungen im BGM (© BSA/DHfPG)

Während sich E-Health-Lösungen wie beispielsweise Online-Sprechstunden und Medizin-Apps für die Ebene Kuration/Reha eignen, können folgende digitale Lösungen zur Prävention und Gesundheitsförderung bezüglich der bereits vorgestellten Zivilisationskrankheiten herangezogen werden:

Tab. 21.2: Beispielhafte digitale Lösungen zur Prävention von Zivilisationskrankheiten

Handlungsfeld	Digitale Lösungen zur Prävention und Gesundheitsförderung
Förderung der psychischen Gesundheit	• Stressmanagement-Apps (z. B. Kenkou Stress Guide) • Anti-Stress-Online-Coachings • Online-Kurse (z. B. Yoga)
Muskel-Skelett-Erkrankungen	• Apps (z. B. RückenFit-Challenge) • Haltungsanalyse-App (z. B. 8sense-App inkl. Hardware-Clip als Tracker zur Befestigung an der Kleidung)
Herz-Kreislauf-Erkrankungen	• Fitness-Apps & Challenges (z. B. Adidas Runtastic, Schritte-Challenge der HUMANOO-App) • Ernährungs-Apps (z. B. YAZIO) • Online-Ernährungsberatung

21.7 Nutzen und Bedeutung des digitalen BGM

In einer Umfrage von Bitkom (2019) zum Thema Digital Health wurden 513 Personen gefragt, ob sie mithilfe von Gesundheits-Apps gesünder leben. Dank Gesundheits-Apps

- können 53 Prozent das Training optimieren,
- bewegen sich 46 Prozent mehr,
- wissen 44 Prozent besser über ihren Körper und Gesundheitszustand Bescheid,
- ernähren sich 34 Prozent gesünder,
- haben 29 Prozent ihr Gewicht reduzieren können.

Daraus lässt sich schließen, dass es durchaus nutzbringend ist, Gesundheits-Apps im Rahmen des BGM anzubieten. Dennoch wird dem digitalen BGM derzeit noch eine geringere Bedeutung beigemessen als dem klassischen BGM, wie Tabelle 21.3 verdeutlicht. In Online-Seminaren der Haufe Akademie wurde den Teilnehmer*innen die Frage nach der Bedeutung des analogen sowie digitalen BGM gestellt. Die nachstehende Tabelle prognostiziert einen deutlichen Bedeutungszuwachs in den kommenden Jahren vor allem für das digitale BGM. So werden dem digitalen BGM in fünf Jahren eine hohe Bedeutung, dem analogen BGM eine hohe bis sehr hohe Bedeutung beigemessen.

Tab. 21.3: Befragungsergebnisse im Rahmen der Haufe Online-Seminare Januar 2019, Januar und Juni 2020 sowie Januar und Februar 2021 (Krampitz & Staut, 2021; Staut & Schwickert, 2021; Walle & Staut, 2019, 2020a, 2020b, 2021; Walle, 2021)

Welche Bedeutung messen Sie dem BGM bzw. dem digitalen BGM / dem Einsatz digitaler Lösungen in einem BGM derzeit und in fünf Jahren bei?
(1 = keine Bedeutung; 5 = sehr hohe Bedeutung)

Frage	Jahr	N	Bedeutung aktuell (Mittelwert)	Bedeutung zukünftig (Mittelwert)
Bedeutung BGM	2019	106	3,71	4,57
	2020	297/295	3,68	4,42
	2021	236/233	3,47	4,41
Bedeutung digitales BGM/ Einsatz digitaler Lösungen	2019	102	2,57	4,04
	2020	291/292	3,01	4,09

Einer der größten Vorteile, der sich durch den Einsatz digitaler Lösungen im BGM ergibt, ist die transparente und schnelle Informationsbereitstellung: Unternehmen können standortübergreifend flexibel und zu jeder Zeit über anstehende betriebliche Maßnahmen zur Gesundheitsförderung informieren und Online-Maßnahmen anbieten. Auch Befragungen der Beschäftigten können über digitale Instrumente erfolgen, sodass die Möglichkeit der Teilnahme zeit- und ortsunabhängig wird. In der Praxis zeigt sich jedoch, dass BGF- bzw. BGM-Maßnahmen primär in analoger Form angeboten werden. Digitale Lösungen kommen eher situations- und zielgruppenspezifisch zum Einsatz. Daher bieten digitale Lösungen zwar eine gute Ergänzung zur analogen Betrieblichen Gesundheitsförderung, können diese aber (noch) nicht ersetzen.

21.8 Digitalisierungsschub dank Coronapandemie

Für viele BGM-Dienstleister*innen brachte der mit der Coronapandemie verbundene Shutdown für sämtliche Trainings, Kurse und Coachings einen exorbitanten Umsatzeinbruch. Laut einer BGM-Dienstleister-Umfrage des Bundesverbandes BGM (BBGM) Anfang Juni 2020, die von der Deutschen Hochschule für Prävention und Gesundheitsmanagement wissenschaftlich begleitet wurde, mussten 45 Prozent sogar ihre komplette Dienstleistungserbringung während des ersten Shutdowns ruhen lassen. 77 Prozent der Befragten gaben an, neue Leistungen in dieser Zeit entwickelt zu haben. Dazu zählen vor allem digitale Lösungen, wie die nachstehende Abbildung (Abb. 21.4) verdeutlicht.

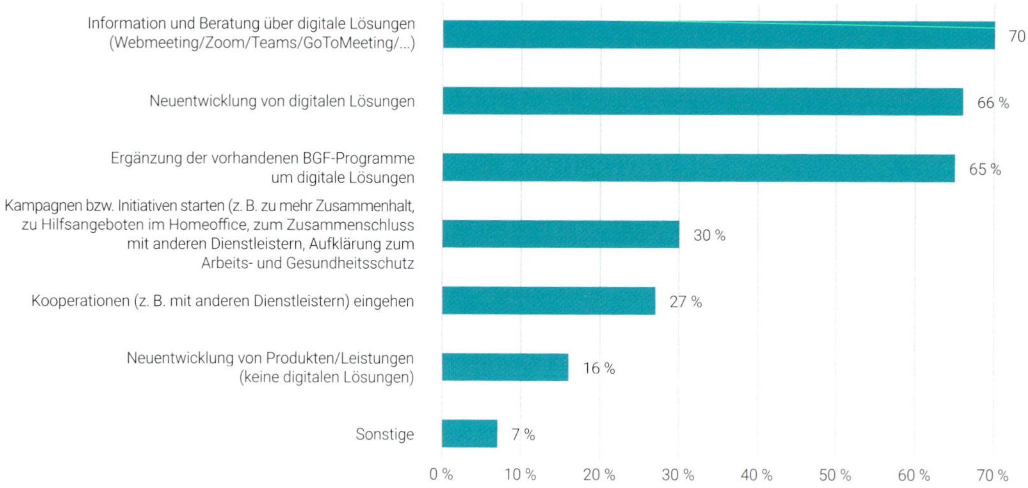

Abb. 21.4: Neuentwicklung von (digitalen) BGM-Leistungen aufgrund der Coronapandemie (modifiziert nach Bundesverband Betriebliches Gesundheitsmanagement [BBGM], 2020; n = 71)

Der Fokus vieler Neuentwicklungen lag auf dem Erreichen der Beschäftigten im Homeoffice. Hierzu wurden neben Webmeetings für den Aufbau des BGM-Managementsystems die Beschäftigten auch mittels Videos, Challenges, Podcasts und digitalen Auszubildenden- und Führungskräfteprogrammen zur Teilnahme an Gesundheitsförderungs- und Präventionsprogrammen motiviert (BBGM, 2020).

21.9 Zertifizierung digitaler Präventions- und Gesundheitsförderungsangebote

Dieses Thema hat auch der GKV-Leitfaden Prävention aufgegriffen und – vormals als IKT-Lösung bezeichnet – nun digitale Prävention und Gesundheitsförderung als eigenständiges Kapitel in den Leitfaden Prävention aufgenommen.

Erstmalig führt der im Jahre 2020 aktualisierte GKV-Leitfaden Prävention Förderkriterien für digitale Präventions- und Gesundheitsförderungsangebote auf. Zu förderungsfähigen digitalen Präventions- und Gesundheitsförderungsangeboten zählen laut GKV-Spitzenverband (2020, S. 133) mobile sowie hybride Anwendungen und Internet-Interventionen in den Handlungsfeldern der Prävention. Damit einhergehend wurde auch „Betriebliche Gesundheitsförderung nach § 20b SGB V" um Informationen zu digitalen Gesundheitsförderungsangeboten ergänzt. Im Rahmen des Präventionsprinzips „Bewegungsförderliches Arbeiten und körperlich aktive Beschäftigte" kommen in Kombination mit verhältnisbezogenen Maßnahmen arbeitsplatzbezogene verhaltensorientierte Gruppenverfahren sowie digitale Angebote zur Vermittlung von Wissen und zum Aufbau von Handlungskompetenzen infrage (GKV-Spitzenverband, 2020, S. 124).

Dabei dürfen Krankenkassen ausschließlich diejenigen digitalen Präventions- und Gesundheitsförderungsangebote fördern, deren gesundheitlicher Nutzen belegt ist und die den definierten Handlungsfelder übergreifenden Kriterien entsprechen (GKV-Spitzenverband, 2020, S. 133). Hinsichtlich digitaler Maßnahmen ist insbesondere auf die Nutzerfreundlichkeit zu achten. Die Anwendungen sollen keine Fehler aufweisen, einfach und intuitiv zu benutzen sein und schnell funktionieren. Zudem soll die Benutzung leicht zu erlernen sein und es sollen verständliche Instruktionen zur Nutzung bereitgestellt werden.

Die Integration digitaler Präventions- und Gesundheitsförderungsangebote in der aktuellen Fassung des Leitfadens Prävention ist als ein erster Auftakt zu sehen. Hier sind für die Zukunft weitergehende Möglichkeiten zu erwarten.

Damit folgt der GKV-Leitfaden Prävention dem ohnehin schon vorhandenen Trend zum Einsatz digitaler Lösungen in einem BGM, der durch die Coronapandemie forciert wurde.

21.10 Fazit

Ein erfolgreiches und nachhaltiges BGM muss sich an wandelnde Arbeitsbedingungen sowie an den Bedürfnissen der Betriebe und Beschäftigten orientieren. Im Rahmen der Maßnahmenplanung gilt es stets zu prüfen, welche BGM-Maßnahmen sinnvollerweise zu berücksichtigen sind. Zudem sollte hinterfragt werden, welche digitalen BGM-Lösungen zielgerichtet eingesetzt werden können. Analoge und digitale Maßnahmen müssen intelligent vernetzt werden und in ein betriebliches Gesamtkonzept eingebunden werden.

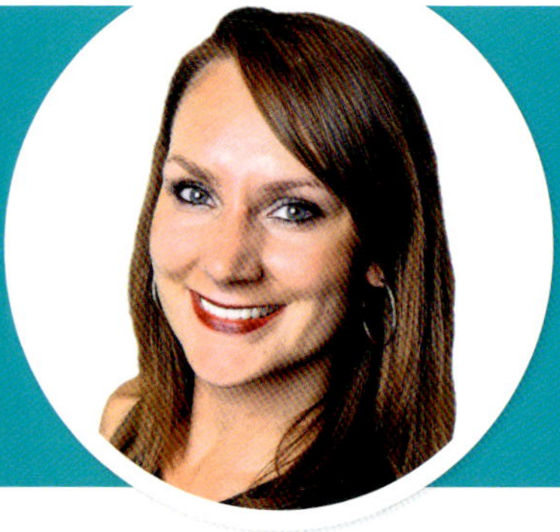

SARAH STAUT

Sarah Staut, Master of Arts Prävention und Gesundheitsmanagement, ist Referentin mit Schwerpunkt Betriebliches Gesundheitsmanagement am Universitätsklinikum des Saarlandes und dort für die Weiterentwicklung des BGM und für die Themen Vereinbarkeit von Beruf & Familie, Mitarbeiterbindung und Steigerung der Arbeitgeberattraktivität verantwortlich. Darüber hinaus ist sie als Dozentin und Autorin an der Deutschen Hochschule für Prävention und Gesundheitsmanagement und an der BSA-Akademie im Bereich BGM tätig.

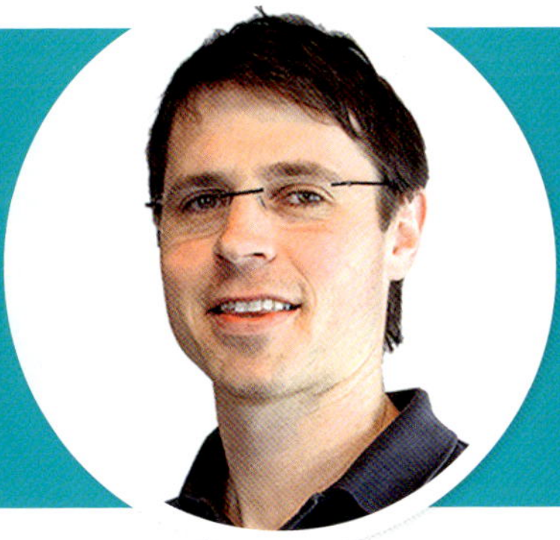

JENS BREHM

Jens Brehm ist Gesundheitswissenschaftler und fungiert an der Deutschen Hochschule für Prävention und Gesundheitsmanagement als pädagogischer Mitarbeiter. Seine Schwerpunkte sind die Themen Arbeit und Gesundheit, Betriebliches Gesundheitsmanagement sowie die Prävention und Rehabilitation von Muskel-Skelett-Erkrankungen in der Arbeitswelt.

Literatur

Badura, B., Ducki, A., Schröder, H., Klose, J. & Meyer, M. (Hrsg.). (2020). Fehlzeiten-Report 2020. Gerechtigkeit und Gesundheit. Berlin: Springer. Verfügbar unter: https://doi.org/10.1007/978-3-662-61524-9

Barthelmes, I., Bödeker, W., Sörensen, J., Kleinlercher, K.-M. & Odoy, J. (2019). Wirksamkeit und Nutzen arbeitsweltbezogener Gesundheitsförderung und Prävention (iga.Report Nr. 40). Dresden: Institut für Arbeit und Gesundheit der Deutschen Gesetzlichen Unfallversicherung.

Bitkom. (2019). Digital Health. Zugriff am 09.06.2021. Verfügbar unter: https://www.google.com/url?sa=t&rct=j&q=&esrc=s&source=web&cd=&ved=2ahUKEwiUvfHo24rxAhVTPewKHa_9ANsQFjAAegQIBhAF&url=https%3A%2F%2Fwww.bitkom.org%2Fsites%2Fdefault%2Ffiles%2F2019-05%2F190508_bitkom-pressekonferenz_e-health_prasentation.pdf&usg=AOvVaw14GgI66-_2tNvVNqEpBZe1

Bundesanstalt für Arbeitsschutz und Arbeitsmedizin. (2021a). Prävention von arbeitsbedingten Muskel-Skelett-Erkrankungen. Zugriff am 11.06.2021. Verfügbar unter: https://www.baua.de/DE/Themen/Arbeit-und-Gesundheit/Muskel-Skelett-Erkrankungen/Praevention.html

Bundesanstalt für Arbeitsschutz und Arbeitsmedizin. (2021b). Psychische Gesundheit. Zugriff am 11.06.2021. Verfügbar unter: https://www.baua.de/DE/Themen/Arbeit-und-Gesundheit/Psychische-Gesundheit/_functions/BereichsPublikationssuche_Formular.html?nn=8580646

Bundesanstalt für Arbeitsschutz und Arbeitsmedizin. (2021c). Volkswirtschaftliche Kosten durch Arbeitsunfähigkeit 2019. Zugriff am 08.06.2021. Verfügbar unter: https://www.baua.de/DE/Themen/Arbeitswelt-und-Arbeitsschutz-im-Wandel/Arbeitsweltberichterstattung/Kosten-der-AU/pdf/Kosten-2019.pdf?__blob=publicationFile&v=3

Bundesministerium für Gesundheit. (2020). E-Health. Zugriff am 09.06.2021. Verfügbar unter: https://www.bundesgesundheitsministerium.de/service/begriffe-von-a-z/e/e-health.html

Bundesverband Betriebliches Gesundheitsmanagement. (2020). What's next BGM-Dienstleistung. Zugriff am 23.07.2020. Verfügbar unter: https://bbgm.de/whats-next-bgm-dienstleistung/

Deutsche Gesetzliche Unfallversicherung. (2011). Gemeinsames Verständnis zur Ausgestaltung des Präventionsfeldes „Gesundheit im Betrieb" durch die Träger der gesetzlichen Unfallversicherung und die Deutsche Gesetzliche Unfallversicherung (DGUV). Zugriff am 07.06.2021. Verfügbar unter: https://www.dguv.de/medien/inhalt/praevention/fachbereiche_dguv/fb-gib/gemein_verst_gib.pdf

Deutsche Gesetzliche Unfallversicherung. (2014). Qualitätskriterien im Präventionsfeld „Gesundheit im Betrieb" der gesetzlichen Unfallversicherungsträger und der DGUV (Deutsche Gesetzliche Unfallversicherung [DGUV], Hrsg.). Zugriff am 09.07.2019. Verfügbar unter: https://www.dguv.de/medien/inhalt/praevention/fachbereiche_dguv/fb-gesund_wohlfahrt/sg-gesund/qualitaet_uv_traeger.pdf

Deutsche Gesetzliche Unfallversicherung. (2016). DGUV Information 208-033. Belastungen für Rücken und Gelenke – was geht mich das an? Zugriff am 21.06.2021. Verfügbar unter: https://publikationen.dguv.de/widgets/pdf/download/article/458

DIN ISO 45001 (Juni 2018). Managementsysteme für Sicherheit und Gesundheit bei der Arbeit. Berlin: Beuth.
Europäisches Netzwerk für Betriebliche Gesundheitsförderung. (2014). Luxemburger Deklaration zur Betrieblichen Gesundheitsförderung. Zugriff am 02.08.2017. Verfügbar unter: http://www.bkk-dachverband.de/gesundheit/luxemburger-deklaration/

Flammer, A., Steffel, J. & Lüscher, T. (2014). Herz-Kreislauf (Springer-Lehrbuch, 2. überarbeitete Auflage). Berlin, Heidelberg: Springer Berlin Heidelberg.

GKV-Spitzenverband. (2020). Leitfaden Prävention Handlungsfelder und Kriterien nach § 20 Abs. 2 SGB V. Leitfaden Prävention in stationären Pflegeeinrichtungen nach § 5 SGB XI. Zugriff am 10.03.2021. Verfügbar unter: https://www.gkv-spitzenverband.de/media/dokumente/krankenversicherung_1/praevention_selbsthilfe_beratung/praevention/praevention_leitfaden/Leitfaden_Praevention_2020_barrierefrei.pdf

Initiative Neue Qualität der Arbeit. (2016). INQA-Check „Gesundheit". Die Potenziale für ein gesundes Unternehmen ausschöpfen – Selbstcheck für Unternehmer. Zugriff am 11.06.2021. Verfügbar unter: https://www.inqa-check-gesundheit.de/check-gesundheit/daten/mittelstand/index.htm

Initiative Neue Qualität der Arbeit. (2019). Monitor Psychische Gesundheit in der Arbeitswelt – Aktuelle Erkenntnisse zu betrieblichen und individuellen Einflussfaktoren nach Einschätzung der Beschäftigten (2. aktualisierte Auflage). Zugriff am 11.06.2021. Verfügbar unter: https://www.psyga.info/fileadmin/Angebote/PDFs/psyGA_Monitor_Arbeitswelt_barrierefrei.pdf

Krampitz, J. & Staut, S. (Autor). (2021). Psychische Gefährdungsbeurteilung im Rahmen der positiven Psychologie: Haufe. Verfügbar unter: https://onlinetraining.haufe.de/produkt/arbeitsschutz-bgm/psychische-gefaehrdungsbeurteilung-im-rahmen-der-positiven-psychologie/

Meschede, M., Roick, C., Ehresmann, C., Badura, B., Meyer, M., Ducki, A. et al. (2020). Psychische Erkrankungen bei den Erwerbstätigen in Deutschland und Konsequenzen für das Betriebliche Gesundheitsmanagement. In B. Badura, A. Ducki, H. Schröder, J. Klose & M. Meyer (Hrsg.), Fehlzeiten-Report 2020. Gerechtigkeit und Gesundheit (S. 331–444). Berlin: Springer.

Müller, A. (2020). Klassiker der Betrieblichen Gesundheitsförderung. In M. Simmel & W. Graßl (Hrsg.), Betriebliches Gesundheitsmanagement mit System. Ein Praxisleitfaden für mittelständische Unternehmen (1. Auflage 2020, S. 115–121). Wiesbaden: Springer Fachmedien Wiesbaden.

Staut, S. & Schwickert, L. (Autor). (2021). Work-Life-Balance – Modewort oder zentraler Baustein im Rahmen des Generationenmanagements: Haufe. Verfügbar unter: https://onlinetraining.haufe.de/produkt/arbeitsschutz-bgm/work-life-balance-modewort-oder-zentraler-baustein-im-rahmen-des-generationenmanagements/

Uhle, T. & Treier, M. (Hrsg.). (2019). Betriebliches Gesundheitsmanagement. Gesundheitsförderung in der Arbeitswelt – Mitarbeiter einbinden, Prozesse gestalten, Erfolge messen (4., vollst. akt. u. erw. Auflage 2019). Wiesbaden: Springer Fachmedien; Springer. Verfügbar unter: https://doi.org/10.1007/978-3-658-25410-0

Walle, O. (2018). Der Einsatz digitaler Lösungen zum Erreichen und zur Motivation von Beschäftigten in einem BGM. In D. Matusiewicz & L. Kaiser (Hrsg.), Digitales Betriebliches Gesundheitsmanagement. Wiesbaden: Springer Gabler.

Walle, O. (Autor). (2021). Erfolgreiches BGM – lohnt die Gestaltung nach der DIN ISO 45001?: Haufe. Verfügbar unter: https://onlinetraining.haufe.de/produkt/arbeitsschutz-bgm/erfolgreiches-bgm-lohnt-sich-die-gestaltung-nach-der-din-iso-45001/

Walle, O. & Staut, S. (Autor). (2019). Der BGM Markt- und Trend-Check 2019 – Wie gelingt ein erfolgreiches BGM?: Haufe. Verfügbar unter: https://onlinetraining.haufe.de/produkt/arbeitsschutz--bgm/video/video-der-bgm-markt-und-trend-check-2019-wie-gelingt-ein-erfolgreiches-bgm/#Video

Walle, O. & Staut, S. (Autor). (2020a). App auf Rezept und digitale Krankschreibung – erobert nun auch E-Health das BGM?: Haufe. Verfügbar unter: https://onlinetraining.haufe.de/produkt/arbeitsschutz--bgm/video/video-app-auf-rezept-und-digitale-krankschreibung-erobert-nun-auch-e-health-das-bgm/#Video

Walle, O. & Staut, S. (2020b). BGM im Homeoffice – verrückte Idee oder was lernen wir durch Krisen wie Corona? Freiburg: Haufe Online Seminar.

Walle, O. & Staut, S. (Autor). (2021). BGM mit und nach Corona: Auf was müssen sich Unternehmen und Dienstleister 2021 einstellen?: Haufe. Verfügbar unter: https://onlinetraining.haufe.de/produkt/arbeitsschutz-bgm/bgm-mit-und-nach-corona-auf-was-muessen-sich-unternehmen-und-dienstleister-2021-einstellen/

Yusuf, S., Hawken, S., Ounpuu, S., Dans, T., Avezum, A. & Lanas, F. (2004). INTERHEART Study Investigators. Effect of potentially modifiable risk factors associated with myocardial infarction in 52 countries (the INTERHEART study): case-control study. Lancet (London, England), 364 (9438), 937.

STICHWORTVERZEICHNIS

A

B

C

D

E

F

G

H

I

K

STICHWORTVERZEICHNIS

L

M

N

O

P